华中科技大学研究生教材建设立项项目

# 内科高级护理实践及临床案例精选

NEIKE GAOJI HULI SHIJIAN JI LINCHUANG ANLI JINGXUAN

主　　编　何细飞　鄢建军

副 主 编　李小攀　陆丽娟　赵豫鄂　阮海涛
　　　　　陶　静　张子云　黄　姝　黄　华

编　　者（以姓氏笔画为序）
　　　　　王昭昭　兰　兰　阮海涛　李小攀　杨建国
　　　　　杨玲莉　吴德芳　何细飞　汪　平　张子云
　　　　　张丽萍　陆丽娟　陈　帆　赵豫鄂　陶　静
　　　　　黄　华　黄　姝　黄海珊　程　捷　鄢建军
　　　　　蔡小莉　廖宗峰

学术秘书　郑　娜

华中科技大学出版社
http://press.hust.edu.cn
中国·武汉

# 内 容 简 介

本书是华中科技大学研究生教材建设立项项目。

本书共九章,通过临床案例概述了内科常见疾病及临床护理实践过程,包含呼吸、循环、消化、泌尿、血液、内分泌、风湿免疫、感染、神经 9 大内科领域中的常见疾病。以程序护理为案例提纲,结合疾病的概述及发展现状与未来,创新性导入案例,启发临床护士开展内科常见疾病的临床实践和研究。

本书适合临床各级护士、高校护理教师,以及护理专业学生参考使用。

**图书在版编目(CIP)数据**

内科高级护理实践及临床案例精选/何细飞,鄢建军主编.—武汉:华中科技大学出版社,2022.12
ISBN 978-7-5680-8946-3

Ⅰ.①内… Ⅱ.①何… ②鄢… Ⅲ.①内科-疾病-护理-病案-研究生-教材 Ⅳ.①R473.5

中国版本图书馆 CIP 数据核字(2022)第 234151 号

**内科高级护理实践及临床案例精选**      何细飞    鄢建军   主编
Neike Gaoji Huli Shijian ji Linchuang Anli Jingxuan

策划编辑:汪飒婷
责任编辑:余 雯 李 佩
封面设计:原色设计
责任校对:谢 源
责任监印:曾 婷
出版发行:华中科技大学出版社(中国·武汉)      电话:(027)81321913
     武汉市东湖新技术开发区华工科技园      邮编:430223
录   排:华中科技大学惠友文印中心
印   刷:武汉邮科印务有限公司
开    本:889mm×1194mm   1/16
印   张:19.5
字    数:628 千字
版    次:2022 年 12 月第 1 版第 1 次印刷
定    价:79.80 元

# 前言

QIANYAN

随着我国经济与社会的快速发展，人们的医疗卫生保健意识不断增强，对医疗护理的要求也不断提高，加上我国人口老龄化进程加快，对实践型护理人员的需求不断增加。2022年国家卫生健康委员会发布了《全国护理事业发展规划(2021—2025年)》，为未来护理事业发展指明了方向：一是完善护理服务体系；二是加强护士队伍建设。内科以慢性病为主，病情复杂，对临床护理实践提出了更高的要求，需要临床护理人员具备较好的临床判断能力、临床实践技能、临床评判性思维与临床决策能力。为了提高临床护理人员的综合能力，促进临床护理人员的职业成长，我们编写了《内科高级护理实践及临床案例精选》一书，将各专科临床案例真实完整地加以总结。

本书共九章，涵盖了呼吸、循环、消化、泌尿、血液、内分泌、风湿免疫、感染、神经9大内科领域疾病知识，包括疾病概述、常见症状体征、诊疗技术及转归、学科发展现状与未来等内容。同时，本书还将各专科的特色疾病以临床案例导入的方式呈现出来，并设计了思维启发、问题解析、思维拓展等，将临床案例与临床护理紧密结合，以帮助临床护理人员自主学习、拓展思维、拓宽知识面，旨在培养临床护理人员发现问题、分析问题、解决问题的能力，以适应现代护理的发展要求。

本书具有几大特点：①科学性。本书参考了大量的专业书籍，力求内容科学严谨。②实践性。本书既介绍了内科系统疾病相关知识，还增加了各专科疾病案例，能锻炼和提升临床护理人员的自主思维能力。③拓展性。本书将各专科理论知识延伸到临床，力争在有限的时间内为临床护理人员提供更多的信息。

本书得到了华中科技大学同济医学院附属同济医院护理部及9大专科护士长的全力支持，在此一并表示最真挚的感谢！在编写过程中，全体编者以精益求精的态度完成了编写工作，但因时间有限，不当之处在所难免，还请广大读者给予宝贵建议与意见。

何细飞　鄢建军

# 目录

MULU

内科高级护理实践及临床案例精选 ·················■ · 2 ·

**第九章　神经系统疾病高级护理实践临床案例** / 252

　　第一节　神经系统疾病概述 / 252

　　第二节　脑卒中患者的护理实践 / 262

　　第三节　帕金森病患者的护理实践 / 280

# 第一章　呼吸系统疾病高级护理实践临床案例

## 第一节　呼吸系统疾病概述

呼吸系统(respiratory system)是人体与外界空气进行气体交换的一系列器官的总称,包括鼻、咽、喉、气管、支气管,由大量的肺泡、血管、淋巴管、神经构成的肺,以及胸膜等组织。临床上常将鼻、咽、喉称为上呼吸道,气管及气管以下的气体通道(包括肺内各级支气管)部分称为下呼吸道。呼吸系统疾病(不包括肺癌)在城市人群的死亡病因中排第四位(13.1%),在农村人群的死亡病因中排第三位(16.4%)。大气污染、吸烟、人口老龄化等因素,使近年来呼吸系统疾病(如肺癌、支气管哮喘)的发病率明显升高,慢性阻塞性肺疾病的发病率居高不下(40岁以上人群中超过13%)。肺结核发病率虽有所控制,但近年有增高趋势。肺血栓栓塞症已成为重要的医疗保健问题,肺动脉高压近年来也日益受到关注。弥漫性肺间质纤维化及免疫低下性肺部感染等疾病发病率呈上升趋势。这正说明呼吸系统疾病对中国人民的健康危害仍很大,防治任务艰巨。

### 一、呼吸系统的结构、功能与常见检查

#### (一)肺的解剖和组织学结构

呼吸道以环状软骨下缘为界,分为上呼吸道、下呼吸道两大部分。上呼吸道由鼻、鼻窦、咽和喉构成,除能输送气体外,还有加温、湿化和过滤空气等作用。而气管及气管以下部分则称为下呼吸道。临床上通常将鼻、咽、喉、气管、支气管、段支气管、细支气管至终末细支气管统称为传导气道;而将呼吸性细支气管、肺泡管和肺泡囊称为呼吸区。

咽是一个肌性管道,其上部与鼻腔和口腔相通,下部与喉和气管相通,它是食物与气体的共同通道。气管由十几个"C"形软骨环和软骨环之间的平滑肌构成,软骨使气管维持开放状态,保持气流通畅。平滑肌可改变气管口径,有利于气管后方的食管扩张,便于食物下行。气管与支气管黏膜中有腺体,能分泌含多种免疫球蛋白(抗体)的黏液,具有抑菌、抗病毒的作用;黏膜上皮细胞表面有纤毛,能不断地向喉的方向摆动,将粘有灰尘的黏液上移,最后咳出体外,形成痰液。痰液含有大量的细菌和病毒,因此不得随地吐痰,以免污染环境。

呼吸系统在人体的各种器官中与外环境接触最频繁,接触面积最大。成年人在静息状态下,每日有12000 L气体进出呼吸道,由3亿~7.5亿个肺泡(总面积约100 m²)与肺循环的毛细血管进行气体交换。呼吸系统从外界环境吸取氧气,并将二氧化碳排出体外。在呼吸过程中,外界环境中的有机或无机粉尘,包括各种微生物、异性蛋白过敏原、尘粒及有害气体等皆可被吸入呼吸道、肺部而引起各种病变。其中以肺部感染最为常见。原发性肺部感染以病毒感染最多见,最先出现于上呼吸道,随后可伴发细菌感染;吸入生产性粉尘所致的尘肺,以矽肺、石棉肺多见;吸入水溶性强的二氧化硫、氨气等刺激性气体会引起急、慢性呼吸道炎症和肺炎,而吸入水溶性较弱的氮氧化合物等气体,可损害肺泡和肺毛细血管而引起急性肺水肿。

**(二)肺的生理功能**

肺的生理功能主要是指机体与外环境之间的气体交换功能。气体交换由外呼吸、气体在血液中的运输及内呼吸三个同时进行又相互影响的环节组成。呼吸系统通过肺通气与肺换气两个过程完成了整个呼吸过程中最关键的一步——外呼吸(即肺呼吸)。因此,一般将外呼吸简称为呼吸。

**1.肺通气**　指肺与外环境之间的气体交换。临床常用以下指标来衡量肺的通气功能。

(1)每分通气量:每分钟进入或排出呼吸器官的总气量称每分通气量(minute ventilation volume, MV 或 $V_E$),为潮气量(tidal volume, $V_T$)与呼吸频率($f$)的乘积,即 MV/$V_E$＝$V_T$×$f$。正常成人潮气量为 400～500 mL,呼吸频率为 16～20 次/分。在基础代谢情况下所测得的每分通气量称每分钟静息通气量,人体以极大的呼吸幅度和速度所达到的每分通气量称为最大通气量。

(2)肺泡通气量:肺泡通气量(alveolar ventilation, $V_A$)指每分钟进入肺泡进行气体交换的气量,又称有效通气量。$V_A$＝$(V_T-V_D)$×$f$,$V_D$ 为生理无效腔/死腔气量(dead space ventilation, $V_D$),是肺泡无效腔(alveolar dead space)与解剖无效腔(anatomical dead space)之和。在通气血流比例正常的情况下,肺泡无效腔极小,可忽略不计,故生理无效腔主要由解剖无效腔构成,正常成人平静呼吸时生理无效腔气量约 150 mL(2 mL/kg(体重)),气管切开后生理无效腔气量减少 1/2,通气负荷减轻。

**2.肺换气**　指肺泡与肺毛细血管血液之间通过呼吸膜以弥散的方式进行的气体交换。正常的肺换气功能有赖于空气通过肺泡膜的有效弥散,充足的肺泡通气量和肺血流量、恰当的通气血流比例以及呼吸膜两侧的气体分压差可确保肺泡膜的有效弥散。肺换气功能障碍是造成低氧血症的常见原因。

(1)肺弥散量(diffusing capacity):指气体在 1 mmHg 分压差下,每分钟经肺泡膜弥散的容量,反映肺换气的效率,正常值为 188 mL/(min·kPa)。常用 1 次呼吸法测定肺一氧化碳弥散量(DLCO),DLCO 受体表面积、体位、$PaO_2$ 等因素的影响。

(2)肺泡气-动脉血氧分压差[$P(A-a)O_2$]:可反映肺泡膜氧交换状态。正常 $P(A-a)O_2$≤15 mmHg,且随年龄增长而增加。

**3.呼吸系统的防御功能**　正常成人每天接触的空气量高达 15000 L,同时,还会受到血液循环带来的机体内部有害物质的侵害。为防止各种微生物、变应原、毒素和粉尘等有害物质的侵袭,肺与呼吸道共同形成了完善的防御机制。

(1)气道的防御作用:主要有 3 个防御机制。①物理防御机制:气道通过对致病因子的沉积、滞留和气道黏液-纤毛系统的清除发挥防御作用;②生物防御机制:上呼吸道的正常菌群对机体是一种防御机制;③神经防御机制:主要由有害因子刺激鼻黏膜、喉及气管时产生咳嗽反射、喷嚏和支气管收缩等完成,从而将微生物等异物排出体外。

(2)气道-肺泡的防御作用:广泛分布于气道上皮、血管、肺泡间质、胸膜等处的淋巴细胞、淋巴样组织、淋巴结等,通过细胞免疫和体液免疫发挥防御作用,以清除侵入的有害物质。

(3)肺泡的防御作用:①肺泡巨噬细胞:肺泡中有大量的巨噬细胞,它在清除肺泡、肺间质及细支气管的颗粒中起重要作用;②肺泡表面活性物质:有研究表明,肺泡表面活性物质有增强肺泡防御功能的作用。

呼吸系统的防御功能可受到经口呼吸、理化刺激、气管切开或气管插管、缺氧、高浓度吸氧及药物(如糖皮质激素、免疫抑制剂及麻醉药)等因素的影响而降低,为病原体入侵创造条件。

**4.呼吸的调节**

(1)机体可通过呼吸中枢、神经反射和化学反射完成对呼吸的调节,以达到提供足够的氧气、排出二氧化碳及稳定内环境的目的。基本呼吸节律产生于延髓,而呼吸调整中枢位于脑桥。脑桥发挥限制吸气,促使吸气向呼气转换的作用。大脑皮质在一定限度内可随意控制呼吸。呼吸的神经反射调节主要包括肺牵张反射、呼吸肌本体反射及感受器引起的呼吸反射。

(2)呼吸的化学性调节主要指动脉血或脑脊液中 $O_2$、$CO_2$ 和 $H^+$ 对呼吸的调节。缺氧对呼吸的兴奋作用是通过外周化学感受器,尤其是颈动脉体来实现的。$CO_2$ 对中枢和外周化学感受器都有作用,正常情况下,中枢化学感受器通过感受 $CO_2$ 的变化进行呼吸调节。$H^+$ 浓度对呼吸的调节主要是通过刺激外周化学感受器来完成的,当 $H^+$ 浓度增大时,呼吸加深加快,反之,呼吸运动受抑制。

### (三)呼吸系统的常见检查

**1. 血常规** 患者存在细菌感染时血常规多表现为白细胞计数增加,中性粒细胞核左移,有时可有中毒颗粒。与过敏、寄生虫有关的疾病(如支气管哮喘)患者表现为嗜酸性粒细胞增多。大咯血时可导致血红蛋白降低。

**2. 动脉血气分析** 对于判断机体的通气状态与换气状态,是否存在呼吸衰竭及呼吸衰竭的类型,机体的酸碱平衡状态,酸碱失衡的类型及代偿程度等有十分重要的价值。

**3. 痰液检查** 痰液检查是诊断呼吸系统疾病病因、进行疗效观察及判断预后的重要项目。

(1)一般检查:观察并记录痰液的量、颜色、性质和气味等。痰液呈红色通常提示痰液含有血液或血红蛋白;若为呼吸道化脓性感染,则患者咳出黄脓痰。合并厌氧菌感染时痰液有恶臭味,常见于肺脓肿、支气管扩张症患者。

(2)显微镜检查:常做痰涂片染色检查。利用革兰染色法可查找致病菌如葡萄球菌、肺炎链球菌等;利用抗酸染色法可查找结核分枝杆菌;利用巴氏染色法可检查肺癌患者痰液中脱落的癌细胞等。

(3)细菌培养及药敏试验:根据所患疾病有目的地进行细菌、真菌和支原体培养并做药敏试验,为临床提供病原学诊断的依据并指导临床治疗用药。留取痰标本应尽可能在使用(或更换)抗生素前进行,采集来自下呼吸道的分泌物。怀疑普通细菌感染时,需留取痰量 1 mL 以上;怀疑真菌和寄生虫感染时留取痰量 3～5 mL;怀疑结核分枝杆菌感染时留取痰量 5～10 mL。痰标本的采集方法主要有两种:①自然咳痰法:最常用,留取方法简便,护士应教会患者正确留取痰标本的方法。其要点如下:患者需于晨起后首先以清水漱口数次,以减少口腔杂菌污染;之后用力咳出深部第一口痰,并留于加盖的无菌容器中;标本留好后尽快送检,一般不超过 2 h;若患者无痰,可用高渗盐水(3%～10%)超声雾化吸入导痰。②经环甲膜穿刺气管吸引或经纤维支气管镜(简称纤支镜)防污染双套管毛刷留取痰标本:可防止咽喉部定植菌污染痰标本,对肺部感染的病因判断和药物选用有重要价值。

**4. 影像学检查** 包括正侧位胸部 X 线检查、CT 及磁共振显像(MRI)等,这些检查可为明确病变部位、性质、气管和支气管的通畅程度等提供依据。如增强 CT 对淋巴结肿大、肺栓塞、肺内占位性病变有重要的诊断和鉴别诊断意义;MRI 对纵隔疾病和肺血栓栓塞症的诊断有较大帮助;肺血管造影适用于肺血栓栓塞症和各种先天性或获得性血管病变的诊断;支气管动脉造影和栓塞术对咯血有较好的诊治价值。

**5. 纤支镜和胸腔镜** 纤支镜能深入亚段支气管,直接窥视黏膜有无水肿、充血、溃疡、肉芽肿、异物等,检查的同时可以对黏膜进行刷检或钳检取出病变组织,并进行组织病理学检查;利用纤支镜做支气管肺泡灌洗,对灌洗液进行微生物学、细胞学和免疫学等检查,有助于明确病原体和得出病理诊断;纤支镜还可以引导气管插管,在呼吸系统疾病的诊断和治疗中均起到非常重要的作用。胸腔镜可用于胸膜活组织检查和肺活组织检查。

**6. 肺功能检查** 通过对肺通气和肺换气功能进行测定,以了解呼吸系统疾病对肺功能损害程度的检查方法。临床上最常用的是肺通气功能检查。

(1)肺活量(vital capacity,VC):也称慢肺活量,是尽力吸气后缓慢而完全呼出的最大气量,正常成年男性约为 3500 mL,女性约为 2500 mL。

(2)残气量(residual volume,RV):补呼气后,肺内不能被呼出的残留气量。正常成年男性约为 1500 mL,女性约为 1000 mL。RV 受肺弹性回缩力的影响,肺气肿时肺弹性回缩力降低,RV 增加。

(3)肺总容量(total lung capacity,TLC):深吸气后肺内所能容纳的总气量,由肺活量和残气量组成。正常成年男性约为 5000 mL,女性约为 3500 mL。TLC 主要取决于呼吸肌的收缩能力、肺和胸廓的弹性以及有效的肺泡通气数目等。

(4)用力肺活量(forced vital capacity,FVC):指尽力最大吸气后,尽力尽快呼气所能呼出的最大气量。临床上常用第一秒用力呼气容积(forced expiratory volume in one second,$FEV_1$),$FEV_1$ 占其预计值的百分比(用 $FEV_1$/FVC% 或 $FEV_1$% 表示)和 $FEV_1$ 与 FVC 之比评价肺的通气功能。正常人 $FEV_1$ 实测值应为预计值的 80%～120%,低于 80%预计值表明存在气道阻塞性通气障碍,如支气管哮喘。$FEV_1$/FVC%正常时应不低于 75%。

**7.肺活组织检查** 经纤支镜做病灶肺活组织检查,可反复取材,有利于诊断和随访判断疗效。近胸壁的肺肿块等病灶,可在胸透、B 型超声或 CT 下定位做经胸壁穿刺肺活组织检查,并进行微生物和病理学检查。以上两种方法不足之处为所取肺组织体积过小,故为明确诊断,必要时可做剖胸肺活组织检查。

## 二、呼吸系统疾病患者常见症状体征

### (一)咳嗽与咳痰

咳嗽(cough)是由咳嗽感受器受到刺激引起的突然剧烈的呼气运动,是一种反射性防御动作,具有清除呼吸道分泌物和气道内异物的作用。但长期而频繁的咳嗽对人体不利,如咳嗽可促使呼吸道内感染扩散,剧烈的咳嗽可导致呼吸道出血,甚至诱发自发性气胸等。咳嗽分为干性咳嗽和湿性咳嗽两类,前者为无痰或痰量甚少的咳嗽,见于咽炎及急性支气管炎、早期肺癌等疾病;后者伴有咳痰,常见于慢性支气管炎及支气管扩张症。

咳痰(expectoration)是借助支气管黏膜上皮的纤毛运动、支气管平滑肌的收缩及咳嗽反射,将呼吸道分泌物经口腔排出体外的动作。

引起咳嗽和咳痰的原因很多,常见致病因素如下。①感染因素:如上呼吸道感染、支气管炎、支气管扩张症、肺炎、肺结核等;②理化因素:肺癌生长压迫支气管;误吸;各种刺激性气体、粉尘的刺激;③过敏因素:过敏体质者吸入致敏物,发生过敏性鼻炎、支气管哮喘等;④其他:如胃食管反流病可引起咳嗽,服用 β 受体阻断药或血管紧张素转化酶抑制药后咳嗽,习惯性及心理性咳嗽等。

### (二)肺源性呼吸困难

呼吸困难(dyspnea)是指患者主观上感到空气不足、呼吸费力;客观上表现为呼吸运动用力,严重时可出现张口呼吸、鼻翼扇动、端坐呼吸,甚至发绀、呼吸辅助肌参与呼吸运动,可有呼吸频率、深度、节律的改变。肺源性呼吸困难是由呼吸系统疾病引起的通气和(或)换气功能障碍,机体缺氧和(或)二氧化碳潴留所致。呼吸困难根据其临床特点分为以下 3 种类型:①吸气性呼吸困难:吸气时呼吸困难显著,其发生与大气道的狭窄和梗阻有关,多见于喉头水肿、喉气管炎症、肿瘤或异物引起的上呼吸道机械性梗阻患者。吸气性呼吸困难发生时常伴干咳及高调吸气性哮鸣音,重症患者可出现"三凹征",即胸骨上窝、锁骨上窝和肋间隙明显凹陷。②呼气性呼吸困难:表现为呼气费力、缓慢及呼气时间延长,常伴有呼气期哮鸣音,其发生与支气管痉挛、狭窄和肺组织弹性减弱,影响了肺通气功能有关。多见于支气管哮喘和慢性阻塞性肺疾病患者。③混合性呼吸困难:由于肺部病变广泛,呼吸面积减少,影响了换气功能所致。此时,吸气与呼气均感费力,呼吸频率增快、深度变浅,常伴有呼吸音减弱或消失。临床上常见于重症肺炎、重症肺结核、广泛性肺纤维化、大量胸腔积液和气胸等患者。

### (三)咯血

咯血(hemoptysis)指喉及喉以下呼吸道及肺组织的血管破裂导致的出血并经咳嗽从口腔排出。咯血主要由呼吸系统疾病引起,也见于循环系统及其他系统疾病。在我国,引起咯血的前三位病因是肺结核、支气管扩张症和支气管肺癌。突发胸痛及呼吸困难,而后出现咯血者应警惕肺血栓栓塞。咯血者常有胸闷、喉痒和咳嗽等先兆症状,咯出的血液多呈鲜红色,混有泡沫或痰液,呈碱性。咯血应注意与呕血相鉴别。根据咯血量,临床将咯血分为痰中带血、少量咯血(每天 100 mL 以下)、中等量咯血(每天 100～500 mL)和大量咯血(每天 500 mL 以上,或 1 次 300 mL 以上)。炎症和肿瘤破坏支气管黏膜或病灶处的毛细血管,使黏膜下血管破裂或毛细血管通透性增加引起的咯血,出血量一般较小;病变直接侵蚀小血管引起血管破溃,可造成中等量咯血;病变引起小动脉瘤、小动静脉瘘、曲张的黏膜下静脉破裂,或严重而广泛的毛细血管炎症造成血管破坏或通透性增加而导致的咯血,多为大量咯血。咯血持续时间长短不一,患者除有原发病的体征外,可有出血部位呼吸音的减弱和湿啰音。大量咯血后常有持续数天的血痰,患者常伴有紧张不安等表现。

咯血的并发症有窒息、肺不张、肺部感染等。窒息是咯血直接致死的主要原因,应及时识别与抢救。窒息发生时患者可表现为咯血突然减少或中止,表情紧张或惊恐,大汗淋漓,两手乱动或手指喉头(示意空气吸不进来),继而出现发绀、呼吸音减弱、全身抽搐,甚至心跳、呼吸停止而死亡。护士对咯血量较大的容易发生窒息者应保持高度警惕。临床上具有下列情形的咯血患者易发生窒息:①极度衰竭无力咳嗽者;②急性大咯血者;③情绪高度紧张者,因极度紧张可导致声门紧闭或支气管平滑肌痉挛;④应用镇静药或镇咳药使咳嗽反射受到严重抑制者。

### (四)胸痛

肺和脏层胸膜对痛觉不敏感,肺炎、肺结核、肺梗死、肺脓肿等病变累及壁层胸膜时,可发生胸痛。胸痛伴高热,考虑肺炎。肺癌侵及壁层胸膜或骨,出现隐痛,持续加剧,乃至刀割样痛。亦应注意与非呼吸系统疾病引起的胸痛相鉴别,如心绞痛及纵隔、食管、膈和腹腔疾病所致的胸痛。

## 三、呼吸系统疾病的诊疗技术及转归

呼吸系统疾病多为慢性病,治疗目的是改善疾病预后,保持肺功能,解除有关症状,提高生活质量。主要的治疗方法如下。

### (一)药物治疗

呼吸系统常用的药物是抗生素。抗生素包括青霉素、头孢菌素、喹诺酮类、大环内酯类。咳、痰、喘是呼吸系统常见的三大症状,镇咳、平喘、祛痰药物属于呼吸系统疾病的对症治疗药物。祛痰药如乙酰半胱氨酸,可分解痰液中的黏性成分,使痰液液化,黏滞性降低而易咳出;常用镇咳药物有可待因、喷托维林、咳美芬、咳平等。平喘药包括各类吸入剂及激素类药物。

呼吸道吸入性药物制剂主要用于支气管哮喘、慢性阻塞性肺疾病、慢性支气管炎、支气管扩张症的治疗。对于呼吸系统疾病,只有对症下药才能取得良好的疗效。

### (二)氧气及呼吸支持治疗

氧气疗法(简称氧疗)是用于纠正缺氧的一种治疗方法。现代观点认为,氧气也是一种"药物"。氧疗的应用要有指征,要掌握其使用方法、剂量、疗程,并监测其疗效。如氧疗应用不当,可引起氧中毒。常用氧疗装置如下。

**1. 鼻导管或鼻塞** 临床上最常用的氧疗装置,具有简单、价廉,使用方便、舒适等特点,不影响咳嗽、进食和谈话,多数患者易接受。吸氧浓度($FiO_2$)与吸入氧流量大致呈如下关系:$FiO_2 = 21 + 4 \times$ 吸入氧流量(L/min)。实际上 $FiO_2$ 还受潮气量和呼吸频率的影响,患者通气量越大,$FiO_2$ 越低。应用鼻导管或鼻塞时,除了 $FiO_2$ 不恒定,受患者呼吸的影响外,还有导易堵塞,对局部有刺激性等缺点。

**2. 简单面罩** 一般用塑料或橡胶制成,重量较轻,需要贴在口鼻周围,用绑带固定于头部。简单面罩一般耗氧量较大(氧流量 5~6 L/min),$FiO_2$ 较高(可达 40%~50%),能提供较好的湿化,适用于缺氧严重而无 $CO_2$ 潴留的患者。缺点:影响咳嗽和吃饭,睡眠时因体位变化面罩易移位或脱落。

**3. 附储气袋的面罩** 在简单面罩上装配一个乳胶或橡胶制的储气袋,以便为没有气管插管或气管切开的患者输送高浓度的氧气。如果面罩和储气袋间没有单向活瓣,称为部分重复呼吸面罩;如果有单向活瓣,则为无重复呼吸面罩。此时患者只能从储气袋吸入气体,呼气时气体从气孔溢出,而不能再进入储气袋。这种面罩比简单面罩的耗氧量小,能以较低流量氧气来提供较高的 $FiO_2$。

**4. 文丘里面罩(Venturi 面罩)** 根据 Venturi 原理制成。$FiO_2$ 可控制在 25%~50%,面罩内氧气浓度比较稳定,耗氧较稳定,耗氧量较少,不需湿化,基本上无重复呼吸。Venturi 面罩已广泛用于临床,尤其是在进行需严格控制的持续性低浓度氧疗时,因而在治疗 II 型呼吸衰竭时患者获益较多。

**5. 高压氧舱** 在仓内充入纯氧,仓内压力超过大气压。用于多种疾病(如一氧化碳中毒、肺水肿、新生儿窒息、ARDS 等)的治疗。高压氧舱可提高患者血液中物理溶解的氧量,可迅速纠正低氧血症,改善组织缺氧情况。

**6. 机械通气给氧** 用于严重缺氧、呼吸衰竭,需进行无创通气治疗或建立人工气道,行机械通气者。

### （三）呼吸介入技术

呼吸介入治疗包括氩气刀治疗、冷冻治疗、微波治疗、球囊扩张并支架植入治疗，良、恶性气道狭窄及气管支气管肿瘤的切除治疗，气管支气管异物取出等。随着现代科技——光源、电子技术、材料医学的发展，肺部介入技术发展迅猛，成为肺癌局部治疗的一项新手段。90%中央型肺癌患者发现时已处于晚期，失去了手术机会，部分患者出现活动后胸闷等呼吸道阻塞症状，而放疗初期患者会出现组织水肿，使其呼吸困难加重，因而患者的治疗受到很多的限制。介入治疗是此类患者最好的选择，且安全性较好，可为患者后续的放疗及手术提供机会。

对肺癌的诊治已逐步形成多学科合作模式。通过影像学、纤支镜、血清学及病理学等多种检查手段，患者可迅速得到确诊，采用手术、化疗、放疗、介入治疗、生物治疗及中医药治疗等综合治疗方法，可有效提高肺癌患者的生活质量和生存期。

### （四）肺康复治疗

肺康复治疗是基于对患者的全面评估，为患者提供个体化的综合干预措施，包括但不限于运动训练、教育和行为改变，旨在改善慢性呼吸系统疾病患者的生理和心理状态，促进健康增益行为的长期坚持。

肺康复治疗通常由跨学科的团队共同实施完成，包括呼吸专科医师、呼吸治疗师、护士、营养师、心理医师、社会工作者等。对患者的全面评估包括临床评估和功能学评估，如疾病严重程度、合并症、不良生活习惯、生活质量、心理状态、运动能力、居家环境等。通过全面的评估了解患者目前的功能障碍水平，制订合理的综合康复计划和康复目标，最终目标是使患者回归家庭和社会。肺康复治疗应该贯穿于患者疾病管理过程的始终。无论是稳定期还是急性加重期，无论是轻中症患者还是重症患者均可从肺康复治疗中获益。肺康复治疗后患者确切的获益包括呼吸困难症状减轻，运动能力提高，生活质量改善，参与社会活动的能力加强，自我管理加强，达到和维持个体最佳功能状态。

## 四、中国呼吸病学发展的现状与未来

随着科学和医学技术的发展，人类寿命也在逐步延长。据记载，两千年前人类的平均寿命仅为20岁，18世纪增至30岁，到19世纪末达40岁。联合国人口司预测，到2025年全世界60岁以上人口将增至11.21亿人，占世界人口的13.7%，其中发展中国家为12%，发达国家达23%。1993年底，上海市60岁以上的老年人已超过210万人，占总人口的16%，到2025年老年人口将达400万人，占28%以上。呼吸系统疾病（如慢性阻塞性肺疾病、肺癌）的发病率均随年龄的增加而升高。由于老年人的免疫功能低下，且易发生吸入性肺炎，即使各种新抗生素相继问世，肺部感染仍居老年人感染性疾病之首位，常为引起老年人死亡的直接原因。

由于呼吸器官具有较大的生理功能储备能力，平时只需1/20肺呼吸功能便能维持正常生活，故肺的病理变化，临床上常不能如实反映；呼吸系统疾病的咳嗽、咳痰、咯血、胸痛、气急等症状缺乏特异性，常被人们误认为感冒、支气管炎，而对于重症肺炎、肺结核或肺癌等疾病，则可能延误诊断；部分患者反复发生呼吸道感染，待发展到肺气肿、肺心病，甚至呼吸衰竭时才被重视，但其病理和生理功能已难以逆转。

慢性阻塞性肺疾病、肺癌及职业性肺病是与空气污染密切相关的疾病，控烟、减少大气污染是预防这些疾病发生发展的关键。中国烟草生产量居世界首位，吸烟人数占比为世界上较高的国家之一。宣传吸烟有害，在全国取缔烟草广告，并采取切实有效的措施戒烟，是当前的重要任务。同时由于中国大部分城市空气污染严重（包括二氧化硫、氮氧化合物等含量远远超标），必须严格执行国家环保部门制定的空气污染容许标准。改造工业及家用燃料，将工业废气及室内空气污染降至联合国世界卫生组织（WHO）规定的标准（或以下）。对于SARS、人感染高致病性禽流感等急性呼吸道传染性疾病，要按照《中华人民共和国传染病防治法》法定传染病进行管理，针对传染源、传播途径、易感人群三个环节，采取以管理传染源、控制医院内传播为主的综合性预防措施。

在对呼吸系统疾病的诊断方面，定期进行胸部X线检查等，对某些早期外周型肺癌的发现是有价值的。高分辨率螺旋CT的广泛使用使肺部小病灶的诊断更为准确。CT肺动脉造影（CTPA）已经成为肺血栓栓塞症的一线诊断方法。PET对肺部小病灶及纵隔淋巴结的定性，提供了更准确的信息。从功能上看,定期进行肺通气功能的检查将有助于诊断早期慢性阻塞性肺疾病,特别是对吸烟人群,人体体积描记仪能更全面发现肺功能的变化,强迫震荡技术(FOT)更适用于对幼儿和老年人进行肺功能测定。从分子生物学角度,聚合酶链反应(PCR)技术的应用对肺结核、军团菌肺炎、支原体感染、肺孢子菌感染和病毒感染等的诊断有一定的价值。目前,中国已制定了慢性阻塞性肺疾病、支气管哮喘、肺血栓栓塞症、间质性肺疾病、医院及社区获得性肺炎等的防治指南及传染性非典型肺炎(SARS)的诊疗方案,以规范上述疾病的防治。

分子生物学技术的发展,为呼吸系统疾病的治疗提供了广阔的前景,如利用反义寡核苷酸(或核酸)技术抑制原癌基因的表达、致炎因子的合成及活性,增强抑癌基因的表达、抑炎因子的活性或加速细胞凋亡等。

在临床治疗上,随着呼吸生理和重症监护医学的创新,以及重症监护病房(ICU)组织及管理系统的建立,特别是呼吸支持技术的发展与完善,关于重症患者呼吸衰竭抢救的理论知识与实践经验得到极大的丰富,病死率降低。对睡眠状态的临床生理学监测和无创正压通气使睡眠呼吸障碍患者得到了全面的诊治。利用微创技术(如胸腔镜)可对一些肺功能差的患者施行肺部手术,利用各种改进后的通气模式可针对不同病因的呼吸衰竭进行针对性的治疗。非创伤性面(鼻)罩通气的推广,可预防一些患者(如慢性阻塞性肺疾病、神经肌肉疾病患者)发展为呼吸衰竭,并使部分患者避免气管插管或切开。而肺移植技术将成为失代偿呼吸功能不全患者的重要治疗手段。

(李小攀)

# 第二节　急性呼吸衰竭患者的护理实践

## 一、导入案例

患者,男,48岁,因"反酸、胃灼热2个月余,伴呼吸困难2天"入院。

患者于2个月前无明显诱因出现反酸、胃灼热,自发病以来每天症状发作1 h,可自行缓解,无腹痛、腹胀,有心慌、胸闷等不适,未予以诊治。2天前无明显诱因出现胸闷、气短,伴咳嗽、咳痰,痰液为无血丝脓性白色痰,无发热,有心慌、胸痛等不适,至当地医院就诊,肺部CT示食管癌术后改变,双肺多发密度增高影,考虑为感染性病变,建议治疗后复查。右肺上叶多发磨玻璃样小结节影,建议定期复查。双侧支气管炎性改变,右肺中叶少许条索灶,纵隔多发小淋巴结。胸腰椎轻度退行性变。右锁骨上窝占位,多考虑为肿大淋巴结(较前相仿),建议进一步复查。2022年3月15日行胃镜检查后患者出现明显呼吸困难,血氧饱和度降低,转入ICU予以气管插管接呼吸机辅助通气,行抗感染及对症支持治疗(具体不详),3月16日行纤支镜检查,气管隆嵴偏左侧可见一明显溃疡,溃疡深,不可见底,考虑穿孔可能;左、右肺均可见脓苔附着及多发溃疡。告知家属病情危重,高度怀疑食管气管瘘,患者重症肺炎,呼吸困难持续加重,感染难以控制,建议转入上级医院进一步治疗,家属为求进一步诊治,遂来我院,门诊以"重症肺炎"收入。患者入院后持续予以气管插管接呼吸机辅助通气,给予抗感染(美罗培南、替加环素、奥硝唑)、护胃、补充白蛋白等支持治疗。于3月24日行胸部CT+三维重建后行硬质支气管镜下支架植入术。于3月25日拔除气管插管。3月28日复查支气管镜,支架位置正常后出院。

【护理评估】(病史采集:2022-3-20 12:12)

**1.健康史(家属陈述)**

| | |
|---|---|
| | 问:您好,我是患者的责任护士,今天由我负责患者的治疗和护理,为了了解患者的情况,我需要问您几个问题,希望您如实回答,以便后续治疗。患者这次主要是为什么来医院就诊? |
| 主诉 | 答:当地医院做纤支镜检查时,医生说看到气管隆嵴偏左侧有一个溃烂的地方,看不到底,说可能是穿孔;还说两侧肺都有脓苔附着及多处溃疡。怀疑是食管气管瘘,说没办法帮我们控制感染,所以转诊到了这里 |

| 主诉 | 问:既往这种情况一直存在吗？<br>答:2个月前无明显诱因出现反酸、胃灼热,自发病以来每天症状发作1 h,可自行缓解,无腹痛、腹胀,有心慌、胸闷,未予以诊治,2天前无明显诱因出现胸闷、气短,伴咳嗽、咳痰,痰液为无血丝脓性白色痰,无发热,有心慌、胸痛,才来医院就诊 |
| --- | --- |
| 现病史 | 问:患者在当地医院,主要进行了哪些治疗？<br>答:当时在门诊做肺部CT检查,显示食管癌术后改变,双肺有多发密度增高影,医生考虑为感染性病变,就让我们先做抗感染治疗,再复查。然后还说右肺上叶多发磨玻璃样小结节影,需要定期复查。双侧支气管也有感染性病变。右锁骨上窝占位,考虑为肿大淋巴结,也是让进一步检查。但3月15日行胃镜检查后出现呼吸困难,喘气非常明显,就转入了当地医院的ICU,做了气管插管,还上了呼吸机治疗,用了很多的抗感染治疗药物 |
| 日常<br>生活形态 | 问:生病后精神、睡觉怎么样？<br>答:患者精神、饮食差,大小便尚可,体力下降 |
| 既往史 | 问:既往做过什么手术吗？<br>答:2018年12月19日行食管癌手术,2018年行左肾结石手术 |
| 家族史 | 问:您家里人以前有没有得过这个病？<br>答:没有听说过 |
| 心理状况 | 问:平时心理上感觉怎么样？<br>答:自2018年手术后,偶尔会有紧张焦虑,但是可以自己调节缓解 |
| 社会状况 | 问:患者的医保手续是否办好？<br>答:已经办好,出院时应该可以直接报销 |

**2. 专科检查** 患者HR 90次/分,R 15次/分,BP 105/80 mmHg,SpO$_2$ 100%(SIMV FiO$_2$ 40%),神志清楚,气管插管接呼吸机辅助通气,平车推入。发育、表情正常,查体合作。颈部及双下肢无散在皮疹及瘀斑,全身皮肤、巩膜无黄染,浅表淋巴结无肿大。双侧瞳孔等大等圆,直径约3.0 mm,对光反射存在。颈软,气管居中,甲状腺不肿大,颈静脉充盈,右锁骨上皮肤暗黄色,触诊板状,无压痛。胸廓对称,呼吸活动度正常,语颤正常,无胸膜摩擦感和皮下捻发感。双肺呼吸音偏低,双下肺可闻及干湿性啰音。心音可,律齐,各瓣膜区未闻及明显异常杂音。腹平软,右侧胸部及腹部可见陈旧性手术瘢痕,无压痛、反跳痛,肝脾肋下未触及,肠鸣音尚可。双肾无叩击痛,双下肢无水肿,双侧病理反射未引出。

**3. 辅助检查** 2022年2月21日胸部CT:结合病史,食管癌术后改变。右肺中叶少许条索;右肺上、下叶少许慢性炎症。纵隔多发小淋巴结。胸椎退行性变。右侧锁骨上窝占位,多考虑为淋巴结肿大(较前相仿),建议进一步复查。颈部增强CT:结合病史,食管癌术后改变。右侧锁骨上窝占位,多考虑为肿大淋巴结(较前稍缩小,转移可能),建议进一步复查。

3月10日外院胸部＋全腹CT:右侧输尿管上段(平L3椎体下缘)结石,伴以上输尿管扩张、右肾积水。右肾结石。结合病史,食管癌术后改变。胸腔胃。双肺多发密度增高影,考虑感染性病变,建议治疗后复查。右肺上叶多发磨玻璃样小结节影,建议定期复查。双侧支气管炎性改变。右肺中叶少许条索灶。纵隔多发小淋巴结。胸腰椎轻度退行性变。右锁骨上窝占位,多考虑为肿大淋巴结(较前相仿),建议进一步复查。

3月11日心脏彩超:三尖瓣轻度关闭不全。

3月13日胸部CT:结合病史,食管癌术后改变。双肺多发密度增高影(较前稍增多),考虑为感染性病变,建议治疗后复查。右肺上叶多发磨玻璃样小结节影,建议定期复查。双侧支气管炎性改变。右肺中叶少许条索灶。纵隔多发小淋巴结。胸腰椎轻度退行性变。右侧锁骨上窝占位,多考虑为肿大淋巴结(较前相仿),建议进一步复查。

3月15日胃镜:残胃炎;十二指肠球炎。

3月16日纤支镜检查:气管隆嵴偏左侧可见一明显溃疡,溃疡深,不可见底,考虑穿孔可能。

**4. 医疗诊断及治疗原则**

(1)初步诊断:①急性呼吸衰竭。②重症肺炎:食管气管瘘可能。③食管癌术后。④右侧输尿管上段结石合并右肾积水。

(2)诊断依据:外院CT示双肺多发密度增高影,考虑为感染性病变,右肺上叶多发磨玻璃样小结节影,右肺中叶少许条索灶。纵隔多发小淋巴结。纤支镜检查示气管隆嵴偏左侧可见一明显溃疡,溃疡深,不可见底,考虑穿孔可能;左、右肺均可见脓苔附着及多发溃疡。

【主要护理诊断】

(1)气体交换受损:与肺部感染有关。

依据:胸部CT显示双肺纹理增多增粗,双肺感染,$PaO_2$:45.8↓,$PaCO_2$:38.6(院外)。

(2)清理呼吸道无效:与呼吸道感染、分泌物过多或黏稠、咳嗽无力及大量液体和蛋白质漏入肺泡有关。

依据:患者无明显诱因出现胸闷、气短,伴咳嗽、咳痰,痰液为无血丝脓性白色痰,行胃镜检查后出现呼吸困难。

(3)潜在并发症:有窒息的危险。

依据:胃镜检查后患者出现明显呼吸困难,血氧饱和度降低,转入ICU予以气管插管接呼吸机辅助通气。

【护理目标】

(1)改善患者氧合及呼吸困难等;保证有效通气,预防VAP发生;控制感染。

(2)患者痰液变稀,易咳出,能够掌握有效咳嗽的方法,在护士的指导下能正确运用体位引流等方法排出痰液。

(3)未发生窒息。

【护理计划与措施】

(1)密切观察生命体征变化,以及患者的神志、血氧饱和度等的变化。如有进一步下降趋势,立即通知医生。

(2)选择合适的呼吸机参数,控制感染,预防呼吸机相关性肺炎:持续气管插管接呼吸机辅助通气,选择压力控制+压力支持模式,吸氧浓度70%,PEEP $4cmH_2O$,呼吸频率18次/分,吸气压力$15cmH_2O$(保证呼吸机运转正常、参数合理)。

(3)早期进行膈肌训练,预防呼吸肌萎缩,活动要循序渐进,避免过度劳累。

(4)落实VAP集束化管理措施:①尽量选择无创呼吸支持治疗技术;②每日唤醒和评估能否脱机拔管;③定时检测气囊压力(25～$30cmH_2O$);④如无禁忌,抬高床头30°～45°;⑤加强口腔护理;⑥清理声门下分泌物;⑦严格无菌操作;⑧鼓励并协助机械通气患者早期活动,开展肺康复训练。

(5)保持呼吸道通畅,促进痰液引流:呼吸衰竭患者的呼吸道净化作用减弱,炎性分泌物增多,痰液黏稠,引起肺泡通气不足。在氧疗和改善通气之前,必须采取各种措施,使呼吸道保持通畅。具体方法包括:①指导并协助患者进行有效的咳嗽、咳痰。②每1～2h翻身1次,并给予叩背,促使痰液排出。③病情严重、意识不清的患者,因其口、咽及舌部肌肉松弛,咳嗽无力,分泌物黏稠不易咳出,可导致分泌物及舌后坠堵塞气道,应取仰卧位,使患者头后仰,托起患者下颌,并用多孔导管经鼻或经口进行机械吸引,以清除口咽部分泌物,刺激患者咳嗽,有利于气道内的痰液咳出。如有气管插管或气管切开,则给予气管内吸痰,必要时也可用纤支镜吸痰并冲洗。吸痰时应注意无菌操作。严重急性呼吸窘迫综合征(ARDS)患者使用PEEP后常会出现"PEEP依赖",如中断PEEP,即使是吸痰时的短时间中断也会出现严重低氧血症和肺泡内重新充满液体,此时需要更大的PEEP和较长的时间(常为30 min以上)才能使患者恢复到吸痰前的血氧水平。因此,宜使用密闭系统进行吸痰和呼吸治疗,保持呼吸机管道的连接状态,避免中断 PEEP。④饮水、口服或雾化吸入祛痰药可湿化和稀释痰液,使痰液易于咳出或吸出。

(6)痰液的观察与记录:注意观察痰液的色、质、量及痰液的实验室检查结果,并及时做好记录。按医嘱及实验室检查要求正确留取痰标本。发现痰液出现特殊气味或痰液量、色及黏稠度等发生变化,应及时与医生联系,以便调整治疗方案。

(7)应用抗生素的护理:按医嘱正确使用抗生素,以控制肺部感染。密切观察药物的疗效与不良反应。

【护理评价】

(1)患者经过抗感染、呼吸机支持治疗,最后植入支气管覆膜支架后,病情逐步好转,生命体征趋于稳定,$PaO_2$ 105 mmHg,$PaCO_2$ 35.6 mmHg,3月25日拔除气管插管,改用经鼻高流量治疗仪给氧。

(2)患者的血氧饱和度可以维持在正常水平,痰液也较容易咳出。

(3)患者未发生窒息。

【思维启发】

(1)入院后需要监测及护理评估的主要内容有哪些?

(2)该患者诊断为急性呼吸衰竭,其定义、分类、发病机制及治疗原则是什么?

(3)呼吸机相关肺炎是什么?标准化临床实践方案包括哪些?经鼻高流量氧疗的定义及使用注意事项是什么?

(4)机械通气患者的护理要点是什么?机械通气如何安全撤机?

(5)患者出院后如何做出院指导?责任护士对患者进行的护理评估是否全面?入院当天提出的护理诊断/问题是否全面?有无不妥?

【问题解析】

问题 1:入院后需要监测及护理评估的主要内容有哪些?

患者入院后,责任护士需要对患者进行健康评估,了解患者的日常生活活动能力、疾病史、营养状态、行动能力,根据患者的情况进行疼痛评分、压疮风险评估,根据病情变化向患者及其家属进行个性化宣教。结合患者的护理评估结果,详尽分析患者呼吸衰竭的危险因素。

**1.病情监测** ①全面评估患者生命体征,严密监测患者心率、血压、血氧饱和度等变化;②严密监测患者意识状态,使用 ICU 镇静程度评估表;③观察机械通气状态是否满足患者需求;④观察患者的管道有无异常。

**2.对患者的各项风险因素进行评估**

(1)压疮风险评估:从感觉、潮湿、活动情况、行动能力、营养、摩擦力和剪切力等方面评估,该患者属于轻度风险患者。注意每周进行评估,注意落实晨晚间护理,保持床单位整洁,落实三短九洁,避免发生压疮。Braden 压疮危险因素量化评分表见附表 1。

(2)自理能力评估:从进食、洗澡、修饰、穿衣、控制大便、控制小便、如厕、床椅转移、上下楼梯等方面对患者进行日常生活活动能力评估,该患者评分为 0 分,为重度依赖患者,需由护士落实患者生活护理,保持病室清洁及有效温湿度,让患者处于舒适温馨的环境。Barthel 指数(BI)评定量表见附表 2。

(3)ICU 镇静程度评估表:该患者使用机械通气,予以镇静药物者进行合理评估。ICU 镇静程度评估表见附表 4。

(4)约束评估流程图见附图 1。

(5)深静脉血栓形成(DVT)评估见附表 11。

(6)营养风险评估见附表 6~附表 9。

指导学生仔细观察、全面了解患者的病情,启发学生采用评判性思维能力发现并解决问题,在案例实践中积累临床工作经验,不断拓宽知识面,实现理论与实践的完美结合,实现"观察"与"护理"相辅相成。

引导学生对患者进行风险评估,掌握风险评估工具的使用,如 Braden 压疮危险因素量化评分表、自理能力评估量表等,引导学生科学、精准地甄别高危因素,围绕患者的高危风险展开全面的评估,进而有针对性地采取干预性措施实施干预,保障患者护理安全。

问题2:该患者诊断为急性呼吸衰竭,其定义、分类、发病机制及治疗原则是什么?

**1. 患者出现呼吸困难的发展过程**　　患者于3月15日行胃镜检查后出现呼吸困难,血氧饱和度下降,转入ICU予以气管插管接呼吸机辅助通气,3月16日行纤支镜检查可见隆嵴偏左侧一明显溃疡,溃疡深,不可见底,考虑穿孔可能;左、右肺均可见脓苔附着及多发溃疡。高度怀疑食管气管瘘,呼吸困难持续加重,感染难以控制,门诊以"重症肺炎"收入。入院后依据患者的各项生命体征及临床症状,诊断为急性呼吸衰竭。

**2. 呼吸衰竭的定义**　　呼吸衰竭(respiratory failure)是指各种原因引起的肺通气和(或)换气功能严重障碍,使静息状态下亦不能维持足够的气体交换,导致低氧血症伴(或不伴)高碳酸血症,进而引起一系列病理生理改变和相应临床表现的综合征。其临床表现缺乏特异性,明确诊断有赖于动脉血气分析:在海平面、静息状态、呼吸空气条件下,动脉血氧分压($PaO_2$)<60 mmHg,伴或不伴二氧化碳分压($PaCO_2$)>50 mmHg,可诊断为呼吸衰竭。

**3. 呼吸衰竭的分类**　　在临床实践中,通常按照动脉血气、发病缓急及发病机制进行分类。

1)按照动脉血气分类

(1)Ⅰ型呼吸衰竭:即低氧性呼吸衰竭,血气分析特点是$PaO_2$<60 mmHg,$PaCO_2$降低或正常。主要见于肺换气功能障碍(通气血流比例失调、弥散功能损害、肺动-静脉分流等),如严重肺部感染性疾病、间质性肺疾病、急性肺栓塞等。

(2)Ⅱ型呼吸衰竭:即高碳酸血症性呼吸衰竭,血气分析特点是$PaO_2$<60 mmHg,同时伴有$PaCO_2$>50 mmHg。系肺泡通气不足所致。单纯通气不足,低氧血症和高碳酸血症的程度是平行的,若伴有换气功能障碍,则低氧血症更为严重,如慢性阻塞性肺疾病。

2)按照发病缓急及发病机制分类

(1)急性呼吸衰竭:某些突发的致病因素,如严重肺疾病、创伤、休克、电击、急性气道阻塞等,可使肺通气和(或)换气功能迅速出现严重障碍,短时间内即可引起呼吸衰竭。机体不能很快代偿,若不及时抢救,会危及患者生命。

(2)慢性呼吸衰竭:一些慢性病可使呼吸功能的损害逐渐加重,经过较长时间发展为呼吸衰竭。如慢性阻塞性肺疾病、肺结核、间质性肺疾病、神经肌肉病变等,其中以慢性阻塞性肺疾病最为常见。早期虽有低氧血症或伴有高碳酸血症,但机体通过代偿适应,生理功能障碍和代谢紊乱较轻,仍保持一定的日常生活活动能力,动脉血气分析时pH在正常范围(7.35~7.45)。另一种临床较常见的情况是在慢性呼吸衰竭的基础上,因合并呼吸系统感染、气道痉挛或并发气胸等,病情急性加重,在短时间内出现$PaO_2$显著下降和(或)$PaCO_2$显著升高,称为慢性呼吸衰竭急性加重,其病理生理学改变和临床表现兼有慢性和急性呼吸衰竭的特点。

**4. 呼吸衰竭的发病机制**　　各种病因通过肺通气不足、弥散障碍、通气血流比例失调、肺内动-静脉解剖分流增加、氧耗量增加五个主要机制,使通气和(或)换气功能发生障碍,导致呼吸衰竭。临床上单一机制引起的呼吸衰竭很少见,往往是多种机制并存或随着病情的发展先后发挥作用。

1)肺通气不足(hypoventilation)　　正常成人在静息状态下有效肺泡通气量约为4L/min才能维持正常的肺泡氧分压($PaO_2$)和肺泡二氧化碳分压($PaCO_2$)。肺泡通气量减少会引起$PaO_2$下降和$PaCO_2$上升,进而引起缺氧和$CO_2$潴留。在呼吸空气的条件下,$PaCO_2$与肺泡通气量($V_A$)和$CO_2$产生量($V_{CO_2}$)的关系可用下列公式反映:$PaCO_2 = 0.863 \times V_{CO_2}/V_A$。若$V_{CO_2}$是常数,$V_A$与$PaCO_2$成反比关系。肺泡氧分压和二氧化碳分压与肺泡通气量的关系见图1-1。

2)弥散障碍(diffusion defect)　　$O_2$、$CO_2$等气体通过肺泡膜进行交换的物理弥散过程发生障碍。气体弥散的速度取决于肺泡膜两侧气体分压差、气体弥散系数及肺泡膜的弥散面积、厚度和通透性,同时气体弥散量还受血液与肺泡接触时间以及心排血量、血红蛋白含量、通气血流比例的影响。

3)通气血流比例失调(ventilation perfusion ratio mismatch)　　血液流经肺泡时能否保证血液动脉化,

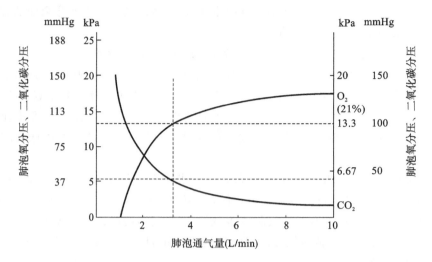

**图 1-1  肺泡氧分压和二氧化碳分压与肺泡通气量的关系**

即得到充足的 $O_2$ 并充分排出 $CO_2$,除需有正常的肺通气功能和良好的肺泡膜弥散功能外,还取决于肺泡通气量与血流量之间的比例。正常成人静息状态下,通气血流比例约为 0.8。肺泡通气血流比例失调主要有两种形式:①部分肺泡通气不足:肺部病变(如肺泡萎陷、肺炎、肺不张、肺水肿等)引起病变部位的肺泡通气不足,通气血流比例变小,部分未经氧合或未经充分氧合的静脉血(肺动脉血)通过肺泡的毛细血管或短路流入动脉(肺静脉)中,故又称肺动-静脉样分流或功能性分流(functional shunt)。②部分肺泡血流不足:肺血管病变(如肺栓塞)引起栓塞部位血流减少,通气血流比例增大,肺泡通气不能被充分利用,又称为无效腔样通气(dead space-like ventilation)。通气血流比例失调通常仅导致低氧血症,而无 $CO_2$ 潴留。

4)肺内动-静脉解剖分流增加  肺动脉内的静脉血未经氧合直接流入肺静脉,导致 $PaO_2$ 降低,是通气血流比例失调的特例,常见于肺动-静脉瘘。这种情况下,提高吸氧浓度并不能提高分流静脉血的血氧分压。

5)耗氧量增加  发热、寒战、呼吸困难和抽搐均增加耗氧量。寒战时耗氧量可达 500 mL/min;严重哮喘时,呼吸肌做功增加,耗氧量可达正常的十几倍。耗氧量增加导致肺泡氧分压下降时,正常人可通过增加通气量来防止缺氧的发生。因此,若耗氧量增加的患者同时伴有通气功能障碍,则会出现严重的低氧血症。

**5. 呼吸衰竭的治疗**  呼吸衰竭的处理原则是保持呼吸道通畅,迅速纠正缺氧,改善通气,积极治疗原发病,消除诱因,加强一般支持治疗和对其他重要脏器功能的监测与支持,预防和治疗并发症。

1)保持呼吸道通畅  气道不通畅可加重呼吸肌疲劳,气道分泌物积聚时可加重感染,并可导致肺不张,减少呼吸面积,加重呼吸衰竭,因此,保持气道通畅是纠正缺氧和 $CO_2$ 潴留的重要措施。

(1)清除患者呼吸道分泌物及异物。

(2)对昏迷患者采用仰头提颏法打开气道并将口打开。

(3)缓解支气管痉挛:用支气管舒张药(如肾上腺素受体激动药、糖皮质激素等)缓解支气管痉挛。急性呼吸衰竭患者需静脉给药。

(4)建立人工气道:如上述方法不能有效地保持气道通畅,可采用简易人工气道或气管内导管(气管插管和气管切开)建立人工气道,简易人工气道主要有口咽通气道、鼻咽通气道和喉罩,是气管内导管的临时替代方式。

2)增加通气量、减少 $CO_2$ 潴留

(1)呼吸兴奋药:呼吸兴奋药通过刺激呼吸中枢或外周化学感受器,增加呼吸频率和潮气量,改善通气。使用原则:①必须在保持气道通畅的前提下使用,否则会促发呼吸肌疲劳,进而加重 $CO_2$ 潴留;②脑缺氧、脑水肿未纠正而出现频繁抽搐者慎用;③患者的呼吸肌功能应基本正常;④不可突然停药。呼吸兴奋药主要用于以中枢抑制为主的呼吸衰竭,不宜用于以换气功能障碍为主的呼吸衰竭。常用药物有尼可刹

米、洛贝林、多沙普仑等。

（2）机械通气：当呼吸衰竭严重、经上述处理不能有效地改善缺氧和 $CO_2$ 潴留时，需考虑机械通气治疗。

3）病因治疗 在解决呼吸衰竭本身所造成的危害的前提下，针对不同病因采取适当的治疗措施是治疗呼吸衰竭的根本所在。感染是慢性呼吸衰竭急性加重的常见诱因，且呼吸衰竭常继发感染，因此需针对病原体进行积极的抗感染治疗。本案例中的呼吸衰竭病因为食管气管瘘引起的肺部感染，因此治疗的根本在于解决病因，即解决食管气管瘘的问题。在本案例中最后为患者安装了气管覆膜支架，有效地封堵了食管气管瘘，患者在感染控制后即顺利脱机、拔除气管插管。

4）一般支持疗法 包括纠正酸碱平衡失调和电解质紊乱，加强液体管理，维持红细胞压积，保证充足的营养及能量供给等。如果呼吸性酸中毒的发生发展缓慢，机体常以增加碱储备来代偿，当呼吸性酸中毒纠正后，原已增加的碱储备会使 pH 升高，对机体造成严重危害，因此，在纠正呼吸性酸中毒的同时需给予盐酸精氨酸和氯化钾，以防止代谢性碱中毒的发生。

5）抗感染治疗 在本案例中抗感染治疗是非常重要的一个环节。抗感染治疗时主要使用了以下药物：美罗培南、替加环素、甲硝唑等。

问题 3：呼吸机相关性肺炎是什么？标准化临床实践方案包括哪些？经鼻高流量氧疗的定义及使用注意事项是什么？

**1. 呼吸机相关性肺炎的定义** 呼吸机相关性肺炎（ventilator-associated pneumonia，VAP）指患者建立人工气道并接受机械通气 48 h 至撤机拔管后 48 h 发生的肺炎。患者发生 VAP，容易造成脱机困难，机械通气时间及住院时间延长，死亡率增加。

**2. VAP 标准化临床实践方案**

（1）建立 VAP 集束化预防措施查检表，临床责任护士每班进行措施落实情况的查检，病区护士长每天进行查检，指导责任护士按标准严格落实日常工作。评估：建立标准化评估表，责任护士每天使用预警指标查检表、呼吸机撤机指征评估表以及气管切开、气管插管拔管指征评估表对 VAP 风险因素及撤机、拔管指征进行评估，配合医生尽早实施脱机计划，减少呼吸机使用时间。

（2）手卫生：重症监护病房安装智能手卫生监测系统，运用信息化技术对工作人员进行手卫生监测，每天提取个人手卫生依从性数据，对全体工作人员实施 24 h 不间断手卫生数据采集，有效提高手卫生依从性。床头抬高：统一设置床头标尺，重点关注关键时间节点、关键人群对床头抬高措施的影响，如晨晚间护理后、翻身护理后、医生查房后、医生执行操作后、康复技师执行治疗后、床边拍摄胸片后床头抬高落实情况。

（3）气囊压力检测：每床固定设置气囊测压表，单人单用，每天进行 3 次气囊测压。

（4）口腔护理：关注口腔护理落实质量，根据患者口腔黏膜状况选择合适的口腔护理方法，对口腔黏膜炎分级Ⅱ级以下患者，选择冲洗结合刷洗法进行口腔护理（每天 3 次），制订双人经口气管插管患者口腔护理操作流程并实施。

（5）声门下分泌物引流：制订声门下分泌物引流操作流程及声门下分泌物引流记录表，每班实施间断声门下分泌物引流操作，记录引流量。有效清除气道分泌物，严格无菌操作多重耐药（MDR）患者使用密闭式吸痰装置清除呼吸道分泌物，气道内给药治疗使用的雾化器一次性使用。

（6）呼吸机回路管理：关注湿化罐固定放置位置；自制短螺纹管支撑球，对呼吸机管道进行适当牵引固定，防止湿化液及冷凝水误入气道。规范呼吸机终末处理，吸气阀、呼气阀统一送供应室消毒处理。

（7）预防误吸、反流：规范开展鼻肠管置入，提高空肠营养喂养率，使用肠内营养泵进行持续喂养，开展胃残留量监测。

（8）重症早期康复：机械通气患者 48 h 内进行早期康复干预介入，包括主动/被动关节松动训练、上肢/下肢运动训练、床上有氧运动训练、膈肌起搏训练、气道廓清训练、下肢静脉血栓预防等。

**3. 经鼻高流量氧疗**

1)定义 经鼻高流量氧疗(high-flow nasal cannula,HFNC)指通过无须密封的鼻导管直接将一定氧浓度的空氧混合高流量气体输送给患者的一种氧疗方式。HFNC装置包含以下四部分:使流量保持在设定值的流量感受器及涡轮系统、可加温的湿化水罐、内置加热线路的呼吸管及与患者端连接的鼻导管。其特点如下:①供应可调节的高流量氧气:2~70 L/min;②精准的氧浓度:21%~100%;③提供适合的温度、湿度:37 ℃、100%相对湿度。

2)注意事项

(1)鼻导管有不同型号,应为患者选择合适大小的鼻导管。一般选取小于鼻孔内径50%的最大号鼻导管。

(2)进行适当的心理护理和健康宣教,以减轻患者的焦虑与紧张。

(3)鼻导管的头带应松紧适宜,太紧会引起鼻导管对患者鼻部及面部的压迫,太松则会引起鼻导管脱落,影响HFNC的疗效。

(4)应告知患者在应用HFNC的过程中尽量关闭口腔,以获得更大的气道内压,从而产生更好的效果。

(5)一般将HFNC的初始流量设为30 L/min,温度设为37 ℃,$FiO_2$设为达到目标$PaO_2$的最低值,后续根据患者的病情和耐受程度调节流量。

(6)在开始应用HFNC的半小时内应密切观察患者的症状体征及血气变化,尤其是对于那些以改善氧合为目的的患者。如果应用半小时后患者呼吸频率没有明显改善,并且有持续的缺氧以及胸腹矛盾呼吸,则视为HFNC失败,应根据情况及早进行有创机械通气,防止延误插管时机。

(7)严密观察湿化罐内的液面是否在正常范围内,保证达到"最佳湿化"。

(8)加强患者的气道护理,保证痰液引流通畅,如有必要配合胸部物理治疗及体位引流。

(9)使用完毕后应为HFNC装置进行终末消毒。

问题4:机械通气患者的护理要点是什么?机械通气如何安全撤机?

机械通气患者的护理要点包括监测和评价患者对呼吸机的反应、安全管理机械通气设备、预防并发症、满足患者的基本需要。

**1. 患者监护**

(1)呼吸系统:①监测血氧饱和度以了解机械通气的效果。②监测患者有无自主呼吸,自主呼吸与呼吸机是否同步,呼吸的频率、节律、幅度、类型及两侧呼吸运动的对称性。开始时应每隔30~60 min听诊肺部,如一侧胸廓起伏减弱、呼吸音消失,原因可能为气管插管过深造成单侧肺(常为右侧)通气,也可能为并发气胸。③仔细观察呼吸道分泌物的色、质、量和黏稠度,为肺部感染的治疗和气道护理提供依据。④胸部X线检查:可及时发现肺不张、呼吸机相关性肺损伤(VILI)、VAP等机械通气引起的并发症,亦可了解气管插管的位置。⑤动脉血气分析:监测机械通气治疗效果的重要指标之一,有助于判断血液的氧合状态、指导呼吸机参数的调节和判断机体的酸碱平衡情况,结合呼吸状态的监测可判断肺内气体交换的情况。

(2)循环系统:正压通气使肺扩张,可反射性引起副交感神经兴奋、心排血量下降,导致血压下降,心率加快,甚至心律失常。因此,机械通气的患者应注意监测心率、心律和血压的变化。

(3)体温:机械通气的患者因感染机会增加,常并发感染,使体温升高。由于发热又会增加氧耗和$CO_2$的产生,故应根据体温升高的程度酌情调节通气参数,并适当降低湿化器的温度以增加呼吸道的散热作用。

(4)意识状态:机械通气后患者意识障碍程度减轻,表明通气状况改善;若有烦躁不安、自主呼吸与呼吸机不同步,多由通气不足导致;若患者病情一度好转后突然出现兴奋、多语,甚至抽搐,应警惕呼吸性碱中毒。

(5)皮肤、黏膜:观察气管插管或气管切开周围皮肤、黏膜的颜色,疼痛情况,皮肤刺激征象和局部引流情况,及时发现并处理口腔溃疡、继发性真菌感染或伤口感染。注意皮肤的颜色、弹性及温度,了解缺氧和

$CO_2$潴留改善情况，若皮肤潮红、多汗、浅表静脉充盈，提示仍有 $CO_2$ 潴留；观察患者有无皮下气肿，出现时常与气胸、气管切开有关。

（6）腹部情况：气囊漏气使气体反流入胃或长时间卧床不动、使用镇静药或低钾血症等造成肠蠕动减慢，可导致腹胀，应观察患者有无腹部胀气和肠鸣音减弱。腹胀严重者需遵医嘱给予胃肠减压。同时要观察呕吐情况，若呕吐咖啡色胃内容物或出现黑便，要警惕应激性溃疡引起上消化道出血，必要时做大便潜血试验。

（7）液体出入量：观察和记录 24 h 液体出入量，若尿量增多，水肿逐渐消退，说明经机械通气后患者低氧血症和高碳酸血症缓解，肾功能改善。若尿量减少或无尿，要考虑体液不足、低血压和肾功能不全等原因。

**2. 呼吸机参数及功能的监测**　定时检查呼吸机各项通气参数是否与医嘱要求设定的参数值相一致，各项报警参数的设置是否恰当，报警器是否处于开启状态。报警时，及时分析报警的原因并进行及时有效的处理。气道压力突然升高常见于咳嗽、痰液过多或黏稠阻塞气道，或输入气体管道扭曲、受压等；气道压力过低报警多与气体管道衔接不紧、气囊漏气或充盈不足有关。

**3. 气道管理**

（1）吸入气体的加温和湿化：气管插管或气管切开的患者失去了上呼吸道的温、湿化功能，因此机械通气时需使用加温加湿器，维持吸入气体的温度在 $32\sim36\,℃$，相对湿度 $100\%$。常用蒸汽加温湿化的方法，即将水加热后产生的蒸汽混入吸入气体中，达到加温和加湿效果，一般呼吸机有此装置。注意湿化罐内只能加无菌蒸馏水，禁用生理盐水或加入药物，这是因为溶质不蒸发，将在罐内形成沉淀。湿化罐内水量要恰当，尤其要注意防止水蒸干。

（2）吸痰：应及时通过机械吸引清除气道内分泌物，吸引频率根据分泌物量决定。每次吸痰前后应给予高浓度氧气吸入 2 min，1 次吸痰时间不超过 15 s。

（3）确保气管插管位置正确：患者翻身、咳嗽、恶心、呕吐等可使气管插管移位，因此，每班应测量气管插管末端到牙齿的距离，并与原来的数据比较，在患者进行上述活动后应观察有无气管插管移位。每天应做床边胸部 X 线检查，以确保气管插管位置正确。

（4）维持适当气囊压力：气管插管气囊压力需进行持续监测，使其维持在 $20\sim30$ $cmH_2O$，以防止气囊压力不够而造成通气不足和误吸，或气囊压力过高而造成气管黏膜受压过度，影响血液循环，引起黏膜损伤，甚至坏死。活动、吸痰、咳嗽等均可影响气囊压力，因此持续监测并调整气囊压力非常重要。

（5）气管切开护理：每天更换气管切开处敷料和清洁气管内套管 $1\sim2$ 次，防止感染。

（6）防止意外：①妥善固定，防止移位、脱出：气管插管或气管切开套管要妥善固定，每天测量和记录气管插管外露的长度；②及时倾倒呼吸机管道中的积水，防止误吸入气管内引起呛咳和肺部感染。

**4. 生活护理**　机械通气的患者完全失去生活自理能力，需随时评估并帮助患者满足各项生理需要，如采用鼻饲供给足够的热量，不限水的患者需补充足够的水分，做好口腔护理、皮肤护理和排泄护理。

**5. 心理社会支持**　机械通气患者常会产生无助感，焦虑情绪加重，对机械通气的耐受性和人机协调性降低，易发生人机对抗。对于意识清醒的患者，应主动关心，与其交流，帮助患者通过应用手势、卡片及写字等非言语沟通方式表达其需求，以缓解焦虑和无助感，增加人机协调性。

**6. 机械通气相关并发症的管理**

（1）呼吸机相关性肺炎（ventilator-associated pneumonia，VAP）：机械通气患者常见的并发症，占机械通气患者并发症的 $10\%\sim48\%$，是最常见的医院内感染，可成为机械通气失败的主要原因，并且是 ICU 患者的重要死因。

（2）呼吸机相关性肺损伤：包括气压-容积伤、剪切伤和生物伤。典型临床表现包括纵隔气肿、皮下气肿、气胸、张力性肺大泡等，早期表现常难以发现，临床上强调观察和预防呼吸机相关性肺损伤的发生。

（3）氧中毒：长时间吸入高浓度氧气使体内氧自由基产生过多，导致组织细胞损伤和功能障碍，称为氧中毒。主要表现为呼吸系统毒性作用，通常在吸入 $FiO_2>50\%$ 的氧气后 $6\sim30$ h，患者出现咳嗽、胸闷、$PaO_2$ 下降等表现，48 h 后肺活量和肺顺应性下降，胸部 X 线片可出现斑片状模糊浸润影，因此，应尽早将

FiO₂降至50％以下。

（4）呼吸性碱中毒：当辅助通气水平过高，或采用辅助控制通气模式的患者自主呼吸频率过快时可导致过度通气，出现呼吸性碱中毒，对于Ⅱ型呼吸衰竭的患者应特别注意。

（5）气管-食管瘘：由气囊压迫所致。

**7. 撤机护理** 从准备停机开始，直到完全停机、拔除气管插管（气管切开除外）和拔管后一段时间的护理，做好本阶段的护理可帮助患者安全地撤离呼吸机。

1）帮助患者树立信心 长期接受呼吸机治疗的患者，由于治疗前病情重，经治疗后病情缓解，患者感觉舒适，对呼吸机产生依赖心理，故非常担心停用呼吸机后病情会反复，精神十分紧张。为此，撤机前要向患者（必要时包括患者家属）解释撤机的重要性、必要性和安全性。

2）按步骤有序撤机

（1）调整呼吸机参数：如逐渐减少进气量、进气压力及FiO₂。

（2）间断使用呼吸机或调节呼吸机模式：如可选用自主呼吸支持模式（PSV），锻炼呼吸肌，帮助患者恢复呼吸功能，要特别注意循序渐进，不可操之过急。

（3）撤机：当患者具备完全撤离呼吸机的能力后，需按以下4个步骤进行。撤离呼吸机→气囊放气→拔管（气管切开除外）→吸氧。

问题5：患者出院后如何做出院指导？责任护士对患者进行的护理评估是否全面？入院当天提出的护理诊断/问题是否全面？有无不妥？

**1. 患者出院指导**

（1）疾病知识指导：向患者及其家属讲解疾病的发生、发展和转归。可借助简易图片进行讲解，使患者理解康复保健的意义与目的。与患者一起回顾日常生活中所从事的各项活动，根据患者的具体情况指导其制订合理的活动与休息计划，提醒患者避免耗氧量较大的活动，并在活动过程中增加休息。指导患者合理安排膳食，加强营养，改善体质。避免劳累、情绪激动等不良因素刺激。

（2）康复指导：教会患者有效呼吸和咳嗽咳痰，如缩唇呼吸、腹式呼吸、体位引流、叩背等，提高患者的自我护理能力，延缓肺功能恶化。指导并教会患者及其家属合理的家庭氧疗方法，告知注意事项。鼓励患者进行耐寒锻炼和呼吸功能锻炼，如用冷水洗脸等，以提高呼吸道抗感染的能力。避免吸入刺激性气体，劝告吸烟患者戒烟并避免二手烟。告诉患者尽量少去人群拥挤的地方，避免与呼吸道感染者接触，减少感染机会。

（3）用药指导与病情监测：出院时应将使用的药物、剂量、用法和注意事项告诉患者，并写在纸上交给患者以便需要时使用。若有气急、发绀加重等变化，应尽早就医。

**2. 责任护士对患者进行护理评估** 责任护士在入院时没有全面评估患者的心理状况。该患者本身有缺氧伴濒死感，在疾病确诊后，会出现恐惧，因而入院当天提出的护理诊断需要增加，具体如下。

| 日期 | 护理诊断 | 诊断依据 | 预期目标 | 护理措施 |
|---|---|---|---|---|
| 2020年2月20日 | 恐惧与缺氧伴濒死感有关 | 患者诉恐惧 | 患者能配合治疗，保证有效通气，预防VAP的发生，控制感染，尽早拔除气管插管 | 1.患者入重症监护室后立即给予焦虑评估，主动关心患者，肯定患者的感受，了解患者焦虑的原因，向患者解释心理状态的稳定对于疾病的益处，介绍治疗的发展以及过往的成功经验，从而使患者树立战胜疾病的信心。<br>2.鼓励家属在患者面前保持乐观开朗的心态，减轻患者恐惧、焦虑的负面情绪，使其主动配合治疗。<br>3.对于焦虑评分高、睡眠质量差、心理护理无法有效缓解的严重焦虑患者，可在有效镇静的基础上，让其得到充分休息 |

## 二、思维拓展

急性呼吸衰竭是由各种原因引起的肺通气和(或)换气功能严重障碍,以致不能进行有效的气体交换,导致缺氧伴(或不伴)二氧化碳潴留,从而引起一系列生理功能和代谢紊乱的临床综合征。在海平面大气压下,于静息条件下呼吸室内空气,并排除心内解剖分流和原发心排血量降低等情况后,动脉血氧分压($PaO_2$)低于8kPa(60 mmHg),或伴有二氧化碳分压($PaCO_2$)高于6.65kPa(50 mmHg)。急性呼吸衰竭往往病情变化难以预测,药物及非药物治疗更新速度较快,作为临床医护人员在面对患者不断变化的病情时,需要结合患者实际,秉持循证医学思维谨慎对待。

循证医学实践的步骤如下。

**1.提出问题** 提出问题时可采用PICO模式将问题进行标准化。P代表population或者participants,限定何种疾病或患病人群。I代表intervention,限定干预措施。C代表comparator或control,限定对比因素。O代表outcome,描述与患者相关联的结局。

**2.系统检索相关文献,全面搜集证据** 循证医学资源可以分为6个等级:①原始研究;②循证研究摘要;③系统评价;④循证证据提要;⑤证据综合;⑥计算机决策支持系统等。

**3.严格评价,找出最佳证据** 明确区分对待不同来源的证据是循证医学实践的重要内容之一。循证证据的分级包括证据水平(level of evidence,LOE)和推荐级别(class of recommendation,COR)两个方面。高质量证据并不意味着强推荐。目前,被国际上广泛接受和使用的证据等级划分标准主要来自牛津大学循证医学中心在2001年制定的证据等级标准,以及在2004年"推荐分级的评估、制定与评价"工作组推出的将各个分级标准综合而形成的GRADE标准。

**4.应用最佳证据,指导实践** 经过严格评价文献,将从中获得的真实、可靠并有应用价值的最佳证据用于指导决策。将最新的证据总结运用到急性呼吸衰竭患者的护理中,特别是对于机械通气患者而言,证据的应用尤为重要。

**5.评价循证实践的结果** 通过上述四个步骤,后效评价应用当前最佳证据指导解决问题的效果。若成功可用于指导进一步实践;反之,应具体分析原因,找出问题,再针对问题进行新的循证研究和实践。

## 三、案例说明书

【教学目标及用途】

**1.适用课程** 本案例与"内科护理学"课程中的呼吸衰竭患者护理部分内容相配套,主要是为护理硕士专业学生开发,适合具有一定工作经验的学生和护士学习。

**2.教学目标** 本案例展示了呼吸衰竭的相关诊断、治疗及机械通气等的护理评估。

患者,男,48岁,因"反酸胃灼热2个月余,伴呼吸困难2天"入院。

患者于2个月前无明显诱因出现反酸、胃灼热,自发病以来每天症状发作1 h,可自行缓解,无腹痛、腹胀,有心慌、胸闷等不适,未予以诊治。2天前无明显诱因出现胸闷、气短,伴咳嗽、咳痰,痰液为无血丝脓性白色痰,无发热,有心慌、胸痛等不适,至当地人民医院就诊,肺部CT示食管癌术后改变。双肺多发密度增高影,考虑感染性病变,建议治疗后复查。右肺上叶多发磨玻璃样小结节影,建议定期复查。双侧支气管炎性改变,右肺中叶少许条索灶,纵隔多发小淋巴结。胸腰椎轻度退行性变。右锁骨上窝占位,多考虑肿大淋巴结(较前相仿),建议进一步复查。3月15日行胃镜检查后患者出现明显呼吸困难,血氧饱和度不能维持,转入ICU予以气管插管辅助通气,输液抗感染及对症支持治疗(具体不详),3月16日行纤支镜检查气管隆嵴偏左侧可见一明显溃疡,溃疡深,不可见底,考虑穿孔可能;左、右肺均可见脓苔附着及多发溃疡。告知家属患者病情危重,高度怀疑食管气管瘘,患者重症肺炎,呼吸困难持续加重,感染难以控制,建议转入上级医院进一步治疗,家属为求进一步诊治,遂来上一级医院,以"重症肺炎"收入院。

重症肺炎是由非感染性因素(如过敏、化学因素、尿毒症等)和感染性因素(如肺炎链球菌、支原体、金黄色葡萄球菌、病毒)引起的,临床症状严重,有高热(>39°)、咳嗽、呼吸功能障碍(如吸气不足,呼气费劲),还可以引起全身器官功能衰竭,甚至危及生命,主要治疗方法为药物(抗生素)治疗、机械通气,预后较差。

诊断依据:依据患者典型症状及痰培养和痰涂片结果可检测出致病菌,联合胸部 X 线检查或 CT 检查可以发现肺部片状阴影,是否伴有胸腔积液,即可确诊。

并发症:①胸腔积液:肺炎时,炎症介质刺激胸膜,导致胸膜毛细血管通透性增加,体液渗出,形成肺炎胸腔积液。②感染性休克:细菌、病毒不断释放毒素,进入血液,从而播散到全身,引起脓毒血症,严重时发生感染性休克。患者表现为体温降低,神志不清,皮肤湿冷,烦躁,呼吸浅速。③急性呼吸窘迫综合征:由于感染、创伤等,细菌不断损伤肺部组织,肺泡毛细血管受损,引起顽固性低氧血症,起病急,患者表现为呼吸急促,呼吸窘迫,烦躁不安等症状。

通过对本案例的学习,希望学生达到以下目标。

(1)了解呼吸衰竭的病因及危险因素,掌握呼吸衰竭患者问诊、体格检查的主要内容,资料收集具有逻辑性,详尽且全面。

(2)掌握呼吸衰竭评估的方法,了解与其他疾病进行鉴别的要点。

(3)熟悉呼吸衰竭的治疗原则。

(4)掌握治疗过程中护理的重点内容。

(5)根据护理评估结果找出患者入院当天的主要护理问题,制订相应的护理计划。

【分析思路】

本案例以一名呼吸衰竭的中年男性患者的入院诊疗经过为背景,通过分析病史、临床症状、体征,结合案例所提供的辅助检查结果,做出医疗诊断/鉴别诊断,进行疑诊、确诊、求因及并发症分析。

在责任护士对该患者已完成的护理评估及护理记录的基础上,引导学生分析以呼吸困难为主诉,确诊为呼吸衰竭患者的护理评估重点内容。

依据护理记录中体现的患者入院当天的主要诊疗经历,结合案例给出患者特点引导学生分析呼吸衰竭确诊原则及循证依据;结合护理计划和护理记录,引导学生分析循证依据是否全面,使学生掌握以呼吸困难为主诉的呼吸衰竭患者的护理评估重点,提升学生准确发现护理诊断/问题并制订个体化、全面的护理措施的能力。呼吸衰竭护理案例分析及步骤图见图 1-2。

【关键要点】

呼吸衰竭(respiratory failure)简称呼衰,指各种原因引起的肺通气和(或)换气功能严重障碍,以致在静息状态下亦不能维持足够的气体交换,导致低氧血症伴(或不伴)高碳酸血症,进而引起一系列病理生理改变和相应临床表现的综合征。由于临床表现缺乏特异性,明确诊断需依据动脉血气分析,若在海平面、静息状态、呼吸空气条件下,动脉血氧分压($PaO_2$)$<$ 60 mmHg,伴或不伴二氧化碳分压($PaCO_2$)$>$ 50 mmHg,即可诊断为呼吸衰竭。

对于呼吸衰竭的患者,医务人员必须全面、准确、快速地对患者的临床资料进行有序收集,选择合适的影像方法进行诊断,及早通过控制感染和对并发症的治疗帮助患者恢复通气,提高生存能力。

【建议课堂计划】

整个案例的课堂时间控制在 80～90 min。

课前计划:提出启发思考题,请学生在课前完成阅读和初步思考,并鼓励学生查阅相关资料以助于深入分析案例。

课中计划:开场(2～5 min),案例概述(5 min),分析讨论互动环节(45～60 min),归纳总结(10 min),教师对相关问题进行总结和要点详解(15 min)。

在分析讨论环节,逐步提出启发思考题,并根据学生所回答的内容在黑板上整理出知识脉络结构。

课后计划:请学生给出相似案例的报告,并根据本案例中的理论知识进行分析。

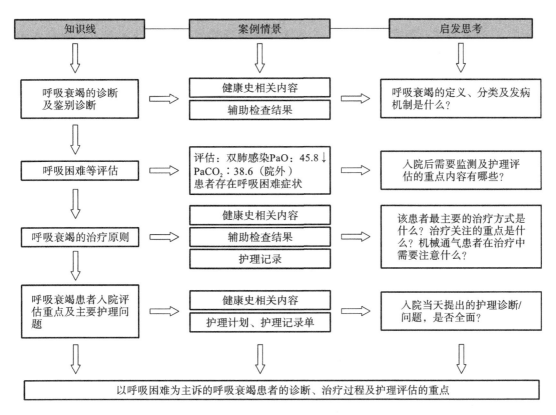

图 1-2 呼吸衰竭护理案例分析及步骤图

【建议学习资源】

[1] 俞森洋.现代呼吸治疗学[M].北京:科学技术文献出版社,2003.

[2] 蔡柏蔷,李龙芸.协和呼吸病学[M].2 版.北京:中国协和医科大学出版社,2011.

（李小攀）

# 第三节 慢性阻塞性肺疾病患者的护理实践

## 一、导入案例

### 第 一 幕

熊某,男,65 岁,退休,六个月前无明显诱因出现胸闷、气短,间断发作,偶有咳嗽、咳痰,咳白黏痰。三天前,患者静息状态下即有明显喘息,活动受限,难以平卧,有呼吸憋闷感,为求进一步治疗,遂来我院,行胸部 CT 平扫示慢性支气管炎,双肺纹理增多紊乱,双肺气肿,右肺多发微小结节,门诊以"慢性阻塞性肺疾病急性加重期"收治。患者入院时呼吸浅快,常出现缩唇呼吸,呼吸困难加重时采用前倾端坐位,双肺呼吸音降低,平静卧位时可闻及干啰音,肺底可闻及湿啰音。

【护理评估】

**1.健康史** 患者因"呼吸困难三天"入院。

患者自发病以来,神志清楚,精神欠佳,饮食正常,大便黄软,小便正常,体力下降,自发病以来体重减轻 10 kg 左右。

既往吸烟 40 年,未行规范治疗。

**2. 体格检查** T 36.5 ℃,P 120 次/分,R 36 次/分,BP 102/59 mmHg,SpO₂ 83%。

患者神志清楚,颈软,颈静脉无充盈,皮肤巩膜无黄染,浅表淋巴结无肿大,双肺呼吸音降低,平静卧位时可闻及干啰音,肺底可闻及湿啰音,腹平软,全腹无压痛及反跳痛,肝脾肋下未触及。双肾区无叩击痛,双下肢无水肿。生理反射存在,病理反射未引出。

**3. 辅助检查** 胸部 CT 平扫示慢性支气管炎,双肺纹理增多紊乱,双肺气肿,右肺多发微小结节。

**4. 医疗诊断及治疗原则**

(1)初步诊断:慢性阻塞性肺疾病急性加重期。

(2)治疗原则:尽快给予抗炎、平喘、祛痰治疗,适当给予氧疗;对于病情严重的患者,根据患者情况给予呼吸机辅助通气治疗。

【主要护理诊断】

气体交换受损:与气道阻塞、通气不足、呼吸肌疲劳、分泌物过多和肺泡呼吸面积减少有关。

依据:患者呼吸困难、呼吸浅快、端坐呼吸、SpO₂ 下降。

【护理目标】

入院后患者胸闷症状减轻,SpO₂ 上升至 90%。

【护理计划与措施】

**1. 休息与活动** 中度以上慢性阻塞性肺疾病急性加重期患者应卧床休息,协助患者采取舒适体位,极重度患者宜采取身体前倾位,使辅助呼吸肌参与呼吸。视患者病情安排适当的活动,以不感到疲劳、不加重症状为宜。室内保持合适的温湿度,冬季注意保暖,避免直接吸入冷空气。

**2. 病情观察** 观察患者咳嗽、咳痰及呼吸困难的程度,监测动脉血气分析,水、电解质和酸碱平衡情况。

**3. 氧疗护理** 呼吸困难伴低氧血症者,遵医嘱给予氧疗。一般采用鼻导管持续低流量吸氧,氧流量 1~2 L/min,应避免吸入氧浓度过高而引起 CO₂ 潴留。提倡长期家庭氧疗。氧疗有效的指标:患者呼吸困难减轻,呼吸频率减慢,发绀减轻,心率减慢,活动耐力增加。

**4. 用药护理** 遵医嘱应用抗生素、支气管舒张药和祛痰药,注意观察疗效及不良反应。

【护理评价】

患者低流量吸氧后 SpO₂ 上升至 88%~90%,可背靠床头休息。

【思维启发】

(1)该患者如何诊断为慢性阻塞性肺疾病?

(2)慢性阻塞性肺疾病的定义及主要症状是什么?该患者为何会出现呼吸困难?

【问题解析】

问题 1:该患者如何诊断为慢性阻塞性肺疾病?

主要根据患者存在吸烟等高危因素,患者临床症状、体征及肺功能检查结果,并排除可以引起类似症状和肺功能改变的其他疾病,综合分析确定。持续气流受限是慢性阻塞性肺疾病诊断的必要条件。吸入支气管舒张药后 FEV₁/FVC%<70% 为判断存在持续气流受限的依据。另外还可根据以下检查来诊断。

**1. 肺功能检查** 判断持续气流受限的主要客观指标,吸入支气管舒张药后 FEV₁/FVC%<70% 可确定为持续气流受限。肺总量(TLC)、功能残气量(FRC)和残气量(RV)增高,肺活量(VC)减低,表明肺过度充气。

**2. 影像学检查** 慢性阻塞性肺疾病早期胸部 X 线片可无异常变化,以后可出现肺纹理增粗、紊乱等非特异性改变,胸部 X 线片改变对慢性阻塞性肺疾病诊断的特异性不高,但在慢性阻塞性肺疾病与其他肺疾病的鉴别方面具有重要价值,对于明确自发性气胸、肺炎等并发症也十分有用。胸部 CT 检查可显示慢性阻塞性肺疾病小气道病变、肺气肿等,其主要作用在于排除具有相似症状的其他呼吸系统疾病。

**3. 动脉血气分析** 对于确定存在低氧血症、高碳酸血症、酸碱平衡失调,以及判断呼吸衰竭的类型有重要价值。

**4. 其他** 慢性阻塞性肺疾病合并细菌感染时,外周血白细胞计数增高,核左移。痰培养可能检出病原体。

该患者具备呼吸困难的症状,呈端坐呼吸,血氧饱和度下降,且患者经影像学检查诊断为双肺肺气肿,入院后行血气分析,提示患者出现低氧血症及高碳酸血症,故诊断为慢性阻塞性肺疾病。

问题2:慢性阻塞性肺疾病的定义及主要症状是什么?该患者为何会出现呼吸困难?

**1. 慢性阻塞性肺疾病的定义** 慢性阻塞性肺疾病(chronic obstructive pulmonary disease,COPD)简称慢阻肺,是以持续气流受限为特征的可以预防和治疗的疾病,其气流受限多呈进行性发展,与气道和肺组织对香烟烟雾等有害气体或有害颗粒的异常慢性炎症反应有关。早期可无异常,随病进展出现以下体征:视诊有桶状胸,部分患者呼吸变浅、频率增快,严重者可有缩唇呼吸等。触诊语颤减弱。叩诊呈过清音,心浊音界缩小,肺下界和肝浊音界下降。听诊两肺呼吸音减弱、呼气期延长,部分患者可闻及湿啰音和(或)干啰音。

**2. COPD 的主要症状**

(1)慢性咳嗽:常于晨间咳嗽明显,夜间有阵咳或伴有咳痰,随病程发展可终身不愈。

(2)咳痰:一般为白色黏液或浆液性泡沫痰,偶可带血丝,清晨排痰较多。急性发作期痰量增多,可有脓性痰。

(3)气短或呼吸困难:早期在较剧烈活动时出现,逐渐加重,以致在日常活动甚至休息时也感到气短,是 COPD 的标志性症状。

(4)喘息和胸闷:部分患者特别是重症患者急性加重时可出现喘息。

(5)其他:晚期患者有体重下降、食欲减退等表现。

**3. 患者为何会出现呼吸困难** 因 COPD 患者常存在阻塞性通气功能障碍,引起气道弥漫性阻塞,会出现呼吸困难,严重时还会导致呼吸衰竭。COPD 逐渐发展成为肺气肿,会导致限制性通气功能障碍,患者也会出现呼吸困难。因此在本案例中患者出现了比较严重的呼吸困难,呈端坐呼吸。

# 第 二 幕

患者使用低流量氧气吸入后仍诉胸闷憋气,此时血气分析报告显示:pH 7.409,$PaCO_2$ 54.4 mmHg,$PaO_2$ 52 mmHg,$SpO_2$ 86%,临床诊断为 II 型呼吸衰竭,予以告病危,告知家属患者病情,随时有可能出现肺性脑病、呼吸衰竭、休克等,请家属签署使用无创呼吸机辅助通气知情同意书,患者家属表示理解并签字同意。立即给予 BIPAP 无创呼吸机辅助通气,指导患者消除使用呼吸机产生的焦虑心理,根据患者情况动态调节呼吸机参数。

【护理评估】

患者不愿意配合使用呼吸机,出现焦虑、恐惧心理。

【主要护理诊断】

焦虑:与患者对呼吸机陌生恐惧,健康状况下降、病情危重等状况有关。

依据:患者精神差,排斥呼吸机治疗。

【护理目标】

消除患者焦虑心理,患者能配合使用 BIPAP 无创呼吸机辅助通气,使用呼吸机无创辅助通气 48 h 后 $PCO_2$ 降至 45 mmHg 以下。

【护理计划与措施】

(1)与患者沟通,了解其焦虑的主要因素,尽可能满足患者合理需求。

(2)做好鼻面罩护理,头带的松紧度以固定头带后可通过 2 指为宜,避免过紧或过松,保护鼻梁、鼻翼两侧皮肤,可垫上适量棉球或贴泡沫敷料予以保护。对于连续使用无创呼吸机的患者,若无禁忌,应每隔 4 h 放松一次,每次 15 min 左右。

(3)动态观察呼吸机的运转情况和各项指标,注意呼吸机是否报警。如报警应迅速查明原因,及时处理;同时注意检查呼吸管道的衔接,鼻面罩是否漏气,氧气管道是否脱落、扭曲等;及时调整及排除障碍,每天检测呼吸模式、参数等并进行记录。

（4）严密观察患者的神志、生命体征、液体出入量、血氧饱和度及皮肤黏膜发绀情况等，监测血气分析，观察是否有代谢性酸中毒、缺氧是否改善，根据病情按医嘱随时调整呼吸机的工作参数。注意患者自主呼吸频率、幅度、节律与呼吸机是否同步，若通气不足或痰液堵塞，应及时清除痰液或增加通气量。

（5）做好常见并发症的观察，指导患者抿嘴，用鼻吸气，减少吞咽动作，避免把气吸到胃内而造成胃肠胀气。若患者在饱餐后上机应取半坐卧位，避免在通气状态时进食、饮水，以免引起误吸。为了预防漏气，可嘱患者在送气时避免张口，不能配合的患者可使用下颌托。

【护理评价】

患者能持续适应呼吸机的佩戴使用，主诉胸闷憋气情况明显改善。患者在持续使用无创呼吸机辅助通气后的 48h 后复查血气分析，结果示 pH 7.45，$PaO_2$ 60 mmHg，$PaCO_2$ 44.6 mmHg，$SpO_2$ 92%。

【思维启发】

（1）如何确定 COPD 的严重程度？

（2）COPD 急性加重期的治疗手段有哪些？

【问题解析】

问题 1：如何确定 COPD 的严重程度？

**1. 症状评估**　可采用改良版英国医学研究委员会呼吸困难问卷（mMRC 问卷）评估，见表 1-1。

表 1-1　mMRC 问卷

| mMRC 分级 | 呼吸困难症状 |
|---|---|
| 0 级 | 剧烈运动时出现呼吸困难 |
| 1 级 | 平地快步行走或上缓坡时出现呼吸困难 |
| 2 级 | 由于呼吸困难，平地行走比同龄人步行慢或需要停下来休息 |
| 3 级 | 平地行走 100 米左右或数分钟后即需要停下来喘气 |
| 4 级 | 因严重呼吸困难而不能离开家或穿脱衣服即出现呼吸困难 |

**2. COPD 严重程度评估分级**　需根据患者的症状、肺功能改变程度、是否存在合并症（呼吸衰竭、心力衰竭）等确定，其中反映气流受限程度的 $FEV_1$ 下降有重要参考意义。根据肺功能检测结果，COPD 的严重程度可分为 4 级。COPD 严重程度评估分级（即 GOLD 分级）见表 1-2。

表 1-2　COPD 气流受限严重程度的 GOLD 分级

| 肺功能分级 | 分级标准 |
|---|---|
| Ⅰ级：轻度 | $FEV_1 \geqslant 80\%$ 预计值 |
| Ⅱ级：中度 | $50\% \leqslant FEV_1 < 80\%$ 预计值 |
| Ⅲ级：重度 | $30\% \leqslant FEV_1 < 50\%$ 预计值 |
| Ⅳ级：极重度 | $FEV_1 < 30\%$ 预计值 |

（1）Ⅰ级（轻度 COPD）：通常可伴（或不伴）咳嗽、咳痰。此时患者本人可能还没意识到自己的肺功能是异常的。

（2）Ⅱ级（中度 COPD）：有症状进展和气短，运动后气短更为明显。此时，由于呼吸困难或病情加重，患者常去医院就诊。

（3）Ⅲ级（重度 COPD）：气短加剧，并且反复出现急性加重，影响患者的生活质量。

（4）Ⅳ级（极重度 COPD）：患者有严重的气流受限，或者合并慢性呼吸衰竭。此时，患者的生活质量明显下降，如果出现急性加重则可能有生命危险。

**3. 急性加重风险评估**　上一年发生 2 次或以上急性加重或 $FEV_1 < 50\%$ 预计值，均提示今后急性加重的风险增加。

问题 2：COPD 急性加重期的治疗手段有哪些？

在 COPD 患者漫长的病程中，反复发生急性加重，病情逐渐恶化，呼吸功能不断下降，最终导致呼吸衰竭,以致死亡。因此加强对 COPD 急性加重(AECOPD)的判定与治疗是控制 COPD 进展的关键。2020 年中华医学会呼吸病学分会慢性阻塞性肺疾病学组新修订的诊治指南认为,COPD 急性加重指患者出现超越日常状况的持续恶化,并需改变基础的常规用药,通常在疾病过程中患者短期内咳嗽、咳痰、气短和(或)喘息加重,痰量增多,呈脓性或黏脓性,可伴发热等炎症明显加重的表现。

**1. COPD 急性加重的判断** 根据临床表现判断:COPD 急性加重是患者就医的主要原因,但目前尚无明确的判断标准。一般来说,COPD 急性加重是指原有的临床症状急性加重,包括短期咳嗽、咳痰加重,痰量增加,喘息和呼吸困难加重,痰呈脓性或黏液脓性,痰的颜色变为黄色或绿色预示有细菌感染,有些患者会伴有发热、白细胞升高等感染征象。此外,患者还可出现下肢水肿、失眠、嗜睡、日常活动受限、疲乏抑郁和精神紊乱等症状。

辅助检查:诊断 COPD 急性加重须注意排除其他具有类似临床表现的疾病,如肺炎、气胸、胸腔积液、心肌梗死、心力衰竭(肺心病以外的原因所致)、肺栓塞、肺部肿瘤等。因此当 COPD 患者病情突然加重,必须详细询问病史、体格检查,并做相应的检查,如胸部 X 线检查、肺部 CT 检查、肺功能测定、心电图、动脉血气分析、痰液的细菌学检查等。

(1)肺功能测定:COPD 急性加重期患者,常难以满意地完成肺功能检查。当 $FEV_1 < 50\%$ 预计值时,提示为严重发作。

(2)动脉血气分析:静息状态下,在海平面、呼吸空气条件下,$PaO_2 < 60$ mmHg 和(或)$SaO_2 < 90\%$,提示呼吸衰竭。如 $PaO_2 < 50$ mmHg,$PaCO_2 > 70$ mmHg,pH$<7.30$ 提示病情危重,需进行严密监护或入住 ICU 行无创或有创机械通气治疗。

(3)胸部 X 线检查、心电图(ECG)检查:胸部 X 线检查有助于 COPD 急性加重与其他具有类似症状的疾病相鉴别。ECG 对心律失常、心肌缺血及右心室肥厚的诊断有帮助。螺旋 CT、血管造影和血浆 D-二聚体检测在诊断 COPD 急性加重患者发生肺栓塞时有重要作用,低血压或高流量吸氧后 $PaO_2$ 不能升至 60 mmHg 以上提示可能存在肺栓塞,如果临床上高度怀疑合并肺栓塞,则应同时处理 COPD 和肺栓塞。

(4)血液分析:血红细胞计数及红细胞压积有助于了解有无红细胞增多症或出血。部分患者白细胞计数增高及中性粒细胞核左移,可为气道感染提供佐证。但通常白细胞计数并无明显改变。

(5)其他实验室检查:对 COPD 急性加重,有脓性痰者,在给予抗生素治疗的同时应进行痰培养及药敏试验,若患者对初始抗生素治疗反应不佳,可根据痰培养结果和药敏试验,及时换用敏感的抗生素。

**2. COPD 急性加重期的治疗** 需在缓解期治疗的基础上有所加强,如加用抗胆碱能药物与 $\beta_2$ 受体激动剂雾化治疗,以尽快缓解症状,常用药物有异丙托溴铵及沙丁胺醇。对呼吸困难、喘息症状明显者,应使用糖皮质激素,可使症状缓解,病情改善。由于细菌感染是 COPD 急性加重的常见原因,尤其是病情较重,痰量增加及痰的性状改变为脓性者,合理使用抗菌药物对其预后至关重要。

由于 COPD 急性加重反复发作的患者常应用抗菌药物治疗,加之细菌培养影响因素较多,痰培养阳性率不高,且难以及时获得结果,初始经验治疗显得尤为重要,应根据患者临床情况、痰液性质、当地病原体感染趋势及细菌耐药情况选用合适的抗生素,除非病原体明确,否则选择药物的抗菌谱(不宜太窄)应予以覆盖。对伴有呼吸衰竭的患者,早期应用无创正压通气可以改善缺氧,降低动脉血二氧化碳分压($PaCO_2$),减少有创呼吸机的应用。对于痰液黏稠、气道分泌物多,容易误吸等不适合进行无创呼吸机辅助通气者,可根据病情考虑气管插管进行机械通气。

(1)控制性氧疗:氧疗是 COPD 急性加重期住院患者的基础治疗。无严重合并症的 COPD 急性加重期患者氧疗后易达到满意的氧合水平($PaO_2 > 60$ mmHg 或 $SaO_2 > 90\%$)。但宜给予低浓度吸氧,吸氧浓度一般不超过 35%,吸氧浓度过高,可能发生潜在的 $CO_2$ 潴留及呼吸性酸中毒。给氧途径包括鼻导管或 Venturi 面罩,其中 Venturi 面罩能更精确地调节吸氧浓度。氧疗 30 min 后应复查动脉血气,以确认氧合满意,且未引起 $CO_2$ 潴留和(或)呼吸性酸中毒。

(2)抗感染治疗:COPD 急性加重多由细菌感染诱发,故抗生素治疗在 COPD 急性加重期治疗中具有重要作用。当患者呼吸困难加重,咳嗽伴有痰量增多及脓性痰时,应根据 COPD 严重程度及相应的细菌分布情况,结合当地常见致病菌类型、耐药流行趋势和药物敏感情况尽早选择敏感抗生素。如对初始治疗方案反应欠佳,应及时根据细菌培养及药敏试验结果调整用药。通常 COPD Ⅰ级(轻度)或Ⅱ级(中度)患者加重时,主要致病菌为肺炎链球菌、流感嗜血杆菌及卡他莫拉菌;COPD Ⅲ级(重度)及Ⅳ级(极重度)急性加重时,除以上常见细菌外,尚可有肠杆菌科细菌、铜绿假单胞菌及耐甲氧西林金黄色葡萄球菌。发生铜绿假单胞菌感染的危险因素如下:近期住院、频繁应用抗生物、以往有铜绿假单胞菌分离或定植的历史等。要根据细菌可能的分布采用适当的抗菌药物治疗。抗菌药物治疗应尽可能将细菌负荷降到最低水平,以延长 COPD 临床缓解期的持续时间。长期应用广谱抗生素和糖皮质激素易继发深部真菌感染,应密切观察真菌感染的临床征象并及时采用防治真菌感染的措施。

(3)支气管舒张剂的应用:短效 β₂ 受体激动剂较适用于 COPD 急性加重期的治疗,若效果不显著,可加用抗胆碱能药物,如异丙托溴铵、噻托溴铵等。对于较严重的 COPD 急性加重患者,可考虑静脉滴注茶碱类药物。由于茶碱类药物血药浓度个体差异较大,治疗窗较窄,监测血清茶碱浓度对于评估疗效和避免不良反应的发生都有一定意义。β₂ 受体激动剂、抗胆碱能药物及茶碱类药物由于作用机制不同,药代及药动学特点不同,且分别作用于不同大小的气道,所以联合应用可获得更大的支气管舒张作用,但联合应用 β₂ 受体激动剂和茶碱类药物时,应注意心脏方面的副作用。

(4)糖皮质激素的应用:COPD 急性加重期住院患者宜在应用支气管舒张剂的基础上,口服或静脉滴注糖皮质激素,剂量要权衡疗效及安全性,建议口服泼尼松 30~40 mg/d,连续应用 7~10 天逐渐减量停药;也可以静脉给予甲泼尼龙 40 mg,每天 1 次,3~5 天后改为口服。延长给药时间或加大激素用量不能增加疗效,反而会使不良反应增加。

(5)机械通气治疗:可根据病情需要给予无创或有创机械通气,一般首选无创机械通气。机械通气,无论是无创还是有创,都只是一种生命支持方式,在此条件下,通过药物治疗尽快消除 COPD 急性加重的原因,急性呼吸衰竭可得到逆转。

①无创正压通气(NIPPV):COPD 急性加重期患者应用 NIPPV 可增加潮气量,提高 PaO₂,降低 PaCO₂,减轻呼吸困难,从而降低气管插管和有创机械通气的使用,缩短住院天数,降低患者病死率。使用 NIPPV 要注意掌握操作方法,提高患者依从性,避免管道漏气,从低压力开始逐渐增加辅助吸气压和采用有利于降低 PaCO₂ 的方法,从而提高 NIPPV 的效果。

NIPPV 临床应用要点:a.呼吸机的选择:要求能提供双水平气道正压通气(BiPAP)模式,提供的吸气相气道压力(IPAP)可达 20~30 cmH₂O,能提供满足患者吸气需求的高流量气体(>100 L/min);b.通气模式:持续气道正压通气(CPAP)和 BiPAP 是常用的两种通气模式,后者最为常用。BiPAP 有两种工作方式:自主呼吸通气模式〔S 模式,相当于压力支持通气(PSV)+PEEP〕和后备控制通气模式(T 模式,相当于 PCV+PEEP)。急性心源性肺水肿(ACPE)患者应首选 CPAP,如果存在高碳酸血症或呼吸困难不缓解可考虑换用 BiPAP;c.参数调节:IPAP、呼气相气道压力(EPAP)均从较低水平开始,患者耐受后再逐渐上调,直到达满意的通气和氧合水平。IPAP 10~25cmH₂O;EPAP 3~5cmH₂O;吸气时间 0.8~1.2 s;后备控制通气频率(T 模式)10~20 次/分;d.及时改为有创通气时机:应用 NIPPV 1~2 h(短期),若动脉血气和病情不能改善,应转为有创机械通气。

②有创机械通气:在积极进行药物治疗和 NIPPV 治疗后,患者呼吸衰竭仍进行性恶化,出现危及生命的酸碱失衡和(或)神志改变时宜用有创机械通气治疗。拔出气管插管后,根据情况可采用无创机械通气进行序贯治疗。

(6)其他治疗措施:在严密监测液体出入量和电解质的情况下,适当补充液体和电解质,注意维持液体和电解质平衡;注意补充营养,对不能进食者需经胃肠补充要素饮食或给予静脉高营养;对卧床、红细胞增多症或脱水的患者,无论是否有血栓栓塞性疾病史,均需考虑使用肝素或低分子肝素,预防深静脉血栓形成和肺栓塞;注意痰液引流,采用物理方法排痰和应用化痰排痰药物,积极排痰;识别并治疗冠心病、糖尿病、高血压等伴随疾病和其他合并症,如休克、弥漫性血管内凝血、上消化道出血、胃肠功能不全等。

## 第 三 幕

患者经过一周时间的无创呼吸机辅助治疗、抗感染治疗等达到撤机指征,顺利撤机,撤机后患者状况

良好,各项生命体征均正常。医生开具出院医嘱:

(1)回家继续使用家用无创呼吸机联合家用制氧机治疗。

(2)低盐低脂饮食。

(3)按医嘱规律用药:①抗感染治疗:左氧氟沙星片(每片 5 mg),每日 1 次,每次 1 片;甲泼尼松龙(每片 4 mg),每日 1 次,每次 4 片;②抗心力衰竭治疗:螺内酯(每片 20 mg),每日 1 次,每次 1 片;③护胃治疗:铝碳酸镁片(每片 0.5g),每日 3 次,每次 2 片。

(4)定期监测心率、血压、血常规、肝肾功能、电解质等。护士根据出院医嘱向患者介绍口服药的用法,叮嘱患者一定不要吸烟,同时也要避免二手烟,生活规律,进低盐、低脂肪、高蛋白质饮食。

此时患者提出心中的疑惑,出院之后如何维持治疗效果,怎样实行肺康复训练,减少疾病复发概率?

【护理评估】

患者及其家属担心出院后的注意事项以及肺康复内容的实施。

【主要护理诊断或者问题】

知识缺乏:与患者对疾病不了解,缺乏获得疾病相关知识的途径有关。

【护理目标】

出院时患者能说出疾病的主要症状、自己获得的治疗方案及出院后注意事项,并掌握了肺康复治疗内容。

【护理计划与措施】

(1)疾病稳定时给患者提供疾病知识宣传手册。

(2)出院注意事项列出清单给患者带回并逐条讲解,保证患者理解各项注意事项。

(3)健康宣教,向患者解释治疗方法与意义,特别为患者讲解居家氧疗的重要性。有条件的家庭应该尽早配备家用呼吸机。日常加强呼吸功能锻炼。

【护理评价】

出院时患者能掌握治疗方案包括呼吸机的使用及肺康复注意事项。

【思维启发】

(1)如何对 COPD 患者进行出院指导?

(2)COPD 患者肺康复包含哪些内容?

【问题解析】

COPD 肺康复治疗可以使进行性气流受限、严重呼吸困难而很少活动的患者改善活动能力、提高生活质量,是 COPD 患者的一项重要治疗措施。

问题 1:如何对 COPD 患者进行出院指导?

(1)一般康复措施:戒烟,这是改善肺功能最重要的基础,避免吸入刺激性有害气体、粉尘,注意保持室内空气洁净,避免厨房油烟、汽车尾气、建筑粉尘,避免感染(避免感冒,注意保暖,进行疫苗接种等)。

(2)规范药物治疗:口服抗生素、祛痰药、吸入剂、吸入性糖皮质激素(ICS)等。交代患者不要随意增减或撤换药物,以免因不恰当的停药而诱发 COPD 急性加重。患者出院后须规律、正确使用激素类吸入剂,定期复查肺功能。

(3)家庭氧疗:COPD 患者的慢性缺氧,可导致慢性呼吸衰竭,长期家庭氧疗会对患者肺功能、运动能力、睡眠、精神状态产生有益影响。GOLD(2020)指南指出,氧疗时间每天大于 15 h 可使患者有效获益;患者常规使用呼吸机可以改善症状,减少呼吸肌做功。

(4)呼吸康复治疗:家属可手握空拳自下而上为患者叩背,帮助患者咳痰,患者用力呼气促进分泌物排出。鼓励患者进行缩唇呼吸、腹式呼吸。告知患者多饮水有助于气道湿化。肌肉训练:包括全身性运动和呼吸肌锻炼。前者包括步行、打太极拳等,后者包括上肢锻炼、腹式呼吸等。

(5)营养支持:COPD 对于老年患者而言属于慢性消耗性疾病,需要进高蛋白质、低盐、低脂肪、高纤维素食物。尽量达到理想体重,同时避免摄入过多高热量饮食,以免产生过多的二氧化碳而加重呼吸负荷。

**问题 2:COPD 患者肺康复包含哪些内容?**

肺康复是基于对患者的周密评估后给予患者的个体化综合干预治疗,包括但不限于运动训练、教育和行为改变,以改善慢性呼吸系统疾病患者生理和心理状态,促进其对增强健康行为的依从性。肺康复不仅仅是肺功能的康复,还是一个整体的康复过程,包括肺功能康复、运动能力康复、心理行为康复以及回归家庭社会的康复等诸多方面。研究证实,肺康复是促进 COPD 患者康复的有效措施之一。

最新指南将推荐证据按强度分为 A、B 和 C 三级:肢体功能锻炼、肌肉耐力训练和健康促进综合方案为 A 级;健康教育、无创正压通气为 B 级;普通家庭氧疗为 C 级。

肺康复的实施过程如下。

(1)评估病人:全面评估患者的情况。包括病史及体格检查、胸部 X 线检查、肺功能测定、心电图、动脉血气分析、痰液检查及血常规、电解质和凝血功能检查结果等;呼吸系统以外的其他系统疾病,如心脏病、高血压、肿瘤、外伤等情况;患者的年龄、受教育水平、家庭社会的支持水平等。

(2)肺康复物理治疗技术的实施。

①呼吸训练。

缩唇呼吸:指吸气时用鼻,呼气时嘴呈缩唇状施加一些抵抗,慢慢呼气的方法。应用此方法时气道的内压高,能防止气道陷闭,使每次通气量上升,呼吸频率、每分通气量降低。具体方法:吸气时用鼻,呼气时缩唇轻闭,慢慢轻轻呼出气体。吸气与呼气的比例在 1:2,慢慢呼气,以吸气与呼气的比例达到 1:4 作为目标。

腹式呼吸:目的是使横膈的活动度变大,胸锁乳突肌、斜角肌等辅助呼吸机的活动减少,从而使每分通气量、动脉氧分压上升,使呼吸频率、每分通气量减少。可以在卧位、坐位、立位等姿势及日常生活活动中使用。具体方法:卧位时,让患者髋关节、膝关节轻度屈曲,全身处于舒适的体位。患者一只手放于腹部,另一只手放于上胸部,进行缩唇呼吸。让患者在吸气和呼气时感觉手的变化,吸气时,治疗师发出指令让患者放于腹部的手轻轻上抬,在呼气结束时,快速地徒手震动并对横膈膜进行伸张以促进膈肌的收缩。训练时间为每次 5~10 min。

强化呼吸肌的训练:包括腹部重锤负荷法和利用呼吸训练器具增强呼吸肌法。

②胸廓的放松训练:其目的是维持和改善胸廓的活动性、柔软性;改善呼吸肌的柔软性;减轻疼痛;减轻精神和肉体紧张,缓解辅助呼吸肌的紧张。胸廓的放松训练方法包括肋间肌松动法、胸廓松动术、胸部放松术和呼吸体操。

③辅助呼吸法:辅助呼吸是减轻慢性呼吸困难的患者呼吸急促的有效手段。它可以减轻呼吸急促,维持、增强胸廓的活动性,也有利于排痰。

a.下部胸廓辅助法:治疗师站于患者的侧方,肘部轻度屈曲,放在患者下胸廓的肋弓上,在呼气时向患者的胸廓下方或内下压迫,辅助患者呼吸的方法。

b.上部胸廓辅助法:治疗师站在患者头部的方向,双手放在患者锁骨稍下方,两拇指放在胸骨上,其余四指张开覆盖两侧上胸部。首先,治疗师的手随患者的呼吸起伏(2~3 次),以把握其呼吸节奏,然后在呼气时对胸廓沿呼气运动的方向(前后)轻轻压迫。

c.一侧胸廓辅助法:治疗师一手放于患者上部胸廓,另一手放于患者下部胸廓。手放置的方向与上部胸廓辅助法一致,放在上部胸廓的手向前后方向、放在下部胸廓的手向内下方压迫。

④气道廓清技术:利用物理或机械方式作用于气流,帮助气管、支气管内的痰液排出,或诱发咳嗽使痰液排出的方法。呼吸训练、体位引流、机械装置等都可以用于改变气流或诱发咳嗽或起到类似于咳嗽的效果。

主动呼吸循环技术要掌握以下几点。

呼吸控制:放松呼吸,潮气呼吸,患者肩和上胸部放松,以自己的节律和深度放松地呼吸;胸部扩张运动:深呼吸,强调吸气后保持 3~5 s,再安静、放松地呼吸,起到松动分泌物作用,也用于预防肺不张;用力呼气技术:1~2 个 Huffing 结合几次呼吸控制的交替循环。Huffing 有助于外周气道内分泌物的松动和清除,当分泌物进入大气道后,再通过哈气或咳嗽将痰液排出。

叩击振动的目的：松动支气管内分泌物，使之脱落并移至较大支气管而易于排出。方法：手掌呈空心状，叩击胸背部或者一手压在另一手上在胸背部震颤。注意事项：使用腕力，轻而有节奏，以不引起疼痛为度；由下而上，嘱患者缓慢呼吸，振动或叩击要在呼气时进行，反复数次。排痰仪使用频率：20～30 CPS；时间：5～10 min，每天 2～4 次；时机：餐前 1～2 h 或餐后 2 h 进行，治疗前 20 min 雾化，治疗后 5～10 min 吸痰。

体位引流机制：根据各肺段解剖位置不同，适当摆放体位，利用重力作用，使受累肺段内的支气管尽可能垂直于地面，促使肺段气道内的分泌物引流，配合有效咳嗽将分泌物排出。原则：病变部位在高处，引流支气管处于低处。

⑤运动疗法。

a. 关节被动运动：活动患者的双侧肩、肘、腕、掌指关节、髋、膝、踝、足趾关节。肩关节的被动运动有外展内收、前屈后伸、内旋外旋；肘关节的被动运动有屈曲伸展和前臂旋转；腕关节的被动运动有屈曲伸展和尺偏桡偏；掌指关节的被动运动有屈曲伸展和外展内收；髋关节的被动运动有外展内收、前屈后伸、内旋外旋；膝关节的被动运动有屈曲伸展；踝关节的被动运动有背屈和趾屈；足趾关节的被动运动有屈曲伸展和外展内收。

b. 有氧运动：对于慢性呼吸障碍的患者，常伴有行动困难，耗氧量增加，氧摄取不足时引起呼吸困难，运动量下降，肌力、耐力也随之下降，呼吸困难加重，长此以往形成恶性循环。有氧运动的目的在于提高患者全身的耐力，改善心肺功能，防止恶性循环的发生。运动方式如下。

上肢肌群的有氧运动：拉伸起坐。

腰背部肌群的有氧运动：拱桥运动。

下肢肌群的有氧运动：空中踩车。

运动频率：1 次/天；运动时间：20～30 min；运动强度：目标心率＝220－年龄×(0.85～0.65)。

(3)肺康复医疗的主要目标：缓解或控制呼吸疾病的急性症状及并发症。消除疾病遗留的功能障碍和心理影响，开展积极的呼吸和运动锻炼，挖掘呼吸功能潜力。教育患者如何争取日常生活中的最大活动量，并提高其运动和活动耐力，增加日常生活自理能力，减少住院风险。

## 二、思维拓展

WHO 统计资料显示，预计到 2025 年，COPD 将位居全球第三大致死原因及世界疾病负担第 5 位。2012 年，有 300 多万人死于 COPD，占全球死亡人数的 6%。预计到 2030 年，每年将有超过 450 万人死于 COPD 或与其相关的疾病。研究显示，我国 20 岁以上成人的 COPD 患病率为 8.6%，40 岁以上则达 13.7%。COPD 患者常伴有不同程度的咳嗽、咳痰、喘息、呼吸困难，导致全身骨骼肌功能减退和焦虑、抑郁，甚至引起更严重的并发症。对于患有 COPD 的个体而言，其症状及影响存在较大的复杂性和异质性。因此，准确的患者自我评估，早期发现、早期护理干预是 COPD 患者长期治疗和管理的工作重点。

患者自我报告结局(patient-reported outcomes PROs)作为患者自我报告的测量工具，报告健康相关结局，倾听患者的真实感受，近年来受到国内外学者的高度关注。医生习惯于通过临床访谈评价患者描述的症状，再结合体检结果判断是否发生 COPD 急性加重 (acute exacerbation of chronic obstructive pulmonary disease，AECOPD)。然而现阶段的医疗过程中，2/3 的 COPD 患者并未及时报告急性加重情况。

常见的患者报告结局包括健康相关生活质量、患者满意度和治疗体验、心理困扰、疼痛和自我效能等。患者报告结局的测量工具共同的特征是以患者的角度为出发点。口述历史、讨论、认知性访谈、问卷调查或网络调查都是收集患者报告结局信息的有效方式。患者报告结局的种类也非常复杂。从特异性指标(症状频率)到多维度指标(如健康相关生活质量)，大致分为以下几类：①疾病相关体验及对日常生活和社会功能产生的影响。如日常生活变化、社会角色、自尊和行为表现的影响等。②包括严重程度、强度、对功能的影响在内的症状相关信息。③患者满意度。④依从性。患者自身的信仰和价值观可能会改变患者用药依从性。患者个人信仰不仅会影响患者满意度，对症状缓解、用药效果、不良反应及生活质量的看法也有所影响。⑤健康相关生活质量。患者评估的健康相关生活质量是治疗效果的重要预测因子,影响康复目标的制定。健康相关生活质量的评估比一般患者报告结局指标的评估更复杂,同时提供多个角度的有关治疗效果的信息。⑥患者对于医患之间的沟通、合作治疗以及治疗获得手段等方面的报告等。

目前用于 COPD 患者自我报告结局的主要工具如下:①COPD 急性加重自我报告结局(EXACT-PRO),为评估 COPD 急性加重发生频率、严重程度和持续时间提供客观依据。EXACT-PRO 含 14 个条目,内容涵盖咳嗽、咳痰、呼吸困难、胸部症状、疲倦、虚弱、睡眠障碍和心理状态等;②早期识别 COPD 急性加重自动化问卷;③COPD 稳定期的呼吸症状自我报告结局的评估工具;④COPD 夜间症状评估工具;⑤COPD 早晨症状评估工具;⑥电子日记形式的 COPD 自我报告结局的评估工具。

将患者自我报告结局纳入 COPD 患者疾病进程中的评估项目,可让患者有意识地主动报告疾病进展。医护人员根据基线调查和动态评定结果,设定阈值预测疾病风险,有助于发现和识别易被医护人员忽视的问题,以改善患者症状并使医疗资源利用最优化。

### 三、案例说明书

**【教学目标及用途】**

本案例以一名呼吸困难的老年男性,诊断为 COPD 急性加重,并行无创呼吸机辅助通气加抗感染治疗后顺利出院的整个经过为背景,启发学生思考,引导学生掌握 COPD 的诊断、治疗、NIPPV 前准备及使用无创呼吸机的患者的护理、肺康复,以及慢性病患者的延续护理,通过对案例进行生动的描述,引导学生以参与者的身份去探究问题、分析问题、解决问题,进而实现学生与教师的双向互动,更有助于学生适应今后的临床工作。

经过本案例学习,希望学生达到以下目标。

(1)掌握 COPD 急性加重的概念、诊断与临床表现。

(2)复习 COPD 的分级。

(3)掌握 NIPPV 患者的护理。

(4)掌握 COPD 肺康复的基本原则。

(5)了解 COPD 患者的延续护理内容。

(6)了解最新的研究理论、患者自我报告结局在 COPD 管理中的应用。

**【分析思路】**

本案例以一名老年男性患者突发呼吸困难为背景,通过分析病史、临床症状、体征,结合病例所提供的辅助检查结果,做出 COPD 急性加重的医疗诊断。

从该患者的护理评估入手,首先引导学生以呼吸困难为主诉,查找呼吸困难原因,从而掌握 COPD 的相关知识。接着结合案例引导学生了解 COPD 急性加重的诊断及治疗,掌握无创呼吸机的使用、肺康复的实施等相关内容。最后以患者及其家属对该疾病的知识缺乏为切入点,启发学生思考 COPD 患者的出院指导及出院后肺康复的内容,使其掌握以呼吸困难为主诉、以肺功能检查结果为 COPD 金标准的相关理论知识,以提升学生准确发现护理问题并制订个性化、全面护理措施及护理评价的能力。COPD 护理案例分析及步骤见图 1-3。

**【关键要点】**

COPD 与慢性支气管炎及肺气肿密切相关。肺气肿指肺部终末细支气管远端出现异常持久的扩张,并伴有肺泡壁和细支气管的破坏,而无明显的肺纤维化。当慢性支气管炎和肺气肿患者肺功能检查出现气流受限时,则可诊断为 COPD。一些已知病因或具有特征病理表现的疾病也可导致气流受限,如支气管扩张症、肺结核纤维化病变、严重的间质性肺疾病、弥漫性泛细支气管炎及闭塞性细支气管炎等,但不属于COPD。支气管哮喘也具有气流受限,但支气管哮喘是一种特殊的气道炎症性疾病,其气流受限具有可逆性,故不属于 COPD。COPD 是呼吸系统疾病中的常见病和多发病,患病率和病死率均居高不下。近年来对我国 7 个地区 20245 名成人的调查数据显示,COPD 的患病率在 40 岁以上人群中占 8.2%。COPD 可引起肺功能进行性减退,严重影响患者的劳动力和生活质量,从而造成巨大的社会和经济负担。伴随着我

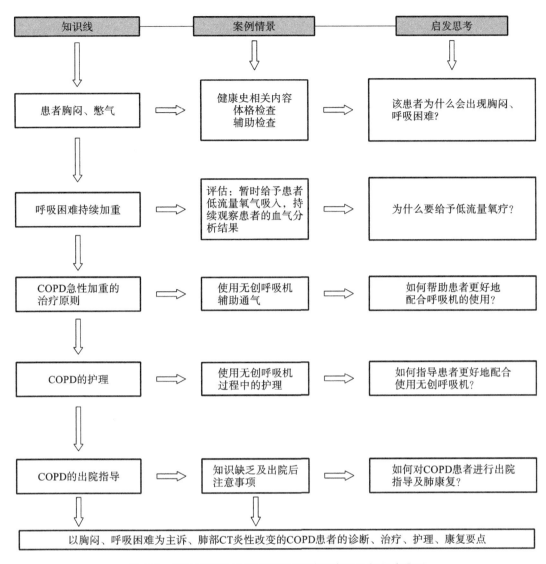

**图 1-3 慢性阻塞性肺疾病(COPD)护理案例分析及步骤图**

国人口老龄化进程的发展,目前 COPD 发病率呈现逐年上升的趋势。

戒烟是预防 COPD 的重要措施,应对吸烟者采取多种宣教措施劝导戒烟,吸烟者戒烟能有效延缓肺功能进行性下降。控制职业和环境污染,减少有害气体或粉尘、燃料烟雾等的吸入。防治呼吸道感染对预防 COPD 也十分重要。对于患有慢性支气管炎等 COPD 高危人群,应定期进行肺功能监测,尽可能及早发现 COPD 并及时采取干预措施。

【建议课堂计划】

整个案例课堂时间控制在 80~90 min。

课前计划:提出启发思考题,请学生在课前完成阅读和初步思考,并鼓励学生查阅相关资料以助于深入分析案例。

课中计划:开场及案例概述(2~5 min),场景展示及分析讨论环节(45~60 min),归纳总结(10 min),教师对相关问题进行总结和要点详解(15 min)。在分析讨论环节,逐步提出启发思考题,并根据学生所回答的内容在黑板上整理出知识脉络结构。

课后计划:请学生给出相似案例的报告,依据本案例中的理论知识进行分析。

## 四、参考文献

［1］ 战玉芳,徐凌忠.慢性阻塞性肺疾病肺康复治疗策略与评价指标研究进展［J］.齐鲁护理杂志,2016,22(5):51-53.

［2］ Puhan M A,Spaar A,Frey M,et al. Early versus late pulmonary re-habilitation in chronic obstructive pulmonary disease patients with acute exacerbations:a randomized trial［J］. Respiration,2012,83(6):499-506.

［3］ 童建萍,董列军.无创正压通气治疗 COPD 合并呼吸衰竭患者的疗效观察［J］.健康研究,2012,32(5):334-336.

［4］ 中华医学会呼吸病学分会慢性阻塞性肺疾病学组.慢性阻塞性肺疾病诊治指南(2013 年修订版)［J］.中华结核和呼吸杂志,2013,36(4):225-264.

［5］ 廖贵阳.慢性阻塞性肺疾病肺康复的研究进展［J］.按摩与康复医学,2015,6(20):24-26.

［6］ 张维,唐荣珍.慢性阻塞性肺疾病肺康复治疗新进展［J］.实用医院临床杂志,2012,9(5):222-225.

［7］ 刘青,余海滨,余学庆.慢性阻塞性肺疾病肺康复技术的研究进展［J］.中医学报,2013,28(5):642-645.

［8］ 尤黎明,吴瑛.内科护理学［M］.6 版.北京:人民卫生出版社,2019.

［9］ Greulich T,Koczulla AR,Nell C,et al. Effect of a three-week inpatient rehabilitation program on 544 consecutive patients with very severe COPD:a retrospective analysis［J］. Respiration,2015,90(4):287-292.

［10］ Topalovic M,Helsen T,Troosters T,et al. Unexpected improvements of lung function in chronic obstructive pulmonary disease［J］.Respir Med Case Rep,2016,18:81-84.

［11］ Stav D,Raz M,Shpirer I. Three years of pulmonary rehabilitation:inhibitthe decline in airflow obstruction,improves exercise endurance time, and body-mass index,in chronic obstructive pulmonary disease［J］.BMC Pulm Med,2009,9:26.

［12］ Lozano R,Naghavi M,Foreman K,et al. Global and regional mortality from 235 causes of death for 20 age groups in 1990 and 2010:a systematic analysis for the Global Burden of Disease Study 2010［J］.Lancet,2012,380(9859):2095-2128.

(李小攀)

# 第二章　循环系统疾病高级护理实践临床案例

## 第一节　循环系统疾病概述

循环系统由心脏、血管和调节血液循环的神经-体液组成,其主要功能是为全身各器官组织运输血液,通过血液将氧、营养物质等供给组织,并将组织产生的代谢废物运走,以保证人体新陈代谢的正常运行,维持生命活动。此外,循环系统还具有内分泌功能。

### 一、循环系统的结构功能与疾病的关系

#### (一)心脏

**1. 心脏结构**　心脏是一个中空器官,分为左、右心房和左、右心室四个腔。左、右心房之间为房间隔,左、右心室之间为室间隔。左心房、左心室之间的瓣膜称二尖瓣,右心房、右心室之间的瓣膜称三尖瓣,左心室与主动脉之间的瓣膜称主动脉瓣,右心室与肺动脉之间的瓣膜称肺动脉瓣。心壁可分为3层,内层为心内膜,中层为心肌层,外层为心外膜,即心包浆膜的脏层,紧贴于心脏表面,与心包壁层之间形成一个间隔,称为心包腔,腔内含少量浆液,在心脏收缩和舒张时起润滑作用。

**2. 心脏传导系统**　某些心肌细胞可以自发地产生动作电位,具有自律性和兴奋性。心脏传导系统包括窦房结、房室结、结间束、房室束和浦肯野纤维等。窦房结是心脏正常的起搏点,自律性最高,位于右心房壁内,窦房结内的兴奋传至心房肌,使心房肌收缩。同时兴奋可经结间束下传至房间隔下部的房室结,由房室结发出房室束进入心室。房室束进入室间隔分成左、右束支,分别沿心室内膜下行,最后以细小分支即浦肯野纤维分布于心室肌,引起心室收缩。

**3. 冠状动脉**　冠状动脉是供应心脏本身血液的血管,分为左、右冠状动脉。

1)左冠状动脉

(1)左主干:起源于主动脉根部左冠窦,然后分为左前降支和左回旋支,有时亦发出第三支血管,即中间支。

(2)左前降支:沿前室间沟下行,至心尖或绕过心尖。其主要分支包括间隔支动脉和对角支。

(3)左回旋支:绕向后于左心耳下到达左房室沟。其主要分支为钝缘支。

2)右冠状动脉　大部分起源于主动脉根部右冠窦。下行至右房室沟,绝大多数延续至后室间沟。其分支包括圆锥支、窦房结动脉、锐缘支,远端分为后降支和左室后支。

#### (二)血管

血管分为动脉、静脉和毛细血管三类。

**1. 动脉**　输送血液到器官组织。因为动脉管壁含有平滑肌和弹性纤维,能在各种血管活性物质的作用下收缩和舒张,影响局部血流量,改变血管阻力,所以又称为"阻力血管"。

**2. 静脉**　汇集从毛细血管来的血液,将血液送回心脏。静脉管壁薄,弹性小,容量大,又称为"容量血管"。

**3. 毛细血管**　位于小动脉和小静脉之间,呈网状分布,是人体进行物质及气体交换的场所,所以又称为"功能血管"。

### (三)血液循环

人体的血液循环分为体循环和肺循环。

**1.体循环** 血液由左心室泵出,经主动脉及其分支到达全身毛细血管,再通过各级静脉,最后经上、下腔静脉返回右心房,此为体循环。

**2.肺循环** 血液由右心室泵出,经肺动脉及其分支到达肺泡毛细血管,再经肺静脉进入左心房,此为肺循环。

### (四)循环系统的神经-体液调节机制

**1.循环系统的神经调节机制** 主要包括交感神经和副交感神经。当交感神经兴奋时,通过作用于肾上腺素能 α 受体和 $\beta_1$ 受体,心率加快,心肌收缩力增强,外周血管收缩,血管阻力增加,血压升高。当副交感神经兴奋时,通过作用于乙酰胆碱能受体,心率减慢,心肌收缩力减弱,外周血管扩张,血管阻力减小,血压下降。

**2.循环系统的体液调节机制** 包括肾素-血管紧张素-醛固酮系统、血管内皮因子、某些激素和代谢产物等。肾素-血管紧张素-醛固酮系统是调节钠钾平衡、血容量和血压的重要因素。血管内皮细胞生成的收缩物质,如内皮素、血管收缩因子等具有收缩血管作用;内皮细胞生成的舒张物质,如前列环素、一氧化氮等具有扩张血管作用。这两类物质的平衡对维持正常的循环系统功能起重要作用。

## 二、心血管疾病的分类

### (一)按病因分类

根据致病因素,心血管疾病可分为先天性和后天性两类。先天性心血管疾病由心脏、大血管在胚胎时期发育异常所致,如动脉导管未闭、房间隔缺损、室间隔缺损、法洛四联症等。后天性心血管疾病由出生后心脏、大血管受外界因素或机体内在因素作用所致,如冠状动脉粥样硬化性心脏病、风湿性心脏病、原发性高血压、肺源性心脏病、感染性心内膜炎、甲状腺功能亢进性心脏病、贫血性心脏病等。

### (二)按病理解剖分类

不同病因的心血管疾病可同时或分别引起心内膜、心肌、心包或大血管具有特征性的病理解剖变化。心血管疾病按病理解剖可分为心内膜病(心内膜炎、心瓣膜狭窄或关闭不全等)、心肌病(心肌炎症、肥厚、缺血、坏死等)、心包疾病(心包炎症、积液、缩窄等)、大血管疾病(动脉粥样硬化、夹层分离、血栓形成或栓塞、血管炎症等)。

### (三)按病理生理分类

按不同心血管疾病引起的病理生理变化,心血管疾病可分为心力衰竭、心律失常、心源性休克、心脏压塞等。

## 三、心血管疾病实验室及其他检查

### (一)实验室检查

实验室检查主要包括血常规、尿常规、各种生化检查,血脂检查、心肌损伤标志物(如血肌钙蛋白、肌红蛋白和心肌酶)的测定;心力衰竭标志物(如脑钠肽)的测定等。此外,微生物和免疫学检查,如感染性心脏病微生物培养、病毒核酸及抗体等检查;风湿性心脏病有关链球菌抗体和炎症反应(如抗"O"、血沉、C 反应蛋白等)的检查。

### (二)非侵入性检查

**1.血压测定** 包括诊所血压、家庭自测血压和动态血压监测。24 h 动态血压监测有助于早期高血压的诊断,可协助鉴别原发性、继发性、难治性高血压,白大衣高血压,以及隐匿性高血压,以指导合理用药。

**2.心电图检查** 包括常规心电图、动态心电图、运动负荷试验、遥测心电图、心室晚电位和心率变异性分析等。

(1)常规心电图:分析内容主要包括心率、节律、传导时间、波形振幅、波形形态等,了解是否存在各种心律失常、心肌缺血/梗死、房室肥大或电解质紊乱等。

(2)运动负荷试验:目前诊断冠心病最常用的一种辅助手段。通过运动增加心脏负荷而诱发心肌缺血,从而出现缺血性心电图改变的试验方法,常见的为运动平板试验。

(3)动态心电图:又称 Holter 监测,可连续记录 24～72 h 心电信号,这样可以提高对非持续性心律失常,尤其是对一过性心律失常及短暂的心肌缺血发作的检出率,对诊断各种心律失常,查找晕厥原因,了解起搏器工作情况和采取措施预防猝死有重要意义。

**3. 心脏超声检查**

(1)M 型超声心动图:它把心脏各层的解剖结构回声以运动曲线的形式予以显示,有助于深入分析心脏的活动。目前主要用于重点检测主动脉根部、二尖瓣和左心室的功能活动。

(2)二维超声心动图:各种心脏超声检查技术中最重要和最基本的方法,也是临床应用最广泛的检查。它能实时显示心脏的结构和运动状态。

(3)多普勒超声心动图:包括彩色多普勒血流显像(color doppler flow imaging,CDFI)和频谱多普勒,可分析血流的时间、方向、速度以及血流性质。在二维超声基础上应用多普勒技术可很好地观察心脏各瓣膜的功能。

(4)经食管超声:由于食管位置接近心脏,因此极大地提高了心脏结构的可视性和分辨率,尤其是心内结构如房间隔、左侧心瓣膜等。

(5)心脏声学造影:声学造影是将含有微小气泡的溶液经血管注入体内,将对比剂微气泡作为载体,对特定的靶器官进行造影,使靶器官显影,从而为临床诊断提供重要依据。右心系统声学造影在发绀型先天性心脏病诊断上具有重要价值。而左心系统与冠状动脉声学造影则有助于确定心肌灌注面积、了解冠状动脉血液状态及储备能力、判定存活心肌、了解侧支循环情况以及评价血运重建的效果。

(6)实时三维心脏超声:可以更好地对心脏大小、形状及功能进行定量,尤其是为手术计划中异常病变进行定位,还可指导某些心导管操作包括右心室心肌活检等。

**4. X 线胸片** 能显示心脏大血管的大小、形态、位置和轮廓,能观察心脏与毗邻器官的关系和肺内血管的变化。

**5. 心脏 CT** 以往心脏 CT 主要用于观察心脏结构、心肌、心包和大血管改变。而近几年,冠状动脉 CT 造影(CTA)逐渐成为评估冠状动脉粥样硬化的有效的无创成像方法,是筛查和诊断冠心病的重要手段。

**6. 心脏 MRI** 利用心脏 MRI,除了可以观察心脏结构、功能、心肌心包病变外,采用延迟增强技术还可定量测定心肌瘢痕大小,识别存活的心肌,也用来鉴别诊断各种心肌疾病。

**7. 心脏核医学** 目前临床上应用较多的是心肌灌注成像和正电子发射计算机断层显像(PET)。正常或有功能的心肌细胞可选择性摄取某些显像药物,摄取量与该部位冠状动脉灌注血流量呈正比,也与局部心肌细胞的功能或活性密切相关。

**(三)侵入性检查**

**1. 右心导管检查** 将心导管经外周静脉送入上腔静脉、下腔静脉、右心房、右心室、肺动脉及其分支,在腔静脉及右侧心腔进行血流动力学、血氧和心排血量测定,经导管内注射对比剂进行腔静脉、右心房、右心室或肺动脉造影,可以了解血流动力学改变,用于诊断先天性心脏病、判断手术适应证和评估心功能状态。临床上可应用漂浮导管在床边经静脉(多为股静脉或颈内静脉)利用压力变化将气囊导管送至肺动脉远端,可持续进行床边血流动力学测定,主要用于急性心肌梗死、心力衰竭、休克等有明显血流动力学改变的危重患者的监测。

**2. 左心导管检查**

(1)左心导管检查:经外周动脉插入导管,逆行至主动脉、左心室等处进行压力测定和心血管造影,可了解左心室功能、室壁运动及心腔大小、主动脉瓣和二尖瓣功能,并可以发现主动脉、颈动脉、锁骨下动脉、肾动脉及髂总动脉的血管病变。

(2)选择性冠状动脉造影:目前诊断冠心病的金标准。将造影导管插到冠状动脉开口内,注入少量对比剂用于显示冠状动脉情况。可以动态观察冠状动脉血流及解剖情况,了解冠状动脉病变的性质、部位、范围、程度等。

**3. 心脏电生理检查** 心脏电生理检查是通过记录标侧心电图和应用各种特定的电脉冲刺激,借以诊断和研究心律失常的一种方法。对采用导管消融治疗心律失常的患者而言更是必需的检查。

**4. 腔内成像技术** 包括心腔内超声、血管内超声(IVUS)、光学相干断层扫描(OCT)。

**5. 血管狭窄功能性判断** 血流储备分数(fractional flow reserve,FFR)是指在冠状动脉存在狭窄病变的情况下,该血管所供心肌区域能获得的最大血流与同一区域理论上正常情况下所能获得的最大血流之比,通过置入压力导丝测定病变两端的压力获得。常用于临界病变的评估。

**6. 心内膜和心肌活检** 利用活检钳夹取心脏内壁组织,以了解心脏组织结构及病理变化。可采用经静脉右心室途径和经动脉左心室途径。对于心肌炎、心肌病、心脏淀粉样变性、心肌纤维化等疾病具有确诊意义。对心脏移植后排异反应的判断及疗效评价具有重要意义。

**7. 心包穿刺** 借助穿刺针直接刺入心包腔的诊疗技术。其目的如下:①引流心包腔内积液,降低心包腔内压,是急性心脏压塞的急救措施;②通过穿刺抽取心包积液,做生化测定,涂片寻找细菌和病理细胞,做细菌培养,以鉴别诊断各种性质的心包疾病;③通过心包穿刺,注射抗生素等药物进行治疗。

## 四、循环系统疾病患者常见症状体征

### (一)心源性呼吸困难

心源性呼吸困难是指各种心血管疾病引起的呼吸困难。最常见的病因是左心衰竭引起的肺循环淤血,也可见于右心衰竭、心包积液、心脏压塞时。心源性呼吸困难常表现如下。

**1. 劳力性呼吸困难** 主要指在体力活动时发生或加重,休息后缓解或消失,常为左心衰竭最早出现的症状。劳力性呼吸困难是因活动使回心血量增加,加重了肺淤血,开始多发生在较重体力活动时,休息后缓解,随着病情进展,轻微体力活动即可出现。引起呼吸困难的体力活动类型包括上楼、步行、穿衣、洗漱、吃饭、讲话等。

**2. 夜间阵发性呼吸困难** 心源性呼吸困难的特征之一。即患者在夜间入睡后因突然胸闷、气急而憋醒,被迫坐起,呼吸深快。轻者数分钟后症状逐渐缓解,重者可伴有咳嗽、咳白色泡沫痰、气喘、发绀、肺部哮鸣音,称为心源性哮喘。其发生机制包括:平卧位时回心血量增加,肺淤血加重;横膈高位,肺活量减少;夜间迷走神经张力增高,小支气管收缩等。

**3. 端坐呼吸** 为严重肺淤血的表现,即静息状态下患者仍觉呼吸困难,不能平卧。依病情轻重依次可表现为被迫采取高枕卧位、半坐卧位、端坐位,甚至需双下肢下垂。

### (二)心源性水肿

心源性水肿(cardiogenic edema)指心血管疾病引起的水肿。最常见的病因是右心衰竭,主要机制如下。

(1)有效循环血量不足,肾血流量减少,肾小球滤过率降低,继发性醛固酮分泌增多,水钠潴留。

(2)体循环静脉压增高,毛细血管静水压增高,组织液回吸收减少。

(3)淤血性肝硬化导致蛋白质合成减少,胃肠道淤血导致食欲下降及消化吸收功能下降,继发低蛋白血症,血浆胶体渗透压下降。

心源性水肿的特点是下垂性、凹陷性水肿,常见于卧床患者的腰骶部、会阴或阴囊,非卧床患者的足踝、胫前,重者可延及全身,甚至出现胸腔积液、腹腔积液,此外,患者还可伴有尿量减少、近期体重增加等。

### (三)胸痛

多种循环系统疾病可导致胸痛(chest pain)。常见病因包括各种类型的心绞痛、急性心肌梗死、梗阻性肥厚型心肌病、急性主动脉夹层、急性心包炎、心血管神经症等(表2-1)。

表2-1 不同疾病胸痛临床特点比较

| 病因 | 特点 |
| --- | --- |
| 稳定型心绞痛 | 多位于胸骨后,呈发作性压榨样痛,于体力活动或情绪激动时诱发,休息或含服硝酸甘油后可缓解 |

续表

| 病因 | 特点 |
| --- | --- |
| 急性心肌梗死 | 疼痛多无明显诱因,程度较重,持续时间较长,可伴心律、血压改变,含服硝酸甘油多不能缓解 |
| 梗阻性肥厚型心肌病 | 含服硝酸甘油无效甚至加重 |
| 急性主动脉夹层 | 可出现胸骨后或心前区撕裂样剧痛或烧灼感,可向背部放射 |
| 急性心包炎 | 疼痛可因呼吸或咳嗽而加剧,呈锐痛,持续时间较长 |
| 心血管神经症 | 可出现心前区针刺样疼痛,但部位常不固定,与体力活动无关,且多在休息时发生,伴神经衰弱症状 |

### (四)心悸

心悸(palpitation)是一种自觉心脏跳动的不适感。常见的病因有心律失常、心脏搏动增强、心血管神经症。此外,生理性因素(如剧烈运动、精神紧张或情绪激动)、过量吸烟、饮酒、饮浓茶或咖啡等,应用某些药物(如肾上腺素、阿托品、氨茶碱等)可引起心率加快,心肌收缩力增强而导致心悸。心悸一般无危险性,但少数由严重心律失常所致者可发生猝死。因此需要对其病因和潜在危险性做出判断。

### (五)心源性晕厥

心源性晕厥(cardiogenic syncope)是因心排血量骤减、中断或严重低血压而引起脑供血骤然减少或停止而出现的短暂意识丧失,常伴有肌张力丧失而跌倒的临床征象。近乎晕厥是指一过性黑矇,肌张力降低或丧失,但不伴有意识丧失。一般心脏供血暂停 3 s 以上即可发生近乎晕厥;5 s 以上可发生晕厥;超过 10 s 可出现抽搐,称为阿-斯综合征(Adams-Stokes syndrome)。心源性晕厥常见病因包括严重心律失常(如病窦综合征、房室传导阻滞、室性心动过速)和器质性心脏病(如严重主动脉瓣狭窄、梗阻性肥厚型心肌病、急性心肌梗死、急性主动脉夹层、心包压塞、左心房黏液瘤)。晕厥发作时先兆症状常不明显,持续时间甚短。大部分晕厥患者预后良好,反复发作的晕厥是病情严重和危险的征兆。

## 五、心血管疾病的治疗

### (一)药物治疗

虽然目前治疗心血管疾病的方法越来越多,但是药物治疗仍然是基础,是较为重要和首选的方法之一。治疗心血管疾病的常见药物按作用机制进行分类,包括血管紧张素转化酶抑制剂(ACEI)类、血管紧张素受体拮抗剂(ARB)类、β受体拮抗剂、扩血管药、利尿剂、α受体拮抗剂、正性肌力药物、调脂类药物、抗心律失常药、钙通道阻滞剂、抗栓药物等。新型的心血管疾病治疗药物包括新型口服抗凝药、降低低密度胆固醇的胆固醇吸收抑制剂(依折麦布)和 PCSK9 抑制剂及治疗心力衰竭的血管紧张素受体脑啡肽酶抑制剂(ARNI)等。药物使用过程中要注意其药理作用、适应证、禁忌证、毒副作用及应用注意事项,同时个体化治疗也是药物治疗成功的关键。

### (二)介入治疗

介入治疗已经成为心脏疾病非常重要的治疗手段,其技术不断发展,适应证范围不断扩大,极大地改善了患者的预后和生活质量。

**1. 经皮冠状动脉介入术(percutaneous coronary intervention,PCI)** 在血管造影仪的引导下,通过特制的导管、导丝、球囊、支架等,对狭窄或阻塞的冠状动脉进行血运重建的治疗方法。操作器械的改进,尤其是药物支架的出现大大改善了患者的预后和生活质量。目前还有药物球囊、生物可吸收支架等新技术应用于临床。

**2. 射频消融术(catheter radiofrequency ablation)** 将电极导管经静脉或动脉送入心腔特定部位,释放射频电流导致局部心内膜及心内膜下心肌凝固性坏死,达到阻断快速性心律失常异常传导束和起源点的介入性技术。这种方法创伤小,并且随着三维标测系统的出现,手术成功率显著提高,已成为治疗各种快速型心律失常及心房颤动等的重要治疗策略。

**3. 冷冻消融(cryoablation)** 为心律失常治疗的新技术。通过液态制冷剂的吸热蒸发,带走组织热量,使目标消融部位温度降低,异常电生理的细胞组织遭到破坏,从而消除心律失常。和传统射频消融相比,冷冻消融更易于医生操作,缩短了手术时间,治疗有效性高,并减少血栓等严重并发症,降低了患者的疼痛感。目前主要应用于阵发性房颤的介入治疗。

**4. 经导管去肾交感神经消融术(catheter-based renal sympathetic denervation,RDN)** 此手术是通过阻断肾脏传出神经从而中断交感神经系统、肾素-血管紧张素轴和血压升高的恶性循环。目前主要用于治疗顽固性高血压,其有效性和安全性仍有待更多临床研究结果的进一步支持。

**5. 埋藏式心脏起搏器(pacemaker)植入术**

(1)治疗缓慢型心律失常的埋藏式起搏器:主要是用于病态窦房结综合征和高度房室传导阻滞患者。埋藏式起搏器主要分单腔、双腔起搏器。单腔起搏器是在右心房或右心室内放置一根电极导线。双腔起搏器是指在右心房和右心室内放置两根导线,它能按照正常的顺序依次起搏心房和心室,故又称生理性起搏。

(2)心脏再同步化治疗(cardiac resynchronization therapy,CRT):CRT 即三腔起搏器,需要将三根电极分别植入右心室、右心房和左心室(通过冠状窦进入靠近左室侧壁或者后壁的静脉,在心外膜起搏),主要通过双心室起搏纠正室间或心室内不同步,增加心室排血和充盈,减少二尖瓣反流,提高射血分数,从而改善患者心功能。

(3)植入型心律转复除颤器(implantable cardioverter defibrillator,ICD):ICD 能明显降低心脏性猝死(sudden cardiac death,SCD)高危患者的发病率,是目前防止 SCD 最有效的方法。ICD 可以联合 CRT 功能,称为 CRT-D。

**6. 先天性心脏病经皮封堵术** 包括室间隔缺损、房间隔缺损和动脉导管未闭的封堵术。这类手术创伤小、康复快,效果可以和外科修补手术相媲美。我国先天性心脏病的介入治疗水平处于世界领先地位。

**7. 心脏瓣膜的介入治疗** 目前发展最迅速的是针对高危主动脉瓣狭窄患者的经皮主动脉瓣植入术(transcatheter aortic valve implantation,TAVI)和二尖瓣关闭不全患者的经皮修补术。TAVI 治疗的有效性和安全性得到肯定,适应证范围不断扩大。

## (三)外科治疗

包括冠状动脉旁路移植手术、心脏各瓣膜修补及置换手术、先天性心脏病矫治手术、心包剥离术、心脏移植等。

## 六、中国心血管疾病发展的现状与未来

作为威胁人类生命健康的"头号杀手",心血管疾病的发病和死亡人数一路攀升。根据 WHO 公布的数据,每年约有 1790 万人死于心血管疾病。我国心血管疾病的发病率仍在持续上升,发病年龄也有所提前,这种不断上升趋势主要与人们的生活水平提高、生活习惯改变、人口老龄化、环境不断变化等导致心血管疾病的危险因素持续增多有关。心血管疾病的防治负担日益加重,已成为我国当今社会人群健康所面临的重要公共卫生问题。

近年来,新的诊断技术、药物和治疗方法被采用。介入心脏病学技术的广泛应用,从根本上改变了心血管内科传统的治疗模式。随着新技术、新器械的不断出现,尤其是新型药物洗脱支架、新型腔内影像技术的辅助和新型抗血小板药物的应用,冠状动脉介入治疗的效果也在不断提高,介入治疗已经成为冠心病的主要治疗方法之一。经皮球囊瓣膜成形术、心律失常的导管消融治疗、先心病的介入治疗、经静脉人工心脏起搏术等也得到了迅速发展。它们的治疗效果可与外科手术媲美,而对患者的创伤小,容易接受。未来,很多未阐明、不能治愈的疾病将被破解。干细胞移植和血管治疗具有良好的应用前景。分子心脏病学也终将为临床实践带来更多的诊疗方案。基因治疗等也将逐步应用于临床,新技术必将为更多心血管疾

病患者带来新希望。

我国"健康中国 2030"战略,强调以预防为主的工作方针,指出要以心血管疾病相关危险因素的防控为突破口,通过政府主导、多部门协作、全社会广泛参与,推进疾病治疗向健康管理转变。展望未来,随着人工智能、5G 技术的快速发展,必将促进基于大数据的心血管疾病个体化防治体系和管理平台建设。穿戴设备和物联网应用日益普及,成为医务工作者的"手"和"脑"的延伸,过去难以想象的连续、动态、实时的健康指标监测、个性化的健康指导和风险预警成为现实。随着个体主动监测、社区健康档案、临床诊疗记录甚至生命组学信息的整合与应用,将推动数据驱动的全链条、全生命周期的健康管理实践。除了依靠技术进步,促进心血管疾病的防控工作还需加强"软实力"建设,还要从制度上、人员上、理念上不断提升。总之,心血管疾病病因的复杂性决定了其防控工作是一项长期而艰巨的任务,在政府高度重视下,需要医疗机构、科研团体、互联网及健康相关企业、媒体等社会各方力量的广泛参与,才能更好地促进心血管疾病个性化预防和精准诊疗的深度融合,减轻疾病和社会经济负担,助力全民健康。

(何细飞 张丽萍)

# 第二节 主动脉夹层患者的护理实践

## 一、导入案例

患者,男,61 岁,因"突发胸背部疼痛 10 h"入院。

患者于 2021 年 6 月 18 日晨 6 时左右在睡眠中出现无明显诱因突发胸背部疼痛,以左侧胸部、正后背部疼痛明显,呈胀痛,持续性疼痛,伴心慌、胸闷、喘气、大汗淋漓症状,无法平卧,深吸气、变换体位时疼痛加重。遂至当地医院,行胸部 CT 示:主动脉弓至降主动脉腔内可见条状密度增高影,局部钙化,考虑可能为主动脉夹层。心电图示:窦性心律,T 波低平。患者为求进一步诊治来我院,急诊以"主动脉夹层"收治。入院时行体格检查,T 36.5 ℃,P 89 次/分,R 22 次/分,右上肢血压 148/86 mmHg,左上肢血压 155/92 mmHg,右下肢血压 149 mmHg,左下肢血压 147 mmHg。外出行急诊胸腹主动脉血管成像,检查提示:主动脉弓及胸腹主动脉见明显双腔结构。患者次日行主动脉造影及支架植入术,过程顺利,术后予以抗炎、调节血压、控制心率等对症治疗,于 6 月 23 日出院。

【护理评估】(病史采集:2021-6-18 17:30)

### 1. 健康史

| | |
|---|---|
| 主诉 | 问:您好,我是您的责任护士,今天由我负责您的护理,为了了解您的情况,我需要问您几个问题,感谢您的配合! 您这次主要是为什么来医院?<br>答:我今天早上在睡觉的时候,突然胸前和后背痛得厉害,就去了当地医院。<br>问:具体是哪里痛,您能指一下吗?<br>答:就是左侧胸部、正后背这一边都痛(手指向身体示意)。<br>问:是什么样的痛?<br>答:主要是胀痛。<br>问:如果说 0 分是完全不痛,10 分是完全不能忍受的痛,数字越大,疼痛强度越大,您在这个尺上指一下您的疼痛程度?<br>答:5 分(手指指向标尺)。<br>问:您大概痛了多长时间?<br>答:从早上到现在,一直就没有停过!<br>问:您痛的时候还有没有其他不舒服?<br>答:心里慌、胸也闷、还喘,身上还出了一身汗,人很难受。 |

续表

| | |
|---|---|
| 现病史 | 问:您去了当地医院,医生怎么说?<br>答:医生说做了个什么检查,有可能是"夹层",很严重,让我来大医院治疗! |
| 日常生活形态 | 问:生病后吃饭、睡觉怎么样?<br>答:哪里吃得下去,老疼,今天睡也睡不好。我就想快点打个止疼针。 |
| 既往史 | 问:您平时身体怎么样,有没有高血压、糖尿病等慢性病?<br>答:平时身体好得很,就是血压高,在吃药。<br>问:您吃的什么降压药?平时血压控制在多少呢?<br>答:吃的利血平,平时血压也就 130 吧。<br>问:您以前有没有做过什么手术?<br>答:这个没有。<br>问:平时有没有抽烟、饮酒?<br>答:都没有。 |
| 家族史 | 问:您家里人以前有没有得过这个病?<br>答:没有听说过。 |
| 心理状况 | 问:平时脾气怎么样?<br>答:我平时就是个急性子,容易生气。<br>问:您对该疾病的严重程度、治疗方法及预后了解吗?<br>答:不了解。我原本没想到这个病很重,当地医院的医生跟我讲很严重,要去大医院做手术,我就怕了。还说可能要花几十万,我一开始是不想来的,后来我儿子反复劝我才来的。医生,要能保守治疗就别手术,让我们少花点钱。 |
| 社会状况 | 问:您现在主要是和谁住在一起?<br>答:现在和大儿子住在一起,家里还有个小儿子。<br>问:您有没有医保?<br>答:是农村合作医疗,听说报不了什么钱。 |

**2. 体格检查** T 36.5 ℃,P 89 次/分,R 20 次/分,右上肢血压 148/86 mmHg,左上肢血压 155/92 mmHg,右下肢血压 149 mmHg,左下肢血压 147 mmHg。

患者神志清楚,颈软,颈静脉无充盈,皮肤巩膜无黄染,浅表淋巴结无肿大,双肺呼吸音清,未闻及明显干湿性啰音,HR 89 次/分,律齐,听诊各瓣膜区未闻及明显病理性杂音,腹平软,全腹无压痛及反跳痛,肝脾肋下未及。双肾区无叩击痛,双下肢无水肿。生理反射存在,病理反射未引出。视觉模拟评估疼痛 5 分(中到重度),广泛焦虑障碍量表评估 6 分(中度焦虑)。

**3. 辅助检查** 2021 年 6 月 18 日在当地医院,行胸部 CT 示:主动脉弓至降主动脉腔内可见条状密度增高影,局部钙化。6 月 18 日 19 时患者急诊胸腹主动脉血管成像检查提示:主动脉弓及胸腹主动脉见明显双腔结构,假腔密度较真腔密度减低,于降主动脉胸上段见直径约 10 mm 的内膜破裂口,距离左锁骨下动脉垂直距离约 47 mm,其中右肾动脉由假腔供血,右侧髂总动脉及髂外动脉由双腔供血;腹主动脉及其分支管壁多发钙化斑;余腹腔干、肠系膜上动脉及左侧肾动脉起始走行分支显示未见明显异常。

6 月 19 日行单根导管冠状动脉造影+主动脉造影+主动脉支架植入术。

6 月 20 日彩超检查:左室肥厚;双侧颈动脉粥样斑块形成,左侧多发;双下肢动脉多发粥样斑块形成。6 月 20 日数字拍片-胸部正位(成人)检查诊断:双肺纹理增强;右肺下叶条索灶;心影增大;右侧肋膈角稍钝;气管向右偏移。

**4. 医疗诊断及治疗原则**

(1)初步诊断:①主动脉夹层。②高血压 3 级:极高危组。

(2)诊断依据:患者为 61 岁男性,因"突发胸背部疼痛 10 h"入院。胸腹主动脉血管成像,检查所见:主动脉弓及胸腹主动脉见明显双腔结构,假腔密度较真腔密度减低,于降主动脉胸上段见直径约 10 mm 的内膜破裂口,诊断为主动脉夹层。

(3)治疗原则:急性期患者无论是否采取介入或手术治疗,均应首先给予强化的内科药物治疗,包括降压药物和 β 受体拮抗剂或钙通道拮抗剂。升主动脉夹层特别是波及主动脉瓣或心包内有渗液者宜急诊外科手术。降主动脉夹层急性期病情进展迅速,病变局部血管直径≥5 cm 或有血管并发症者,应争取介入治疗植入支架(动脉腔内隔绝术)。

【主要护理诊断】

(1)疼痛:与夹层分离、血肿压迫有关。依据:患者诉疼痛,评分 5 分。

(2)潜在并发症:失血性休克,与夹层破裂有关。

【护理目标】

(1)入院后 1 h 主诉疼痛减轻。

(2)患者住院期间未出现出血并发症。

【护理计划与措施】

(1)安排患者入住重症监护室,行心电监护,密切观察血压、心率、呼吸、血氧饱和度和疼痛情况,如有疼痛部位改变或加剧,立即通知医生。

(2)运用数字评定量表进行疼痛评分,并评估疼痛的部位、性质及持续时间。

(3)遵医嘱使用有效的镇痛剂,通常用药间隔 4~6 h 以免成瘾,取舒适体位;用药后观察患者的呼吸、血压、瞳孔、意识、面色等变化。

(4)遵医嘱使用控制心率和血压的药物,尽快让患者心率和血压达标,避免夹层破裂进展。

(5)尽可能在床边完成必要的检查;如必须外出检查,需评估患者的生命体征,尤其要将患者心率和血压控制达标。

(6)为避免夹层破裂,患者需严格制动,绝对卧床休息,做好相应宣教;训练患者床上排尿、排便,禁止用力排便。

(7)进易消化的食物,少量多餐,多吃新鲜水果和蔬菜,预防便秘发生。必要时遵医嘱给予缓泻剂,避免用力排便而诱发夹层分离扩大,甚至破裂猝死。

(8)保持环境安静,根据患者的爱好播放一些舒缓、放松的音乐或进行轻柔有节律的按摩,以转移患者注意力,使其情绪放松。

【护理评价】

(1)患者入院 1 h 后疼痛评分为 1 分,术后疼痛为 0 分。

(2)患者住院期间未出现出血及休克等并发症。

【思维启发】

(1)该患者诊断为主动脉夹层,其涉及的危险因素有哪些? 该患者体格检查、辅助检查中哪些结果支持主动脉夹层的医疗诊断?

(2)入院后需要监测及护理评估的主要内容有哪些?

(3)该患者最主要的治疗方式是什么?

(4)主动脉夹层患者的护理要点是什么?

(5)责任护士对该患者进行的护理评估是否全面? 入院当天提出的护理诊断/问题是否全面? 有无不妥?

【问题解析】

问题1:该患者诊断为主动脉夹层,其涉及的危险因素有哪些?该患者体格检查、辅助检查中哪些结果支持主动脉夹层的医疗诊断?

**1. 主动脉夹层的定义、危险因素、发病机制、分类**　主动脉夹层(aortic dissection,AD)是指主动脉腔内血液通过内膜破口渗入主动脉壁中层形成血肿,并沿主动脉长轴延伸剥离的一种心血管系统危急重症。其危险因素包括:①既往史:外周血管病、胶原血管病、结节性脉管炎、梅毒、二叶式主动脉瓣、高血压;②手术史:主动脉瓣置换术、近期冠状动脉旁路移植术或心脏导管介入术;③家族史:马方综合征、埃莱尔-当洛综合征;④个人史:吸烟、可卡因滥用。

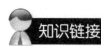

马方综合征(marfan's syndrome)又名蜘蛛指(趾)综合征,属于一种先天性遗传性结缔组织疾病,为常染色体显性遗传,有家族史。病变主要累及中胚叶的骨骼、心脏、肌肉、韧带和结缔组织。心脏可有二尖瓣关闭不全或脱垂、主动脉瓣关闭不全。心血管方面表现为大动脉中层弹力纤维发育不全,主动脉或腹主动脉扩张,形成主动脉瘤或腹主动脉瘤。患者常因升主动脉瘤或升主动脉夹层动脉瘤破裂或心力衰竭致死。

AD的发病机制:AD反应主动脉中层的退行性病变,任何破坏中层弹性或肌肉成分完整性的疾病或其他条件都能使主动脉发生夹层分离。中层平滑肌坏死及弹力纤维的变性断裂是AD的病理基础,如内膜破口靠近主动脉瓣环可致瓣环扩大,引起主动脉关闭不全。此外,夹层内血肿破入心包腔则形成心包填塞;破入纵隔、左胸腔和腹腔,则可进一步向远端扩展形成广泛夹层,而如果夹层远端再次破入内膜与主动脉贯通则会形成双通道主动脉。

AD的分类:目前我国对于AD的分类仍然沿用DeBakey法和Stanford法。DeBakey法将AD共分为3型:Ⅰ型,夹层起自升主动脉累及主动脉弓或其远端;Ⅱ型,夹层仅累及升主动脉;Ⅲ型,夹层起自降主动脉,并向远端扩展,罕有逆行累及主动脉弓;Stanford法则将AD分为A、B两型,即所有累及升主动脉的AD为A型,而未累及升主动脉的AD为B型(图2-1)。

主动脉夹层国际分型

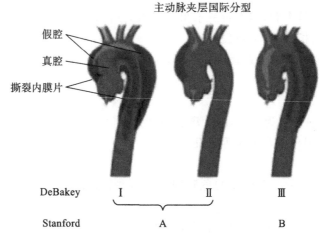

图2-1　主动脉夹层国际分型

**2. 该患者哪些方面支持AD医疗诊断**

(1)疑诊因素:①无明显诱因突发胸背部疼痛;②伴心慌、胸闷、喘气、大汗淋漓等症状,无法平卧深吸气、变换体位时疼痛加重;③高血压二十余年,最高血压180/98 mmHg。

(2)确诊因素。①胸部CT示:主动脉弓至降主动脉腔内可见条状密度增高影;②胸腹主动脉CTA:Stanford B型夹层;③主动脉造影:主动脉弓及胸腹主动脉见明显双腔结构,于降主动脉胸上段见直径约

10 mm 的内膜破裂口。

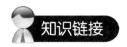

**AD 风险评分表**

| 风险 | 分值 | 说明 |
|---|---|---|
| 突发性撕裂样胸背痛 | 5 | 有即得 5 分,突发撕裂样剧烈胸背痛 |
| 脉搏短绌或两侧上肢收缩差≥20 mmHg 或下肢收缩差≥20 mmHg | 4 | 有即得 4 分 |
| 可疑家族史 | 1 | 有可疑家族史得 1 分 |
| 可疑病史 | 1 | 有可疑病史得 1 分 |
| 高血压 | 1 | 血压超过 140/90 mmHg 得 1 分 |
| 低血压或休克状态 | 1 | 有任何一项得 1 分 |

注:家族史包括马方综合征、Loeys-Dietz 综合征、Ehlers-Danlos 综合征、Turner 综合征、AD 及主动脉瘤家族史等,病史包括主动脉瓣膜疾病、主动脉介入或手术史

AD 风险评分表评分>4 分可以作为急性 AD 早期分诊的辅助判断依据。

（3）AD 的鉴别诊断:AD 典型表现为突然出现的撕裂样或刀割样疼痛,程度剧烈,有濒死感,常同时合并高血压急症,亦常伴有血管迷走神经表现,如大汗、恐惧、恶心、呕吐,同时可有晕厥;随着夹层的发展,可出现以下症状或体征:主动脉瓣反流、心脏压塞、心肌梗死、脑卒中、出血性休克。而不典型 AD 则表现隐匿,需要与多种急症进行鉴别。

①急性心肌梗死,当 AD 累及冠状动脉开口时,可导致心肌缺血,发生急性心肌梗死,但由于 AD 导致的心肌梗死与血栓无关且存在血流紊乱,因此如进行溶栓治疗会导致出血严重后果,早期死亡率可达 71%,因此对于急性心肌梗死,尤其是下壁梗死的患者,在进行溶栓或抗凝治疗前,必须首先排除 AD。

②心包炎,当夹层内血肿破入心包腔时可形成心包积液,进而引起心包填塞,临床上可能会误诊为心包炎导致的心包积液。

③休克,患者可出现面色苍白、四肢皮肤湿冷、出汗、脉搏快而细弱、呼吸急促等休克症状,但血压并不降低或仅轻度下降,有些患者甚至表现为血压升高,可作为鉴别要点。

④主动脉瓣关闭不全,夹层造成瓣环扩大或瓣叶受累,或撕裂的内膜片突入左室流出道造成突发主动脉反流,易误诊为其他病因所致的主动脉瓣关闭不全。

⑤脑血管意外,当夹层累及供应脑、脊髓的动脉或因休克引起血液供应不足时,可出现一系列神经系统症状,如神志不清、昏迷、定向力障碍、对侧偏瘫、截瘫同侧失明、声音嘶哑、尿潴留、抽搐等。

⑥急腹症,若累及腹主动脉及其大分支可有类似急腹症的表现。

⑦其他:由于夹层累及血管不同,还可能出现其他多种表现。如夹层压迫食管、纵隔或迷走神经可出现吞咽困难,如夹层血肿破入胸腔则可引起胸腔积血(多见于左侧);累及肾动脉时可出现腰痛或肋脊角处疼痛,肾区可有包块,其他还包括声音嘶哑,上呼吸道阻塞,咯血或呕血等。

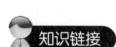

**AD 主要临床表现**

| | A 型 | B 型 |
|---|---|---|
| 胸部疼痛 | 80％ | 70％ |
| 背部疼痛 | 40％ | 70％ |
| 突发疼痛 | 85％ | 85％ |
| 转移性疼痛 | ＜15％ | 20％ |
| 主动脉瓣关闭不全 | 40％～75％ | N/A |
| 心包压塞 | ＜20％ | N/A |
| 心肌缺血或梗死 | 10％～15％ | 10％ |
| 心力衰竭 | ＜10％ | ＜5％ |
| 胸腔积液 | 15％ | 20％ |
| 晕厥 | 15％ | ＜5％ |
| 主要神经功能缺损(昏迷或脑卒中) | ＜10％ | ＜5％ |
| 脊髓损伤 | ＜1％ | NR |
| 肠系膜缺血 | ＜5％ | NR |
| 急性肾衰竭 | ＜20％ | 10％ |
| 下肢缺血 | ＜10％ | ＜10％ |

(4)AD 的辅助检查。

①胸片：主动脉疾病的常规检查，通过对比发病前后的主动脉形态从而进行辅助诊断。AD 发生时胸片可显示心影明显增大(破入心包或有主动脉关闭不全)，高达 50％的患者具有一侧或双侧胸腔积液或肺不张。

②超声心动图(UCG)：对升主动脉近端病变具有较高的诊断价值，可评价 AD 的心脏并发症，如主动脉关闭不全、心包填塞等，但胸腔 UCG 敏感性和特异性均较差，敏感性为 59％～85％，特异性为 77％；而食管超声心动图(TEE)与胸腔 UGG 相比，是一种能在急诊室完成的快速、准确、简便的诊断方法，其对 AD 的诊断敏感性可达 98％～99％，特异性达 77％～97％。

③计算机 X 线断层摄影(CT)：对 AD 的诊断、治疗和随访有重要价值，可"一站式"鉴别急性冠状动脉综合征(ACS)、AD 及急性肺栓塞，甚至某种程度上已经代替主动脉造影成为诊断 AD 新的金标准。CT 对于 AD 的诊断敏感性和特异性均较高，分别为 83％～94％和 87％～100％。在检查时应进一步行增强扫描，且扫描范围应当包括从甲状软骨至耻骨联合，并重点在主动脉弓部进行三维重建。

④核磁共振(MRI)：对 AD 的敏感性和特异性均为 98％，在鉴别主动脉瘤周围出血及炎性纤维化、诊断移植物感染方面优于 CT，对血栓的形成与否及形成时间可做出判断，其局限性主要表现在特殊器械植入者禁用。

⑤血管内超声(IVUS)：能够确定病变主动脉的解剖细节和夹层分离的范围，特异性和敏感性均接近100％。但由于多与造影检查同时完成，故费用较高。

⑥主动脉造影术：确诊 AD 的金标准，主要用于其他影像技术诊断不清或需要进行外科手术、腔内隔绝治疗评估，其敏感性和特异性为 88％和 95％。其缺点是属于有创性检查，有潜在危险性，且准备及操作

费时,已较少用于急诊。

主动脉病变的影像学评估手段主要包括经胸超声心动图(transthoracic echocardiography,TTE)、食道超声心动图(transesophageal echocardiography,TOE)、计算机断层扫描(computed tomography,CT)、核磁共振(magnetic resonance imaging,MRI)及主动脉造影术等。

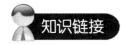 知识链接

**常用影像学方法在主动脉疾病评估中的特点**

| 优势/劣势 | TTE | TOE | CT | MRI | 主动脉造影 |
|---|---|---|---|---|---|
| 操作性 | +++ | ++ | +++ | ++ | + |
| 诊断可靠性 | + | +++ | +++ | +++ | ++ |
| 床旁/介入治疗适用 | ++ | ++ | — | — | ++ |
| 连续检测 | ++ | + | ++ | +++ | — |
| 主动脉壁评估 | + | +++ | +++ | +++ | — |
| 花费 | — | — | — | — | — |
| 辐射 | 0 | 0 | — — — | — — | — |
| 肾毒性 | 0 | 0 | — — — | — | — — — |

**问题 2:入院后需要监测及护理评估的主要内容有哪些?**

**1. 现病史** 以胸背部疼痛为主诉的患者,现病史应着重评估患者疼痛的部位、时间、诱因,以及是否有伴随症状。患者胸背部疼痛是否与呼吸、体位、情绪激动、寒冷、活动有关。该患者疼痛部位为胸背部疼痛,以左侧胸部、正后背疼显著;疼痛性质为胀痛;疼痛评分为 5 分;伴心慌、胸闷、喘气、大汗淋漓等症状,变换体位加剧。疼痛评定量表见附表 10。

**2. 既往史** 结合患者的护理评估结果,详尽分析患者发生 AD 的危险因素。

患者既往无外周血管病、胶原血管病、结节性脉管炎、梅毒、主动脉瓣二瓣化畸形等病史、相关手术病史、家族史、药物滥用史,其 AD 的危险因素主要为高血压 3 级(二十余年,最高血压 180/98 mmHg)。

**3. 对于 AD 患者除综合评估其病情外,还需常规进行生活自理能力及各类风险评估**

(1)病情监测:①严密监测患者心率、血压、血氧饱和度等变化;②严密监测患者意识状态,必要时使用 Glasgow 昏迷评估定量表;③观察疼痛有无缓解;④观察患者的全身变化,有无面色苍白、大汗淋漓,有无便秘;⑤观察患者情绪及体位改变。

(2)自理能力评估:通过进食、洗澡、修饰、穿衣、控制大小便、如厕、床椅转移、上下楼梯等进行日常生活自理能力评估,该患者评分为 40 分,为重度依赖患者,做好陪护人员宣教,落实患者生活护理,保持病室清洁及有效温湿度,让患者处于舒适温馨的环境。

(3)压疮风险评估:通过感觉、潮湿、活动情况、行动能力、营养、摩擦力和剪切力六大方面进行评估,该患者属于轻度风险患者。注意每周进行评估,注意落实晨晚间护理,保持床单位整洁,落实三短九洁,避免发生压疮。

(4)跌倒/坠床风险评估:通过是否有近 3 个月跌倒史、多于一个疾病诊断、使用行走辅助工具、静脉输液、步态、认知状态六个方面进行评估,该患者评分为 35 分,属于跌倒/坠床中危患者。注意对患者进行跌倒/坠床防护。

引导学生逐步探讨对该患者自理能力的评估、压疮风险的评估的方法、意义和必要性。此处尤其注意引导学生查阅相关评估量表,理解患者的护理要点。同时,进一步探讨临床护理管理中对各类风险的防范控制。也可以请学生结合自己已有的临床实践经验,思考规范的制度保障对于有效控制风险发生的意义。

问题3：该患者最主要的治疗方式是什么？

AD的治疗目的并非内膜撕裂本身，而是撕裂所造成的后果，防止AD血肿的进展，降低致命并发症的可能。因此AD的初始基础治疗均为迅速降压，并在降压的同时保证重要脏器灌注。疼痛患者需要及时镇痛治疗，烦躁患者需使用镇静治疗。AD患者在临床上常需要联合治疗。

多药联合的目的是将收缩压控制在100~120 mmHg(1 mmHg=0.133 kPa)，心率60~80次/分。一线用药为β受体阻滞剂(艾司洛尔、普萘洛尔、拉贝洛尔)，配合使用血管扩张剂(硝普钠)；合并使用阿片类药物镇痛，抑制交感神经系统释放儿茶酚胺。此外，他汀类药物在治疗AD中具有重要意义，能够显著降低主动脉瘤的扩张速度。

硝普钠是一种临床上常用的速效血管扩张药，半衰期极短，作用时间仅为5~15 min，能直接扩张动、静脉平滑肌，改变局部血流分布，起到较好血管扩张作用，当患者血管扩张后，患者心脏前、后负荷降低，降低左心室充盈压，从而改善心排血量。艾司洛尔是一种超短效选择性$\beta_1$受体阻断剂，主要在心肌上与儿茶酚胺结合位点发生竞争从而抑制$\beta_1$受体，延长窦房结恢复时间，降低窦房结自律性，达到减缓心率、降低血压、减少心肌耗氧量的作用；经过静脉微泵注入后，对心率血压乘积、左右心室射血分数、静息态心率、心脏指数和收缩压均起到改善作用。

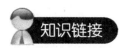

### AD中疼痛的控制

疼痛加速AD的进展，增加病死率。组织细胞释放钾离子、乙酰胆碱、缓激肽、5-羟色胺、组胺等生物活性物质而引起疼痛或痛觉过敏。疼痛刺激产生应激反应，增加交感神经活性和儿茶酚胺释放，心率及心肌耗氧量增加。肾素-血管紧张素-醛固酮系统激活，引起全身血管收缩，水钠潴留，从而使血压升高。AD的进展与主动脉内压力变化的速率有关。主动脉内的压力增高刺激管壁，增加了血流对血管作用的切应力，加速了夹层的发展，严重者可致夹层破裂出血，反复出现的疼痛，提示夹层进一步发展或是夹层即将破裂的征兆。在AD中，反复疼痛和难治性高血压可作为与院内病死率升高相关的临床指征。疼痛本身可以加重高血压和心动过速，对AD患者极为不利。疼痛极易引起患者焦虑和临床抑郁的情绪，影响患者的生活质量，丧失对生活和治疗的信心，因此AD中疼痛的控制尤为重要。

在药物治疗的基础上，将根据AD破口位置，并发症证据(持续性疼痛，器官灌注不良等)及系列影像学检查结果选择行开放手术或腔内治疗。

对AD患者进行内科药物治疗还是外科手术取决于夹层的部位和并发症。Stanford A型(夹层累及升主动脉)这是一种外科急症，患者通常非常危险，因为夹层进展可能损伤颈动脉、冠状动脉、主动脉壁、心包腔。Stanford B型(夹层未累及升主动脉)如果不存在严重的即将破裂的动脉瘤或者持续出血，这种类型通常采用内科药物治疗。

对无导管介入禁忌证的Stanford B型夹层患者则应采取介入治疗，对于近端破口未闭、有血液流入假腔者应采用带膜支架封闭破口，以阻断真假腔之间的血流交通；如夹层进展迅速，至发生夹层血肿压闭真腔导致重要脏器缺血则应植入支架开放真腔及重要分支血管，重建血运；对于近端破口难以通过带膜支架封闭，夹层继续扩展者，则应通过球囊开窗术或用血管内剪切技术切开内膜片开放夹层远端，与真腔交通，改善重要脏器缺血，降低假腔压力，防止夹层延伸增大。此外，对于近端夹层分离患者首选手术治疗，而远端夹层分离也有部分患者需要进行手术治疗。

该患者入院后行急诊胸腹主动脉血管成像检查，确定患者AD破口位置及其重要脏器血流灌注，从而确定采用带膜支架封闭破口介入治疗方案。AD病情凶险，很多患者在确诊前就已经死亡，需要医患共享决策，快速检查确诊，甚至急诊治疗。

问题4：AD患者的护理要点是什么？

**1.病情观察** 急性期患者收治重症监护室，行心电监护，密切观察血压、心率、呼吸、血氧饱和度的变化。为避免夹层破裂，需严格制动，绝对卧床休息，限制活动，尽可能在床边完成必要的检查。训练患者床上排尿、排便,排便时禁止用力。进易消化的食物,少量多餐,多吃新鲜水果和蔬菜,预防便秘发生。必要时遵医嘱给予缓泻剂,避免用力排便而诱发夹层分离加重,甚至破裂猝死。对于主动脉内膜撕裂,血液涌入中层,形成血肿,压迫气管、支气管时引起咳嗽的患者,密切观察咳嗽的持续时间,发作的程度和频率,与体位的关系。若咳嗽频率过高,应立即遵医嘱应用镇咳药物。当夹层撕裂至腹腔干血管及其分支时,可引起恶心、呕吐等临床表现,且不良的精神心理因素可加重恶心、呕吐症状,故需严密观察恶心呕吐的程度,指导患者及时排出呕吐物,防止误吸或窒息等并发症发生,给予疾病指导,稳定患者心态,遵医嘱应用止吐药物。

**2.遵医嘱准确及时使用降压药物** 收缩压和左心室射血速度的大小是导致主动脉破裂的主要因素,减少血压波动幅度,适当抑制心肌收缩力是治疗的关键,且血压是判断药物是否有效及调整药物剂量的重要指标,但过度降压和药物不良反应同样具有危害性。硝普钠与β受体阻滞剂是治疗主动脉夹层的必用药物,除非有禁忌证。急性期,β受体阻滞剂适合于轻度高血压患者,对于重度高血压则需硝普钠与β受体阻滞剂联合静脉应用,减少血流对主动脉的冲击,减少左心室的收缩速率以减缓病情进展。

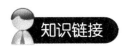 **知识链接**

引起 AD 患者血压波动的因素

(1)疼痛:在主动脉血管壁撕裂,假腔形成的过程中,假腔压力增大,使动脉壁外膜神经纤维和动脉壁内神经纤维随管壁扩张受牵拉或者毗邻神经受牵拉、挤压,导致剧烈疼痛。国外学者研究发现,70%～90%的患者以胸背部及腹部疼痛为首发症状。疼痛可使血压升高,心肌耗氧量增加。同时,由于血流对血管壁的剪切力增加,加速夹层进展,加剧疼痛。

(2)焦虑:急性发病、病情危重、监护室陌生的环境,都会引发患者焦虑、情绪波动等负面情绪,不良的心理状态不利于血压的控制。

(3)转运及搬运:经急诊收入的患者,无论急诊手术或于 ICU 保守治疗,均需经过转运过程,而在此过程中即存在血压升高导致 AD 破裂的安全隐患。

(4)睡眠障碍:疼痛、体位不适、各种导管刺激、咳嗽、呼吸困难、低氧血症、焦虑和孤独情绪、病房环境等都会影响患者的睡眠质量,睡眠障碍加重患者沮丧、焦虑情绪。有学者认为,打鼾是睡眠呼吸障碍最常见的临床表现,且睡眠障碍可激活交感神经,使儿茶酚胺释放增加,从而使血压升高。

(5)腹内压升高:腹内压过高可引发血压波动,最终导致 AD 破裂。

**3.镇静** 不同患者,镇静目标应个体化,设置目标时应考虑患者的呼吸功能、血流动力学状态及病理生理情况。在用药过程中应及时评估患者焦虑程度、睡眠质量、血压、心率、呼吸等生命体征变化;镇静不可过深,以免影响与脑供血不足导致昏迷。做好患者的心理护理,克服患者恐惧消极情绪,保持情绪稳定。

**4.转运安全** 患者外出行胸腹主动脉 CTA 复查前必须评估生命体征,保证转运的可行性;外出前告知患者家属转运过程中可能出现的风险,征得家属同意并签署知情同意书;转运需由有经验的医生、护士共同护送,转运前联系好 CT 室、电梯,缩短转运时间。

转运时,准备便携式监护仪、氧气瓶、微量注射泵、简易呼吸器等,充足的降压药、升压药、镇痛镇静药等物品及药品;开放两条静脉通道并遵医嘱用药;有效镇痛,予患者头高卧位,注意保暖。到达 CT 室后,快速、细致地交接患者病情及护理问题,平稳搬动患者,避免突然变换体位,以免加重疼痛及升高血压、心率,做完检查后迅速安返病房。

**5.术后并发症的护理**

(1)意识的观察:升主动脉支架植入术中,当支架释放一半时,整个升主动脉几乎完全被支架血管阻断,此时可引起短暂性的脑缺血缺氧,甚而引发阿-斯综合征。术后密切观察患者意识、瞳孔大小及对称度。

(2)心率、心律的监测:由于在升主动脉植入支架,导送器的头端势必要插入到左心室,易引起主动脉瓣膜的损伤,而致主动脉瓣关闭不全;其次支架植入后封闭了升主动脉内膜破口,使原有的升主动脉夹层动脉瘤内血栓形成,有可能压迫冠状动脉而致冠脉缺血。因而术后应密切观察患者心率、心律的变化,有无出现心律失常。

(3)下肢肌力、感觉的护理观察:在降主动脉植入支架,术后最严重的并发症就是截瘫,它可在支架植入后不久即出现,也可因术后夹层血栓形成压迫脊髓动脉而致延迟出现,因而术后需密切注意患者下肢的感觉和肌力,一旦发现异常,应及时报告医生。

(4)腹部体征和尿量的护理观察:有时降主动脉内膜撕裂口位置较低,接近胸腹主动脉交界处,此处植入支架有可能堵塞腹腔干,或术后支架移位堵塞腹腔干。术后应注意观察腹部体征,有无腹胀腹痛,经常听诊肠鸣音,若明显减少及时通知医生。降主动脉植入支架后引起夹层血栓形成有时可压迫肾动脉,注意观察尿量能及时发现肾功能不全。

(5)动脉栓塞的观察:患者由于经常合并动脉粥样硬化及附壁血栓,特别是动脉壁钙化严重者,手术操作时,阻断股动脉也可导致肢体栓塞或血栓形成,从而导致下肢急、慢性缺血。因此,术后应观察下肢血运情况,包括皮色、皮温、静脉充盈、肢体动脉搏动情况。术后采用每小时摸双侧足背动脉搏动及双下肢皮温、感觉、色泽并记录,发现异常时,行多普勒超声检查。

问题5:责任护士对该患者进行的护理评估是否全面?入院当天提出的护理诊断/问题是否全面?有无不妥?

该患者本身由于疼痛伴濒死感及疾病的确诊后治疗费用,会出现焦虑,因而入院当天提出的护理诊断/问题需要增加,具体如下。

| 日期 | 护理诊断 | 诊断依据 | 预期目标 | 护理措施 |
|---|---|---|---|---|
| 2021年6月18日 | 焦虑:与疼痛、担心疾病和治疗费用有关 | 焦虑评分6分,为中度焦虑 | 患者接受治疗方案,术前一晚睡眠达6 h,出院前焦虑评估降低为轻度或无焦虑 | 1.患者进入重症监护室后立即给予焦虑评估,主动关心患者,肯定患者的感受,了解患者焦虑的原因,向患者解释心理状态的稳定对于疾病的益处。<br>2.基于医患共享决策理论,医护向患者及其家属提供疾病信息、可能的医疗选择及各种选择的利弊,鼓励患者表达自己想法,医患双方讨论,最后达成一致,制定治疗方案。<br>3.同病房患者现身讲述自身经历,从而使患者树立战胜疾病的信心;提供医保报销信息,缓解患者经济负担。<br>4.鼓励家属在患者面前保持乐观开朗的心态,减轻患者恐惧、焦虑的负面情绪,使其主动配合治疗。<br>5.同时针对焦虑评分高,睡眠质量差,心理护理无法有效缓解的严重焦虑,可在有效镇痛的基础上,遵医嘱少量应用镇静剂 |

## 二、思维拓展

AD起病急、病情进展快、手术难度大,整个手术过程均处于高风险状态,因此,既往研究较为关注AD患者术前、术后的死亡危险因素及相应的护理对策。例如,术前疼痛严重影响患者的心理及精神状态,加重了患者的焦躁、恐惧心理;其次,疼痛刺激引起交感神经兴奋,造成肌肉、血管收缩、血压升高,有导致AD破裂的潜在危险,因此患者的疼痛管理可反映患者术后转归,护士可从AD患者的疼痛评估、疼痛诱因、疼痛体验、疼痛影响因素以及疼痛护理,及时采取镇痛措施,降低患者的病死率。术后早期不良事件也是导致Stanford A型AD患者死亡的主要原因之一。因此,研究关注Stanford A型AD患者术后不良事件(低氧血症、急性肾损伤、谵妄等)的发生和预后,并采取措施进行有效的预防和干预。

随着介入治疗的发展,由于患者主动脉损伤部位及程度不一,以往的单一腔内隔绝术、开放手术等手术方式已无法满足部分患者的救治需求。AD患者的救治过程作为一种典型的敏感偏好选择,除医方提供信息、技术及情感支持外,还需患者个人表达自身情感及价值意愿,与医方共同做出高质量决策。该案例中,患者在当地初诊后医护人员建议患者转诊时,患者本身决策与医护人员决策存在冲突,在其儿子参与并多方劝说后做出转诊决策。到达转诊医院后,基于医患共享决策理论,医护人员与患者家属共同参与,利用血管模型,计算机三维重建模型及手术视频等决策辅助工具,快速进行急诊检查决策及手术方式决策。

医患共享决策(shared decision-making,SDM)指医护人员向患者提供疾病信息、可能的医疗选择及各种选择的利弊,患者表达自身的价值观及偏好,医患双方讨论,最后达成一致。决策参与作为"以患者为中心"医疗理念的延伸,通过授予患者参与和制订自我健康需要的治疗计划权利,更有利于调动患者主观能动性,减轻其焦虑、抑郁情绪,提高患者满意度。

AD 患者的医患共享决策研究主要集中在现状调查、决策辅助工具开发。目前的研究显示,多数患者愿意与医生分享个人价值意愿与偏好,同医生一起制订相关医疗决策,但在实际决策参与过程中其主动性发挥欠佳,因此应鼓励患者表达自身价值倾向,提高决策质量。

此外,AD 患者术前决策期望与实际参与存在差异,决策冲突明显,主要受并存疾病数量、婚姻状况、家庭月收入、以往就医体验以及实际参与角色的影响,影响因素较多。医护人员在为代理决策者进行决策辅助时,应尽可能提供可视化决策辅助工具,减轻决策者不确定感,同时,加强来自家庭、病友、医护人员的多方联动,积极引导患者及其家属提高决策质量。

AD 手术的决策本身属于风险决策,即无论采取怎样的手术方式,其术后仍有较大概率出现呼吸系统、神经系统等并发症,因此 AD 患者的共享决策需要医患双方的共同努力。未来临床医护人员可在尊重代理决策者的基础上,通过循证构建合理的干预策略进行疾病信息告知,减轻决策冲突,共同做出高质量决策。

## 三、案例说明书

【教学目标及用途】

**1. 适用课程** 本案例与"内科护理学"课程中的 AD 患者护理部分内容相匹配,主要是为护理硕士专业学生开发,同时也适合具有一定工作经验的学生和护士学习。

**2. 教学目标** 本案例展示了 AD 发生的危险因素以及诊断、治疗及护理评估。通过本案例的学习,希望学生达到以下目标。

(1)了解 AD 的病因及危险因素,掌握 AD 患者问诊、体格检查的主要内容,资料收集具有逻辑性,详尽且全面。

(2)掌握 AD 患者疼痛评估的方法,了解与其他疾病相鉴别的要点。

(3)熟悉 AD 的治疗原则。

(4)掌握治疗过程中护理的重点内容。

(5)根据护理评估结果找出患者主要护理问题,制订相应的护理计划。

【分析思路】

本案例以一名老年男性 AD 患者的入院诊疗经过为背景,通过分析病史、临床症状、体征,综合案例所提供的辅助检查结果,做出医疗诊断/鉴别诊断,进行疑诊、确诊、求因及治疗和护理。

在责任护士对该患者已完成的护理评估及护理记录的基础上,引导学生分析以疼痛为主诉、住院确诊为 AD 患者的护理评估重点内容。

依据护理记录中体现的患者入院当天的主要诊疗经历,结合案例给出的患者特点,引导学生分析 AD 确诊原则及其背后的循证依据;结合护理计划和护理记录,引导学生分析其是否全面,使其掌握以疼痛为主诉的 AD 患者的护理评估重点,提升准确发现护理诊断/问题并制订个体化、全面的护理措施的能力。

主动脉夹层护理案例详细分析及步骤,如图 2-2 所示。

【关键要点】

AD 起病急骤,进展迅速,且病情凶险,病死率较高。该类患者入院 1 周内的病死率高达 90%,发病 48 h内,每小时病死率增加 1%～2%,2 周病死率可达 89%,3 个月病死率 90%,因此,AD 的早期诊断、早期治疗对患者的预后有很大影响。对于怀疑为 AD 的患者,首要处理是稳定患者的血压及心率,降低对主动脉壁的剪切力,从而阻断夹层进展的可能和防止主动脉的破裂,并选择合适的影像方法以判断 AD 是否

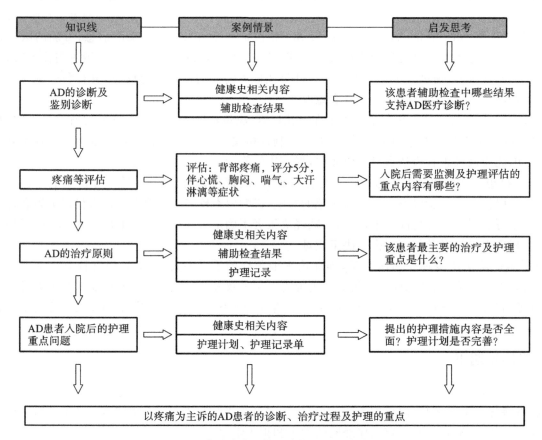

**图 2-2　主动脉夹层护理案例分析及步骤图**

存在。确诊后根据夹层的部位和并发症决定对 AD 患者进行内科治疗或外科手术。

　　对于 AD 患者,医护人员必须全面、准确、快速地对其临床资料进行有序收集,选择合适的影像方法以判断 AD 分型,及早控制患者血压及心率,让患者及其家属参与医疗决策,以便制订最佳的治疗策略和护理计划,提高患者的生存率。

【建议课堂计划】

　　整个案例的课堂时间控制在 80～90 min。

　　课前计划:提出启发思考题,请学生在课前完成阅读和初步思考,并鼓励学生查阅相关资料以助于深入分析案例。

　　课中计划:开场(2～5 min),案例概述(5 min),分析讨论互动环节(45～60 min),归纳总结(10 min),教师对相关问题进行总结和要点详解(15 min)。在分析讨论环节,逐步提出启发思考题,并根据学生回答在黑板上整理出知识脉络结构。

　　课后计划:请学生给出相似案例的报告,依据本案例学习的理论进行分析。

【建议学习资源】

　　[1]　马爱群,王建安.心血管系统疾病[M].北京:人民卫生出版社,2015.

　　[2]　臧伟进,吴立玲.心血管系统[M].北京:人民卫生出版社,2015.

(陆丽娟　程　捷)

# 第三节 冠心病 PCI 术后患者的护理实践

## 一、导入案例

第 一 幕

杨先生,男,54 岁,农民,患高血压十余年,间断服用硝苯地平缓释片,未规律监测血压。半个月前,杨先生多次在劳动时出现胸闷,同时伴出汗、乏力等症状,休息后症状缓解。他认为是自己最近过于劳累导致,只要多休息就没有问题,并未引起重视。4 h 前,杨先生与儿子发生争执时,忽然感到胸口疼痛,休息后胸痛症状未能缓解且愈痛愈烈,遂家属陪同患者到急诊科就诊。到院时测得血压为 193/111 mmHg,心率为 64 次/分,心电图检查提示"Ⅱ、Ⅲ、aVF 导联 ST 段抬高",见图 2-3。患者血清学检查发现"cTnI 294.5 ng/ mL"。

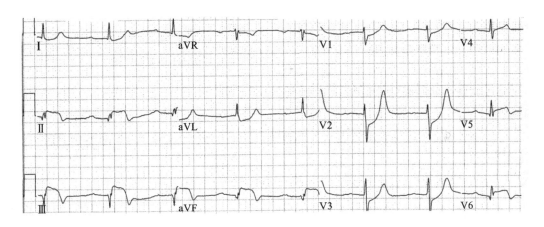

图 2-3　患者急诊心电图

医生结合心电图及血清学检查,诊断该患者为"急性下壁 ST 段抬高型心肌梗死",要求患者立即收治入院。

【护理评估】

**1.健康史** 患者因"胸痛 4 h"入院。

自发病以来,神志清楚,精神尚可,饮食正常,大、小便正常,体力下降,体重无明显变化,患者身高 170 cm,体重 85 kg,吸烟 20 余年,每天十根左右。

既往高血压十余年,间断服用硝苯地平缓释片治疗。

**2.体格检查** T 36.5 ℃,P 64 次/分,R 20 次/分,BP 193/111 mmHg。

患者神志清楚,颈软,颈静脉无充盈,皮肤巩膜无黄染,浅表淋巴结无肿大,双肺呼吸音清,未闻及明显干湿性啰音,心率为 64 次/分,心律齐,听诊各瓣膜区未闻及明显病理性杂音,腹平软,全腹无压痛及反跳痛,肝脾肋下未及,双肾区无叩击痛,双下肢无水肿,生理反射存在,病理反射未引出。

**3.辅助检查** 心电图检查,提示"Ⅱ、Ⅲ、aVF 导联 ST 段抬高",血清学检查发现"cTnI 294.5 ng/ mL"。

**4.医疗诊断及治疗原则**

(1)初步诊断:"急性下壁 ST 段抬高型心肌梗死""高血压 3 级,极高危"。

(2)治疗原则:对急性下壁 ST 段抬高型心肌梗死的患者,强调早发现、早治疗。治疗原则是尽早使心肌血液再灌注,以挽救濒死的心肌,防止梗死面积扩大和缩小心肌缺血范围,保护和维持心脏功能,防止心律失常、改善心肌代谢和综合支持治疗,防止猝死。

【主要护理诊断】

疼痛:胸痛,与心肌缺血坏死有关。依据:患者诉疼痛,数字量表评分为6分。

【护理目标】

入院后患者疼痛评分逐渐下降。

【护理计划与措施】

(1)满足患者在急性心肌梗死期间的生活护理,保持环境安静舒适、温湿度适宜,限制探视。严格限制一般的体力活动,每天休息时间要充足,增加卧床休息的时间,在他人的协助下自理日常生活活动。

(2)遵医嘱使用有效的镇痛剂,密切观察疼痛变化,疼痛时患者的神志、血压、心率等生命体征的变化。

(3)持续心电监护、低流量氧气吸入,监测生命体征的变化。

(4)鼓励患者在心功能改善后尽早活动。

【护理评价】

30 min后数字疼痛评分为2分。

【思维启发】

(1)本案例中杨先生初步诊断为急性心肌梗死,急性心肌梗死的定义、发病机制、诊断和危险因素及诱因是什么?

(2)如何初步判断心肌梗死的部位?

【问题解析】

问题1:本案例中杨先生初步诊断为急性心肌梗死,急性心肌梗死的定义、发病机制、诊断和危险因素及诱因是什么?

**1.定义**　急性心肌梗死(acute myocardial infarction,AMI)是指急性心肌缺血性坏死,为在冠状动脉病变的基础上,发生冠状动脉血流急剧减少或中断,使相应心肌严重而持久的急性缺血导致心肌细胞死亡。

**2.发病机制**　AMI多数是不稳定冠状动脉粥样硬化斑块破溃,继而引发出血或管腔内血栓形成,使管腔完全闭塞,少数情况是粥样斑块内或其下发生出血或血管持续痉挛,可以使冠状动脉完全闭塞,而侧支循环尚未充分建立,一旦血供急剧减少或中断,使心肌严重持久的急性缺血达20~30 min,即可发生AMI。

**3.诊断**

(1)AMI常见的临床表现:①先兆:发病前数天有乏力、胸部不适,活动时心悸、气急、烦躁、心绞痛等前驱症状;②疼痛:持续时间≥30 min;③心律失常:多发生在起病1~2天,24 h内最多见,各种心律失常中以室性心律失常最多,室颤是患者入院前最主要的死亡原因,下壁AMI易发生房室传导阻滞及窦性心动过缓;④低血压和休克:患者出现烦躁不安、面色苍白、皮肤湿冷、脉细而快、大汗淋漓、尿量减少、神志迟钝,甚至昏迷。

(2)心电图表现:①超急性期:发病数分钟至数小时,出现T波高耸和ST段斜型抬高,但无病理性Q波;②急性期:发病数小时至数天,出现病理性Q波,ST段弓背向上抬高,可呈单向曲线;③亚急性期:发病数周至数月,抬高的ST段基线逐渐下移,倒置的T波逐渐变浅或直立,少数人不能恢复,病理性Q波依然存在;④陈旧期:发病数月至数年,倒置的T波已恢复正常或长期存在,多遗留有病理性Q波。

(3)实验室检查:心肌坏死标志物(cTnI,cTnT或CK-MB、肌红蛋白)升降回落,见表2-2。

表 2-2 血清心肌坏死标志物

| 标记物 | 出现时间 | 高峰时间 | 持续时间 |
|---|---|---|---|
| 心肌肌钙蛋白 I(cTnI) | 2～4 h | 10～24 h | 7～10 天 |
| 心肌肌钙蛋白 T(cTnT) | 2～4 h | 24～48 h | 10～14 天 |
| 肌酸激酶同工酶(CK-MB) | 4 h | 16～24 h | 3～4 天 |
| 肌红蛋白 | 2 h(有助于早期诊断) | 12 h | 1～2 天 |

(4)AMI 鉴别诊断:①AD:向背部放射的严重撕裂样疼痛伴呼吸困难或晕厥,但无典型的 STEMI 心电图变化应警惕 AD;②急性心包炎:发热、胸膜刺激性疼痛,向肩部放射、前倾坐位时减轻,部分患者可闻及心包摩擦音,心电图表现为 PR 段压低,ST 段呈弓背向下抬高,无对应导联改变;③肺栓塞:呼吸困难、血压降低、低氧血症。

**4.危险因素和诱因**

(1)危险因素:①既往史:冠心病、高血压、糖尿病、外周动脉疾病、脑血管疾病、血脂异常;②手术史:近期有外科手术、拔牙史;③个人史:年龄、吸烟、肥胖、抑郁焦虑或情绪激动、剧烈运动;④家族史:冠心病家族史。

(2)主要诱因:①晨起交感神经活性高,机体应激反应增强,心肌收缩力、心率、血压增高,冠状动脉张力增高;②进食过量高脂肪饮食后,血脂增高,血黏度增大;③重体力活动、情绪过分激动、寒冷刺激、血压剧升或用力排便时,左心室负荷明显加重,心肌耗氧量猛增;④休克、脱水、外科手术或严重心律失常,使心排血量骤降,冠状动脉灌流量锐减。

杨先生有高血压病史十年,未规律服药和定期检查,肥胖,吸烟 20 余年、情绪激动,存在高危因素及诱因;心电图检查示 ST 段抬高;实验室检查示 cTnI 294.5 ng/mL;症状为胸口剧烈疼痛 4h 且休息后不能缓解,支持 ST 段抬高型心肌梗死的诊断。

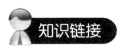

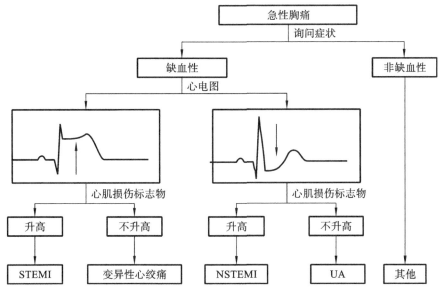

**ST 段抬高型心肌梗死的诊断流程**

注:STEMI ST 段抬高型心肌梗死;NSTEMI 非 ST 段抬高型心肌梗死;UA 不稳定型心绞痛

问题 2:如何初步判断心肌梗死的部位?

STEMI 的定位诊断和范围可根据心电图出现特征性改变的导联数来判断(表 2-3)。

**表 2-3 以心电图导联判断心肌梗死部位**

| 心电图导联 | 受累冠脉 | 心肌梗死部位 |
| --- | --- | --- |
| V1 V2 V3 | LAD | 前间壁、心尖部 |
| V3 V4 | LAD | 前壁 |
| I aVF V5 V6 | 对角支或回旋支 | 侧壁 |
| II III aVF | RCA 或 LCX | 下壁 |
| V7 V8 V9 | LCX | 后壁 |
| V3R V4R V5R | RCA 近段 | 右心室 |

本案例中,杨先生的心电图示 II、III、aVF 导联 ST 段抬高,初步判断为下壁心梗,主要病变的冠状动脉为 RCA 或 LCX,导致心肌缺血坏死,从而出现剧烈胸痛。

# 第 二 幕

鉴于杨先生目前血压水平及胸痛症状,开具医嘱"0.9%氯化钠溶液 50 mL 加硝酸甘油 5 mg 以 3 mL/h 静脉泵入;予以心电监护;鼻导管持续吸氧 3 L/min",同时紧急联系心血管内科医生,联系安排住院部床位。

立即对患者行"急诊冠脉造影+必要时经皮冠状动脉介入治疗(PCI)"。术前口服拜阿司匹灵 300 mg,波立维 300 mg,行术前准备。医生告知病情,介绍手术的过程及重要性,签署知情同意书。1 h 后,患者从心导管室返回病房,医生开具医嘱"欣维宁 5 mg 以 5 mL/h 静脉泵入"。

【护理评估】

患者主诉乏力,ADL 评分为 10 分。

【主要护理诊断】

活动无耐力:乏力,与心排血量下降有关。依据:患者诉乏力、活动后胸痛加剧,ADL 评分为 10 分。

【护理目标】

患者乏力症状逐渐缓解,出院时能够生活自理。

【护理计划与措施】

(1)嘱患者卧床休息,保持环境安静。

(2)做好基础护理,协助患者进餐、大小便等。

(3)保证充足的营养,控制食盐摄入,一般<5g/d,少量多餐,避免过饱,饮食清淡、易消化。

(4)协助医生做好冠脉造影术前准备;观察患者循环情况(末梢循环如皮肤温度、尿量等),做好术前抗凝治疗。

(5)指导患者排便,避免排便时用力,必要时使用开塞露等药物辅助排便。

(6)体位:抬高床头,协助患者半坐卧位或端坐位,注意体位更换,避免压疮发生。

【护理评价】

出院前患者活动耐力增加,恢复部分生活自理(ADL 评分 90 分),可床边活动。

【思维启发】

(1)AMI 患者应给予哪些处理措施?

(2)如何给杨先生做冠脉造影术的术前准备?

【问题解析】

问题1：AMI患者应给予哪些处理措施？

AMI患者的治疗原则：尽早恢复心肌的血流灌注，以挽救濒死心肌，防止梗死面积扩大和缩小心肌缺血范围，保护和维持心脏功能，及时处理严重心律失常，泵衰竭及各种并发症，防止猝死，注重二级预防。

**1. 一般治疗**

（1）休息：患者未行再灌注治疗前，应绝对卧床休息，保持环境安静。

（2）监测：急性期患者应安置在心血管内科重症监护病房（coronary care unit，CCU），严密监测患者生命体征，密切观察患者心律、心率、血压和心功能变化，随时采取相应治疗措施，除颤仪应处于备用状态。严重泵衰竭者应监测肺毛细血管压和静脉压。

（3）吸氧：对于有呼吸困难或血氧饱和度降低的患者，可给予吸氧治疗。

（4）建立静脉通道：保持给药途径通畅。

**2. 解除疼痛**

（1）吗啡2～4 mg静脉注射或哌替啶（杜冷丁）50～100 mg肌内注射，必要时5～10 min后重复使用，用药期间，注意防止呼吸功能抑制和血压降低等不良反应。

（2）硝酸甘油0.5 mg或硝酸异山梨酯5～10 mg舌下含服或静脉滴注，注意心率增快和血压降低。再灌注心肌疗法能有效解除疼痛。

**3. 再灌注心肌治疗** 再灌注治疗包括直接PCI和静脉溶栓。血管开通时间越早，挽救的心肌越多。积极的治疗措施是起病3～6 h（最多12 h）使闭塞的冠状动脉再通，心肌得到再灌注，濒临坏死的心肌可能得以存活或使坏死范围缩小，对梗死后心肌重塑有利，改善预后。循证医学证据均支持及时再灌注治疗的重要性。将患者从非PCI医院转运到PCI医院的时间延迟不超过120 min，理想时间是在90 min内。

（1）冠脉造影术与经皮冠状动脉介入治疗术：①冠脉造影术与经皮冠状动脉介入治疗简介：冠状动脉造影术（coronaryarterial angiography，CAG）是通过身体的大血管，如桡动脉、肱动脉、股动脉，插入一根导管，并将导管送入左右冠状动脉口，注射造影剂而在X线透视下显示冠状动脉形态特点的一种心血管造影方法。经皮冠状动脉介入治疗（PCI）是在冠状动脉造影的基础上，根据患者的冠状动脉管腔狭窄情况，选择合适扩管治疗，如球囊扩张，支架植入等。②直接PCI的适应证：经救护车收治且入院前已确诊为STEMI的患者，若120 min内能转运至胸痛中心并完成直接PCI治疗（FMC至导丝通过IRA时间＜120 min），理想时间是在90 min内，则应首选直接PCI治疗。发病12 h内的STEMI患者。院外心搏骤停复苏成功的STEMI患者。存在提示心肌梗死的进行性心肌缺血症状，但无ST段抬高，出现以下一种情况（血流动力学不稳定或心源性休克；反复或进行性胸痛，保守治疗无效；致命性心律失常或心搏骤停；机械并发症；急性心力衰竭；ST段或T波反复动态改变，尤其是间断性ST段抬高）患者。STEMI发病超过12 h，但有临床和/或心电图进行性缺血证据。伴持续性心肌缺血症状、血流动力学不稳定或致命性心律失常。胸痛自发性或含服硝酸甘油后完全缓解，抬高的ST段恢复正常，尽管无症状再发或ST段再度抬高，建议早期（＜24 h）行冠状动脉造影。③直接PCI的禁忌证：发病超过48 h，无心肌缺血表现、血流动力学和心电稳定的患者不推荐。

本案例中，杨先生发病4 h到达医院，且该医院可完成急诊PCI治疗，符合AMI直接PCI的适应证，医院对杨先生实施了急诊PCI治疗。

（2）溶栓治疗：若无条件实施介入治疗或延误再灌注时机者，无禁忌证，应立即（接诊后30 min内）予以溶栓治疗。

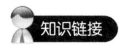 知识链接

**心肌梗死的溶栓治疗**

若无条件实施介入治疗或延误再灌注时机者，无禁忌证，应立即（接诊后30 min内）予以溶栓治疗。发病3 h内，心肌梗死溶栓治疗血流完全灌注率高，获益最大。年龄≥75岁者应首选PCI，选择溶栓治疗

时应慎重,并酌情减少溶栓药物剂量。

溶栓适应证:发病<12 h,预期不能在就诊后 120 min 内转运至可行直接 PCI 的医院并开通梗死血管,无溶栓禁忌证,应进行溶栓治疗。发病 12~24 h,仍有进行性缺血性胸痛和心电图相邻 2 个或 2 个以上导联 ST 段抬高≥0.1 mV,或血流动力学不稳定,但无直接 PCI 条件,无溶栓禁忌证,可考虑溶栓治疗。

溶栓禁忌证:出血性脑卒中病史,6 个月内发生过缺血性脑卒中或脑血管事件。近期(2~4 周)活动性内脏出血(月经除外)、外科大手术、创伤史,包括脑外伤、创伤性心肺复苏或较长时间(>10 min)的心肺复苏,在不能压迫部位的大血管穿刺。未控制的重度高血压(>180/110 mmHg)或有慢性重度高血压病史。疑有 AD、中枢神经系统损伤、颅内肿瘤或动静脉畸形。出血性疾病或有出血倾向者,严重肝肾功能损害及恶性肿瘤等。

溶栓药物的选择:常用静脉溶栓药物包括特异性纤溶酶原激活剂和非特异性溶栓药。它们能激活血栓中纤维蛋白溶酶原,使其转变为纤维蛋白溶酶而溶解冠状动脉内的血栓。

(3)紧急主动脉-冠状动脉旁路移植术:介入治疗失败或溶栓治疗无效有手术指征者,宜争取 6~8 h 实行主动脉-冠状动脉旁路移植术。

**4. 控制心律失常**

(1)发现室性期前收缩或室性心动过速,立即用利多卡因 50~100 mg 静脉滴注,每 5~10 min 重复一次,至期前收缩消失或总量达 300 mg,继续以 1~3 mg/min 的速度静脉滴注维持,如室性心律失常反复发作者可用胺碘酮。出现与 QT 间期延长有关的尖端扭转型室速时,静脉缓慢推注 1~2 g 的镁剂(>5 min)。

(2)发生心室颤动或持续多形性室性心动过速时,尽快采用电除颤或同步直流电复律;单行性室性心动过速药物疗效不满意时应及早同步直流电复律。

(3)缓慢性心律失常,可用阿托品 0.5~1 mg 肌内注射或静脉滴注。

(4)Ⅱ度或Ⅲ度房室传导阻滞,伴有血流动力学障碍者,宜用临时心脏起搏器。

(5)室上性快速心律失常药物治疗不能控制时,可考虑同步直流电复律。

**5. 抗休克治疗**

(1)AMI 时可有心源性休克,也伴有容量不足、外周血管舒缩障碍等因素存在,应在血流动力学监测下,采用升压药/血管扩张药、补充血容量和纠正酸中毒等抗休克处理。

(2)为降低心源性休克的病死率,有条件的医院考虑主动脉球囊反搏术辅助循环,然后做选择性动脉造影,立即行 PCI 或主动脉-冠状动脉旁路移植术。

**6. 治疗心力衰竭**　主要是治疗急性左心衰竭,以应用吗啡(或哌替啶)和利尿剂为主,也可选用血管扩张药减轻左心室的前、后负荷。AMI 发生后 24 h 内不宜用洋地黄制剂,有右心室梗死的患者应慎用利尿药。

问题 2:如何给杨先生做冠脉造影术的术前准备?

**1. 备皮及相关术前准备**

(1)向杨先生及其家属解释手术的目的、方法和意义,取得配合。

(2)指导杨先生完成必要的生化检验、胸部 X 线片、心电图、心脏彩超等,并查看相关检查结果。

(3)行桡动脉穿刺者需做 Allen 试验,判断能否行桡动脉穿刺及插管。

(4)术前检查双侧足背动脉搏动情况并标记。

**2. 术前训练指导**　指导杨先生床上平移,避免拖、拉、拽;训练杨先生平卧位大小便,避免尿潴留。

**3. 用药指导**　术前口服抗血小板凝集药物:如阿司匹林肠溶片 300 mg 和氯吡格雷 300 mg 或替格瑞洛 180 mg 的负荷剂量。必要时,手术前一晚可给予安眠药物,保证杨先生充足睡眠。

**4. 静脉通路的准备**　杨先生常规留置 24 G 静脉留置针。

**5. 着装**　介入术当天衣物宽松。不戴戒指、项链、手镯等贵重首饰。

**6. 随身仪器**　检查或监测设备需摘除,如 24 h 动态心电图、中心监护设备等,同时去除多余电极片,减少对术中影像质量的不良影响。

**7. 心理护理** 对杨先生的心理状态进行评估,针对不同情况给予关心安慰和解释开导。简要解释病情及治疗方案,减轻患者对疾病的恐惧和不确定感。同时可采取放松训练和音乐疗法。

# 第 三 幕

杨先生,行"急诊冠状动脉造影＋必要时 PCI"后植入支架 2 枚。手术过程:患者平卧位,常规消毒、铺巾、局麻,成功穿刺右桡动脉后植入 6F 血管鞘,送 Radial TIG 导管至左、右冠状动脉口分别造影,显示 LM 未见明显狭窄,LAD 中段狭窄 50%,LCX 未见明显狭窄,RCA 远段闭塞,退出造影导管,将 6F EBU3.5 指引导管送至右冠开口处,将 Runthough NS 和 FLOOPY 指引导丝经 RCA 闭塞病变处送至远段,用 2.0×20 mm 球囊以 12 atm 扩张后植入 2.75×29 mm、3.0×24 mm 药物支架 2 枚,再用 2.75×12 mm 后扩球囊以 14～16 atm 支架内扩张,重复造影,支架贴壁良好,未见明显残余狭窄,前向血流 TIMI3 级,术毕,退出导管、导丝,拔出血管鞘,加压包扎,送返病房。术中使用造影剂(威视派克)50 mL。经 3 天术后观察,未再次出现胸闷胸痛现象。在此期间,责任护士根据病情对患者进行心脏康复。

【主要护理诊断或者问题】

潜在并发症:心源性休克、心律失常,与心肌梗死后室壁运动异常,心功能下降有关。

【护理目标】

住院期间无心源性休克、心律失常等严重并发症发生。

【护理计划与措施】

(1)安排在重症监护病房,严密监测心电波形、有创动脉血压及其他生命体征,发现异常及时处理。

(2)遵医嘱进行心肌梗死及心力衰竭原发病的治疗。抢救药品及物品处于备用状态。

(3)严格控制输液速度及量,准确记录液体出入量。

(4)严密监测生化检验及心脏彩超等检查结果,预防电解质紊乱引起的心律失常。

【护理评价】

住院期间无心源性休克、心律失常等严重并发症发生。

【思维启发】

(1)如何落实杨先生的 PCI 术后护理?

(2)如何对患者进行 I 期心脏康复?

【问题解析】

问题 1:如何落实杨先生的 PCI 术后护理?

(1)严密监测生命体征 24 h,心电监测(电极片位置避开除颤部位)。即刻做 12 导联心电图,并与术前对比。

(2)穿刺点伤口护理。

①观察穿刺部位有无渗血、渗液及血肿情况,同时观察术肢手指灵活度,有无运动及感觉异常,关注局部及肢端皮肤色泽、温度等,判断其血运情况。

②不同穿刺方式护理重点:经桡动脉穿刺者,如使用桡动脉压迫止血器者(图 2-4),常规每 2 h 松解 1～2 mL 气体,6～8 h 放气完毕,24 h 后拆除压迫止血器。如使用局部弹力绷带加压包扎者,常规每 2 h 松解弹力绷带一次,松解三次,24 h 后可拆除弹力绷带。嘱患者适当握拳,抬高术侧肢体,不可旋转腕关节;经肱动脉穿刺者,使用局部弹力绷带加压包扎者,常规每 2 h 松解弹力绷带一次,松解 3 次,24 h 后可拆除弹力绷带。嘱患者适当握拳,抬高术侧肢体,切勿活动肘关节,不可屈肘;经股动脉穿刺者,如使用血管封合器,常规局部 1 kg 沙袋压迫 6 h,平卧 12 h 后,床上活动;如未使用血管封合器,常规局部 1 kg 沙袋压迫 8 h,平卧 24 h 后,可下床活动。患肢避免用力,不可用力排便,以防腹腔压力剧增、血压升高导致穿刺部位

出血。嘱患者平卧时,术肢进行踝泵运动,可进行轴线翻身,切勿自行抬高床头、屈膝。不管是哪种穿刺路径,若术肢出现肿胀、肢端麻木、肢端皮肤发紫,均需立即通知医生进行对症处理。

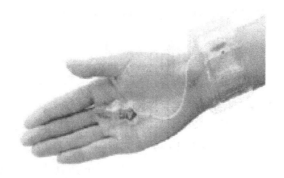

图 2-4 桡动脉压迫止血器

(3)并发症及用药的护理。

①预防术后血栓形成:术后 24 h 至 2 周为血栓高发期,应用双联抗血小板治疗药物和(或)抗血小板聚集药物替罗非班等。

②出血倾向观察:用药过程中应注意口腔、鼻腔及穿刺点有无出血、肿胀情况。

③尿潴留:诱导排尿,必要时留置导尿管。

④血管迷走神经反射:取去枕平卧位或中凹卧位,对于有呕吐的患者,头偏向一侧,及时清理口腔分泌物,避免误吸;氧气吸入,行心电监测,密切监测生命体征变化;停用扩血管药物,迅速建立有效静脉通路,给予补液扩充血容量,保持有效循环;快速用药:静脉推注 50% 葡萄糖注射液 20~40 mL,根据患者心率、血压酌情使用多巴胺和(或)阿托品静脉推注,呕吐患者可使用盐酸甲氧氯普胺注射液肌内注射;鼓励患者进食,按需松解穿刺部位压迫止血器/绷带,避免疼痛刺激;行心理护理,缓解患者紧张情绪。

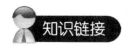 知识链接

### 迷走神经反射

迷走神经属于混合脑神经,在脑神经中是分布范围最长、最广的神经,在人体中充当着非常重要的作用,心脏介入手术并发血管迷走神经反射将会导致患者的内脏和肌肉小血管扩张,血压下降,回心血量减少,同时过度激发迷走神经/副交感神经之后,将会引发心率减缓,对患者的机体正常血压循环造成严重的影响。

引起冠状动脉造影术后发生迷走神经反射的有关因素包括以下几点。

**1.精神心理因素** 患者由于不能详细了解手术治疗的过程,导致焦虑、恐惧和精神紧张,从而引起体内释放儿茶酚胺,通过刺激 β 受体导致周围血管收缩、心肌收缩增强,刺激左室内及颈动脉的压力感受器,触发抑制反射,使迷走神经张力升高,反射性增强迷走神经活性,导致周围血管扩张和心率减慢,出现迷走神经反射。

**2.血容量不足因素** 冠状动脉造影手术中会应用大量造影剂致高渗性利尿,如果不能及时补液会使患者血容量不足,导致下丘脑视上和核室旁核神经元分泌血管升压素,使血管平滑肌收缩并对牵拉刺激敏感,易引起心血管迷走神经反射的发生。

**3.空腔脏器压力改变因素** 冠状动脉造影术后患者需要卧床休息并大量饮水排除术中应用的造影剂,但由于术前未形成床上排尿习惯,术后体位的改变使患者出现排尿困难。由于随尿量不断增加,会使膀胱过度充盈引起尿潴留。为缓解患者排尿困难,给予诱导排尿或留置导尿管。膀胱瞬间过度充盈或排尿过多时,使空腔脏器压力出现改变,刺激到膀胱压力感受器,感受器兴奋会引发心血管迷走神经反射。

**4.疼痛因素** 由于患者个人体质差异,对疼痛耐受性不同,在麻醉不足情况下会导致剧烈疼痛,部分患者疼痛的反应比较激烈。剧烈疼痛会刺激患者大脑皮质和下丘脑,使得血管的反射性扩张,从而引起血

压下降,心率减缓,最终导致迷走神经反射的发生。

⑤造影剂反应:鼓励患者术后 4 h 内强化饮水,每小时 400~500 mL,24 h 总饮水量不少于 2000 mL,确保术后 4 h 内尿量至少 1000 mL,促进造影剂的排泄,预防相关肾损伤的发生。肾功能异常患者,可术前给予 0.9%氯化钠 500 mL 缓慢静脉滴注,术后给予 0.9%氯化钠 1000 mL 缓慢静脉滴注;eGFR<60 mL/(min·1.73 m²)可行血液透析治疗,促进造影剂排出。

问题2:如何对患者进行Ⅰ期心脏康复?

在住院期间可以进行心脏康复,其内容主要包括通过五大处方(药物处方、运动处方、营养处方、心理处方、戒烟处方)的联合干预,为心血管疾病患者提供的心理、生理、社会、全面及全程的健康管理服务和关爱。

心脏康复分为三期,Ⅰ期即急性院内康复期,Ⅱ期即院外早期康复或门诊康复期,Ⅲ期即长期的社区/居家维持期。Ⅰ期院内康复期以生命安全和回归正常日常生活为目标,意义在于促进患者早日下床。

**1.运动康复** AMI 患者住院期间是接受心脏康复教育和干预的最佳时间,患者刚刚经受急性心脏事件的打击,此时对于有利疾病康复的各种方法最容易接受,此时灌输疾病的知识、心脏康复的获益及如何进行心脏康复都将对患者起到事半功倍的效果。

运动疗法是心脏康复的基石,AMI 患者住院期间通过全面综合的评估,在确保患者安全的前提下开展运动康复,可以降低长期卧床带来的不利的生理和心理影响,缩短患者的住院时间,减少住院费用,同时也帮助患者树立了运动康复的概念,以便于患者进入门诊心脏康复。所有的运动康复前均需进行评估(表 2-4),以确定 AMI 患者是否可以开始进行日常活动,并进行危险分层。

表 2-4 AMI 患者开始进行日常活动的必备条件

| 符合以下条件的 AMI 患者可以开始进行日常活动 |
| --- |
| •过去 8 h 内没有新发或复发胸痛 |
| •心肌损伤标志物水平没有进一步上升 |
| •没有心力衰竭失代偿 |
| •过去 8 h 内没有出现新心电图变化 |

评估杨先生的情况,在满足上表的所有条件,同时其生命体征符合以下标准:静息心率 50~100 次/分;静息血压 90~150/60~100 mmHg;血氧饱和度≥95%,可以从入院后 8 h 开始从卧位到坐位的体位改变;如果体位改变没有任何不适和新体征的出现,可从坐位到立位,然后才是床旁活动。如可在心电监护下一次性进行,即可直接过渡到床旁活动。但有并发症的患者,需根据实际情况,逐步进行。

杨先生的日常生活活动进展取决于患者的每日评估结果。当对先前活动的反应出现以下情况时,可考虑患者继续进行活动或活动量增加(表 2-5)。

表 2-5 AMI 患者日常生活活动加量的必备条件

| 符合以下条件的 AMI 患者可以考虑日常生活活动加量 |
| --- |
| •活动时有心率增加但需<30 次/分 |
| •活动中适当的收缩压增加(较静息状态增加 10~40 mmHg) |
| •心电图未发现新的心律失常或 ST-T 的异常改变 |
| •与以前的活动相比,没有新的心血管症状出现,如心悸、胸闷、胸痛等 |

在经过充分的评估后,杨先生住院期间的运动处方和心脏康复程序见表 2-6。

表 2-6　住院期间患者运动处方和心脏康复程序

| 康复步骤 | 运动处方 | 日常生活活动 | 健康宣教 | 注意事项 |
|---|---|---|---|---|
| 第1步 | 仰卧位,下肢交替抬高30°,5组/次;上肢抬高时深吸气,放下时缓慢呼气,5组/次 | 床上活动,自主进食,部分依赖帮助 | 介绍CCU病房,消除个人紧张心理,指导睡眠,介绍心脏康复程序 | 活动时不影响穿刺伤口及其他治疗管道的固定 |
| 第2步 | 上午床边坐椅子5~10 min,1次/天;下午床边行走5~10 min,1次/天 | 下床活动,自主如厕,少部分依赖帮助 | 介绍冠心病危险因素及其控制措施,指导戒烟,发放宣教资料 | 在监护下活动,避免由于体位改变引起直立性低血压或跌倒 |
| 第3步 | 床边行走10 min,2次/天;坐位八段锦10 min,1次/天 | 病室内活动,自主日常生活活动 | 介绍心脏解剖和功能,介绍AMI发生过程,指导饮食和日常活动 | 在监护下进行步行训练和日常生活活动 |
| 第4步 | 室内行走10 min,2次/天;坐位八段锦10 min,1次/天 | 病室内及走廊活动,自主日常生活活动 | 介绍AMI二级预防用药,安排复诊和出院随访 | 在患者耐受的情况下进行6 min步行试验 |

　　注:康复训练时检测内容:训练时或日常活动时出现胸闷或胸痛,心率比静息时增加>20次/分,呼吸>30次/分,血氧饱和度<95%,应立即停止活动,第二天活动量减半,或将活动计划推延1天。

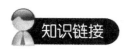知识链接

**AMI 患者病房康复运动处方的 FITT-P 要素**

频率(frequency):住院最初3天,每天2~4次活动

强度(intensity)

心率:活动中的心率较静息心率+20次/分钟,同时患者病房内活动的

心率上限<120次/分钟

主观体力感觉(RPE)评分:Borg评分<13

时间(time)

开始间歇性步行一次持续3~5 min,患者耐受后可逐渐增加运动持续的时间

每次运动中可穿插休息,运动与休息的时间分配可以是2∶1;休息的方式可以是降低康复运动的速度或是完全休息,依据患者的Borg评分,由患者自行决定

类型(type):步行;不建议进行抗阻运动

进展(progression):当连续运动持续时间达10~15 min时,在不超过推荐的RPE和HR限制下,可适当增加活动强度

　　在运动测试或运动治疗时,通过Borg评分表(表2-7)与杨先生保持沟通,杨先生可以通过此表描绘自己实时的主观上感觉的用力程度,以确认当前的强度是否适合。

表 2-7　Borg 评分表

| Borg 评分 | 自我理解的用力程度 |
|---|---|
| 6~8 | 非常非常轻 |
| 9~10 | 很轻 |
| 11~12 | 轻 |
| 13~14 | 有点用力 |
| 15~16 | 用力 |

续表

| Borg 评分 | 自我理解的用力程度 |
|---|---|
| 17～18 | 很用力 |
| 19～20 | 非常非常用力 |

每次在杨先生进行运动康复前,均需进行全面的评估,如患者的生命体征、睡眠状态、进食情况、服药情况等,才可进行康复训练,并做好相关的记录。运动康复需在工作人员、心电、血压监护下进行,对于血压稳定的患者推荐使用遥测心电监护系统,及时监测。住院期间,对杨先生进行运动负荷试验,客观评估运动能力,以指导日常生活活动或制订运动康复计划,出院前对其进行心肺运动试验或 6 min 步行试验评估。试验前患者的心电图需稳定 48～72 h,心肺运动试验不能设定目标最大心率和阻力,以症状限制为主。

**2. 药物处方** 国内外冠心病指南一致强调,改善冠心病患者预后的重要措施是充分使用二级预防药物,对于药物的管理要做到安全性、有效性、依从性。经评估,杨先生药物治疗依从性差的原因包括:主观上不重视服药,担心药物的副作用或出现药物副作用,经济上无法承受,存在焦虑或抑郁,不了解服药方法,缺乏对疾病知识的了解以及治疗有效后自行停用等。建议药物处方如下。

(1)处方:住院期间开始服用阿司匹林、氯吡格雷、他汀类、ACEI、β 受体阻滞剂等药物,嘱患者出院后坚持使用,定期门诊随访,根据医生建议调整处方。

(2)教育:帮助杨先生正确理解药物的作用和不良反应,如嘱杨先生服用他汀类药物 1～2 个月需复查肝功能、肌酶和血脂,如正常,以后可每半年复查一次,并向杨先生介绍 LDL-C 应达到的目标值,强调长期坚持服用他汀类药物在二级预防中的重要性;强调双联抗血小板药物联合应用 1 年对避免支架内血栓发生的重要性,1 年后仍应终身坚持服用一种抗血小板药物,以避免再发心血管事件,并观察胃肠道反应;ACEI 是心肌梗死后二级预防的重要药物,考虑服用 ACEI 可能出现刺激新干咳,告知出现这种不良反应时的处理措施,并随访监测,指导晨起后自测脉搏,如静息时脉搏为 55～60 次/分,提示服用 β 受体阻滞剂的剂量达到了治疗效果,不要减量,应坚持服用。

(3)随访:嘱杨先生出院后第 1、3、6、12 个月进行门诊随诊,以动态了解治疗效果,评估血脂、血压、血糖是否达标,指导并教育规范用药。

**3. 营养处方** 膳食营养是影响心血管疾病的主要环境因素之一。总能量、饱和脂肪和胆固醇摄入过多、蔬菜水果摄入不足等不平衡膳食会增加心血管疾病发生的风险。杨先生住院期间进行了营养筛查及人体成分分析测量,检测结果提示杨先生存在营养过剩的情况。

膳食处方制订步骤如下。

(1)评估:包括营养问题和诊断,即通过膳食回顾法或食物频率问卷,了解、评估每天摄入的总能量、膳食所含的脂肪、饱和脂肪、钠盐和其他营养素摄入水平;饮食习惯和行为方式;身体活动水平和运动功能状态;以及体格测量和适当的生化指标。

(2)制订个体化膳食营养处方:低盐低脂饮食是杨先生膳食的基本原则,根据评估结果,针对膳食和行为习惯存在的问题,制订个体化膳食营养处方。

热量计算公式:标准体重(kg)=身高(cm)-105

$$总热量/天=标准体重×25 千卡$$

食物占比分配:蛋白质 20%,脂肪 30%,糖 50%

杨先生需摄入能量约 1625 千卡,其中蛋白质 325 千卡,脂肪 488 千卡,糖 813 千卡。

(3)膳食指导:根据营养处方和个人饮食习惯,利用常见食物热量交换份法,选择健康膳食,制订食谱,纠正不良饮食行为。

(4)营养教育:引导杨先生及其家庭成员了解常见食物中盐、脂类和水分的含量,各类食物营养价值,常见食物热量交换份法,食品营养标签及《中国居民膳食指南》等,以关注自己的膳食计划并完成目标。

(5)注意事项:将行为改变模式与贯彻既定膳食方案结合起来。膳食指导和生活方式调整应根据个体的实际情况考虑可行性,针对不同危险因素进行排序,循序渐进,逐步改善。

**4.心理处方** 杨先生住院期间有轻度的焦虑,其主要原因是杨先生入住 CCU 病房期间家属无法陪同,同时杨先生对疾病相关知识缺乏足够了解,对于疾病的预后过于担忧,针对杨先生,建议采用以下流程。

(1)进行 GAD-7 自评量表筛查。

(2)行为干预:加强杨先生对疾病的认知,详细向杨先生解释 AMI 相关知识及后续治疗方法,减轻其焦虑状态。在 CCU 住院期间可通过鼓励杨先生听舒缓的音乐、进行适量的肢体功能锻炼,定期与家属视频通话等方式以缓解杨先生的紧张焦虑情绪。

(3)药物治疗:氟哌噻吨美利曲辛 10.5 mg/d,服药期间注意观察药物疗效。

(4)药物治疗过程中可以重复量表评分,根据量表分值变化观察药物治疗是否有效、是否需加药或换药,必要时请心理专业医师进行会诊。

**5.戒烟处方** 戒烟可降低心血管疾病发病和死亡风险。戒烟的长期获益至少等同于目前常用的冠心病二级预防药物,如阿司匹林和他汀类药物。戒烟也是挽救生命最经济有效的干预手段。作为冠心病一级预防和二级预防的重要措施之一,推荐戒烟处方如下。

(1)第一步(询问):询问杨先生烟草使用情况及被动吸烟情况,应询问吸烟年限、吸烟量和戒烟的意愿,使用《尼古丁依赖量评分表》评估烟草依赖程度,综合评分后杨先生为"尼古丁重度依赖",见表 2-8。

表 2-8  尼古丁依赖量评分表

| 评估内容 | 0 分 | 1 分 | 2 分 | 3 分 |
|---|---|---|---|---|
| 晨起后多长时间吸第一支烟 | >60 min | 31~60 min | 6~30 min | ≤5 min |
| 在禁烟场所是否很难控制吸烟需求 | 否 | 是 | | |
| 哪一支烟最不愿放弃 | 其他时间 | 晨起第一支 | | |
| 每天吸多少支 | ≤10 支 | 11~20 支 | 21~30 支 | >30 支 |
| 晨起第一个小时是否比其他时间吸烟多 | 否 | 是 | | |
| 卧病在床时仍吸烟吗 | 否 | 是 | | |

注:分值范围 0~10 分。0~3 分为轻度依赖;4~6 分为中度依赖;≥7 分为重度依赖。

(2)第二步(建议):使用清晰强烈的个性化语言,积极劝说杨先生戒烟。

(3)第三步(评估):评估尝试戒烟的意愿,评估烟草依赖程度。戒烟动机和决心大小对戒烟成败至关重要,只有在吸烟者确实想戒烟的前提下才能够成功戒烟。

(4)第四步(计划及实施):杨先生戒烟意愿强烈,帮助杨先生制订戒烟计划,处理出现的戒断症状,指导使用戒烟药物,监测戒烟药物治疗效果和不良反应,提供给杨先生戒烟药物资料和戒烟自助资料等,并安排随访。

# 第 四 幕

杨先生情况良好,医生开具出院医嘱:①低盐低脂饮食。②遵医嘱规律用药。a.抗血小板治疗:拜阿司匹林肠溶片 100 mg 每片,每天一次,每次一片;硫酸氯吡格雷 75 mg 每片,每天一次,每次一片;b.调脂治疗:阿伐他汀片 20 mg 每片,每晚一次,每次一片,睡前服用。c.定期监测心率、血压,定期进行心电图、心脏彩超、血常规,肝肾功能电解质检查等。吴护士根据医生的出院医嘱向杨先生介绍口服药的用法,叮嘱杨先生一定注意生活要有规律,低盐低脂清淡饮食。

【护理评估】

通过询问杨先生及其家属,发现不了解疾病相关的注意事项。

【主要护理诊断或者问题】

知识缺乏：与杨先生对疾病不了解有关，缺乏获得疾病知识途径有关。

【护理目标】

出院时杨先生能说出疾病的主要症状、自己获得的治疗方案及出院后注意事项。

【护理计划与措施】

(1)疾病稳定时给杨先生提供疾病知识宣传手册。

(2)给杨先生列出出院注意事项清单并逐条讲解，确保杨先生理解。

(3)健康宣教，向杨先生解释疾病产生的原因及治疗的方式、方法与意义。

【护理评价】

出院时，杨先生能说出疾病的主要症状、自己获得的治疗方案及出院后注意事项。

【思维启发】

(1)如何对杨先生进行出院指导？

(2)如何对 AMI 患者进行Ⅱ期、Ⅲ期心脏康复？

【问题解析】

问题1：如何对杨先生进行出院指导？

(1)指导杨先生坚持遵医嘱服药，自我监测药物作用、副作用。嘱杨先生不要随意增减或撤换药物，以免因不恰当的停药而诱发心力衰竭。随身常备保健药盒，预防复发。植入支架后前半年，是最容易发生支架内再狭窄的时间段。杨先生出院后须终身服用阿司匹林及他汀类药物，抗凝药服用期间需注意观察药物副作用表现，如皮肤或者胃肠道出血、疲乏无力、血压过低等症状，一旦发生副反应及时就医。

(2)指导杨先生当病情突然变化时采取简易的应急措施。若出现胸痛不适时，立即平卧休息并舌下含化硝酸甘油 0.5 mg(观察时间为 5 min)。如胸痛症状未缓解立即与当地急救中心联系，如症状缓解应在家属陪同下尽早就医。出现意识丧失、心搏骤停时应就地平卧，头偏向一侧，保持呼吸道通畅，立即行心肺复苏，并拨打 120 急救电话等待救援。

(3)饮食控制与良好的生活习惯。饮食宜低热量、低脂肪、高纤维素，防止便秘，戒烟酒，控制体重，通过饮食控制调节血糖、血压、血脂水平，预防和减缓冠状动脉或术后再堵塞。

对于冠心病伴随有高血压的杨先生，要求每天食盐摄入总量控制在 2 g 以内，既可以防控高血压又可以降低血容量，为心脏减负；脂肪摄入量每天限制在 30～50 g，患有冠心病、高脂血症的杨先生每天胆固醇的摄入量应低于 200 mg。

(4)定期复查。嘱杨先生第 1、3、6、12 个月定期门诊复查。常规检查血压、血糖、血脂、血液黏稠度等。如果这四项指标不能保持在较好水平，杨先生在半年左右就会面临复发危险。原有高血压、糖尿病和脑血管病的杨先生，更要重视原发病的治疗和定期检查。出现胸闷气促、夜间阵发性呼吸困难等情况及时来院就诊。

(5)适当运动。建议杨先生循序渐进，以自己能够耐受为准，以免诱发心力衰竭。适当运动有利于提高心脏储备力，提高活动耐力，改善心理状态和生活质量。

问题2：如何对 AMI 患者进行Ⅱ期、Ⅲ期心脏康复？

**1.Ⅱ期心脏康复(院外早期康复或门诊康复期)**

(1)开展时间：一般在出院后 1～6 个月进行。

(2)Ⅱ期心脏康复主要内容。

①药物指导：教育、监督、鼓励杨先生坚持用药，指导杨先生按时、规则、正确适量服药。并进行疾病、药物相关知识教育。及时发现杨先生的心理、生理和经济问题，适当调整方案，提高用药的依从性。

②膳食指导：AMI 的膳食指导应随病情轻重及病期早晚而改变。了解杨先生的用药情况，包括利尿剂、降压药、肝肾功能、电解质水平，同时兼顾杨先生个人的饮食习惯。根据病情及杨先生的接受程度，制订营养治疗方案，并通过随访适时修订。

③戒烟指导：戒烟是可降低心血管疾病发病和死亡风险最经济有效的干预手段。Ⅱ期心脏康复中的重点放在帮助制订戒烟计划，处理出现的戒断症状，指导使用戒烟药物，监测戒烟药物治疗效果和不良反应，提供戒烟药物资料和戒烟自助资料等，协助杨先生科学戒烟，定期随访。

④心理支持：杨先生存在的精神心理问题通常是亚临床或轻中度焦虑抑郁，没有达到精神疾病的诊断标准。关注杨先生心理状态，进行心理评估，给予精神心理管理和睡眠管理。帮助杨先生克服焦虑、抑郁情绪，提高自信心。指导杨先生逐步恢复日常生活活动及工作。

⑤运动指导：制订详细、清晰的心脏运动康复计划。第一步：热身运动。多采用低水平的有氧运动，持续 5～10 min，目的是放松和伸展肌肉、提高关节活动度和心血管的适应性，预防运动诱发的不良心血管事件及运动性损伤。第二步：运动训练。有氧训练是基础，抗阻训练、柔韧性训练等是补充。有氧训练：根据患者心肺运动能力评估结果，制订和执行相应的有氧运动处方。运动强度可结合患者的自感劳累分级：多采用 Borg 评分（6～20 分），通常建议杨先生评分为 12～16 分时适当运动。对于 AMI 患者Ⅱ期康复建议 12～14 分，不建议超过 14 分。抗阻训练：按运动处方的要求每次训练 8～10 组肌群，躯体上部和下部肌群可交替训练，应注意训练前必须有 5～10 min 的有氧运动热身或单纯的抗阻训练热身运动，切忌运动过程中用力呼气，放松时吸气，不要憋气，避免 Valsalva 动作。柔韧性训练：以肩部、腰部和腿部为主，以缓慢、可控制的方式进行，逐渐加大活动范围。方法为每部位拉伸时间 6～15 s，逐渐增至 30～90 s，其间正常呼吸。强度为有牵拉感觉同时不感觉疼痛，每个动作重复 3～5 次，总时间 10 min 左右，3～5 次/周，可适当融入部分协调及平衡训练动作。第三步：放松运动，时间 5～10 min。每周 3～5 次运动，其中无氧阈强度是推荐运动强度。至少每次持续 30～90 min，共 3 个月左右，推荐运动康复次数为 36 次，不低于 25 次。因目前我国冠心病患者住院时间控制在平均 7 天左右，因此Ⅰ期康复时间有限，Ⅱ期康复为冠心病康复的核心阶段，既是Ⅰ期康复的延续也是Ⅲ期康复的基础。

**2. Ⅲ期心脏康复（院外长期康复，也称社区或家庭康复期）** 专为心血管事件 1 年后的院外患者提供预防和康复服务，是Ⅱ期康复的延续，此期的关键是维持已形成的健康生活方式和运动习惯，运动的指导因人而异，具体运动处方需在复查运动试验的基础上调整运动强度。低危患者的运动康复无须医学监护，高危患者及部分中危患者应转上级医院继续康复，纠正危险因素和心理社会支持仍需继续。

## 二、思维拓展

AMI 具有复发率高、再入院率高等问题。对 AMI 发病 24 h 内患者的研究显示，30 天内再入院率为 6.3%，近 50% 发生于出院后 5 天内。其中 77.7% 因为心血管事件再入院，包括心绞痛（31.2%）、心力衰竭（16.7%）和 AMI（13.0%）等。China PEACE 前瞻性队列研究显示，2.5% 的 AMI 患者在出院后 1 年内心肌梗死复发，其中出院后 1 个月内复发率为 35.7%。AMI 患者的 1 年病死率为 28%，而复发心肌梗死患者的病死率高达 32.1%。除高龄、肾功能不全等因素外，未规范用药者心肌梗死复发风险明显增加。AMI 发病率与不良生活方式密切相关，研究发现在可纠正的心血管危险因素中，吸烟（54.4%）、超重/肥胖（53.9%）和高血压（51.2%）位居前 3。76.2% 的患者经常进食肥腻饮食，79.6% 的患者缺乏运动。对于该类患者不良生活方式的管理尤为重要。关注 AMI 患者的二级预防，可以提升其对疾病的认知水平和疾病治疗依从性，同时还激励患者改正不良生活习惯，有利于患者身体康复和提高患者的生活质量。

目前 AMI 研究热点主要集中在早期康复护理、活动指导、运动康复、心理护理等方向。未来研究者应加强患者的个性化管理，如对营养不良患者加强营养管理，研究发现营养状况评估有助于对 AMI 死亡风险进行分层。在接受 PCI 的 AMI 患者中，营养不良为 PCI 后 1 个月，PCI 后 1 个月以上以及整个随访期间的全因死亡提供了独立的危险因素。此外，还需重视对该类患者的延续性护理指导及心理社会支持，帮助其重返社会实现其社会属性。

慢性病的管理是一个长期持续，充满挑战的过程。理论的合理运用可有效指导临床实践，为干预方案的制订、效果评价等提供指引,进而优化患者结局。下面将以基于 BCW 理论的健康教育方案进行示例。

**1. BCW 理论简介** 行为改变轮(Behavior Change Wheel,BCW)理论是 2011 年由 Michie 等首先提出,该理论是在全面系统综合相关行为改变的理论框架发展而来,旨在帮助干预方案设计者从行为入手分析问题,从能力、机会及动机三个方面综合干预,系统选择最佳干预功能,最大限度地根据个体对行为改变的理解和可用资源来设计干预方案。该模型可适用于各种类型的行为改变,共分三个层次,由内到外依次是:内层又称能力、机会、动机-行为模型(capacity,opportunity,motivation-behavior model,COM-B),是 BCW 理论的核心部分,旨在帮助识别干预目标行为来源,其包括能力、机会、动机三方面,该模型认为个体或群体行为的改变是三者共同作用的结果。中间层为九大干预功能,帮助方案设计者处理潜在行为障碍;最外层为七大政策类别,用以辅助干预功能的实施。

**2. 基于 BCW 的 AMI 患者健康教育基本方案**

(1)形成动机(M),树立目标。

①功能:教育、说服、激励。

②目的:纠正患者不正确自我管理行为及错误认知,帮助患者树立积极的自我管理信念。

③内容:对 AMI 患者进行疾病基本知识及心血管疾病相关危险因素的指导,讲解疾病的症状、临床表现、并发症知识及 AMI 相关危险因素。干预目标为患者可阐述 AMI 主要临床表现及常见危险因素,以达到加强患者自我管理意识,提高患者自我管理水平的目的。

(2)形成能力(C),强化动机(M)。

①功能:教育、培训、实现。

②目的:提高患者对自身疾病的认识,提高患者自我管理意识,比如降低运动相关恐惧心理,鼓励患者自我督促。

③内容:对疾病相关知识及运动康复知识进行指导,内容包括:饮食指导、运动指导、心理指导、药物指导、AMI 相关危险因素指导等。

(3)提供机会(O),持续强化能力与动机(C+M)。

①功能:环境、重建、实现。

②目的:提供护患交流平台,促进患者间交流;开展家庭监督,提高患者社会支持。

③内容:告知患者复查时间,填写在教育手册中;提供合适的网络资源以便患者通过网络搜索更多康复咨询。定期为患者推送微信信息,并在下一次推送信息前针对上次资讯情况进行回访,要求患者回答消息的浏览情况。根据每位患者出院时的医嘱进行个性化指导,指导可以微信语音或电话随访形式进行。

BCW 理论模型在国内外已经得到广泛的应用,该理论已被用于诸多慢性病患者的管理,如糖尿病、高血压、冠心病、血液透析患者、癌症患者等,均取得了较好的效果。BCW 理论模型的应用范围涉及疾病管理、医疗护理、社区健康促进等领域中,主要用于指导干预方案及具体干预内容的制订,从而促进个体健康行为的形成。BCW 理论的应用是在不断延展的,其应用领域也在不断扩展,未来研究者可进一步探讨其他疾病或领域的应用效果。

### 三、案例说明书

【教学目标及用途】

本案例以一名诊断为 AMI 的男性为背景,介绍了其首发胸痛到行冠状动脉造影术+PCI,进行心脏康复,最后顺利出院并开展延续护理的整个过程,启发学生思考,引导学生掌握 AMI 的诊断、治疗、术前准备及术后护理、心脏康复,以及慢性病患者的延续护理,通过对临床实例进行详细的描述,能引导学生以参与者的身份去探究问题、分析问题、解决问题,进而实现学生与教师的双向互动,更有助于护理研究生适应今后的临床工作。

经过本案例学习,希望学生达到以下目标。

(1)掌握 AMI 的概念、诊断与临床表现。

(2)复习心脏的解剖结构,掌握冠状动脉狭窄的分级。

（3）掌握正常心电图、AMI 心电图的特点。

（4）掌握 AMI 患者冠状动脉造影术前准备。

（5）掌握 AMI 患者冠状动脉造影术后护理。

（6）掌握冠心病的心脏康复基本原则及内容。

（7）了解 AMI 患者的延续护理内容。

【分析思路】

本案例以一名高血压男性患者突发胸痛为背景，通过分析病史、临床症状、体征、结合病例所提供的辅助检查结果，做出急性下壁 ST 段抬高型心肌梗死，高血压三级的医疗诊断。

从该患者的护理评估入手，首先引导学生以胸痛为主诉，查找胸痛持续不能缓解的原因，从而掌握 AMI 相关知识。接着结合案例引导学生了解急诊冠脉造影＋经皮冠状动脉介入治疗的手术过程，掌握 PCI 围术期护理、术后潜在并发症的观察及术后 I 期心脏康复的内容。最后以患者及其家属对该疾病的知识缺乏为切入点，启发学生思考 AMI 患者的出院指导及出院后 II 期、III 期心脏康复的内容，使其掌握以胸痛为主诉、以心电图 ST 段抬高、血清 cTnI 升高为主的急性下壁 ST 段抬高型心肌梗死的相关理论知识，以提升学生准确发现护理问题并制订个性化、全面护理措施及护理评价的能力。急性下壁 ST 段抬高性心肌梗死护理案例分析及步骤如图 2-5 所示。

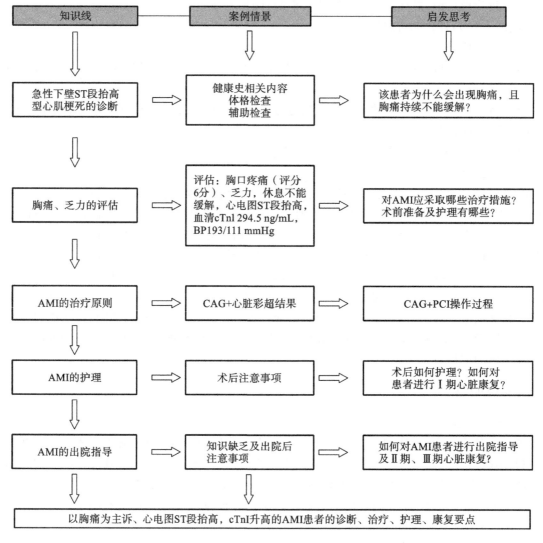

图 2-5　急性下壁 ST 段抬高性心肌梗死护理案例分析及步骤图

【关键要点】

AMI 起病迅速、进展快、病死率高,以心力衰竭、心律失常、休克为主要临床表现,随着人们生活压力的不断增加,AMI 的发病率逐年上升,严重影响患者的身心健康。有研究指出,超过 50% 的 AMI 患者会出现不同程度的心律失常,诱发电风暴,从而增加心脏性猝死的风险。伴随着我国人口老龄化的发展,目前 AMI 的发病率呈现逐年上升的趋势。我国每年新增 AMI 患者的人数可达 50 万人,是一种严重的公共卫生问题。因此,对于 AMI 患者,强调早发现、早入院治疗,加强入院前就地处理,并尽量缩短患者就诊、检查、处置、转运等延误时间。治疗原则是尽早使心肌血液再灌注(到达医院后 30 min 内开始溶栓或 90 min 内完成球囊扩张),以挽救濒死的心肌,防止梗死面积扩大和缩小心肌缺血范围,保护和维持心脏功能,及时处理严重心律失常、泵衰竭和各种并发症,防止猝死,注重二级防护。

AMI 是心血管系统常见急症,医护应相互合作,快速对患者病情全面掌握,护士应该在最短时间内协助医生描记心电图,进行心电、血压监测,给氧,建立静脉通路,抽血送检等。在此基础上,分步进行护理评估,快速反应,为抢救患者争取时间。

【建议课堂计划】

整个案例课堂时间控制在 80～90 min。

课前计划:提出启发思考题,请学生在课前完成阅读和初步思考,并鼓励学生查阅相关资料以助于深入分析案例。

课中计划:开场及案例概述(2～5 min),场景展示及分析讨论环节(45～60 min),归纳总结(10 min),教师对相关问题进行总结和要点详解(15 min)。在分析讨论环节,逐步提出启发思考题,并根据学生回答在黑板上整理出知识脉络结构。

课后计划:请学生给出相似案例的报告,依据本案例学习的理论进行分析。

【建议学习资源】

[1] 马爱群,王建安. 心血管系统疾病[M]. 北京:人民卫生出版社,2015.
[2] 臧伟进,吴立玲. 心血管系统[M]. 北京:人民卫生出版社,2015.

(王昭昭)

# 第四节 永久起搏器植入术后患者的护理实践

## 一、导入案例

### 第 一 幕

患者,张女士,26 岁,因"间歇性晕厥 2 次"由家属陪同入院。病史:患者否认心肌病家族史,体力活动不受限制,无发作性胸痛,近期未服用减慢心率的药物。2 次晕厥与运动、进餐、环境无直接关联。自幼有心动过缓,既往无晕厥、胸闷、胸痛病史。

【护理评估】

**1. 健康史** 患者自发病以来,神志清楚,精神尚可,饮食正常,大便黄软,小便正常,体力下降,体重无明显变化。无胸闷、胸痛症状,无高血压、糖尿病及其他慢性病。有稳定收入来源、职工医保,生活作息时间规律,不吸烟饮酒。体质指数 21 kg/m²。Morse 跌倒评分 45 分,Bathel 自理能力评分 100 分。

**2. 体格检查** T 36.5 ℃,P 42 次/分,R 20 次/分,BP 98/62 mmHg。

患者神志清楚,颈软,颈静脉无充盈,皮肤巩膜无黄染,浅表淋巴结无肿大,双肺呼吸音清,未闻及明显干湿性啰音,心率为42次/分,听诊各瓣膜区未闻及明显病理性杂音,叩诊心界无扩大;双下肢无水肿。

**3. 辅助检查** 查心电图(图2-6)示:窦性P-P间距相等,频率89次/分,P波与QRS波群无关,R-R间距相等频率42次/分,心房率＞心室率;QRS波群时限为0.13 s,心肌坏死标志物无异常。

心电图诊断:①窦性心律;②Ⅲ度房室传导阻滞;③室性逸搏心律。

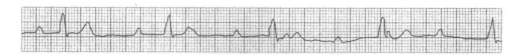

**图2-6　Ⅲ度房室传导阻滞心电图**

**4. 医疗诊断及治疗原则** 医疗诊断:Ⅲ度房室传导阻滞。治疗原则:永久起搏器植入。

**【主要护理诊断】**

潜在并发症:有心排血量减少、心脏组织灌注不足的风险;有脑组织灌注无效的风险;有外周组织灌注无效的风险;有受伤、跌倒的风险;有猝死的风险。

**【护理目标】**

无并发症的发生或者发生并发症能及时发现并处理。

**【护理计划与措施】**

**1. 环境** 保持环境安静舒适、空气洁净,温湿度适宜。

**2. 休息与活动** 卧床休息,避免劳累。

**3. 饮食** 给予低盐、低脂肪、易消化饮食,晕厥发作时不可进食水。

**4. 病情观察** 持续心电监测,密切关注血压、心律、心率的变化;心搏骤停者按心肺复苏抢救。

**5. 药物治疗** 抗心律失常药物的使用必须在严密心电监测下使用,根据心率(律)调整速度。

**6. 健康指导** 向患者讲解Ⅲ度房室传导阻滞的相关知识,治疗方法,增强患者战胜疾病信心;耐心倾听,及时疏导;教会患者自测脉搏,有头晕症状勿下床,及时寻求医护人员帮助。

**【护理评价】**

无潜在并发症的发生。

**【思维启发】**

(1)晕厥的定义、病因、鉴别诊断及发生晕厥常见的原因有哪些?

(2)房室传导阻滞的分类有哪些? 张女士的Ⅲ度房室传导阻滞该如何处理?

**【问题解析】**

问题1:晕厥的定义、病因、鉴别诊断及发生晕厥常见的原因有哪些?

**1. 定义** 晕厥是指一过性广泛脑供血不足所致短暂的意识丧失状态。发作时患者因肌张力消失不能保持正常姿势而倒地,一般为突然发作,迅速恢复,很少有后遗症。

**2. 病因** 大致分为四类。

(1)血管舒缩障碍:见于单纯性晕厥、直立性低血压、颈动脉窦综合征等。

(2)心源性晕厥:见于严重心律失常、心脏排血受阻、心肌缺血及心力衰竭等。

(3)脑源性晕厥:见于脑动脉粥样硬化、短暂脑缺血发作、偏头痛、无脉症等。

(4)血液成分异常:见于低血糖、通气过度综合征、重症贫血、高原晕厥等。

**3. 鉴别诊断** 应关注其为心源性晕厥还是非心源性晕厥,首先应确定患者是否有短暂意识丧失,从而进行危险分层及诊疗,意识丧失诊断流程图见图2-7。同时鉴别患者是否为心源性晕厥,临床特征见表2-9,鉴别诊断如表2-10。

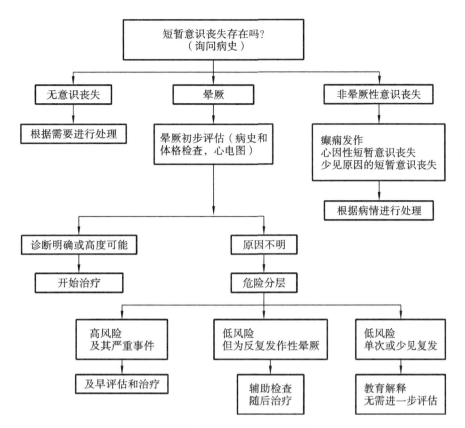

图 2-7  意识丧失诊断流程图

表 2-9  心源性与非心源性晕厥的临床特征

| 临床特征 | 心源性晕厥 | 非心源性晕厥 |
| --- | --- | --- |
| 年龄 | 年龄大(＞60 岁) | 年轻 |
| 性别 | 男性多见 | 女性多见 |
| 心脏病病史 | 有 | 无 |
| 诱因 | 身体或精神压力增加 | 有特定诱因,如脱水、疼痛、痛苦刺激、医疗操作等 |
| 前驱症状 | 前驱症状短暂(如心悸)或无前驱症状 | 常有前驱症状,如恶心、呕吐、发热感等 |
| 与运动的关系 | 运动中发生 | 运动后发生 |
| 与体位的关系 | 无关,卧位可发生 | 仅发生在站立位;或从卧位、坐位到站立位的体位改变时发生 |
| 频率 | 发作次数少(1 或 2 次) | 发作频繁,有长期晕厥发作的病史且临床特征相似 |
| 情景因素 | 无 | 咳嗽、大笑、排尿、排便、吞咽时发生 |
| 遗传性疾病或早发(＜50 岁)心脏性猝死家族史 | 有 | 无 |
| 心脏体格检查 | 异常 | 正常 |

表 2-10  晕厥的鉴别诊断

| 相关疾病 | 不符合晕厥的临床特征 |
| --- | --- |
| 癫痫 | 与癫痫发作的鉴别 |
| PPS 或假性昏迷 | 每次发作持续时间数分钟至数小时,发作频率高,一天数次 |

| 相关疾病 | 不符合晕厥的临床特征 |
| --- | --- |
| 不伴 TLOC 的跌倒发作 | 无反应丧失或记忆丧失 |
| 猝倒症 | 跌倒发作伴迟缓性麻痹,对刺激无反应,但无记忆丧失 |
| 颅内或蛛网膜下腔出血 | 意识不是立即丧失,而是逐渐丧失,伴严重头痛和其他症状 |
| 后循环 TIA | 局灶性症状和体征;多无意识丧失,如有则持续时间长 |
| 前循环 TIA | 明显的局灶性神经症状和体征,无意识丧失 |
| 锁骨下动脉盗血综合征 | 局灶性神经系统症状与体征 |
| 代谢性疾病包括低血糖、缺氧、伴有低碳酸血症的过度通气,中毒 | 意识受影响的持续时间长,但多数不丧失 |
| 心搏骤停 | 意识丧失不能自行恢复 |
| 昏迷 | 意识丧失持续时间长 |

注:PPS(psychogenic pseudosyncope)表示心因性假性晕厥;TLOC(transient loss of consciousness)表示短暂性意识丧失;TIA(transient ischemic attack)表示短暂性脑缺血发作。

**4.治疗** 根据危险分层和发病机制制订治疗方案。一般原则:决定疗效的主要因素是晕厥的发生机制;确定疗效的标准是观察治疗后症状是否复发;起搏治疗可有效改善缓慢心律失常相关症状,适用于治疗房室传导阻滞相关的晕厥,可有效预防Ⅱ度Ⅱ型或Ⅲ度房室传导阻滞患者出现晕厥。

张女士的心电图表现为Ⅲ度房室传导阻滞,为心源性晕厥,当出现房室阻滞时,心房到心室的传导突然中断,导致心脏射血突然中断,心排血量不足,全身多脏器供血不足,特别是致脑灌注不足,从而引起晕厥。

问题 2:房室传导阻滞的分类有哪些? 张女士的Ⅲ度房室传导阻滞该如何处理?

房室传导阻滞是指窦房结发出冲动,在从心房传到心室的过程中,由于生理性或病理性的原因,在房室连接区受到部分或完全,暂时或永久性的阻滞。生理性原因如部分健康的成人、儿童及运动员可发生Ⅰ度或Ⅱ度Ⅰ型房室阻滞,可能与静息时迷走神经张力增高有关。导致房室阻滞的病理性原因有器质性心脏病、药物中毒(如洋地黄)、各种心脏介入或术后、其他如迷走神经张力升高、甲状腺功能黏液性水肿等。根据阻滞程度不同,可分为 3 度。

**1.Ⅰ度房室传导阻滞** 通常没有任何临床症状,P-R 间期延长≥0.20 s,每个 P 波都能下传心室,引起 QRS-T 波群(图 2-8)。

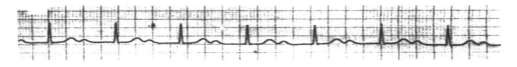

图 2-8 Ⅰ度房室传导阻滞,P-R>0.20 s

**2.Ⅱ度房室传导阻滞** 患者有时感到心悸、胸闷,部分患者感到头晕、乏力、疲劳,甚至昏厥等。

(1)Ⅱ度Ⅰ型房室传导阻滞:P-R 间期逐渐延长,直至 QRS 波群脱落(心室漏搏),包含受阻 P 波在内的 RR 间期小于正常 PP 间期的两倍,脱落前的 R-R 间期逐渐缩短(图 2-9)。

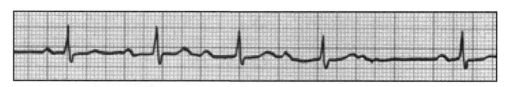

图 2-9 Ⅱ度Ⅰ型房室传导阻滞,P-R 逐渐延长,QRS 波有脱落

(2)Ⅱ度Ⅱ型房室传导阻滞:部分心房波因阻滞未下传心室。在窦性心律、房性心律及交界性心律时,

有部分 P(P′、P)波发生于心动周期的反应期,应该下传心室而不能下传者,为Ⅱ度房室阻滞的特征,下传 P-R 间期固定(图 2-10)。

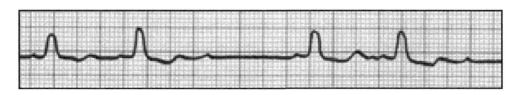

**图 2-10 Ⅱ度Ⅱ型房室传导阻滞,P-R 恒定,QRS 波有脱落**

(3)Ⅲ度房室传导阻滞:可无症状或自觉心跳缓慢。自感头晕、心悸、乏力,甚至发生晕厥。P 波与 QRS 波群无关,无固定的 P-R 间期。房率>室率;房、室律均齐。心室起搏点如位于希氏束,心室率常为 40～60 次/分;如位于室内传导系统远端,心室率常低于 40 次/分(图 2-11)。

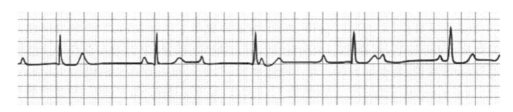

**图 2-11 Ⅲ度房室传导阻滞,房室分离、P 波与 QRS 波毫无关系**

Ⅲ度房室传导阻滞的处理对策:Ⅲ度(完全性)房室传导阻滞患者的初始治疗取决于是否存在与室性逸搏心律相关的症状和体征及其严重程度。完全性传导阻滞治疗流程图见图 2-12。

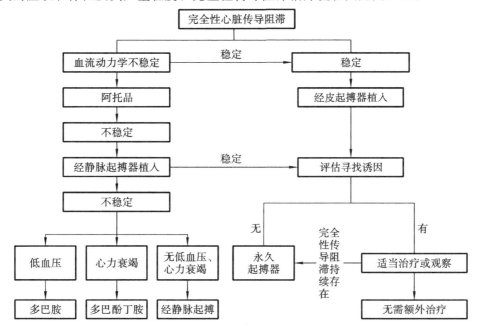

**图 2-12 完全性传导阻滞治疗流程图**

病情稳定的患者需要立即进行药物治疗,大多患者还应接受临时心脏起搏治疗,以增加心率及心排血量。心脏起搏器是一种电子仪器,它通过发放一定形式脉冲刺激心脏,使之激动和收缩,即模拟正常的心脏的冲动和传导,以治疗有某些心律失常所致的心脏功能障碍。该患者植入永久起搏器,通过起搏器发放脉冲信号,刺激心脏收缩和舒张,提高患者心排血量,增加组织器官供血,避免患者再次因为脑供血不足而发生晕厥。一旦患者血流动力学稳定,就应评估和治疗任何潜在可逆的病因,未发现可逆病因的患者随后应植入永久起搏器。

血流动力学不稳定的Ⅲ度(完全性)房室传导阻滞患者,治疗措施为阿托品和临时心脏起搏,可采用经皮起搏或经静脉起搏,低血压患者可使用多巴胺,而存在心力衰竭症状的患者可选用多巴酚丁胺。

护士应在第一时间识别患者是否存在血流动力学障碍,及时救治患者。对于Ⅲ度(完全性)房室传导阻滞患者,最重要的临床判断是患者是否存在由传导阻滞所致心动过缓和心排血量降低引起的血流动力学不稳定,后者的表现包括:低血压、神志改变、休克体征、持续缺血性胸痛和急性肺水肿的证据。应根据针对症状性心动过缓患者的高级心脏生命支持方案治疗这类患者。

因此在监测张女士生命体征的同时,教会患者自测脉搏,有头晕症状勿下床,及时寻求医护帮助,以待下一步的治疗。

# 第 二 幕

遵医嘱给予异丙基肾上腺素 1 mg 以 1 mL/h 泵入,心室率维持在 40～50 次/分,神志清楚,患者心脏彩超结果无异常,24 h 动态心电图提示患者全程为Ⅲ度房室传导阻滞。拟次日于导管室行永久起搏器植入术,行术前准备。

次日,术中患者取平卧位,常规消毒、铺巾、局麻,穿刺左锁骨下静脉,植入 2 根导引钢丝,透视下可送导丝进入下腔静脉。切开皮肤,制备囊袋,充分止血。沿 2 根导引钢丝分别送入心室主动电极,头端位于右室中位间隔部;心房电极,头端位于右心耳。测试参数,双极起搏参数,心室:电压＜1.6 V,阻抗 1060 Ω,R 波高度＞6.5 mV;心房:电压＜1.2 V,阻抗 1100 Ω,P 波高度双极＞2.6 mV。单极参数亦符合要求,深呼吸及咳嗽无影响,10 V 起搏膈肌无刺激。皮下固定电极,连接起搏器(3.0 T 抗核磁),送入囊袋,间断缝合皮下,4.0 可吸收缝线皮内连续缝合,碘伏消毒,无菌纱布覆盖,加压包扎,送返病房。

【护理评估】

患者知晓要植入永久起搏器后,自诉感到害怕及焦虑,广泛焦虑量表评分为 13 分,不确定永久起搏器植入后治疗效果及远期对日常生活的影响有多大,害怕自己及家属不能照顾好自己。焦虑量表评分 13 分,中度焦虑,患者难以入睡。返回病房,健康评估:心率 60 次/分,血压 102/65 mmHg,切口敷料干燥无渗血,疼痛评估 5 分,夜间患者无法入睡,给予艾司唑仑 1 mg 口服,患者安静休息。心情温度计评分 2 分,广泛焦虑评分 3 分。Bathel 指数评分 60 分。

【主要护理诊断】

**1.焦虑** 与不确定永久起搏器治疗效果有关。依据:广泛焦虑量表评分为 13 分,提示中度焦虑。

**2.疼痛** 与永久起搏器植入处切口有关。依据:患者主诉伤口疼痛,评分 5 分。

【护理目标】

(1)住院期间患者焦虑缓解,并了解永久起搏器植入的目的、方法、意义及远期预后和对生活的影响,保证充足睡眠。

(2)患者疼痛减轻或消失。

【护理计划与措施】

(1)向患者讲解永久起搏器安装的意义、手术过程及安全性,消除患者紧张情绪。

(2)患者因焦虑导致睡眠紊乱,予以镇静剂(艾司唑仑)助眠。

(3)提前进行肢体康复锻炼预训练,预防术后不适。

(4)术中及时告知患者手术进度,缓解患者紧张不安情绪。

(5)个案管理师介入,收集患者基本资料及信息,了解患者需求,了解责任护士宣教落实情况,运用《永久起搏器植入患者护理健康教育路径》对医护工作进行查检,对患者及其家属进行健康指导及心理护理。

(6)术后取平卧位或半坐卧位,了解术中情况及起搏器频率,让患者感觉舒适。

(7)观察切口有无渗血、血肿及感染,必要时给予沙袋压迫。

(8)动态评估伤口疼痛,遵医嘱使用药物减轻疼痛。

(9)通过家属陪伴,同病房病友自身经历讲述及听音乐等措施转移患者注意力,减轻疼痛。

【护理评价】

(1)患者焦虑缓解,评分为 3 分。患者睡眠充足,对永久起搏器植入过程、远期预后情况能理解。

(2)患者术后疼痛减轻,可安静休息,疼痛评分由 5 分降为 0 分。

**【思维启发】**

(1)简述永久起搏器的简介及适应证。

(2)永久起搏器的编码是什么?

(3)张女士植入永久起搏器后程控流程是怎样的?

**【问题解析】**

问题 1:简述永久起搏器的简介及适应证。

**1. 永久起搏器的简介** 心脏永久起搏器是由电池和电路组成的脉冲发生器,通过模拟正常心肌细胞的起搏、传导功能,定时发放一定频率的脉冲电流,通过起搏电极导线传输到心房或心室肌,使局部的心肌细胞受到刺激而兴奋,兴奋通过细胞间的传导扩散传播,导致整个心房和(或)心室的收缩。正常情况下,心脏的电信号使它跳动,替代无法正常工作的心肌细胞以保证心脏起搏传导系统工作的顺序和完整、心肌细胞的电生理活动、心脏的正常射血及全身的有效血供。永久起搏器分为单腔、双腔、三腔起搏器(心脏再同步治疗:CRT-P、CRT-D)、四腔起搏器、植入式心脏转复除颤器。

**2. 适应证** 病态窦房结综合征、高度房室传导阻滞、肥厚性梗阻性心肌病、恶性心律失常、心力衰竭患者晚期再同步治疗等。该患者为高度房室传导阻滞,是永久起搏器的适应证。

问题 2:永久起搏器的编码是什么?

永久起搏器编码见表 2-11。

**表 2-11 起搏器 ICHD 五位编码表**

| 编码位置 | Ⅰ | Ⅱ | Ⅲ | Ⅳ | Ⅴ |
|---|---|---|---|---|---|
| 功能 | 起搏心腔 | 感知心腔 | 起搏方式 | 程控功能 | 抗心动过速功能 |
| 编 | V | V | T | P | B |
| 码 | A | A | I | M | N |
| 字 | D | D | D | O | S |
| 母 | | O | O | | E |
| | | | R | | |

A 心房　V 心室　D 心房及心室　O 无该项功能　T 触发型　I 抑制型　R 逆反功能

P 简单程控　M 多项程控　B 短阵刺激　N 正常频率竞争　S 扫查刺激　E 体外控制

例如:

AAI:起搏器起搏和感知心房,可被心房自发的电活动所抑制。

VVT:起搏器起搏和感知心室,以触发模式工作(感知一个心室时间引发一个起搏刺激)。

问题 3:张女士植入永久起搏器后程控流程是怎样的?

术后程控随访在及时发现和解决永久起搏器功能异常、优化参数模仿生理性起搏、节能和自动化功能及其他功能酌情开启方面具有重要作用,能通过更换永久起搏器、程控合适参数、个体化调整参数、酌情开启不同功能,解决感知异常、起搏异常等问题,减少起搏,降低输出,延长起搏器的寿命,从而降低医疗费用。系统的永久起搏器程控流程见图 2-13。

# 第 三 幕

术后第二日,永久起搏器程控随访结果正常,拟明日出院。患者担心伤口出血及电极移位不愿意运动。

**【护理评估】**

患者永久起搏器程控结果参数正常(美敦力抗核磁 3.0 T)、患者切口分级:Ⅰ级(无菌切口),甲级愈合。患者永久起搏器相关知识掌握不全面,对于并发症的观察不够,对于居家自我护理感到担忧,对于起搏器程控流程掌握不全。

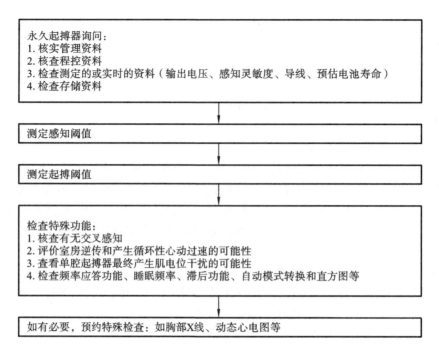

**图 2-13 系统的永久起搏器程控流程图**

【主要护理诊断】

健康管理无效：与患者不知晓永久起搏器相关知识有关。

【护理目标】

(1)患者能够掌握永久起搏器自我管理及监测基本知识。

(2)患者知晓永久起搏器随访及程控的目的、流程。

(3)患者未发生永久起搏器相关并发症。

【护理计划与措施】

**1. 运动指导** 向患者解释肩关节活动的重要性，避免肩关节粘连影响日后活动；循序渐进指导患者进行肩关节活动，注重患者感受，避免因活动时牵拉伤口引起疼痛；但装有永久起搏器一侧上肢避免用力过度或幅度过大的外展外旋动作，避免电极移位。

**2. 切口自我护理** 提供永久起搏器切口自我护理相关知识，避免抚摸摩擦、撞击永久起搏器，避免感染，切口有红肿热痛及时就诊。

**3. 使用指导** 患者随身携带永久起搏器卡，告知永久起搏器设置频率及使用年限，自我监测脉率，出现脉率低于设置频率 10% 或出现植入永久起搏器前的症状应及时就医。

**4. 注意事项** 避免接触强磁场干扰，移动电话距离永久起搏器至少 15 cm，对侧接听电话；日常生活电器不受干扰。告知患者永久起搏器是否具有抗核磁功能及检查注意事项。

**5. 起搏器随访** 术后第 1、3、6 个月、1 年随访，以后每年随访，永久起搏器电池接近耗竭时缩短随访时间，增加随访次数，改为每月至少一次。

**6. 个案管理师介入** 检查责任护士宣教工作的落实情况，查漏补缺，与患者确定随访及程控时间，告知联系方式及图文咨询方法。

【护理评价】

患者伤口无感染、能掌握永久起搏器相关知识，知道按时随访，随访期间未出现电极移位。

【思维启发】

(1)永久起搏器患者能否行磁共振、CT 等检查？

(2)抗核磁永久起搏器行 MRI 注意事项有哪些？

(3)永久起搏器患者在出院时存在伤口，肩关节长期不运动会导致肩关节组织粘连，影响肩关节活动范围,我们应该如何在不增加并发症的情况下,促进张女士肩关节的康复?

【问题解析】

问题1:永久起搏器患者能否行磁共振、CT等检查?

普通永久起搏器不能行磁共振检查,可以行 CT 检查。抗核磁永久起搏器可以行磁共振和 CT 检查。永久起搏器可能会影响患者 CT 显影,目前有学者通过低剂量或更改计算方法来提高 CT 成像的准确性。

问题2:抗核磁永久起搏器行 MRI 注意事项有哪些?

指导患者,通过永久起搏器卡片"兼容 MRI 扫描强度"或"MRI 兼容"字样来判断患者永久起搏器兼容强度,一般有 1.5 T 及 3.0 T,1.5 T 不能行常规 3.0 T 磁共振检查。MRI 3.0T 扫描清晰度高于 MRI 1.5T。永久起搏器患者行磁共振检查流程见图2-14。

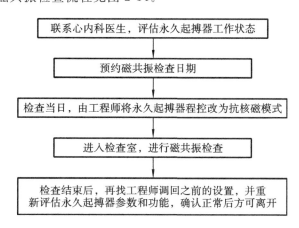

**图 2-14 永久起搏器患者行磁共振检查流程图**

注:1.永久起搏器抗核磁模式就是关闭永久起搏器感知功能,让永久起搏器以固定频率进行起搏,这样就不会收到磁场干扰。

2.部分兼容 MRI 3.0T 永久起搏器具有 24(起搏器)/6(除颤器) h 后,自动关闭磁共振检查模式。

问题3:永久起搏器患者在出院时存在伤口,肩关节长期不运动会导致肩关节组织粘连,影响肩关节活动范围,我们应该如何在不增加并发症的情况下,促进张女士肩关节的康复?

(1)术后第1天:五指用力伸直,再用力握拳。

(2)术后第2天:侧平举,将上肢往两侧伸,回收再打开,逐渐练至水平位。

(3)术后第3天:前伸展,患者呈站立位,将上肢尽量往前伸抬高,再回位。

(4)术后第4天:后伸展,患者呈站立位,将上肢尽量往后伸展。

(5)术后第5天:旋臂运动,患者呈站立位,以肩为轴,前后旋转前臂。

(6)术后第6天:攀岩运动,面对墙壁,将手指放于墙壁,逐渐向上爬。

(7)术后第7天:绕头运动,患者站立,身体不可弯曲,患侧肢体抬起从同侧耳部绕头。

## 二、思维拓展

**1.奥马哈系统在永久起搏器护理中的应用** 随着永久起搏器类型和适应证的增加,植入人群也逐渐增多,其健康管理问题也逐渐凸显,其出院后自我管理、长期随访都有待提高。奥马哈系统能全面地评估健康问题、制订干预方案和评价效果,有助于应用于延续护理。奥马哈系统描述了所有的健康和医疗保健问题,其包含问题分类、干预方法、结局评价三个部分。问题分类包括 4 个领域:环境、心理、社会、生理健康相关行为共 42 个可能影响患者健康状态的问题;问题的描述是个人的、家庭的、他人的对健康起促进作用的、潜在的、现存的缺乏或危害相关的症状和体征。干预方法包括 3 个方面:干预类别、教育、指导和咨询、治疗和程序、个案管理、监测;干预导向,76 个干预导向;个案特殊信息。结局评价包括 3 个方面:认知,服务对象记忆和理解信息的能力;行为,服务对象为配合特定的情景或目的而做出可观察的反应、行动或行为;状态,患者呈现与主观和客观的界定特征相关的状况。2021 年奥马哈系统指南已有 1337 条干预措施,奥马哈系统被广泛运用于临床专业决策及实践支持。奥马哈系统在永久起搏器植入患者管理中具体应用如下。

(1)问题分类:将奥哈马系统运用于永久起搏器植入患者中,列出了永久起搏器植入患者在各领域问题分类中的四大领域前三问题(表2-12)。同时也提出永久起搏器植入患者奥哈马系统未涉及的问题。

表 2-12 奥马哈系统在永久起搏器护理应用中的问题汇总

| 维度 | 健康问题 | 现存的症状和体征 |
| --- | --- | --- |
| 环境领域 | 场所安全 | 场地不足/不安全<br>辐射性危害 |
| | 收入 | 低/无收入<br>无医疗保险<br>仅够日常开支 |
| | 卫生 | 居住环境差<br>洗涤设施不足 |
| 心理领域 | 精神健康 | 忧虑/恐惧/激动/易怒<br>忧伤/无望/自尊下降 |
| | 角色改变 | 失去先前的角色<br>非自愿的角色逆转 |
| | 社交 | 极少外界刺激/休闲活动<br>社交受限 |
| 生理领域 | 疼痛 | 表达不适/疼痛 |
| | 循环 | 血压读数异常<br>心率不规律/过快/过慢<br>心脏实验室检查结果异常 |
| | 营养 | 超重:成人体质指数25.0或以上<br>过轻:成人体质指数18.5或以下 |
| 健康相关行为领域 | 身体活动 | 不适当的运动<br>久坐不动的生活方式与身体状况不相配的运动类型/量 |
| | 药物治疗方案 | 不遵从推荐的剂量<br>药物治疗方案不足 |
| | 健康照顾督导 | 未按要求复诊<br>未按症状所需寻求评估/治疗 |

(2)干预措施:永久起搏器植入患者干预类别主要为健康教育、咨询、个案护理、监测;住院患者可以通过图文并茂的宣传手册、视频动画等多种形式开展健康教育。对于出院患者可以通过线上问诊、图文咨询等方式为患者解答疑问。对于患者永久起搏器监测需要患者主动参与长期随访,其中个案管理可以提高患者随访率,减少并发症的发生。个案管理是永久起搏器护理干预措施较好的方式。

（3）结局评价：对于永久起搏器患者的结局评价主要包括患者对自身疾病和永久起搏器相关知识认知情况和自我管理行为的状态。

**2. 个案管理模式在本案例中的运用**　个案管理包括评估、计划、实施、协调、监督和评价所选择的治疗和服务的合作程序。将个案管理模式应用在本案例当中，可以基于围术期时间的不同，给予患者针对性的照护，更好地体现以人为本的健康照护。

患者在不同时期存在不同的健康问题，在第一幕中，患者主要问题为生理领域：晕厥、心动过缓和心理领域角色的转变（非自愿的角色逆转），尽管其他研究者指出晕厥不属于心脏永久起搏器患者前三名的问题，但在该案例中患者因晕厥就诊，这反映了该患者临床症状特殊性；尽管我们在使用心情温度计和广泛焦虑评分时，患者有时没有焦虑和抑郁，但在与患者交谈中明显发现对目前疾病的担忧。在第二幕中，患者的主要问题是生理领域的疼痛和睡眠不足，尽管我们给患者使用镇痛药物，但值得我们思考的是针对永久起搏器的患者，我们是否也可以进行超前镇痛？这也值得探讨。在第三幕中，更多的是奥哈马系统涉及的问题分类，是否有更多的未涉及问题分类和护理措施也需要探讨，同时针对这些分类所展现出来的问题，我们能否有更好更高效的方法去解决。

针对该患者个案管理师制订了一系列护理措施（表 2-13），以帮助护士促进患者疾病恢复和健康管理。

表 2-13　永久起搏器植入患者护理健康教育路径

| 时间 | 项目 | 内容 |
|---|---|---|
| 入院当日 | 常规 | 入院宣教常规内容 |
| | 饮食 | 饮食原则：低盐低脂清淡易消化饮食，忌辛辣、油腻 |
| | 疾病指导 | 1. 留陪一人<br>2. 心动过缓患者预防跌倒<br>3. 持续心电监测 |
| 术前一日 | 术前准备 | 1.完善相关检查：血常规、血生化、凝血时间、常规心电图和 24 h 或 72 h 动态心电图、心脏彩超和胸片等<br>2.手术区域皮肤准备：胸前区、双侧腋下、双侧腹股沟区及会阴部，术前一日沐浴更衣<br>3.左手留置静脉针<br>4.发放永久起搏器宣教手册，观摩相关视频，进行肩关节和四肢运动强度和幅度的模拟训练<br>5.术前 30 min 静脉输注抗生素 |
| 手术当日 | 术前 | 术前排空大、小便<br>取下心电监护及电极片<br>导管室护士携带病历，和家属陪同患者至手术室等候区，并做好交接<br>心理护理，避免焦虑及紧张，宣教术中如何配合 |
| | 术后 | 1. 与导管室教师交接，了解患者术中情况，知晓患者永久起搏器设定频率<br>2. 告知患者术后予以沙袋加压止血<br>3. 遵医嘱使用抗生素 2～3 天<br>4. 告知患者保持切口皮肤清洁干燥，观察切口情况，出现异常情况及时通知医护人员<br>5. 持续监测心律及心率变化，电极片应避免贴在永久起搏器植入处的皮肤上或周围<br>6. 饮食：食用高蛋白质、高维生素、富含纤维素易消化食物，并及时漱口保持口腔清洁<br>7. 做好患者生活护理：协助患者如厕，告知患者避免用力排便，必要时使用缓泻剂<br>8. 疼痛护理：告知患者若切口疼痛及时告知，可酌情用药<br>9. 卧位护理：协助翻身，避免压疮；告知患者起床或咳嗽时，可用手轻按永久起搏器部位，减轻伤口疼痛感 |

续表

| 时间 | 项目 | 内容 |
|---|---|---|
| 手术次日至出院前 | | 鼓励患者早期下床活动<br>保持切口清洁干燥,避免汗渍污染<br>术后每 24 h 换药一次,观察切口有无感染;注意无菌操作,避免因操作不规范导致囊袋感染<br>持续监测心律及心率变化<br>逐步分享永久起搏器康复操的训练内容。训练目的:恢复肩关节功能,避免肩关节疼痛及活动障碍,恢复日常生活活动能力。训练时机及频率:提倡早期康复锻炼。术后第一日即可开始锻炼,频率为 2～3 次/天,10～15 分钟/次。康复操需根据患者体能循序渐进,训练过程中以不引起伤口的疼痛及牵扯为宜,一般要求患者永久起搏器植入术一个月后,术侧肩关节活动能恢复自如<br>注意睡眠姿势,避免安装永久起搏器侧肢体受压,以免电极移位 |
| 出院指导 | | 告知日常生活活动注意事项,为患者出院做准备,详见第四幕永久起搏器健康指导部分 |

**3. 新型敷料在永久起搏器囊袋感染及出血、渗血中的应用** 新型敷料如水胶体敷料、镁盐、银离子敷料等,主要用于压疮的预防和促进愈合。永久起搏器植入后早期也存在伤口,同时后期患者永久起搏器处也可能出现囊袋感染和出血。当出现永久起搏器出血或囊袋感染时,医生治疗使用最多的方法就是抗生素使用以及囊袋清创再缝合。

**4. 永久起搏器患者的营养管理** 临床上植入永久起搏器的患者以老年患者居多,尤其是合并心力衰竭、糖尿病等疾病的患者,都会存在营养不良的风险,从而影响伤口的愈合。研究文献显示年龄大、BMI 高、有吸烟史、营养不良、血小板计数下降等因素是永久起搏器植入术患者术后并发症的独立危险因素。提前评估营养状况对风险分层很重要,改善营养状况可能是管理这些患者的一种选择。护士需要做的是,在永久起搏器植入前就能筛查出患者存在的营养风险,使用合适的评估工具对患者进行评估,在患者围术期就进行相关的营养干预,促进患者伤口的愈合,减少并发症的发生。

**5. 永久起搏器患者的心脏康复** 心脏康复在国内主要集中在冠心病患者中,文献显示,植入永久起搏器的患者进行运动康复有助于生活质量的提高,但安全性和有效性方面需要更进一步评估。综合文献对比可见:永久起搏器患者心脏康复危险预警未到位,心脏康复措施缺乏理论框架支撑,没有详细的干预措施的依据;康复结局指标评价多样,ICD 的心脏康复指南各地不一,缺乏国际共识。

**6. 永久起搏器植入术患者的心理问题** 有研究表明,患者的消极情绪是心律失常的原因而不是结果,心理压力会增加休克和死亡的风险。一些心理教育干预研究表明,患者的焦虑、抑郁、生活质量、身体状况及意外入院等情况有所改善。医护人员应该将心理康复和运动康复相结合,使患者双心同时得到发展,才能保证患者有更好的生活质量。

## 三、案例说明书

**【教学目标及用途】**
通过一例年轻女性的Ⅲ度房室传导阻滞案例,让学生达到以下目标。
(1)晕厥的诊断及鉴别诊断。
(2)晕厥的危险分层及处置。
(3)房室传导阻滞的定义及分类。
(4)Ⅲ度房室传导阻滞的处理要点。
(5)永久起搏器植入适应证及分类。
(6)永久起搏器植入术患者围术期的护理。

（7）永久起搏器植入术的手术方式及植入过程。

（8）永久起搏器植入术后的复查及程控流程。

（9）了解永久起搏器植入术后患者的延续护理。

通过案例中的主诉我们可以启发大家去思考晕厥的诊断和鉴别诊断，通过进一步的评估、辅助检查得出患者诊断为Ⅲ度房室传导阻滞，从而结合案例学习该疾病诊断、治疗和护理。具体思路见图 2-15。

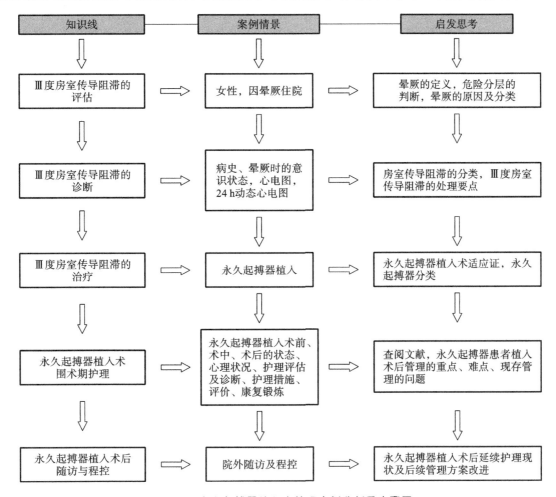

图 2-15 永久起搏器植入术护理案例分析及步骤图

【建议课堂计划】

整个案例课的课堂时间控制在 80～90 min。可采用翻转课堂或 PBL 教学法。

课前计划：提出启发思考题，请学生在课前完成阅读和初步思考，并鼓励学生查阅相关资料以助于深入分析案例。

课中计划：开场及案例概述（2～5 min），场景展示及分析讨论环节（45～60 min），归纳总结（10 min），教师对相关问题进行总结和要点详解（15 min）。在分析讨论环节，逐步提出启发思考题，并根据学生回答在黑板上整理出知识脉络结构。

课后计划：请学生给出相似案例的报告，依据本案例学习的理论进行分析。

【建议学习资源】

［1］ 马爱群，王建安. 心血管系统疾病［M］. 北京：人民卫生出版社，2015.

［2］ 尤黎明，吴瑛. 内科护理学［M］. 7 版. 北京：人民卫生出版社，2022.

（兰 兰）

## 四、参考文献

[1]　葛均波,徐永健,王辰.内科学[M].9 版.北京:人民卫生出版社,2018.

[2]　尤黎明,吴瑛.内科护理学[M].7 版.北京:人民卫生出版社,2022.

[3]　陈义汉,丛洪良.心脏病学实践 2019[M].北京:人民卫生出版社,2019.

[4]　葛均波,马爱群,王建安.心血管系统与疾病[M].2 版.北京:人民卫生出版社,2021.

[5]　约翰·P·希金斯,阿西夫·阿里,大卫·M·菲尔索夫.心脏病学临床决策图表解[M].李广平,译.天津:天津科技翻译出版有限公司,2013.

[6]　罗建方,刘华东.2014 年欧洲心脏病学会主动脉疾病诊治指南解读[J].岭南心血管病杂志,2014,20(6):691-696.

[7]　王端,张扬春,王引利.2014 年欧洲心脏病学会主动脉疾病诊断及治疗指南(部分)[J].心血管病学进展,2014,35(5):617-621.

[8]　杨梅,张刚,曹雪滨,等.主动脉夹层研究进展[J].中国循证心血管医学杂志,2013,5(2):210-212.

[9]　张舵,周雁荣,刘娟,等.主动脉夹层术前家属代理决策现状及影响因素的研究[J].解放军护理杂志,2021,38(12):53-56.

[10]　陈纪言,陈韵岱,韩雅玲,等.经皮冠状动脉介入治疗术后运动康复专家共识[J].中国介入心脏病学杂志,2016,24(7):361-369.

[11]　朱利月,梁崎.康复治疗师临床工作指南·心肺疾患康复治疗技术[M].北京:人民卫生出版社,2019.

[12]　国家心血管病中心,中华护理学会心血管专业委员会,北京护理学会心血管专业委员会,等.急诊经皮冠状动脉介入治疗护理实践指南的构建[J].中华护理杂志,2019,54(1):36-41.

[13]　韩雅玲.中国经皮冠状动脉介入治疗指南(2016)解读[J].中国循环杂志(12 期):5-8.

[14]　佚名.中国心血管健康与疾病报告 2020[J].心肺血管病杂志,2021,40(10):1005-1009.

[15]　胡盛寿,杨跃进,郑哲,等.《中国心血管病报告 2018》概要[J].中国循环杂志,2019,34(3):209-220.

[16]　张丹.优化急诊护理联合心电除颤仪对急性心肌梗死心搏骤停患者院内生存率和并发症的影响[J].医疗装备,2020,33(16):151-152.

[17]　郑文帅,薛剑,王绅宇,等.急性心肌梗死致电风暴的抢救 1 例报告[J].中国循证心血管医学杂志,2017,9(2):234.

[18]　韩朝霞.集束化护理在急性心肌梗死抢救中的应用分析[J].中国急救医学,2016,36(S2):173-174.

[19]　中华医学会心血管病学分会预防学组,中国康复医学会心血管病专业委员会.冠心病患者运动治疗中国专家共识[J].中华心血管病杂志,2015,43(7):575-588.

[20]　中国康复医学会心血管病专业委员会.中国心脏康复与二级预防指南[M].北京:北京大学医学出版社,2018.

[21]　中华医学会,中华医学会杂志社,中华医学会全科医学分会,等.冠心病心脏康复基层指南(2020 年)[J].中华全科医师杂志,2021,20(2):150-165.

[22]　中华医学会心电生理和起搏分会,中国医师协会心律学专业委员会.2020 心动过缓和传导异常患者的评估与管理中国专家共识解读[J].中华心律失常学杂志,2021,25(6):479-483.

[23]　刘文玲.晕厥诊断与治疗中国专家共识(2018)解读[J].中国实用内科杂志,2019,39(11):949-955.

[24]　李霞,王东莉,白玲,等.应用奥马哈系统对心脏起搏器植入患者延续护理健康问题调查分析[J].护理实践与研究,2021,18(15):4.

［25］ 徐楷,赵存瑞,张会军,等.不同剂量胸部 CT 扫描对起搏器植入患者的影响［J］.中国医药导报.2018,15(1):2352-2355.

［26］ 黄金月,夏海鸥.高级护理实践［M］.3 版.北京:人民卫生出版社,2018.

［27］ 万学红,卢雪峰.诊断学［M］.9 版.北京:人民卫生出版社,2018.

［28］ 任崇雷.《2018 美国心动过缓临床实践指南》解读:心脏术后心动过缓的处理［J］.中国胸心血管外科临床杂志,2019,26(9):843-846.

［29］ 褚玮.心脏起搏器植入术后心脏康复现状及思考［J］.全科护理,2021,19(9):1175-1181.

［30］ Yamaguchi T,Nozato T,Miwa N,et al. Impact of the preprocedural nutrition status on the clinical outcomes of patients after pacemaker implantation for bradycardia［J］. J Cardiol. 2019,74(3): 284-289.

［31］ 陈凤敏,徐锦江.个案管理模式在安置永久性起搏器患者中的应用［J］.辽宁医学院学报,2016, 37(3):91-93.

［32］ Brizida M L. Are we doing our best for our cardiac rehabilitation patients? Could we go further? ［J］. Rev Port Cardiol,2019,38(4):287-288.

# 第三章　消化系统疾病高级护理
## 实践临床案例

## 第一节　消化系统疾病概述

　　消化系统疾病主要包括食管、胃、肠、肝、胆、胰等脏器的器质性或功能性疾病。消化系统疾病种类多，我国居民慢性病患病率的前十种疾病中包括胃肠炎、胆结石和胆囊炎、消化性溃疡等；消化系统疾病是我国城市居民住院治疗的第二位原因，病变可局限于消化系统或累及其他系统，其他系统或全身性疾病也可引起消化系统疾病或症状。在我国，肝癌和胃癌分别是恶性肿瘤患者死亡的第二位和第三位疾病，食管癌、结肠直肠癌和胰腺癌也在恶性肿瘤患者死亡的前十位疾病之列。近年来，随着社会发展和医学科学的发展，我国消化系统疾病谱发生了改变。随着幽门螺杆菌的发现和研究进展，消化性溃疡有可能被彻底治愈，其发病率已呈下降趋势。而由于人们生活方式、饮食习惯的改变，一些以往我国较少见的疾病的发病率有逐年增高的趋势，如胃食管反流病、急性胰腺炎、慢性胰腺炎、功能性胃肠病、炎症性肠病、酒精性和非酒精性脂肪性肝病等，恶性肿瘤，如结肠直肠癌和胰腺癌的发病率也在增加。

　　在诊疗手段方面，消化内镜技术的发展为消化系统疾病的诊断和治疗带来了革命性改变。胶囊内镜的应用及小肠镜的改进成为小肠疾病诊断的全新技术手段。目前的消化内镜几乎可以到达消化系统的所有脏器，不仅可观察到病变部位的外观变化、直接取组织标本进行病理学检查或分子生物学诊断与研究，还可在消化内镜下行局部微创治疗。

### 一、消化道结构功能与疾病的关系

#### (一)消化道的解剖和组织学结构

　　消化系统(digestive system)是人体八大系统之一，由消化管和消化腺以及腹膜、肠系膜、网膜等组成，主要生理功能是摄取和消化食物、吸收营养和排泄废物。消化管包括口腔、咽、食管、胃、小肠(十二指肠、空肠、回肠)和大肠(盲肠、阑尾、结肠、直肠、肛管)等。临床上将屈氏(Treitz)韧带以上消化道部位，即口腔到十二指肠的这一段称上消化道；Treitz韧带以下，常指空肠及以下的部分称下消化道。消化腺有小消化腺和大消化腺两种。小消化腺分散于消化管各部的管壁内，大消化腺有三对唾液腺(腮腺、下颌下腺、舌下腺)、肝脏和胰脏，其中肝脏是体内物质代谢最重要的器官。胃肠道的运动、分泌功能受神经内分泌调节。此外，消化系统还具有一定的免疫功能。

　　**1. 食管**　食管是一个内覆有黏膜层的薄壁肌肉管道，连接着咽部和胃的通道，全长约 25 cm，其功能是把食物和唾液等运送到胃内。食管下括约肌(lower esophageal sphincter，LES)是食管下端长 3~4 cm 的环形肌束。正常人静息时 LES 压为 10~30 mmHg，可防止胃内容物逆流入食管，其功能失调可引起反流性食管炎和贲门失弛缓症。门静脉高压可导致食管下段静脉曲张，破裂时可引起大出血。

　　**2. 胃**　胃分为贲门部、胃底、胃体和幽门部四个部分。上端与食管相接处为贲门，下端与十二指肠相接处为幽门。胃壁由黏膜层、黏膜下层、肌层和浆膜层组成。胃表面的细胞分泌三种重要物质：黏液、盐酸和胃蛋白酶(一种能分解蛋白质的酶)前体。黏液覆盖于胃的表面，保护其免受盐酸和酶的损伤。任何原因，如幽门螺杆菌感染或阿司匹林等都能导致损伤，造成此黏液层破坏，可导致胃溃疡发生。胃的外分泌腺主要有贲门腺、泌酸腺和幽门腺,其中泌酸腺分布在胃底和胃体部,主要由 3 种细胞组成:①壁细胞:分泌盐酸和内因子。壁细胞表面分布着组胺 $H_2$ 受体、胃泌素受体、乙酰胆碱受体,当组胺、胃泌素、乙酰胆碱与其相应受体结合后,就会激活壁细胞内的 $H^+$-$K^+$-ATP 酶(又称质子泵/酸泵),生成盐酸,由壁细胞排入胃腔。盐酸激活胃蛋白酶原使其转变为具有活性的胃蛋白酶,并且为其生物活性提供必要的酸性环境,盐酸还能杀灭随食物进入胃内的细菌。盐酸分泌过多对胃十二指肠黏膜有侵袭作用,是消化性溃疡发病的决定因素之一。内因子与食物中的维生素 $B_{12}$ 结合,使维生素 $B_{12}$ 被回肠末端吸收,慢性萎缩性胃炎时内因子缺乏,可发生巨幼细胞贫血。②主细胞:分泌胃蛋白酶原。胃蛋白酶原被盐酸或已活化的胃蛋白酶激活后,参与蛋白质的消化。③黏液细胞:分泌碱性黏液,可中和胃酸和保护胃黏膜。胃液 pH 为 $0.9\sim1.5$,成人每天分泌量为 $15\sim25$ L。胃的主要功能为暂时储存食物,通过胃蠕动将食物与胃液充分混合,以利于形成食糜,并促使胃内容物进入十二指肠。蛋白质的化学性消化在胃内开始。幽门括约肌的功能是控制胃内容物进入十二指肠的速度,并能阻止十二指肠内容物反流入胃。一餐含有糖、蛋白质和脂肪的混合性食物从胃排空需 $2\sim4$ h。

**3. 小肠** 由十二指肠、空肠和回肠构成。十二指肠始于幽门,下端至十二指肠空肠曲与空肠相连,全长约 25 cm,呈 C 形弯曲并包绕胰头。十二指肠分为球部、降部、横部、升部共四段。球部为消化性溃疡好发处。胆总管与胰管分别或汇合开口于降部内后侧壁十二指肠乳头,胆汁和胰液由此进入十二指肠。升部与空肠相连,连接处被 Treitz 韧带固定,此处为上、下消化道的分界处。空肠长约 2.4 m,回肠长约 3.6 m,其间并无明显分界。小肠内有十二指肠腺和肠腺两种腺体。十二指肠腺分泌含有黏蛋白的碱性液体,因而黏稠度高,其主要作用是保护十二指肠上皮不被胃酸侵蚀。肠腺分泌液为小肠液的主要部分。小肠液呈弱碱性,成人每天分泌量为 $1\sim3$ L。大量的小肠液可稀释消化产物,使其渗透压下降,有利于吸收。

小肠的主要功能是消化和吸收。小肠内消化是整个消化过程的主要阶段。小肠具有巨大的吸收面积,食物在其中停留时间长($3\sim8$ h),且食物已被消化到适于吸收的小分子物质,这些都为小肠内的吸收创造了有利条件。胰液、胆汁和小肠液的化学性消化及小肠运动的机械性消化使食物成分得以消化分解,营养物质在小肠内被吸收入机体。小肠先天性和后天性酶缺乏、肠黏膜炎性和肿瘤性病变、肠段切除过多而致短肠综合征等,是造成消化和吸收障碍的主要因素。

**4. 大肠** 包括盲肠及阑尾、结肠、直肠三个部分,全长约 1.5 m。回肠末端与盲肠交界处的环行肌显著增厚,形成回盲括约肌。回盲括约肌的主要功能在于使回肠内容物间歇进入结肠,延长其在小肠内停留的时间,有利于充分的消化和吸收。此外,回盲括约肌还具有活瓣样作用,可防止大肠内容物向回肠倒流。大肠腺的分泌液富含黏液和碳酸氢盐,呈碱性,其主要作用在于其中的黏液蛋白能保护肠黏膜和润滑粪便。

**5. 肝脏** 肝脏是人体内最大的腺体器官,由门静脉和肝动脉双重供血,血流量约为 1500 mL/min,占心排血量的 1/4。肝脏的生理功能与它的血液循环特点密切相关。其中,75% 血供来自门静脉,收集来自腹腔内脏的血流,血中含有从胃肠道吸收的营养物质和有害物质,它们将在肝内进行物质代谢或被解毒;25% 血供来自肝动脉,血流中含氧丰富,是肝脏耗氧的主要来源。

肝脏的主要功能:①物质代谢。糖、蛋白质、脂肪、维生素等的合成代谢,都需要肝脏参与,如肝脏是合成白蛋白和某些凝血因子的唯一场所,肝功能减退时可出现低蛋白血症和凝血酶原时间延长。②解毒作用。肝脏是人体内主要的解毒器官,外来的或体内代谢产生的有毒物质如毒素、细菌、血氨及化学药物均要经过肝脏分解去毒后随胆汁或尿液排出体外,许多激素如雌激素、醛固酮和抗利尿激素在肝脏灭活。③生成胆汁。胆汁可促进脂肪在小肠内的消化和吸收,各种原因引起胆汁酸合成、转运、分泌、排泄障碍时,可引起淤胆型肝炎和脂溶性维生素缺乏。

胆道系统开始于肝细胞间的毛细胆管,毛细胆管集合成小叶间胆管,然后汇合成左右肝管自肝门出肝。左右肝管出肝后汇合成肝总管,并与胆囊管汇合成胆总管,开口于十二指肠乳头。上述管道与胆囊构成了收集、储存、运输和排泄胆汁的系统,胆囊还有浓缩胆汁作用。Oddi 括约肌位于胆管、胰管末端和十二指肠乳头之间,其功能是调节胆囊充盈,控制胆汁、胰液流入十二指肠,阻止十二指肠液反流,维持胆胰系统的正常压力等。

**6. 胰腺**  胰腺为腹膜后器官，腺体狭长，分头、体、尾三个部分。胰的输出管为胰管，自胰尾至胰头纵贯胰的全长，穿出胰头后与胆总管合并或分别开口于十二指肠乳头。胰腺具有外分泌和内分泌两种功能。胰的外分泌结构为腺泡细胞和小的导管管壁细胞，分泌胰液。胰液中碳酸氢盐的含量很高，其主要作用是中和进入十二指肠的胃酸，以使肠黏膜免受酸的侵蚀，也给小肠内多种消化酶提供了最适宜的环境(pH 7～8)。胰液中的消化酶主要有胰淀粉酶、胰脂肪酶、胰蛋白酶和糜蛋白酶，分别为水解淀粉、脂肪和蛋白质这三种主要食物成分的消化酶。当胰液分泌不足时，食物中的脂肪和蛋白质的消化吸收受到影响。若因各种因素使胰液分泌受阻或分泌过多，致使各种消化酶溢出胰管，则会发生胰腺组织自身消化的化学性炎症。

胰的内分泌结构为分散于胰腺组织中的胰岛。胰岛中重要的细胞及其功能：①A 细胞。分泌胰高血糖素，其主要作用是促进糖原分解和葡萄糖异生，使血糖升高。②B 细胞。分泌胰岛素，其作用是使全身各种组织加速摄取、储存和利用葡萄糖，促进糖原合成，抑制葡萄糖异生，使血糖降低。胰岛素分泌不足时，血糖浓度升高，当超过肾糖阈值时，大量的糖从尿中排出，导致糖尿病。

### (二)消化道的生理功能

**1. 生理性食管抗反流防御机制**  生理状况下，吞咽时，LES 松弛，食物得以进入胃内；非吞咽情况下，也可发生一过性 LES 松弛，出现少量、短暂的胃食管反流，由于下述抗反流机制的存在，避免了胃食管反流的发生。

(1)食管-胃抗反流屏障：食管和胃交接的解剖结构，包括 LES、膈肌脚、膈食管韧带、食管与胃底间的锐角等。LES 是食管末端长 3～4 cm 的环形肌束，其收缩产生的食管胃连接处的高压带，可防止胃内容物反流入食管。

(2)食管清除作用：正常情况下，一旦发生胃食管反流，大部分反流物通过 1～2 次食管自发和继发的蠕动性收缩将反流物排入胃内，即食管廓清。剩余反流物则由唾液冲洗及中和。

(3)食管黏膜屏障：反流物进入食管后，食管黏膜屏障凭借唾液、复层鳞状上皮以及黏膜下丰富的血液供应，抵抗反流物对食管黏膜的损伤。

**2. 胃黏膜屏障**  胃液 pH 为 0.9～1.5，正常人分泌量为 1.5～2.5 L/d，在酸性环境下胃蛋白酶原被激活。此外，胃黏膜经常与各种病原微生物及有刺激的、损伤性的物质接触，但胃黏膜却能保持自身完整无损，使胃腔与胃黏膜内的 $H^+$ 浓度维持在 1000 倍之差的高梯度状态，这与胃黏膜屏障所涉及的三个层面有关。

(1)上皮前：由覆盖于胃黏膜上皮细胞表面的一层约 0.5 mm 厚的黏液凝胶层及碳酸氢盐层构成，能防止胃内高浓度的盐酸、胃蛋白酶、病原微生物及其他有刺激的甚至是损伤性的物质对胃上皮细胞的伤害，保持酸性胃液与中性黏膜间高 pH 梯度。

(2)上皮细胞：上皮细胞顶面膜及细胞间的紧密连接对胃酸及胃腔内的有害因素具有屏障作用。它们再生速度很快，每隔 2～3 天更换 1 次，在其受到损伤后可很快修复。上皮细胞可以产生炎症介质，其间有上皮间淋巴细胞，是黏膜免疫的重要组成部分。

(3)上皮后：胃黏膜细胞内的糖原储备量较少，在缺氧状态下产生能量的能力也较低，因此要保持胃黏膜的完整无损，必须供给它足够的氧和营养物质。胃黏膜丰富的毛细血管网为上皮细胞旺盛的分泌功能及自身不断更新提供足够的营养，也将局部代谢产物及反渗回黏膜的盐酸及时运走，胃黏膜的健康血液循环对保持黏膜完整甚为重要。此外，间质中的炎症细胞在损伤愈合中亦具有积极作用。

前列腺素、一氧化氮、表皮生长因子、降钙素基因相关肽、蛋白酶活化受体、过氧化物酶增殖活化受体及辣椒素通路等分子群参与了复杂的胃黏膜屏障功能调节。前列腺素 E 对胃黏膜细胞具有保护作用，能促进黏膜的血液循环及黏液、碳酸氢盐的分泌，是目前认识较为充分的一类黏膜保护性分子。

**3. 胃酸的分泌与调节**  胃窦从食物感受到的信息促使幽门腺的 G 细胞分泌促胃液素，大部分促胃液素经循环以内分泌的方式作用于胃体的肠嗜铬细胞，刺激其分泌组胺，组胺及少量促胃液素通过组胺 H，或缩胆囊素-B受体共同促进胃体壁细胞合成及分泌盐酸。胃窦D细胞分泌的生长抑素对上述过程中涉及的三种细胞均有负性调控作用。

**4.肠黏膜屏障** 肠道在接触大量的食物和肠腔内微生物共生的过程中,其屏障防御体系起了重大的作用,可有效地阻挡肠道内500多种、浓度高达约$10^{12}$个/g的肠道内寄生菌及其毒素向肠腔外组织、器官移位,防止机体受内源性微生物及其毒素的侵害。肠黏膜屏障是将肠腔内物质与机体内环境相隔离,维持机体内环境稳定的结构与功能的统一体,由机械屏障、化学屏障、免疫屏障、生物屏障与肠蠕动共同构成。

(1)机械屏障:肠黏膜上皮细胞、细胞间紧密连接与菌膜三者构成的完整屏障,在执行肠屏障功能中最为重要。

(2)化学屏障:胃酸和胆盐可灭活经口进入肠道的大量细菌。由肠黏膜上皮分泌的黏液、消化液及肠腔内正常寄生菌产生的抑菌物质构成。

(3)免疫屏障:肠道是人体重要的外周免疫器官,由肠相关淋巴组织(上皮间淋巴细胞、固有层淋巴细胞及Peyer结)、肠系膜淋巴结、肝脏Kupffer细胞和浆细胞产生的分泌型抗体(slgA)及免疫细胞分泌的防御素等构成。在天然免疫及获得性免疫中发挥重要作用。

肠黏膜的天然免疫是机体先天所具备的,其作用迅速,防御机制多样,但缺乏免疫记忆,对同一病原的多次刺激反应雷同。参与的效应细胞包括肠黏膜上皮细胞、巨噬细胞、树突状细胞、B细胞、嗜酸细胞、肥大细胞、自然杀伤细胞等,这些细胞上的结构识别受体识别病原体后,迅速启动天然免疫应答,核因子-xB是重要的炎症反应的枢纽分子。肠道的获得性免疫由特异性淋巴细胞识别外源性抗原后开始启动,经淋巴细胞增生和分化成效应细胞后发挥功能。虽然起效慢,但具有免疫记忆性、特异性等特点,因而它具有扩大天然免疫和增强其功能的作用。防御素是富含半胱氨酸的阳离子短肽,通过其电子吸引力穿透微生物细胞膜,使胞质外溢,因而具有很强的抗细菌、真菌和病毒的作用。

**5.肠道微生态** 肠道微生态由细菌、真菌、病毒等共同构成,其数目和基因数远远高于人体自身细胞数目和基因数目,称为人体第二基因组。肠道菌群可大致分为:①益生菌,主要是各种双歧杆菌、乳酸杆菌等厌氧菌,常紧贴黏液层,是人体健康不可缺少的要素,可以合成各种维生素,参与食物的消化,促进肠道蠕动,阻止致病菌与肠上皮细胞的接触,分解有害、有毒物质等;②条件致病菌,如大肠杆菌、肠球菌等具有双重作用的细菌,在正常情况下对健康有益,一旦增殖失控,或从肠道转移到身体其他部位,就可能引发疾病;③有害菌,如痢疾杆菌、沙门菌等,一旦大量生长,就会引发多种疾病,或者影响免疫系统的功能。

微生物与人类共同进化,形成了相互依赖、相互依存的共生关系。肠黏膜屏障与肠道微生态之间具有相互影响、双向调节的作用。肠道微生态影响机体的营养、代谢、免疫、发育及衰老等,与代谢性疾病、神经精神疾病、免疫相关疾病、肿瘤等许多慢性病有关。肠道微生物具备如下功能。

(1)代谢功能:可分泌复杂的蛋白酶,具有氧化还原作用,可促进分解食物中的成分,并对内源性及外源性其他物质进行分解、代谢或转化。

(2)营养功能:合成多种维生素、氨基酸、多肽、短链脂肪酸,微生物的代谢产物促进矿物质、营养物质的吸收,从而影响宿主的营养代谢。

(3)宿主免疫功能:调节宿主免疫器官的发育成熟,并作为广谱抗原刺激宿主产生免疫应答,包括体液免疫和细胞免疫。

(4)肠道防御功能:肠黏膜屏障的重要组成部分,能阻止潜在致病菌的入侵或定植,维护肠黏膜屏障功能和结构完整性。

**6.肝脏的代谢与解毒功能** 肝脏是体内以代谢与解毒功能为主的一个重要器官,主要涉及4种形式的生物化学反应:①氧化反应,如酒精在肝内氧化为乙醚、乙酸、二氧化碳和水,又称氧化解毒;②还原反应,如三氯乙醛通过还原作用,转化为三氯乙醇,失去催眠作用;③水解反应,水解酶将多种药物或毒物水解;④结合反应,是肝脏生物转化的最重要方式,使药物或毒物与葡萄糖醛酸、乙酰辅酶A、甘氨酸、3′-磷酸腺苷-5′-磷酸硫酸、谷胱甘肽等结合,便于从胆汁和尿中排出。由于肝内的一切生物化学反应,都需要肝细胞内各种酶系统参加。因此,在严重肝病或有门静脉高压、门-体静脉分流时,应特别注意药物选择,掌握剂量,避免增加肝脏负担及药物的不良反应。

**7. 胆道的协调运动** 肝细胞生成胆汁,分泌始于胆小管(bile canaliculus)。胆小管是胆管树状结构最细的分级,由相邻肝细胞的顶侧膜形成、通过细胞间的紧密连接封闭而成。胆小管的胆汁分泌受肝细胞顶侧膜上的胆盐依赖性/非依赖性传输系统的调控。胆小管的直径约 1 μm,以与门静脉血流相逆的方向运送胆汁至肝闰管(Hering's canal),依次流经小叶间胆管、左右肝管、肝总管,肝总管与胆囊管汇合后形成胆总管,进入十二指肠。胆管上皮细胞可分泌大量的水、碳酸氢盐汇入胆汁。上述管道与胆囊共同构成了胆汁的收集、储存和输送系统。Oddi 括约肌具有调节胆囊充盈,控制胆汁、胰液流入十二指肠,阻止十二指肠液反流及维持胆胰系统正常压力等功能。

**8. 胰酶合成、活化及胰腺防止自身消化的生理机制** 生理情况下,多种无活性的胰酶原(胰蛋白酶原、淀粉酶原、脂肪酶原、弹性蛋白酶原、磷脂酶原、糜蛋白酶原、激肽释放酶原、羟肽酶原等)及溶酶体水解酶均在腺泡细胞粗面内质网合成,转运至高尔基体。溶酶体水解酶经糖基化及磷酸化后,通过与甘露糖-6 磷酸化受体特异性结合,被转运到溶酶体内;胰蛋白酶原则不与甘露糖-6 磷酸化受体结合。正是通过这两种不同的途径,同在粗面内质网合成的消化酶原和溶酶体水解酶被最终"分选"到不同的分泌泡内,分别形成了消化酶原颗粒和溶酶体。腺泡细胞在各种生理刺激下,通过提升胞内钙离子浓度,促使酶原颗粒释放,经胰管、十二指肠乳头进入十二指肠,在肠激酶的作用下被激活,发挥其消化食物功能。由于胰蛋白酶可激活多种其他胰酶,因此,胰蛋白酶原活化为胰蛋白酶在多种胰酶级联激活中最为关键。生理状态下,从腺泡细胞分泌出的胰蛋白酶原在胰腺内可有微量激活,但胰腺间质细胞所产生的酶特异性抑制物(α-抗胰蛋白酶、α-巨球蛋白等)可使在胰腺内提前活化的胰蛋白酶迅速失活,避免发生自身消化。

### (三)消化系统的常见检查

**1. 实验室检查**

(1)粪便检查:包括粪便外观的肉眼观察,以及显微镜、细菌学、寄生虫检查和隐血试验等,对腹泻与肠道感染的病原学、寄生虫病和消化道隐性出血有重要诊断价值;粪便外观的评估内容包括粪便的量、性状、颜色和气味。采集标本时注意标本应新鲜,不可混入尿液,盛器应清洁干燥,做细菌检查时应用消毒容器盛接粪便,采集标本置于无菌试管或特殊的培养器血内送检。一般检查留取蚕豆大粪便即可;用集卵法查找寄生虫卵应取鸡蛋大小标本;涂片或培养病原体时应取粪便的黏液或脓血部分,如粪便外观无异常,则取其表面、深处及粪端多处,以提高检出率。做隐血试验应在素食 3 天后留取粪便标本。

(2)血液、尿液检查。常用的检查如:①肝功能试验如血清酶学、血清总蛋白、白蛋白和球蛋白及其比值、凝血酶原时间等用于肝胆疾病的诊断;②血、尿胆红素检查可提示黄疸的性质;③血沉可反映炎症性肠病、肠结核或腹膜结核的活动性;④血清、尿液淀粉酶测定用于急性胰腺炎的诊断;⑤各型肝炎病毒标志物的测定用于确定病毒性肝炎的类型;⑥肿瘤标志物检测,如甲胎蛋白(AFP)用于原发性肝癌的诊断,癌胚抗原(CEA)、糖链抗原 19-9(carbohydrate antigen 19-9,CA19-9)等用于胃癌、结肠直肠癌和胰腺癌的诊断和治疗效果估计。

(3)腹水检查:腹水常规检查可以初步判断是渗出性抑或漏出性腹水,腹水的生化、细菌学及细胞学检查对于鉴别肝硬化、腹腔细菌性感染、腹膜结核、腹内癌肿等有重要意义。

**2. 胃肠动力检查** 胃肠运动功能检查包括食管、胃、胆道、直肠等处的压力测定,食管下端和胃内 pH 测定或 24 h 持续监测,胃排空测定等,用以诊断胃肠道动力障碍性疾病。

**3. 幽门螺杆菌(Helicobacter pylori,Hp)检测** 检测对于胃癌前疾病及病变、消化性溃疡、胃肠黏膜相关淋巴瘤等疾病的诊疗有重要作用。非侵入性方法常用$^{13}$C 或$^{14}$C 尿素呼气试验(Hp-urea breath test,Hp-UBT),该检查不依赖内镜,患者依从性好,准确性较高,为 Hp 检测的重要方法之一,目前被广泛用于各医院。但 Hp-UBT 仍然存在一定的缺陷,其结果的判定受到抗生素、铋剂、抑酸药物的干扰。采用单克隆抗体酶联免疫分析(ELISA)检测大便中的 Hp 抗原,方法简单、方便,敏感性和准确性堪比 Hp-UBT。

### 4. 影像学检查

（1）超声（ultrasonography，US）：US 可探查消化系统实质性脏器、胆道及腹腔内的病变，其无创、无射线、经济、方便、快速、可检测血流动力学参数等优点使其在临床上被广泛使用。但 US 对被气体或骨骼遮盖的组织或器官探查受限，受操作者的技能或经验影响较大。

（2）计算机断层扫描（computed tomography，CT）：CT 增强扫描对于消化系统脏器小病灶、等密度病灶、需定位定性的病变以及血管性病变的诊断是必不可少的检查方法，不断提高的 CT 扫描速度、分辨率及更强大的后处理软件、高效的阅片方式以及费用的逐步降低，使其在腹部疾病的诊断中具有重要作用，但该检查方法在肝、肾功能不全时应慎用或禁用。

（3）磁共振成像（magnetic resonance imaging，MRI）：MRI 适用于微小病变的观察以及病变定性诊断，特别是对鉴别肝内肝门部病变组织学来源和诊断胆道、胰腺病变具有很大价值。磁共振胆胰管成像（magnetic resonance cholangio- pancreatography，MRCP）是一种利用水成像原理的无创性检查技术，在不需要注射对比剂的情况下可清楚显示含有液体的胆管和胰管管腔全貌，是胆胰疾病的重要检查方法。

## 二、消化系统疾病患者常见症状体征

**1. 恶心与呕吐（nausea and vomiting）** 两者可单独发生，但多数患者先有恶心，继而呕吐。引起恶心与呕吐的病因很多，其中消化系统的常见病因：①胃炎、消化性溃疡并发幽门梗阻、胃癌；②肝、胆囊、胆管、胰、腹膜的急性炎症；③胃肠功能紊乱引起的心理性呕吐。呕吐出现的时间、频度、呕吐物的量与性状因病种而异。上消化道出血时呕吐物呈咖啡色甚至鲜红色；消化性溃疡并发幽门梗阻时呕吐常在餐后发生，呕吐量大，呕吐物含酸性发酵宿食；低位肠梗阻时呕吐物带粪臭味；急性胰腺炎可出现频繁剧烈的呕吐，吐出胃内容物甚至胆汁。呕吐频繁且量大者可引起水、电解质紊乱，代谢性碱中毒；长期呕吐伴畏食者可致营养不良；昏迷患者呕吐时易发生误吸，引起肺部感染、窒息等。

**2. 腹痛（abdominal pain）** 临床上腹痛一般按起病急缓、病程长短分为急性与慢性腹痛。急性腹痛多由腹腔脏器的急性炎症、扭转或破裂，空腔脏器梗阻或扩张，腹腔内血管阻塞等引起；慢性腹痛的原因常为腹腔脏器的慢性炎症、腹腔脏器包膜的张力增加、消化性溃疡、胃肠神经功能紊乱、肿瘤压迫及浸润等。此外，某些全身性疾病、泌尿生殖系统疾病、腹外脏器疾病，如急性心肌梗死和下叶肺炎等亦可引起腹痛。腹痛可表现为隐痛、钝痛、灼痛、胀痛、刀割样痛、钻痛或绞痛等，可为持续性或阵发性疼痛，其部位、性质和程度常与疾病有关。如胃、十二指肠疾病引起的腹痛多为中上腹部隐痛、灼痛或不适感，伴畏食、恶心、呕吐、嗳气、反酸等。小肠疾病多呈脐周疼痛，并有腹泻、腹胀等表现。大肠病变所致的腹痛为腹部一侧或双侧疼痛。急性胰腺炎常出现上腹部剧烈疼痛，为持续性钝痛、钻痛或绞痛，并向腰背部呈带状放射。急性腹膜炎时疼痛弥漫全腹，腹肌紧张，有压痛、反跳痛。

**3. 腹泻（diarrhea）** 正常人的排便习惯多为每天 1 次，有的人每天 2～3 次或每 2～3 天 1 次，只要粪便的性状正常，均属正常范围。腹泻指排便次数多于平日习惯的频率，粪质稀薄。腹泻多由肠道疾病引起，其他原因有药物、全身性疾病、过敏和心理因素等。发生机制为肠蠕动亢进、肠分泌增多或吸收障碍。小肠病变引起的腹泻，粪便呈糊状或水样，可含有未完全消化的食物成分，大量水样便易导致脱水和电解质丢失，部分慢性腹泻患者可发生营养不良。大肠病变引起的腹泻，粪便可含脓、血、黏液，病变累及直肠时可出现里急后重。

**4. 吞咽困难（dysphagia）** 固体或液体食物从口腔运送至胃的过程中受阻而产生咽部、胸骨后的梗阻感或停滞感。吞咽困难按部位可分为口咽性吞咽困难和食管性吞咽困难两类。多见于咽、食管及食管周围疾病，如咽部脓肿、食管癌、胃食管反流病、贲门失弛缓症，风湿性疾病如系统性硬化症累及食管，神经系统疾病，以及纵隔肿瘤、主动脉瘤等压迫食管。

**5. 嗳气（eructation）** 指消化道内气体（主要来自食管和胃）从口腔溢出，气体经咽喉时发出特殊声响，有时伴有特殊气味，俗称"打饱嗝"。多提示胃内气体较多。频繁嗳气可与精神因素、进食过急过快、饮用含碳酸类饮料或酒类有关，也可见于胃食管反流病、食管裂孔疝、慢性胃炎、消化性溃疡、功能性消化不良、胆道疾病等。

**6. 反酸(acid regurgitation)** 酸性胃内容物反流至口咽部,口腔感觉到酸性物质。常伴有烧灼感、胸骨后疼痛、吞咽痛、吞咽困难以及间歇性声嘶、慢性咳嗽等呼吸道症状,不伴有恶心、干呕。多由于食管括约肌功能不全或食管蠕动功能异常、胃酸分泌过多引起,多见于胃食管反流病和消化性溃疡。

**7. 灼热感或烧心感(heartburn)** 胸骨后或剑突下的烧灼感,由胸骨下段向上延伸,常伴有反酸,主要由炎症或化学刺激作用于食管黏膜而引起。常见于胃食管反流病和消化性溃疡,也可发生于急性心肌梗死和心绞痛。

**8. 厌食或食欲不振(anorexia)** 惧怕进食或缺乏进食的欲望。多见于消化系统疾病如消化系统肿瘤、慢性胃炎、肝炎等,也见于全身性或其他系统疾病如严重感染、肺结核、尿毒症、垂体功能减退等。严重食欲不振称为厌食症,可导致营养不良。

**9. 腹胀(abdominal distention)** 一种腹部胀满、膨隆的不适感觉,可由胃肠道积气(fatulence)、积食或积粪、腹水、气腹、腹腔内肿物、胃肠功能紊乱、胃肠道梗阻等引起,亦可由低钾血症所致。当胃肠道积气量超过气体被吸收和排出的量时,可出现腹胀感。腹水超过1000 mL时,亦出现腹胀不适。

**10. 便秘(constipation)** 排便频率减少,1周内排便次数少于2～3次,排便困难,大便干结。部分正常人习惯隔几天排便1次,但无排便困难与大便干结,故不能以每天排便1次作为正常排便的标准。引起便秘的常见因素:①进食量过少或食物缺乏纤维素、水分,不足以刺激肠道的正常蠕动;②结肠平滑肌肌张力减低和蠕动减弱;③各种原因的肠梗阻;④排便反射减弱或消失,腹肌、膈肌及盆肌张力减低;⑤结肠痉挛缺乏驱动性蠕动等。便秘常见于全身性疾病、身体虚弱、不良排便习惯、功能性便秘等情况,以及结肠、直肠、肛门疾病。

**11. 黄疸(jaundice)** 由于血清中胆红素升高,致使皮肤、黏膜和巩膜发黄的体征。正常胆红素最高为17.1 $\mu$mol/L,胆红素在34.2 $\mu$mol/L以下时,黄疸不易觉察,称为隐性黄疸;超过34.2 $\mu$mol/L时临床出现黄疸。黄疸常分为肝细胞性黄疸、胆汁淤积性黄疸和溶血性黄疸。肝细胞性黄疸和胆汁淤积性黄疸主要见于消化系统疾病,如肝炎、肝硬化、胆道阻塞;溶血性黄疸见于各种原因引起的溶血,如溶血性疾病、不同血型输血导致的溶血等。

**12. 呕血(haematemesis)与黑便(melena)** 常见于消化系统疾病(如食管、胃、十二指肠、胆和胰腺疾病)或全身性疾病导致的消化道出血,常见病因为消化性溃疡、急性糜烂出血性胃炎、食管胃底静脉曲张破裂和胃癌。消化道出血者均有黑便,但不一定有呕血。出血部位在幽门以上者常有呕血和黑便,在幽门以下者可仅表现为黑便。出血量少而速度慢的幽门以上病变亦可仅见黑便,而出血量大、速度快的幽门以下病变也可因血液反流入胃,引起恶心、呕吐而出现呕血。呕血与黑便的颜色、性质与出血量和速度有关。呕血呈鲜红色或血块提示出血量大且速度快,血液在胃内停留时间短,未经胃酸充分混合即呕出;如呕血呈棕褐色咖啡渣样,则表明血液在胃内停留时间长,经胃酸作用形成酸性血红蛋白所致。柏油样黑便,黏稠而发亮,是由血红蛋白中铁与肠内硫化物作用形成硫化铁所致;当出血量大且速度快时,血液在肠内推进快,粪便可呈暗红色甚至鲜红色,需与下消化道出血相鉴别;反之,空肠、回肠的出血如出血量不大,在肠内停留时间较长,也可表现为黑便,需与上消化道出血相鉴别。

### 三、消化系统疾病的诊疗技术

#### (一)胃镜(gastroscopy)与肠镜(colonoscopy)

胃镜是食管、胃、十二指肠疾病最常用和最准确的检查方法,肠镜则主要用于观察从肛门到回盲瓣的所有结直肠病变。内镜检查不仅能直视黏膜病变,还能取活检。随着内镜设备的不断改进,对病变的观察逐渐增加了色素对照、放大观察、窄带光成像及共聚焦内镜等技术,有效提高了早期肿瘤的检出率。在胃肠内镜的直视下,可对各种出血病变进行止血治疗;取出胃内异物;对较小的或有蒂的息肉等良性肿瘤可采用圈套、电凝等将其完整切除;对较大的良性肿瘤及早期癌,可根据情况行内镜下黏膜切除或剥离术。

内镜治疗减少了很多原本需要进行的开腹手术,使治疗更为精准和微创,有利于减少并发症、医疗费用及住院时间。

### (二)胶囊内镜(capsule endoscopy)

由胶囊、信号接收系统及工作站构成。检查时,患者吞下一个含有微型照相装置的胶囊,随胃肠道蠕动,以 2 帧/秒的速度不间断拍摄,所获取的消化道腔内图像信息被同时传给信号接收系统,然后在工作站上读片。胶囊内镜能动态、清晰地显示小肠腔内病变,突破了原有的小肠检查盲区,且具有无痛苦、安全等优点,成为疑诊小肠疾病的一线检查方法。

### (三)小肠镜(enteroscopy)

与胶囊内镜不同的是,小肠镜因具有吸引及肠道注气的功能,对病变的观察可以更清晰,发现病变后可以取活检及内镜下治疗;但由于检查耗时长,患者较痛苦。因此,多在胶囊内镜初筛发现小肠病变后,需要活检或内镜治疗时才采用小肠镜。

### (四)经内镜逆行胆胰管造影术(endoscopic retrograde cholangio-pancreatography,ERCP)

在十二指肠镜直视下,经十二指肠乳头向胆总管或胰管内插入造影导管,逆行注入造影剂后,在 X 线下显示胆系和胰管形态的诊断方法。除诊断外,目前 ERCP 技术已广泛用于治疗胆胰管疾病,治疗性 ERCP 包括内镜下乳头肌切开、胆总管取石、狭窄扩张、植入支架、鼻胆管引流术等,其微创、有效及可重复的优势减少了对传统外科手术的需求。

### (五)超声内镜(endoscopic ultrasonography,EUS)

将微型高频超声探头安置在内镜顶端或通过内镜孔道插入微型探头,在内镜下直接观察腔内病变同时进行实时超声扫描,了解病变来自管道壁的某个层次及周围邻近脏器的情况。与体表超声相比,它消灭或缩短了超声源与成像器官之间的距离,缩短了声路,降低了声衰减,并排除了骨骼、脂肪、含气部位的妨碍,可以获得最清晰的回声成像。在 EUS 的引导下,可对病灶进行穿刺活检、肿瘤介入治疗、囊肿引流,以及行腹腔神经丛阻断术。

## 四、中国消化病学发展的现状与未来

消化系统疾病是影响全球人类健康的重要疾病之一。随着我国居民饮食结构、非甾体抗炎药的使用、社会生活压力增大以及不良生活方式等原因,我国居民的消化系统疾病谱也发生了明显的变化,逐步由感染性疾病转变为慢性病。例如,现消化系统疾病谱常见炎性肠病、酒精性和高脂性胰腺炎、脂肪肝、肥胖症、NASIDs 相关性胃肠疾病、胃肠道功能性疾病等,其中功能性胃肠病和胃食管反流病患者占消化专科门诊患者的 40%~60%。

当前我国消化病学发展迅猛,在疾病防治水平上已获得大幅提高。基本消除和控制了肠道寄生虫病,通过新生儿乙肝疫苗普种、严格献血人员筛查和安全注射等预防措施,乙型病毒性肝炎感染率明显降低。常见的消化性溃疡出血、消化道静脉曲张出血、急性胰腺炎和胆道结石的治疗技术已接近或持平于发达国家水平。对消化系统恶性肿瘤防控也有一定程度的提高,建立了有中国特色的食管癌和肝癌防治方案及措施。大型医疗中心新技术应用达到国际先进水平。

展望未来,新研究、新技术、新发现将在消化系统疾病治疗中扮演越来越重要的角色。以下内容的研究以及技术应用可能对未来消化系统疾病治疗产生关键影响:采取多中心循证医学方法的临床路径研究,蛋白质指纹图谱技术的研究以及应用,干细胞技术研究以及应用,胃肠功能动力性疾病研究及新技术开发应用,各个肿瘤早筛早诊早治相关的研究和应用,分子靶向发现以及技术应用,纳米和机器人的研究及应用等。

(陈 帆)

# 第二节　消化道出血患者的护理实践

## 一、导入案例

患者,明先生,男,32 岁,因"黑便 3 天"入院。

患者 2022 年 4 月 10 日开始无明显诱因出现黑便,每天 2~3 次,大便不成形,伴乏力纳差,未积极处理。无发热,无腹痛、腹胀,无心慌、胸闷。4 月 13 日 17:20 外出时突感头昏黑矇、四肢无力,休息后可缓解。遂至急诊科就诊,体温 36.5 ℃,心率 82 次/分,呼吸 20 次/分,血压 125/86 mmHg;贫血貌;查血常规:红细胞计数 2.90×10$^{12}$/L↓,血红蛋白 82.0 g/L↓,红细胞压积 27.1 ％↓;查大便潜血阳性。给予禁食禁水、止血、护胃抑酸、补液营养支持等对症治疗,并以"上消化道出血"收入院。患者 4 月 14 日 10:13 解血便 260 mL,血压降至 80/41 mmHg,心率上升至 108 次/分,伴口渴、面色苍白、出汗,患者意识清楚,查血常规示血红蛋白 69.0 g/L↓,立即予以止血、输血、补液扩容等治疗,血压逐渐上升至 105/55 mmHg,心率下降至 88 次/分。急诊行无痛电子胃镜检查,诊断为"十二指肠溃疡伴出血,食管贲门黏膜撕裂综合征",行十二指肠降部溃疡出血钛夹止血术＋贲门黏膜撕裂钛夹止血术。术后生命体征平稳,无腹痛、腹胀,无呕血、血便等不适,继续给予补液、护胃抑酸、止血等对症治疗,逐渐进食后无出血、腹痛腹胀等消化道症状,复查大便潜血阴性,血红蛋白上升至 90.0 g/L,于 4 月 20 日出院。

【护理评估】(病史采集:2022 年 4 月 13 日 19:00)

**1. 健康史**

| | |
|---|---|
| 主诉 | 问:您好! 我是您的责任护士,今天由我负责您的治疗和护理,为了了解您的情况,我需要仔细询问您几个问题,希望您能如实回答,以便后续治疗和护理。请问您这次主要是什么原因来医院?<br>答:我今天 17:20 左右突感头昏、眼睛一阵发黑、四肢无力,就去了医院急诊。<br>问:请问您当时失去意识了吗? 摔倒了吗?<br>答:没有,我一直是清醒的,也没有摔倒。<br>问:您还有其他的不舒服吗?<br>答:我这几天以来一直感觉没力气,食欲也差,大便是黑色的、不成形。<br>问:您这种感觉有多久了?<br>答:就最近 3 天。<br>问:您既往有腹痛、腹胀的情况吗?<br>答:偶尔有。<br>问:那您现在有腹痛、腹胀的情况吗?<br>答:偶尔一点点吧。<br>问:如果说 0 分是完全不痛,10 分是完全不能忍受的痛,您觉得您的疼痛能得几分?<br>答:大概 1~2 分吧。<br>问:您痛的时候有没有其他不舒服,比如说,恶心想吐?<br>答:没有。<br>问:您出现黑便多久了?<br>答:解黑便有 3 天了。<br>问:每天有几次?<br>答:每天 2~3 次。<br>问:有没有吃深色食物或水果(如黑米、黑芝麻、黑豆、猪血及火龙果等),以及补铁的药物?<br>答:最近没有吃这些深色食物和水果。 |

续表

| | |
|---|---|
| 现病史 | 问:您到了急诊后,医生怎么说?<br>答:医生马上给我查了血,说是重度贫血,可能是黑便引起的,叫我暂时不吃不喝,卧床休息。 |
| 日常生活形态 | 问:生病后吃饭、睡觉怎么样?<br>答:这几天没力气、食欲也差,没吃多少东西。平时犯困,睡眠还可以,先不知道有这么严重的贫血,现在知道了,很担心,希望早点查出原因除掉病根。<br>问:您平时抽烟吗? 喝酒吗?<br>答:我不抽烟,也不喝酒。 |
| 既往史 | 问:您平时身体怎么样,有没有什么慢性病? 例如,乙肝、丙肝、消化性溃疡等。<br>答:平时身体挺好,没有慢性病,我没有查出过乙肝、丙肝、消化性溃疡。<br>问:您有没有吃过阿司匹林及其他抗凝药物、中成药等?<br>答:我最近也一直没有吃药。<br>问:您以前有没有做过什么手术? 有没有外伤史? 有没有输血?<br>答:这些都没有。 |
| 家族史 | 问:您家人有没有得过乙肝、丙肝、消化性溃疡等?<br>答:没有听说过。 |
| 心理状况 | 问:您平时脾气怎么样?<br>答:我平时就是个急性子,容易生气。 |
| 社会状况 | 问:您现在主要和谁住在一起?<br>答:我现在自己一个人住,我父亲母亲在老家。<br>问:请问您的医疗保险是什么类别? 在我院住院可以报销吗?<br>答:我是市医保,可以报销部分。 |

**2. 体格检查** T 36.5 ℃,HR 82 次/分,R 20 次/分,BP 125/86 mmHg。

患者贫血貌,神志清楚,轮椅入病房,查体合作,全身黏膜、巩膜无黄染,全身浅表淋巴结无肿大。颈软,呼吸规整,肺部呼吸运动度对称,双肺听诊呼吸音清,未闻及明显干湿性啰音。心率 82 次/分,心音强度可,心律齐,各瓣膜区未闻及病理性杂音。腹部平坦,腹软,全腹无压痛及反跳痛,肝脾肋下未触及,移动性浊音阴性,双肾区无叩击痛,肠鸣音可,双侧下肢无水肿。生理反射存在,病理反射未引出。

**3. 实验室检查** 2022 年 4 月 13 日血常规(五分类):红细胞计数 $2.90 \times 10^{12}/L \downarrow$,血红蛋白 82.0 g/L↓,红细胞压积 27.1 %↓。D-二聚体定量测定:D-二聚体定量 <0.22 μg/ mL,凝血酶原时间 14.1 s,凝血酶原活动度 88.0%,国际标准化比值 1.07,纤维蛋白原 1.53 g/L↓,活化部分凝血活酶时间 33.0 s,凝血酶时间 16.4 s。血脂 4 项中高密度脂蛋白 0.68 mmol/L↓,其余正常。电解质 4 项:钙 2.04 mmol/L↓,其余正常。葡萄糖(GLU):葡萄糖 6.14 mmol/L↑。ABO 血型+RhD 血型鉴定(微柱法):ABO 血型 A,Rh(D)血型:阳性。

肝功能 10 项,高敏心肌肌钙蛋白,超敏 C 反应蛋白,尿常规十项,血沉,输血前全套八项(HCV. HIV. TP. HBV)无异常。

4 月 14 日血常规:血红蛋白 69.0 g/L↓。

4 月 15 日血常规:血红蛋白 82.0 g/L↓。

4 月 17 日血常规:血红蛋白 90.0 g/L↓,血小板计数 $130.0 \times 10^9/L \downarrow$。

**4. 辅助检查** 2022 年 4 月 14 日:在麻醉下行急诊胃镜检查可见:食管:黏膜光滑,血管网清晰,扩张好。贲门-胃底:可见纵行黏膜撕裂,创面可见渗血,予以钛夹封闭创面,止血顺利,未见活动性出血。胃体:黏膜光滑。胃角:弧形,黏膜光滑。胃窦:黏膜红白相间,花斑样改变,以红为主,蠕动正常。幽门:类圆形,开闭好。球部:未见异常。降部:可见溃疡及血栓头,予以钛夹封闭创面,止血顺利,未见活动性出血。

4 月 14 日十二通道常规心电图检查示:①窦性心律;②心电图正常。

4 月 16 日小肠结肠双期增强 CT 检查所见小肠结肠未见明显梗阻扩张、积气积液,肠壁未见明显增厚,肠系膜及腹膜后未见明显异常强化或增多肿大的淋巴结。

**5. 医疗诊断及治疗原则** 上消化道出血诊断 5 步骤:是否有消化道出血→是上消化道还是下消化道出血→原发病诊断→出血量估计→是否还有活动性出血。

(1)初步诊断:①上消化道出血:消化性溃疡? ②中度贫血。

(2)诊断依据:①患者主诉黑便 3 天,并有活动性出血。②头昏黑朦、贫血貌,四肢无力。③院前血生化及大便潜血阳性所示。④急诊内镜结果(诊断金标准):急诊行无痛电子胃镜检查,诊断为"十二指肠溃疡伴出血,食管贲门黏膜撕裂综合征"。⑤排除口腔、鼻腔出血,咯血等不自觉或自觉的吞下血液引起黑便以及口服中草药或铋剂者。

(3)鉴别诊断:下消化道出血、痔疮出血多为鲜红色,痔疮为大便带血或滴血。

(4)治疗原则。

①一般治疗:卧床休息,平卧时可抬高下肢;保持呼吸道通畅,必要时吸氧,发生再呕血时头侧卧位,以免呕血引起窒息;明显呕血或黑便次数增多时禁食禁水,待出血停止后改温凉流质饮食,再逐渐过渡到半流质饮食;严密监测患者生命体征变化(呕血黑便的次数和量,心率血压变化,实验室指标及辅助检查结果)。

②积极补充血容量。

③止血措施:药物治疗。抑酸制剂使用,补液,输血,口服止血药物使用;内镜下止血治疗。

**【主要护理诊断】**

**1. 血容量不足** 与消化道出血引起体液丢失、液体摄入量不足等有关。

依据:①患者诉黑便、乏力、头昏、黑朦、出汗;②患者 4 月 14 日 10:13 解血便后,心率上升至 108 次/分,血压降至 80/41 mmHg,立即予以补液、输血治疗后,心率下降至 88 次/分,血压上升至 105/55 mmHg。

**2. 活动无耐力** 与失血性周围循环衰竭有关。

依据:ADL 评分 40 分,重度依赖。

**3. 恐惧** 与再次活动性出血、生命或健康受到威胁、缺乏消化道出血相关知识有关。

依据:患者诉黑便、血便、乏力、头昏多日,未及时就医,再次活动性出血,心情温度计评分 5 分。

**【护理目标】**

(1)补足血容量,消化道出血症状减轻,不发生活动性出血。

(2)患者体力恢复,具备基本生活自理能力。

(3)患者情绪稳定、心理适应状况良好,有发生出血症状及时就医的健康意识。

**【护理计划与措施】**

**1. 休息与活动** 卧床休息,减少身体活动。少量出血者应卧床休息。大出血者绝对卧床休息,协助患者取舒适体位并定时变换体位,注意保暖,治疗和护理工作应有计划集中进行,以保证患者的休息和睡眠。直至病情稳定后,再逐渐增加活动量。

**2. 建立两组静脉通路** 遵医嘱给予止血、补充血容量、营养支持治疗,在容量补足的基础上遵医嘱使用升压药物治疗,维持患者的血压在稳定水平。按照低血容量性休克补液原则进行补液(先快后慢、先晶后胶、先盐后糖、见尿补钾,适时补钾)。

(1)先快后慢:必要时遵医嘱监测患者中心静脉压和心肺功能,在心肺功能允许的情况下早期补液。速度应尽量快,在短期内快速输入生理盐水、右旋糖酐、全血或血浆、白蛋白来维持有效回心血量。一般前半小时可以补充 1000～1500 mL 的平衡液,再补充 500 mL 胶体液。但老年患者由于心脏功能较差,在补液时一定要注意补液速度,给予双通道补液。

（2）先晶后胶:通常先补充生理盐水或平衡液,再补充右旋糖酐或羟乙基淀粉。

（3）先盐后糖:先补充生理盐水再补充葡萄糖。

（4）见尿补钾,纠正代谢性酸中毒,当尿量达到 40 mL/h 以上时可以补钾,同时根据患者的血气分析结果纠正代谢性酸中毒。

**3. 遵医嘱备血,输血前准备** 静脉输血选择安全性以及利用度均较高的成分血,如浓缩红细胞、去白细胞悬浮红细胞。

**4. 指导消化道出血的注意事项** 有活动性出血时绝对卧床休息有利于出血的控制,大量上消化道出血时伴随呕血,指导患者平卧时头偏向一侧或头侧卧位,及时吐出消化道内积血,避免呛入呼吸道引起窒息,床边备 2 套吸引器,一套吸引前准备,一套内镜前准备,备好急诊内镜相关物,准确记录 24 h 液体出入量。

**5. 病情观察**

（1）心电监护监测生命体征,计算患者休克指数（SI＝108/80 ＝1.35）,提示患者有休克表现,加强病情观察,患者有无头晕、心悸、四肢发冷、出汗等失血性周围循环衰竭症状。

（2）观察有无活动性出血倾向,重点关注有无继续解血便以及血便的次数和量。及时清理血便,加强肛周护理,保持肛周皮肤干燥,避免失禁性皮炎发生。

**6. 安全的护理** 轻症患者可起身稍事活动,可上厕所大小便。但应注意有活动性出血时,患者常因有便意而至厕所,在排便时或便后起立时晕厥。应指导患者坐起、站起时动作缓慢;当出现头晕、心慌、出汗时立即卧床休息并告知护士,必要时由护士陪同如厕或暂时改为在床上使用便盆排泄,预防跌倒。重症患者应多巡视,用床栏加以保护,预防坠床。

**7. 生活护理** 限制活动期间,协助患者完成个人日常生活活动,如口腔清洁、皮肤清洁、排泄。卧床患者特别是老年患者和重症患者注意预防压疮。排便次数增多,注意肛周皮肤清洁,使用润肤霜保护。

**8. 心理护理** 观察患者有无紧张、恐惧或悲观、沮丧等心理反应,特别是慢性病或全身性疾病致反复出血者,有无对治疗失去信心,不合作,针对性进行心理护理。抢救工作应迅速而不忙乱,以减轻患者的紧张情绪。经常巡视,有出血症状时陪伴患者,使其有安全感。常规铺一次性中单,解血便后及时清除血迹、污物,以减少对患者的不良刺激。解释各项检查、治疗措施,听取并解答患者或其家属的提问,以减轻他们的疑虑。

**9. 内镜治疗** 出血停止 48 h 后,遵医嘱指导患者循序渐进地进食,水、米汤,半流质饮食,软食,在进食期间观察患者有无消化道症状如腹痛、腹泻、活动性出血的情况。

【护理评价】

（1）患者血容量不足情况得到纠正,进食后未见明显活动性出血等消化道症状,无头晕黑矇等症状。

（2）患者生活重度依赖转为轻度依赖,ADL 评分 90 分。

（3）患者心情温度计评分为 1 分。

【思维启发】

（1）常见上消化道出血的原因有哪些? 上消化道出血的定义是什么? 有哪些症状体征和检查检验支持该诊断?

（2）上消化道出血的病情严重程度判断标准是什么? 各种出血症状体征和出血程度之间的关系是什么? 如何判断贫血程度?

（3）上消化道出血的止血措施有哪些? 怎样观察有没有继续出血?

（4）入院后需要监测及护理评估的主要内容有哪些?

（5）上消化道出血患者消化内镜止血术后的护理要点是什么? 患者出院后的健康宣教内容主要有哪些?

（6）责任护士对该患者进行的护理评估是否全面? 入院当天提出的护理诊断/问题是否全面? 有无

不妥？

【问题解析】

问题 1：常见上消化道出血的原因有哪些？上消化道出血的定义是什么？有哪些症状体征和检查检验支持该诊断？

**1. 常见上消化道出血的病因**

(1)消化性溃疡。

(2)急性糜烂出血性胃炎。

(3)食管胃底静脉曲张破裂。

(4)胃癌。

(5)食管病变：如食管贲门黏膜撕裂综合征(又称 Mallory-Weiss 综合征)、食管癌、食管损伤、食管炎、食管憩室炎、主动脉瘤破入食管等都可以引起上消化道出血。

(6)胰腺疾病累及十二指肠，如胰腺癌或急性胰腺炎并发脓肿破溃，胃十二指肠疾病、胆道出血等也会引起上消化道出血。

(7)全身性疾病亦可引起上消化道出血，全身性疾病可见于血管性疾病、血液病、尿毒症、结缔组织病、急性感染、应激相关胃黏膜损伤(stress-relatedgastric mucosal injury)等。

**2. 定义**　上消化道出血(upper gastrointestinal hemorrhage)是指 Treitz 韧带以上的消化道，包括食管、胃、十二指肠和胰、胆道病变引起的出血，以及胃空肠吻合术后的空肠病变的出血。

**3. 患者出现消化道出血的发展过程**

(1)病例特点：患者 3 天前无明显诱因出现黑便，每天 2～3 次，大便不成形，伴乏力纳差。外出时突感头昏黑矇、四肢无力，体位变化时头晕明显，血红蛋白 82.0 g/L，中度贫血，患者 4 月 14 日 10：13 解血便 260 mL 后血压 80/41 mmHg，查血常规血红蛋白 69.0 g/L，贫血较之前加重。

(2)诊疗过程：4 月 14 日 急诊胃镜诊断为"十二指肠溃疡伴出血，食管贲门黏膜撕裂综合征"并行十二指肠降部溃疡出血钛夹止血术和贲门黏膜撕裂钛夹止血术，收入院治疗。

问题 2：上消化道出血的病情严重程度判断标准是什么？各种出血症状体征和出血程度之间的关系是什么？如何判断贫血程度？

**1. 上消化道出血的病情严重程度判断标准**　见表 3-1。

表 3-1　上消化道出血的病情严重程度判断标准

| 分级 | 失血量/mL | 血压/ mmHg | 心率/(次/分) | 血红蛋白/(g/L) | 症状 | 休克指数 |
|---|---|---|---|---|---|---|
| 轻度 | <500 | 基本正常 | 正常 | 无变化 | 头昏 | 0.5 |
| 中度 | 500～1000 | 下降 | >100 | 70～100 | 晕厥、口渴、少尿 | 1.0 |
| 重度 | >1500 | <80 | >120 | <70 | 肢冷、少尿、意识模糊 | >1.5 |

注：休克指数(shock index，SI)=心率/收缩压。

**2. 各种出血症状体征和出血程度之间的关系**

(1)大便隐血试验可呈阳性：出血量为 5～10 mL。

(2)黑便(或称柏油样便)：50～100 mL。

(3)呕血：胃内出血量为 250～300 mL。

(4)出现全身症状，如头昏、心慌、乏力等：一次出血量为 400～500 mL。

(5)周围循环衰竭，如肢体冷感、心率加快、血压降低等，严重者可呈休克状态：出血量超过 1000 mL。

**3. 贫血的严重程度划分标准**　见附表 12。

问题 3：上消化道出血的止血措施有哪些？怎样观察有没有继续出血？

**1. 上消化道出血的止血措施**

(1)药物止血治疗。

(2)三腔二囊管压迫止血。

（3）内镜止血治疗。

（4）手术治疗。

（5）介入治疗。

**2.继续出血指征**

（1）反复呕血及黑便。

（2）黑便次数及量增多，或排出暗红色甚至鲜红色血便，伴肠鸣音亢进。

（3）血红蛋白、红细胞计数与红细胞压积继续下降，网织红细胞计数持续增高。

（4）在24 h内经积极输液、输血仍不能稳定血压和脉搏，或经过迅速输液、输血后，中心静脉压仍下降。

（5）在补液足量、尿量正常的情况下，血尿素氮持续或再次增高。

（6）门静脉高压的患者原有脾大，在出血后常暂时性缩小，如不见脾脏恢复肿大亦提示有继续出血。

问题4：入院后需要监测及护理评估的主要内容有哪些？

**1.现病史** 患者3天前无明显诱因出现黑便，每天2~3次，大便不成形，伴乏力纳差。外出时突感头昏黑矇、四肢无力，体位变化时头晕明显，血红蛋白82.0 g/L，中度贫血，患者4月14日10：13解血便260 mL后血压80/41 mmHg，查血常规血红蛋白69.0 g/L，贫血较之前加重。

患者以黑便、便血、贫血和头晕、黑矇、乏力纳差症状为主，入院后需要监测的主要内容为出血相关症状和体征的观察，生命体征的变化，再出血的判断，药物使用期间不良反应的观察，静脉输血不良反应，留置针置管后是否发生静脉炎，以及疾病相关的并发症等相关的动态评估。

**2.既往病史** 结合患者的护理评估结果，询问患者既往史，详尽分析患者发生上消化道出血的原因，以制订针对性的治疗护理措施。

**3.风险评估** 对于上消化道出血患者除综合评估患者病情外，还需进行风险评估，评估包括：日常生活活动能力、疾病史、营养状态、行动能力，根据患者的情况，进行腹部疼痛评分、压疮风险评估、跌倒风险评估、生活自理能力评估、营养风险评估、根据病情变化，向患者及其家属进行个性化宣教。

（1）病情监测：①患者生命体征，严密监测患者体温、心率、血压、血氧饱和度、液体出入量等变化；②严密监测患者意识状态，必要时使用Glasgow昏迷评估定量表；③观察患者有无继续出血；④观察患者的全身变化，有无面色苍白、大汗淋漓，失血性休克；⑤观察患者情绪及心理改变。

（2）自理能力评估见附表3。

（3）压疮风险评估见附表1。

（4）跌倒风险评估见附表5。

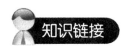 **知识链接**

**跌倒的定义**

2011年9月6日卫生部公布的《老年人跌倒干预技术指南》提出，跌倒（fall）是指突发、不自主的、非故意的体位改变，倒在地上或更低的平面上。住院患者跌倒是患者生理、病理、药物、心理、环境、文化等多种因素综合作用的结果。

问题5：上消化道出血患者消化内镜止血术后的护理要点是什么？患者出院后的健康宣教内容主要有哪些？

**1.上消化道出血患者消化内镜止血术后的护理要点**

（1）迅速补充血容量：消化道大量出血病情急、变化快，抗休克、迅速补充血容量治疗应放在一切医疗措施的首要位置，患者必须保证1~2条静脉通路，准备好急救用品。

（2）止血护理：做好止血药物、急诊内镜止血、手术止血、介入治疗止血等的相应护理。

（3）病情观察：密切观察生命体征、神志及尿量的变化，准确记录液体出入量，必要时留置导尿管，如有头昏、口渴、出冷汗、脉搏细速、血压下降、烦躁不安、面色苍白等情况，提示有出血，及时告知医生，紧急处理,立即建立静脉通路,迅速实施各种抢救措施,配血输血等。观察呕血、黑便的颜色、量、性状及伴随症状,正确评估出血程度,判断出血是否停止。动态监测血红蛋白、红细胞计数、红细胞压积、网织红细胞计数、尿素氮等。

(4)安全管理:做好各类风险评估与预防,防止跌倒坠床、压疮、下肢深静脉血栓形成、低血糖等不良事件的发生。

(5)休息与体位:少量出血患者应卧床休息,大出血患者应绝对卧床休息,平卧位并下肢略抬高,呕吐时头偏向一侧,防止窒息或误吸,做好安全防护,防止直立性低血压引起晕厥。

(6)饮食护理:活动性出血期应遵医嘱禁食,加强口腔护理,出血停止后,给予无刺激、易消化、温凉流质饮食,逐步过渡为半流质饮食,软食,注意规律进餐;少量出血无呕吐患者,可进温凉、清淡流质饮食,出血停止后逐渐改为营养丰富,易消化,无刺激性半流质饮食或软食,少量多餐,逐步过渡到正常饮食。

(7)心理护理:术后耐心向患者说明内镜下止血治疗已经顺利完成,出血点已经暂时止血,消除患者顾虑,缓解紧张情绪,使患者更好地配合治疗和护理。

(8)口腔护理:生活不能自理患者加强口腔护理,生活部分自理患者可协助自行刷牙,保持口腔清洁,内镜治疗术后患者可能1~2天有短暂的咽痛及咽喉壁异物感,可用温盐水漱口或咽喉含片及滴鼻剂缓解不适感。

**2. 患者出院后的健康宣教内容**

(1)饮食:低盐、低脂肪、优质蛋白质、糖尿病饮食,避免进粗糙食物,少量多餐。

(2)药物指导:遵医嘱服药,并了解用药须知,如不良反应及注意事项。

(3)病情观察:观察大便的颜色、量、性状及有无伴随症状,定时监测血糖血压。

(4)生活方式宣教:保持充足的休息和良好的睡眠,避免从事力所不能及的活动。

(5)识别消化道再出血症状,并及时就诊。教会患者及其家属识别消化道出血的征象及应急措施,若出现呕血、黑便,或伴有头晕、心悸等不适时,应立即卧床休息,并及时送医院治疗。

问题6:责任护士对该患者进行的护理评估是否全面?入院当天提出的护理诊断/问题是否全面?有无不妥?

该患者由于上消化道出血,病情需要从4月13日禁食禁水,至4月17日开始流质饮食,因而提出的护理诊断需要增加,关于营养评估相关量表,见附表6~附表9。护理措施具体如下。

| 日期 | 护理诊断 | 诊断依据 | 预期目标 | 护理措施 |
|---|---|---|---|---|
| 2022年4月14日 | 营养失调:低于机体需要量 | 患者禁食禁水;营养风险筛查评分4分 | 患者营养指标正常 | 1.每周进行营养风险筛查,禁食禁水期间遵医嘱予静脉营养输注。<br>2.消化内镜治疗术后48 h恢复流质饮食,指导患者选择无刺激、易消化、温凉流质饮食,少量多餐,营养不足部分予以静脉营养补充。<br>3.流质饮食24 h后逐渐改为营养丰富,易消化,无刺激性半流质饮食或软食,少量多餐,2周后逐步过渡到正常饮食。<br>4.进食要细嚼慢咽,定时定量,忌过饱、过热、过快,尽量不吃生硬、煎炸、胀气以及粗纤维饮食,禁饮酒 |

## 二、思维拓展

上消化道出血病因复杂,常见原因有消化性溃疡、急性胃黏膜损伤、肝硬化食管胃底静脉曲张破裂出血、胃癌等。上消化道大出血是指 Treitz 韧带以上的消化道,包括食管、胃、十二指肠或胰胆等病变引起的出血,胃空肠吻合术后的空肠病变,大量出血是指在数小时内失血量超出 1000 mL 或循环血容量的 20%左右,主要临床表现为呕血、黑便,往往伴有血容量减少引起的急性周围循环衰竭,严重时会引起休克。因其病情变化快、病情可能反复,极易威胁患者生命安全。因此,及时对消化道出血患者的再出血风险进行科学评估,并依据评估结果采取有效预防性干预措施,对于切实改善消化道出血患者的预后具有十分重要的意义。为能够有针对性地预防及降低消化道出血意外的发生,目前已经研制出多种评估系统来预测上消化道出血患者可能面临的风险,如再出血风险、止血措施需求、死亡风险等。如 Forrest 分级评分(1974年);The Baylor 出血积分(1993 年);Rockall 再出血和死亡危险性评分(1996 年);Cedars-Sinai Medical center 预后指数(1996 年);Blatchford 入院危险性评分(2000 年);AIMS65 评分量表(2011 年)。①Forrest分级评分量表能够预测患者的出血风险,需通过内镜检查进行,故多被应用于临床病情的判断与治疗;②完全 Rockall 量表中包含内镜检查,可有效避免出血类型对评估结果的影响,但针对暂时无法接受内镜检查的患者,该量表的使用受到限制;③Glasgow Blatchford score(GBS)等以急性曲张性及非曲张性上消化道出血患者为研究对象,有效避免了上消化道出血类型对量表使用的限制;④AIMS65 评分量表作为一项大样本的研究成果囊括各类出血患者,有效性得到肯定。

对于急性非静脉曲张性上消化道出血,欧洲胃肠内镜学会(ESGE)在 2021 年更新的指南中指出,在暂时无法进行消化内镜检查时或等待急诊消化内镜期间,针对急性上消化道出血患者可使用 GBS 评分进行风险分层。GBS 评分≤1 分的患者再次出血的风险很低,30 天内病死率也很低,若需要医院干预,可于门诊内镜检查而非住院。若 GBS 评分>1 分,应考虑为危险性急性上消化道出血。

非静脉曲张性消化道出血经内镜治疗后仍存在再出血的风险,有研究表明,消化道出血患者经治疗后再出血的风险较高,严重影响了患者的身心健康和生活质量。患者出院后的延续性护理有助于降低消化道再出血的风险,另外治疗后严格遵医嘱进行自我管理也有利于降低再出血的发生风险。患者出院后的自我管理状况对预后的影响尤其关键。IKAP 理论(Information-Knowledge-Attitude- Practice,IKAP)即信息、知识、信念、行为,是健康教育模式的一种。I 即收集信息,K 即提供知识,A 即转变观念,P 即促使行动。此理论已被应用于非静脉曲张性消化道出血患者的延续护理:基于对患者情况的评估给患者提供科学的知识,并且转变患者的观念,最后达到促进患者行为改变的目的,以提高患者的自我管理能力,改善其预后。研究表明,基于 IKAP 的延续护理可以改善消化性溃疡出血的临床结局,改善患者健康促进生活方式,促进患者的健康意识、疾病康复和自我管理。目前该理论的使用仍存在一定不足,即 IKAP 模式的高效率使用。未来需要一步借助各种智能工具和平台,使基于 IKAP 的延续护理的实施更加高效便捷,使更大的患者人群获益。

## 三、案例说明书

**【教学目标及用途】**

**1. 适用课程**　本案例与"内科护理学"课程中的上消化道出血患者护理中部分内容相匹配,主要是为护理硕士专业学生开发,适合具有一定工作经验的学生和护士学习。

**2. 教学目标**　本案例展示了上消化道出血的定义及发生的原因、病情判断以及消化内镜治疗及护理评估。

本案例中,患者因 3 天前无明显诱因出现黑便,每天 2～3 次,伴乏力纳差。外出时突感头昏黑矇、四肢无力,体位变化时头晕明显,血红蛋白 82.0 g/L,中度贫血,患者 4 月 14 日 10:13 解血便 260 mL 后血压 80/41 mmHg,查血常规血红蛋白 69.0 g/L,发展为重度贫血。

患者以黑便、便血、贫血和头晕、黑矇、乏力纳差症状为主,入院后需要监测及护理评估的主要内容为出血相关症状体征的观察和活动耐力、跌倒风险、压疮风险、营养风险相关的评估。患者治疗给予了止血药、输血、补液、内镜下止血治疗,学生对止血的治疗和护理经过学习后应该掌握。

经过本案例学习,希望学生达到以下目标。

(1)了解上消化道出血的出血程度判断及病情评估。

(2)熟悉上消化道出血的定义及发生的原因及诊疗经过。

(3)掌握消化内镜治疗止血术后护理的重点内容。

(4)根据护理评估结果找出患者入院后动态的主要护理问题,制订相应的护理计划和措施。

【分析思路】

本案例以一名上消化道出血男性患者出现不适、症状加重、急诊求诊、重症监护的经过为背景,通过问诊、分析病史、临床症状、体征,综合案例所提供的辅助检查结果,做出医疗诊断,进行全面评估和针对性治疗的过程,学习上消化道出血的相关知识。

在责任护士对该患者已完成的护理评估及护理记录的基础上,引导学生分析以出血症状为主诉,确诊为上消化道出血患者消化内镜治疗后的护理评估重点内容。

依据护理记录中体现的患者入院后的主要诊疗经历,结合案例给出患者特点,引导学生分析上消化道出血的首要护理问题和次要护理问题,结合护理计划和护理记录,引导学生分析其是否全面,使其全面掌握上消化道出血患者的责任制整体护理。

上消化道出血护理案例分析及步骤如图 3-1 所示。

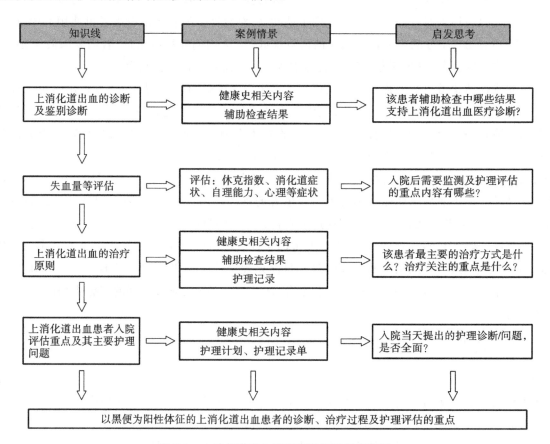

图 3-1　上消化道出血护理案例分析及步骤图

【关键要点】

上消化道出血发病迅速,病情进展快,如不及时治疗,可导致循环血容量下降,造成周围循环急性衰竭,严重威胁患者的生命安全。主要的临床表现为黑便以及呕血,出血量较大,可导致患者休克等并发症,据统计,其病死率高达10%,严重影响患者的生活质量,给患者及其家庭带来较重的经济和心理负担,而内镜治疗因可以迅速直观地查明病因,并在内镜下准确进行止血,现已成为治疗上消化道出血最常用的方法。

上消化道出血的早期诊断、早期治疗对患者的预后有很大影响。对于怀疑上消化道出血的患者,首要处理是补充血容量,给予止血、补液、营养支持治疗,因此在急救时针对失血性休克的流程要熟记于心,要有评估及预防再出血发生的预警意识;其次要做好内镜治疗的评估,尽早行急诊内镜治疗方案的决策,在24 h内尽早地实施急诊内镜治疗方案,如果医疗条件不允许,尽早使用三腔二囊管压迫止血,争取抢救生命的时机。

因此,对于上消化道出血的患者,医护人员必须全面、准确、快速地对患者的临床资料进行有序收集,备好急救设备和物品,制订最佳的治疗策略和护理计划,预防并发症的发生,提高患者的生存率。

【建议课堂计划】

整个案例课的课堂时间控制在80~90 min。

课前计划:提出启发思考题,请学生在课前完成阅读和初步思考,并鼓励学生查阅相关资料以助于深入分析案例。

课中计划:开场(2~5 min),案例概述(5 min),分析讨论互动环节(45~60 min),归纳总结(10 min),教师对相关问题进行总结和要点详解(15 min)。

在分析讨论环节,逐步提出启发思考题,并根据学生的回答在黑板上整理出知识脉络结构。

课后计划:请学生给出相似案例的报告,依据本案例学习的理论进行分析。

【建议学习资源】

[1] 葛均波,徐永健,王辰.内科学[M].9版.北京:人民卫生出版社,2018.

[2] 许国铭,李兆申.上消化道内镜学[M].上海:上海科学技术出版社,2003.

(蔡小莉)

# 第三节 急性重症胰腺炎患者的护理实践

## 一、导入案例

患者,男,32岁,因"上腹部疼痛伴呕吐1天"入院。既往史:吸烟,每天1包,饮酒频繁。否认高血压、糖尿病、冠心病等病史,否认乙肝、结核等传染病史,否认手术、输血、外伤史;否认食物及药物过敏史。患者于2022年4月13日午饭聚餐饮酒后出现急性上腹痛(呈持续性),不能忍受,伴恶心呕吐,非喷射性,为胃内容物,共3次。体温38.8 ℃,无反酸嗳气,无呕血黑便,无心悸胸闷,无咳嗽咳痰,至急诊科就诊,急诊检验结果显示:胰淀粉酶3390 U/L↑,脂肪酶＞3000.0 IU/L↑,碳酸氢根21.5 mmol/L↓,其余化验指标基本正常。单次多层CT平扫检查所见:胰腺及其周围间隙改变,考虑急性胰腺炎。急诊以"急性胰腺炎"收入院。入院后给予患者补液、抑酶、抗感染、营养支持、并发症预防等相关治疗,后患者胰腺损伤指标好转后出院。

【护理评估】(病史采集:2022 年 4 月 13 日 18:25)

**1. 健康史**

| | |
|---|---|
| 主诉 | 问:您好,我是您的责任护士,今天由我负责您的治疗和护理,为了了解您的情况,我需要问您几个问题,希望您如实回答,以便后续治疗。您这次主要是因为哪里不舒服来医院?<br>答:我今天中午吃过饭以后,突然肚子痛得太厉害,还有恶心想吐的感觉,以为休息一下就会好点,可是不仅没有好,还感觉越来越难受了,所以赶快到急诊科来看病了。<br>问:现在还痛吗?<br>答:现在还痛。<br>问:具体是哪里痛呢,您能指一下吗?<br>答:就是肚子的中间往左一点部分,胃这边现在也有点痛了(手指向身体示意)。<br>问:是什么样的痛呢,胀痛还是酸痛?<br>答:主要是胀痛。<br>问:如果说 0 分是完全不痛,10 分是完全不能忍受的痛,您觉得您的疼痛能得几分?<br>答:至少 7 分是有的。<br>问:您大概痛了多长时间呢?<br>答:从昨天中午到现在,一直就没有停过!<br>问:您痛的时候还有没有其他不舒服,比如说:出汗?<br>答:恶心、想吐,已经吐了 3 次了,吐的都是吃进去的东西。 |
| 现病史 | 问:您去了急诊,医生怎么说?<br>答:医生让我做了好几个检查,还抽了血,说有可能是"急性胰腺炎",需要住院治疗。 |
| 日常生活形态 | 问:生病后吃饭、睡觉怎么样?<br>答:医生不让吃东西,还不让喝水,一直疼,完全睡不着;而且听急诊科医生说,需要尽快住院治疗! |
| 既往史 | 问:您平时身体怎么样,有没有慢性病?<br>答:平时身体还不错,没有高血压、糖尿病。<br>问:有没有感染性疾病比如乙肝、结核之类的疾病?<br>答:没有。<br>问:您以前有没有做过什么手术?<br>问:这个没有。<br>问:以前有没有输过血?<br>答:没有。<br>问:有没有对食物或者药物过敏呢?<br>答:没有。<br>问:您平常吸烟喝酒吗?<br>答:吸烟,每天 1 包,饮酒频繁。 |
| 家族史 | 问:您家人有没有人有同样的症状?<br>答:没有。 |
| 心理状况 | 问:您平时脾气性格怎么样?<br>答:性格比较开朗,喜欢吃好吃的东西,还喜欢喝酒。 |
| 社会状况 | 问:您现在主要是和谁住在一起?<br>答:现在和老婆住在一起,家里还有个小宝宝。 |

**2. 体格检查**　体温 38.8℃,呼吸 20 次/分,血压 131/87 mmHg,体重 85 kg,身高 175 cm;神志清楚,扶入病房,查体合作,全身黏膜、巩膜无黄染,全身浅表淋巴结无肿大。颈软,呼吸规整,肺部呼吸运动度对称,双肺听诊呼吸音清,未闻及明显干湿性啰音。心率 98 次/分,心音强度可,心律齐,各瓣膜区未闻及病理性杂音。腹部平坦,腹软,中上腹压痛、反跳痛可疑,肝脾肋下未触及,移动性浊音阴性,双肾区无叩击

痛,肠鸣音可,双侧下肢无水肿。生理反射存在,病理反射未引出。

**3. 实验室检查**　2022 年 4 月 13 日:胰淀粉酶 3390 U/L↑,脂肪酶＞3000.0 IU/L↑,谷丙转氨酶 8 U/L,尿素 2.71 mmol/L,钠 142.6 mmol/L,谷草转氨酶 19 U/L,肌酐 64 $\mu$mol/L,总蛋白 76.4 g/L,氯 109.1 mmol/L,尿酸 280.4 $\mu$mol/L,白蛋白 47.0 g/L,钙 2.37 mmol/L,碳酸氢根 21.5 mmol/L↓,校正钙 2.23 mmol/L,球蛋白 29.4 g/L,总胆红素 12.9 $\mu$mol/L,磷 0.84 mmol/L,直接胆红素 4.4 $\mu$mol/L,镁 0.88 mmol/L,间接胆红素 8.5 $\mu$mol/L,eGFR(基于 CKD-EPI 方程)110.4 mL/(min·1.73 m$^2$),碱性磷酸酶 66 U/L,$\gamma$-谷氨酰转肽酶 9 U/L,总胆固醇 3.16 mmol/L,乳酸脱氢酶 205 U/L。

**4. 辅助检查**　2022 年 4 月 13 日单次多层 CT 平扫检查所见:胰腺及其周围间隙改变,考虑急性胰腺炎;下腹前部系膜增厚、模糊,考虑炎性改变;盆腔积液。

**5. 医疗诊断及治疗原则**　急性胰腺炎诊治步骤:是否有腹痛及急性胰腺炎相关检查/检验指标升高→鉴别诊断,排除腹部其他疾病→病因诊断→针对病因开展针对性治疗并防治并发症→并发症是否得到控制,胰腺功能是否恢复正常。

(1)初步诊断:①急性胰腺炎;②腹膜炎? ③盆腔积液;④胰头区囊性灶。

(2)诊断依据:①患者,男,32 岁,因"上腹部疼痛伴呕吐 1 天"入院。②查体:腹部平坦,腹软,中上腹压痛、反跳痛可疑,肝脾肋下未触及,移动性浊音阴性,双肾区无叩击痛,肠鸣音可。③血生化示:胰淀粉酶 3390 U/L↑,脂肪酶＞3000.0 IU/L↑。④单次多层 CT 平扫检查所见:胰腺及其周围间隙改变,考虑急性胰腺炎;胰头区囊性灶,胰腺假性囊肿? 胆总管囊状扩张? 必要时进一步检查;下腹前部系膜增厚、模糊,考虑炎性改变;盆腔积液。

(3)鉴别诊断:需与急性胆囊炎、急性阑尾炎相鉴别。

(4)治疗原则。

①轻症胰腺炎治疗:禁食及胃肠减压,减少胃酸分泌与胰液分泌,减轻腹痛腹胀;静脉补液,补充血容量,维持水、电解质和酸碱平衡;止痛,剧烈腹痛可予以哌替啶;抗感染;抑酸治疗,静脉给予 H$_2$ 受体拮抗剂或质子泵抑制剂。

②重症急性胰腺炎治疗:除上述治疗外,还应进行的治疗有抑制酶的活性;营养支持,早期一般采用全胃肠外营养,如无肠梗阻,应尽早过渡到肠内营养,以增强肠道黏膜屏障;并发症治疗,结合患者病情进展积极对症治疗;其他治疗,必要时进行内镜下 Oddi 括约肌切开术,中药治疗或外科治疗。

【主要护理诊断】

**1. 疼痛**　与胰腺及周围组织炎症有关。

依据:患者因"上腹部疼痛伴呕吐 1 天"入院,疼痛评估为 7 分。

**2. 体温过高**　与胰腺炎症有关。

依据:患者体温 38.8 ℃。

**3. 潜在并发症**　有深静脉血栓形成的风险。

依据:患者体温升高,凝血指标异常,患者禁食禁水且遵医嘱卧床,血栓风险评估为 4 分。

【护理目标】

(1)入院后 4 h 患者疼痛有所缓解。

(2)体温得到有效控制,逐渐降至正常范围。

(3)患者住院期间不发生深静脉血栓。

【护理计划与措施】

(1)禁食禁水,必要时行胃肠减压,以减少或抑制胰液分泌。

(2)卧床休息,取舒适体位,减少机体的消耗,病房适当通风。加强巡视,随时了解和满足患者所需,做好生活护理。

(3)按需给氧,监测患者呼吸及氧合情况,必要时予以低浓度氧气吸入。

(4)定期监测体温并记录,注意观察患者症状及体征的变化;协助医生做好各种检验标本的采集及送检工作。

(5)遵医嘱静脉补液,输注抗生素等药物,维持水、电解质平衡,并观察疗效与不良反应。

(6)腹痛的护理:①加强腹痛评估:运用数字评定量表进行疼痛评估;观察并记录患者腹痛的部位、性质及程度,发作的时间、频率,持续时间,观察患者呼吸、心率、血压及面色改变。②根据病情、疼痛性质和程度选择性给药,观察药物疗效及不良反应。③协助患者取屈膝侧卧位,以减轻疼痛感。

(7)给予物理降温,如冰敷前额及大血管经过的部位(颈部、腋窝和腹股沟),必要时,遵医嘱给予药物进行降温。降温过程中,密切监测患者生命体征,及时更换衣物,保持皮肤清洁、干燥,防受凉,并观察患者降温后的反应,避免发生虚脱。

(8)深静脉血栓形成的预防与护理。

①运用 Padua 评分量表进行动态评估。

②床头悬挂"预防深静脉血栓形成"高危警示牌;床尾悬挂预防深静脉血栓形成措施执行单;使用交班本及护士站白板进行交班;发放预防深静脉血栓形成健康宣教三折页。

③基础预防:患者疾病活动期卧床休息,每天进行被动或主动运动 3 次,每次 10~15 min,被动锻炼方法有:人工腓肠肌挤压;足踝关节被动运动;膝关节被动屈伸。主动锻炼方法有:踝泵运动;股四头肌收缩;直腿抬高。患者疾病恢复期进行早期功能锻炼;病情允许时早期下床活动;深呼吸;咳嗽运动。保护静脉:避免在同一部位反复静脉穿刺,尽量避免在下肢进行穿刺,规范止血带的应用,提高穿刺技巧,避免长时间扎止血带。改善生活方式:饮食恢复患者嘱其多饮水;禁烟禁酒;不熬夜;肢体保暖,温水泡脚;控制血糖及血脂,进食低脂肪、粗纤维、维生素含量高的食物,保持大便通畅。

④物理预防:使用间歇性充气加压装置或穿戴梯度弹力袜。

⑤药物预防:遵医嘱使用抗凝药物并观察药物疗效及不良反应。

⑥观察肢体有无肿胀、疼痛,肢体周径及动脉搏动情况;观察患者有无胸闷、气促、低血压等肺栓塞情况。

【护理评价】

(1)入院后患者疼痛减轻,评分 2 分。

(2)患者体温恢复正常。

(3)患者住院期间未发生深静脉血栓。

【思维启发】

(1)导致急性胰腺炎发病的常见原因有哪些?发病机制是什么?可能导致该患者发生急性胰腺炎的原因是什么?依据是什么?

(2)急性胰腺炎的诊断标准是什么?常见的症状和体征有哪些?该患者体格检查、辅助检查中哪些结果支持急性胰腺炎的医疗诊断?

(3)急性胰腺炎患者入院后需要监测及护理评估的主要内容有哪些?

(4)急性胰腺炎的治疗方式有哪些?案例中的患者主要使用了哪几种治疗方式?

(5)急性胰腺炎常见的并发症有哪些?护理要点分别是什么?

(6)该患者出现哪几种并发症?护理要点分别是什么?

(7)责任护士对该患者进行的护理评估是否全面?入院当天提出的护理诊断/问题是否全面?有无不妥?

【问题解析】

问题 1:导致急性胰腺炎发病的常见原因有哪些?发病机制是什么?可能导致该患者发生急性胰腺炎的原因是什么?依据是什么?

**1.导致急性胰腺炎的病因** 引起急性胰腺炎的病因较多,我国以胆道疾病为常见病因,西方国家则以大量饮酒引起者多见。

(1)胆石症与胆道疾病,国内胆石症、胆道感染、胆道蛔虫病是急性胰腺炎发病的主要原因,占 50% 以上,又称胆源性胰腺炎。引起胆源性胰腺炎的机制可能为:①胆石、感染、蛔虫等因素致 Oddi 括约肌水肿、痉挛,使十二指肠壶腹部出口梗阻,胆道内压力高于胰管内压力,胆汁逆流入胰管,引起急性胰腺炎;②胆石在移行过程中损伤胆总管、壶腹部或胆道感染引起 Oddi 括约肌松弛,使富含肠激酶的十二指肠液反流入胰管,引起急性胰腺炎;③胆道感染时细菌毒素、游离胆酸、非结合胆红素等,可通过胆胰间淋巴管交通支扩散到胰腺,激活胰酶,引起急性胰腺炎。

(2)常见病因是胰管结石。其他病因如胰管狭窄、肿瘤或蛔虫钻入胰管等均可引起胰管阻塞,当胰液分泌旺盛时胰管内压增高,使胰管小分支和胰腺泡破裂,胰液与消化酶渗入间质引起急性胰腺炎。

(3)大量饮酒和暴饮暴食均可致胰液分泌增加,并刺激 Oddi 括约肌引起其痉挛,十二指肠乳头水肿,胰液排出受阻,使胰管内压增加,引起急性胰腺炎。慢性嗜酒者常有胰液蛋白沉淀,形成蛋白栓堵塞胰管,致胰液排泄障碍。

(4)手术与创伤:腹腔手术特别是胰胆或胃手术、腹部钝挫伤等可直接或间接损伤胰腺组织与胰腺的血液供应引起胰腺炎。ERCP 检查后,少数患者因重复注射造影剂或注射压力过高,发生胰腺炎。

(5)内分泌与代谢障碍:任何原因引起的高钙血症或高脂血症,可通过胰管钙化或胰液内脂质沉着等引发胰腺炎。

(6)感染:某些急性传染病如流行性腮腺炎、传染性单核细胞增多症等,可增加胰液分泌,引起急性胰腺炎,但症状多数较轻,随感染痊愈而自行消退。

(7)药物:某些药物如噻嗪类利尿剂、糖皮质激素、四环素、磺胺类等,可直接损伤胰腺组织,使胰液分泌增多或黏稠度增加,引起急性胰腺炎。

(8)其他:十二指肠球后溃疡、邻近乳头的十二指肠憩室炎、胃部手术后输入袢综合征、肾或心脏移植术后等亦可导致急性胰腺炎,临床较少见。临床有 $5\% \sim 25\%$ 的急性胰腺炎病因不明,称为特发性胰腺炎。

**2.急性胰腺炎的发病机制** 急性胰腺炎的发病机制尚未完全阐明。上述各种病因虽然致病途径不同,但有共同的病理生理过程,即胰腺的自身消化。正常胰腺分泌的消化酶有两种形式,一种是有生物活性的酶,另一种是以酶原形式存在的无活性的酶。正常分泌以无活性的酶原占绝大多数,这是胰腺避免自身消化的生理性防御屏障。急性胰腺炎发生,是各种病因的共同作用。一方面胰腺腺泡内酶原激活,发生胰腺自身消化的连锁反应;另一方面胰腺导管内通透性增加,活性胰酶渗入胰腺组织,加重胰腺炎症。两者在急性胰腺炎发病中可能为序贯作用。

**3.该患者急性胰腺炎发病的原因及依据**

(1)诱因:吸烟、饮酒与暴饮暴食。

(2)依据:聚餐饮酒后无明显诱因出现上腹痛。

(3)机制:①酒精通过刺激胃酸分泌,使促胰液素与缩胆囊素分泌,促使胰腺外分泌增加;②刺激 Oddi 括约肌痉挛和十二指肠乳头肌水肿,胰液排出受阻使胰管内压增加;③长期饮酒者常有胰液内蛋白质含量增高,易沉淀而形成蛋白栓,致胰液排出不畅;④暴饮暴食使短时间内大量食糜进入十二指肠,引起乳头水肿和 Oddi 括约肌痉挛,同时刺激大量胰液与胆汁分泌,由于胰液和胆汁排泄不畅引起急性胰腺炎。

(4)依据:患者吸烟,每天 1 包,饮酒频繁。且在前一次聚餐并饮酒后出现症状。

问题 2:急性胰腺炎的诊断标准是什么?常见的症状和体征有哪些?该患者体格检查、辅助检查中哪些结果支持急性胰腺炎的医疗诊断?

**1.急性胰腺炎诊断标准** 诊断急性胰腺炎需要至少符合以下 3 个标准中的 2 个。

(1)与发病一致的腹部疼痛。

(2)胰腺炎的生化证据(血清淀粉酶和(或)脂肪酶大于正常值上限的 3 倍)。

(3)腹部影像的典型表现(胰腺水肿/坏死或胰腺周围渗出积液)。

**2.常见的症状和体征**

(1)腹痛为本病的主要表现和首发症状,常在暴饮暴食或酗酒后突然发生。疼痛剧烈而持续,呈钝痛、钻痛、绞痛或刀割样痛,可阵发性加剧。腹痛常位于中左上腹,向腰背部呈带状放射,取弯腰抱膝位可减轻疼痛,一般胃肠解痉药无效。水肿型腹痛一般 $3 \sim 5$ 天缓解。坏死型腹部剧痛,持续时间较长,由于渗液扩散可引起全腹痛。极少数年老体弱患者腹痛极轻微或无腹痛。

（2）恶心、呕吐及腹胀：起病后多出现恶心、呕吐，有时频繁，呕吐物为胃内容物，重者可混有胆汁，甚至血液，呕吐后无舒适感。常同时伴有腹胀，甚至出现麻痹性肠梗阻。

（3）发热：多数患者有中度以上发热，一般持续 3～5 天。若持续发热 1 周以上并伴有白细胞升高，应考虑胰腺囊肿或胆道炎症等继发感染。

（4）低血压或休克：重症胰腺炎常发生。患者烦躁不安，皮肤苍白、湿冷等，极少数患者可突然出现休克，甚至发生猝死。其主要原因为有效循环血容量不足、胰腺坏死释放心肌抑制因子，导致心肌收缩不良、并发感染和消化道出血等。

（5）水、电解质及酸碱平衡紊乱：有轻重不等的脱水、呕吐频繁者可有代谢性碱中毒。重症者可有显著脱水和代谢性酸中毒，伴血钾、血镁、血钙降低，部分可有血糖增高，偶可发生糖尿病酮症酸中毒或高渗昏迷。

（6）轻症急性胰腺炎患者腹部体征较轻，往往与主诉腹痛程度不十分相符，可有腹胀和肠鸣音减弱或消失，多数中上腹有压痛，无腹肌紧张和反跳痛。

（7）重症急性胰腺炎患者常呈急性重病面容，痛苦表情，脉搏增快，呼吸急促，血压下降。患者腹肌紧张，全腹显著压痛和反跳痛，伴麻痹性肠梗阻时有明显腹胀，肠鸣音减弱或消失。可出现移动性浊音，腹水多呈血性。少数患者由于胰酶或坏死组织液沿腹膜后间隙渗到腹壁下，致两侧腰部皮肤呈暗灰蓝色，称 Grey-Turner 征（Grey-Turner sign），或出现脐周围皮肤青紫，称 Cullen 征（Cullen's sign）。如有胰腺脓肿或假性囊肿形成，上腹部可扪及肿块。胰头炎性水肿压迫胆总管时，可出现黄疸。低血钙时有手足抽搐，提示预后不良。

**3. 该患者体格检查、辅助检查中支持急性胰腺炎医疗诊断的结果**

（1）体格检查：腹部平坦，腹软，中上腹压痛、反跳痛可疑。

（2）辅助检查：胰淀粉酶 3390 U/L↑，脂肪酶＞3000.0 IU/L↑；单次多层 CT 平扫检查见胰腺及其周围间隙改变，考虑急性胰腺炎；磁共振-胆道成像（MRCP）（平扫＋水成像）检查提示胰腺及其周围间隙改变，考虑急性胰腺炎。

问题 3：急性胰腺炎患者入院后需要监测及护理评估的主要内容有哪些？

**1. 现病史** 以腹部疼痛为主诉的患者，现病史应着重评估患者疼痛的部位、时间、诱因，以及是否有伴随症状，疼痛评估量表见附表 10。患者腹部疼痛是否与进食、情绪激动、寒冷、活动有关。该患者疼痛部位：上腹部疼痛；疼痛性质：胀痛，呈持续性；疼痛评分为 7 分；伴恶心呕吐。

**2. 既往病史** 结合患者的护理评估结果，详细分析患者发生急性胰腺炎的危险因素。该患者既往吸烟，每天 1 包，饮酒频繁，存在可能导致胰腺炎发生的诱因。

**3. 对于急性胰腺炎患者除综合评估其病情外，还需常规进行风险评估** 根据患者的情况，进行疼痛评分，压疮风险评估，生活自理能力评估，跌倒/坠床风险评估，营养风险评估，深静脉血栓形成风险评估，根据病情变化向患者及其家属进行针对性宣教。

（1）病情监测：①严密监测患者生命体征、意识状态，定时记录患者的呼吸、脉搏、心率、血压、体温、血氧饱和度等变化，注意有无脉搏细速、呼吸急促、尿量减少等低血容量的表现，准确记录 24 h 液体出入量；②观察患者皮肤黏膜的色泽与弹性有无变化，判断失水程度；③观察疼痛有无缓解；④观察患者的呕吐物的颜色、性状、量；⑤监测血、尿淀粉酶，血糖、电解质的变化，做好动脉血气分析。

（2）疼痛评估：见附表 10。

（3）自理能力评估：通过评估进食、洗澡、修饰、穿衣、控制大便、控制小便、如厕、床椅转移、上下楼梯等能力进行日常生活自理能力评估，见附表 3。评分为 40 分，为重度依赖患者，做好家属陪伴人员宣教，落实患者生活护理，保持病室清洁及有效的温湿度，让患者处于舒适温馨的环境。

（4）压疮风险评估：通过评估感觉、潮湿、活动情况、行动能力、营养、摩擦力和剪切力六大方面，评估患者的压疮风险，见附表 1。该患者属于轻度风险患者。注意每周进行评估，注意落实晨晚间护理，保持床单位整洁，落实"三短九洁"，避免发生压疮。

（5）跌倒/坠床风险评估：该患者没有跌倒史，有静脉输液，虚弱乏力，评分为 30 分，属于跌倒/坠床中危患者,见附表5。注意对患者进行跌倒/坠床防护。

(6)营养风险评估:NRS2002营养筛查(见附表6,附表7),于入院24 h内进行评估,该患者没有营养风险,首次筛查不存在营养风险的患者,应在一周后再次进行筛查。

(7)深静脉血栓形成评估:评估血栓栓塞的风险,Padua评估量表见附表11。根据不同风险等级采用不同的预防措施以及治疗方法。该患者白细胞高、D-二聚体高,评分4分。

问题4:急性胰腺炎的治疗方式有哪些?案例中的患者主要使用了哪几种治疗方式?

急性胰腺炎具有病情进展快、并发症多、病死率高的特点,既往主张采用外科手术治疗,但有学者发现早期手术可能增加多脏器功能障碍风险,导致死亡。近年来,医学研究人员对急性胰腺炎有了新的认识:于患者急性反应期进行综合治疗,预防脏器功能障碍,可降低病死率。

急性胰腺炎的救治过程包括液体管理、镇痛镇静管理、抗生素的使用、急诊ERCP、营养支持、脏器功能支持、腹腔间隔室综合征的管理、局部并发症的处理、中医治疗等,每一阶段具体方案的制订需急诊科、重症监护室(intensive care unit,ICU)、消化内科、超声科、介入科、麻醉科、营养科、中医科、影像科、康复科等多学科紧密协作。器官功能衰竭的患者(根据RAC分类标准定义)需要紧急转入ICU。转入ICU的指征是器官功能衰竭超过48 h。

**1.液体治疗方案** 近十年来观察到的急性胰腺炎病死率下降可能是由于采用了更广泛的液体复苏方法,通过维持微循环可预防胰腺坏死,治疗上主要分为快速扩容和调整体内液体分布两个阶段。

(1)液体复苏的时机:早期液体复苏可优化组织灌注目标,而无须等待血流动力学恶化。12~24 h早期积极的静脉补液是最有益的,对于改善组织氧合和微循环灌注具有关键性作用,不仅有助于维持胰腺的灌注,而且可以改善肾脏和心脏等脏器微循环,早期液体复苏伴有较低的胰腺坏死率、MODS发生率和病死率。

(2)液体的选择:等渗晶体液是首选的液体。细胞外溶液(乳酸林格氏液等)可能与抗炎作用有关,但随机试验的证据不足以证明使用乳酸林格氏液优于正常盐水。由于器官功能衰竭风险增加,不建议使用羟乙基淀粉(HES)等人工胶体溶液,而且应同时纠正血钾紊乱。

(3)液体复苏的速度遵循"个体化、精准化、限制性"原则,必须根据患者的年龄、个体重量和先前存在的肾脏和(或)心脏状况调整液体量。对于急性胰腺炎早期休克或伴有脱水的患者,建议入院24 h内液体输入速度为5~10 mL/(kg·h),其中最初的30~45 min可按20 mL/kg的液体量输注,晶体液/胶体液=3:1。对无脱水的患者应密切监测,并给予适当的输液。因积极液体复苏、血管活性药物和镇静药物引起全身血管通透性增加,导致肺水肿、肠功能衰竭、腹内压升高,应尽量减少液体、血管活性药物和镇静药物的应用。液体超负荷或组织间隙水肿,可增加胶体比例、小剂量应用利尿剂。

(4)早期目标导向治疗(EGDT)可每隔4~6 h评估AP患者是否达到了以下复苏目标:①中心静脉压(CVP)8~12 mmHg;②平均动脉压≥65 mmHg;③每小时尿量≥0.5 mL/(kg·h);④混合静脉血氧饱和度≥70%。红细胞压积、血尿素氮、肌酐和乳酸是监测血容量和组织灌注的实验室指标。

**2.镇痛、镇静管理** 急性胰腺炎所致的疼痛包括:腹痛和重症急性胰腺炎(SAP)相关的疾病外疼痛(各种监测、有创性操作、长时间卧床制动所致的疼痛等),急性胰腺炎患者需要适当的镇痛、镇静治疗,以改善患者的舒适性、降低氧耗和应激反应,耐受有创操作、减轻临床症状。急性胰腺炎患者应在入院后24 h内接受止痛治疗,以避免影响患者的生活质量。传统上认为吗啡会收缩Oddi括约肌,胆碱能受体拮抗剂如山莨菪碱(654-2)会诱发或加重肠麻痹,但一项对227例患者的5个RCT的荟萃分析发现,阿片类镇痛药和非阿片类镇痛药在胰腺炎并发症及其他严重不良事件的风险上没有差异。在大多数机构中,对于未气管插管的患者,盐酸二氢吗啡酮优于吗啡或芬太尼。对于需要高剂量阿片类药物长时间缓解疼痛的SAP患者,可以考虑采用硬膜外镇痛。急性胰腺炎的诊治需结合临床实际,使用最新研究成果,为患者提供最优质的医疗服务。

**3. 抗生素的使用**　急性胰腺炎患者预防性使用抗生素与病死率或发病率的显著降低无关。因此,不推荐所有急性胰腺炎患者常规预防性使用抗生素。

(1)抗生素应用指征:急性胆管炎或经证实的胰腺外感染患者应使用抗生素,对于出现脓毒症迹象或从感染性坏死灶中穿刺培养细菌阳性的患者,必须及时使用抗生素。

(2)感染预测指标:急性胰腺炎继发感染高峰在发生胰腺炎后的 2~4 周,PCT 被认为是急性胰腺炎严重程度和发生胰腺炎风险的有效预测因子。CT 检查时胰腺及周围组织气泡可视为感染的证据。

(3)抗生素种类选择:对于感染性坏死的患者,应该使用已知可穿透坏死胰腺的抗生素,抗菌谱应包括需氧和厌氧革兰阴性和革兰阳性菌。第三代头孢菌素对胰腺组织有中度渗透作用,可覆盖胰腺感染中大多数革兰阴性菌。哌拉西林/他唑巴坦对革兰阳性菌和厌氧菌也有效。喹诺酮类药物(环丙沙星和莫西沙星)和碳青霉烯类药物都显示出良好的胰腺组织渗透性,可以覆盖厌氧菌。然而,由于喹诺酮类药物在世界范围内的高耐药率,喹诺酮类药物一般仅用于对 β-内酰胺类药物过敏的患者。由于耐药肺炎克雷伯菌的不断增多,碳青霉烯类药物仅用于危重患者。另外甲硝唑的抗菌谱几乎只针对厌氧菌,也能很好地渗透胰腺。

**4. 其他药物在急性胰腺炎治疗中的作用**　生长抑素及其类似物(奥曲肽)可以通过直接抑制胰腺外分泌而发挥作用。质子泵抑制剂可通过抑制胃酸分泌而间接抑制胰腺分泌,还可以预防应激性溃疡的发生。蛋白酶抑制剂(乌司他丁、加贝酯)能够广泛抑制与急性胰腺炎进展有关的胰酶活性,还可稳定溶酶体膜,改善胰腺微循环,减少急性胰腺炎并发症。甲磺酸加贝酯可减少额外的侵入性干预,奥曲肽可减少器官功能衰竭,来昔帕泛可降低脓毒症的风险。主张早期足量应用生长抑素及其类似物以及蛋白酶抑制剂。

**5. 营养支持**

(1)早期肠内营养的目的:早期采用肠内营养有助于保护肠黏膜屏障,减少菌群易位,从而降低发生感染以及其他严重并发症的风险。

(2)肠内营养时机:美国胃肠病协会(American Gastroenterological Association,AGA)推荐在能够耐受的情况下早期经口饮食(通常在 24 h 内),而非嘱患者禁食。如果不能耐受经口饮食,应在入院后 72 h 内尽早开始肠内营养(enteral nutrition,EN)治疗,以防止肠衰竭和感染性并发症发生,尽量避免全肠外营养。如果急性胰腺炎患者需要肠内营养,通过鼻胃管给予。在消化不耐受的情况下,最好通过鼻-空肠管给予。连续喂养比一次性喂养效果更好。

(3)肠内营养支持方法应遵循"个体化"原则:应根据患者腹内压(IAP)和肠功能情况决定重症胰腺炎患者营养支持方法:①IAP<15 mmHg,早期肠内营养通过鼻-空肠管或鼻胃管开始,作为首选方法,持续监测肠内营养期间 IAP 及患者临床情况;②15≤IAP≤20 mmHg 的患者,通过鼻-空肠管,速度从 20 mL/h 开始,并根据耐受性增加速度,当 IAP 值在肠内营养下进一步增加时,应暂时减少或中止肠内营养;③IAP>20 mmHg 或有腹腔间隔室综合征(ACS)或有肠功能衰竭的患者,应停止肠内营养并开始肠外营养(parenteral nutrition,PN)。

(4)肠内营养成分:轻度急性胰腺炎患者在重新经口饮食时,应给予低脂肪软食。胰腺炎患者对要素饮食和整蛋白饮食也有良好的耐受性,同样被推荐使用。肠内营养时可先采用短肽类制剂,再逐渐过渡到整蛋白类制剂。如果肠外途径不能完全耐受,则应考虑部分肠外营养以满足热量和蛋白质的需求。给予肠外营养时应每天给予 0.20 g/kg 的 L-谷氨酰胺以补充肠外谷氨酰胺。否则,免疫营养在 SAP 中不起作用。

**6. 胆源性胰腺炎管理**　对伴有急性胆管炎或胆道梗阻的急性胰腺炎患者,应在入院 24 h 内行急诊 ERCP 或 EST。无梗阻性黄疸或急性胆管炎的胆源性胰腺炎患者不需早期 ERCP。对于高度怀疑伴有胆总管结石而无胆管炎或黄疸的患者,行 MRCP 或 EUS 明确诊断。

对于伴有胆囊结石的轻症胆源性胰腺炎者,应在当次住院期间行腹腔镜胆囊切除术。对于伴有胰周积液的重症急性胆源性胰腺炎,应推迟 6 周后再行手术。

**7. 重症监护及支持治疗**

(1)SAP 致 ARDS 的治疗:ARDS 是 SAP 常见的器官损伤形式之一,治疗策略如下。

①尽早识别 ARDS:临床特征为进行性低氧血症和呼吸窘迫。

②ARDS 的器官保护措施包括:控制补液量;镇痛、镇静处理;补充白蛋白制剂;适当给予利尿剂。

③ARDS 的器官功能支持措施包括:机械通气(给予鼻导管或面罩吸氧纠正呼吸困难无效时,可行机械通气。无创和有创呼吸机均可使用,但当支气管分泌物清除无效和(或)患者感到疲劳时,需使用有创通气。当使用机械通气时,要采用肺保护通气策略。潮气量 6 mL/kg,平台压上限 30 cmH₂O,高呼气末正压通气(PEEP));微创引流(对于合并胸水、腹水的患者,及时微创引流胸水、腹水可增大肺容积,改善低氧状况,并减轻全身炎症);其他支持治疗(如翻身拍背、胸部叩击振动、辅助咳嗽、呼吸功能训练等)。

(2)SAP 致急性肾损伤诊治:急性肾损伤(acute kidney injury,AKI)是 SAP 的常见并发症之一,约 70% 的 SAP 患者合并有 AKI,临床上虽然 SAP 经治疗后好转,仍有部分患者肾功能恢复不良,有文献报道这部分患者病死率可高达 75%。AKI 诊断标准:48 h 内血清肌酐(serum creatinine,Scr)水平升高≥0.3 mg/dL(≥26.5 μmol/L);或 Scr 增高至基础值的 1.5 倍及以上,且明确或经推断发生在前 7 天之内;或持续 6 h 尿量<0.5 mL/(kg·h);SAP 并发 AKI 在充分液体复苏无效或出现腹腔间隔室综合征(ACS)时,应行持续性肾脏替代治疗(continuous renal replacement therapy,CRRT)。CRRT 指征是伴急性肾衰竭或尿量≤0.5 mL/(kg·h);早期伴 2 个或 2 个以上器官功能障碍;全身炎症反应综合征伴心动过速、呼吸急促,经一般处理效果不明显;伴严重水、电解质紊乱;伴胰性脑病等。CRRT 治疗 SAP 的疗效尚不确定,不建议常规使用。

**8. 局部并发症的处理**　对于无菌性坏死,如果 4~8 周由包裹性坏死引起胃肠道梗阻和胆管梗阻时应干预。如果患者出现持续性疼痛和坏死囊壁"发育不全",建议 8 周后干预。对于感染性坏死,干预延迟至首次出现至少 4 周。干预方式采用多学科微创升阶梯方法(按优先顺序依次为经皮超声引导下穿刺引流术、内镜下经胃坏死切除术、视频辅助腹膜后清创术、鼻内窥镜下坏死切除术、开放性外科坏死切除术)。

**9. 中医药特色治疗**

(1)中药膏剂外敷:中药外敷具有活血化瘀、消炎止痛的作用。选择六合丹、活血止痛膏剂、芒硝,根据积液、囊肿或包裹性坏死在腹腔的位置,外敷在相应腹部,6~8 h 一次,每天 1 次。

(2)通腑泻下:根据"六腑以通为用、以降为顺"的特点,对 SAP 应尽早运用通腑泻下疗法,包括大黄、穴位注射、针刺和其他中药内服治疗。

①大黄:大黄不仅具有泻下的作用,还能清除肠内有毒物质及气体,从而解除肠麻痹。同时具有退热、抗感染、利胆、抑制胰酶活性作用。

②其他中药内服治疗:采用清热化湿、解毒活血、通里攻下的治疗方法。以"大承气汤""清胰汤"为代表的通里攻下法,可促进胃肠道运动功能恢复。

**10. 后续治疗与观察**　急性胰腺炎在治疗恢复过程中,可出现短暂性胰腺外分泌和内分泌功能不全。因此应监测胰腺功能,一般在急性胰腺炎缓解 3 个月后可恢复正常,通常不需要胰腺酶替代治疗。3 个月后应检查胰腺内分泌功能(通过空腹和餐后血糖浓度检测,还可以测定 HbA1C)。急性胰腺炎常并发糖尿病。另外急性胰腺炎发生后慢性胰腺炎发展的累积风险在 10 年内为 13%,在 20 年内为 16%。再发急性胰腺炎的存活者在 2 年内发生慢性胰腺炎的风险增至 38%。尼古丁滥用大大增加了这种风险。对于急性酒精性胰腺炎患者推荐入院期间进行简单的饮酒干预。一项研究表明,每隔 6 个月由医护人员进行干预(由经过培训的护士与患者进行有组织的谈话,告知患者如何以及为什么应该禁酒),在 2 年内可显著降低酒精性胰腺炎的复发率。

该案例中的患者主要使用的治疗方案:补液、抑酶、抗感染、营养支持、预防并发症等相关治疗。

问题 5:急性胰腺炎常见的并发症有哪些? 护理要点分别是什么?

(1)急性胰腺炎的局部并发症。

①急性胰周液体积聚(acute peripancreatic fluid collection,APFC):均匀的没有壁的胰腺周围液体积聚,被正常的解剖平面所限制,通常会自发消退;如果它持续 4 周以上,就可能演变成具有清晰壁的假性囊肿。

②胰腺假性囊肿(pancreatic pseudocyst,PPC):一种周围有清晰壁的液体聚集物,不含固体物质;通常

发生在胰腺炎后 4 周以上。假性囊肿通常表现为薄壁(1~2 mm)、圆形或椭圆形的囊性病变,密度<20 HU。

③急性坏死物积聚(acute necrotic collection,ANC):胰腺和胰腺周围组织急性坏死,无明确的组织壁。常出现在发病后 2~3 周,影像上显示固体或半固体(部分液化)。

④包裹性坏死(walled-off necrosis,WON):ANC 发病 4 周后,囊性边缘出现在脂肪坏死病灶。WON 病灶形状不规则,不仅可延伸至胰周组织和结肠系膜,还可延伸至结肠旁沟。它们的壁厚且不规则,随着时间的推移会发生钙化。WON 内部有液体、坏死物质和脂肪组织的混合物,使得 CT 造影水平高于水浓度,而且在很多情况下不均匀,这是区别 PPC 和 WON 的重要特点。

(2)急性胰腺炎的全身并发症。

①脓毒症:SAP 并发脓毒症,病死率升高 50%~80%。感染后序贯器官功能衰竭评分(sequential organ failure assessment,SOFA)≥2 分作为脓毒症的临床判断标准(表 3-2)。

表 3-2 SOFA 评分表

| 器官系统 | 检测项目 | 0 分 | 1 分 | 2 分 | 3 分 | 4 分 | 得分 |
|---|---|---|---|---|---|---|---|
| 呼吸 | $PaO_2/FiO_2$/mmHg | >400 | 301~400 | 200~300 | 100~199<br>+机械通气<br>(无创/有创) | <100<br>+机械通气<br>(无创/有创) | |
| 凝血 | 血小板/($10^9$/L) | >150 | 101~150 | 51~100 | 21~50 | ≤20 | |
| 肝 | 胆红素/(μmol/L) | <20 | 20~32 | 33~101 | 102~204 | >204 | |
| 循环 | 平均动脉压/mmHg | ≥70 | <70 | — | — | — | |
| | 多巴胺/[μg/(kg·min)] | — | — | ≤5 | 5~15 | >15 | |
| | 肾上腺素/<br>[μg/(kg·min)] | — | — | — | ≤0.1 | >0.1 | |
| | 去甲肾上腺素/<br>[μg/(kg·min)] | — | — | — | ≤0.1 | >0.1 | |
| | 多巴酚丁胺 | — | — | 任何剂量 | — | — | |
| 神经 | GCS 评分 | 15 | 13~14 | 10~12 | 6~9 | <6 | |
| 肾脏 | 肌酐/(μmol/L) | <110 | 110~170 | 171~299 | 300~440 | >440 | |
| | 24 h 尿量/(mL/24 h) | — | — | — | 201~500 | ≤200 | |

注:1.每天评估时采用最差值;2.分数越高,预后越差。

同时推荐快速 SOFA(qSOFA)评分≥2 分作为院外、急诊科和普通病房中脓毒症的筛查标准(表3-3)。

表 3-3　qSOFA 评分计算方法

| 临床表现 | 评分 | |
| --- | --- | --- |
| | 1 分 | 0 分 |
| 意识形态改变 | 是 | 否 |
| 收缩压≤100 mmHg | 是 | 否 |
| 呼吸频率异常 | 是 | 否 |

②急性呼吸窘迫综合征：SAP 并发急性呼吸窘迫综合征（acute respiratory distress syndrome，ARDS），病死率急剧升高至 50% 以上。ARDS 的柏林诊断标准见表 3-4。

表 3-4　ARDS 柏林诊断标准

| 指标 | 内容 |
| --- | --- |
| 起病时间 | 高危患者 7 天内新出现的气促或呼吸窘迫或上述症状较前加重 |
| 胸部影像[a] | 双肺出现斑片状模糊影，且不能用胸腔积液、肺部结节或肺不张完全解释 |
| 肺水肿 | 不能完全用容量负荷或心力衰竭解释；若患者无高危因素则需经客观检测（如超声心电图）鉴别心源性水肿 |
| 氧合指数（OI）[b] | |
| 轻度[c] | 200 mmHg<OI≤300 mmHg，且呼气末正压（PEEP）或持续气道正压（CPAP）≥5 cmH$_2$O |
| 中度 | 100 mmHg<OI≤200 mmHg，且 PEEP≥5 cmH$_2$O |
| 重度 | OI≤100 mmHg，且 PEEP≥5 cmH$_2$O |

注：[a]表示胸部 X 线或胸部 CT 检查；[b]表示若海拔>1000 m 则校正氧合指数为（PaO$_2$/FiO$_2$)×（大气压/760)；[c]表示对于部分轻度 ARDS 患者可使用无创通气；1 mmHg=0.133 kPa，1 cmH$_2$O=0.098 kPa。

③器官功能衰竭：根据 Marshall 评分来评估（表 3-5）。一个器官评分≥2 分定义为器官功能衰竭。器官功能在 48 h 内恢复者为一过性器官功能衰竭，否则为持续性器官功能衰竭。

表 3-5　改良 Marshall 评分系统

| 指标 | 0 分 | 1 分 | 2 分 | 3 分 | 4 分 |
| --- | --- | --- | --- | --- | --- |
| 呼吸（PaO$_2$/FiO$_2$) | >400 | 301～400 | 201～300 | 101～200 | <101 |
| 循环（收缩压/mmHg) | >90 | <90,补液后可纠正 | <90,补液后不可纠正 | <90,pH<7.3 | <90,pH<7.2 |
| 肾脏（肌酐/（μmol/L)) | <134 | 134～169 | 170～310 | 311～439 | >439 |

④腹腔内高压和腹腔间隔室综合征：膀胱压间接测定腹内压（IAP）。IAP 持续或反复>12 mmHg（1 mmHg=0.133 kPa）定义为腹腔内高压（intraabdominal hypertension，IAH）。

IAH 分为四级：

Ⅰ级：腹腔内压力为 12～15 mmHg。

Ⅱ级：腹腔内压力为 16～20 mmHg。

Ⅲ级：腹腔内压力为 21～25 mmHg。

Ⅳ级：腹腔内压力>25 mmHg。

当腹腔内压力>20 mmHg，并伴有新发器官功能不全或衰竭时，诊断腹腔间隔综合征（abdominal compartment syndrome，ACS）。

问题 6：该患者出现哪几种并发症？护理要点分别是什么？

**1. 该患者出现的并发症**　急性胰周液体积聚：没有感染征象的部分急性胰周液体积聚可在发病后数

周内自行消失,无须干预,仅在合并感染时才有穿刺引流的指征。急性胰周液体积聚可待胰腺假性囊肿形成后(一般大于 6 周)考虑行进阶式微创引流或清除术(不限定手术方式)。

**2. 腹膜炎**

(1)减轻腹胀、腹痛。

①取卧位,促使腹腔内渗出液流向盆腔,有利于局限炎症和引流,以减轻中毒症状;同时可促使腹内脏器下移,减轻因明显腹胀挤压膈肌而对呼吸和循环的影响,且半坐卧位时腹肌松弛,有助于减轻腹肌紧张引起的腹胀等不适。休克患者取中凹卧位,或头躯干和下肢各抬高约 20°。尽量减少搬动,以减轻疼痛。

②禁食、胃肠减压:胃肠减压的目的是抽出胃肠道内容物和气体。禁食、胃肠减压还可减少胃肠内积气、积液,改善胃肠壁的血运,有利于炎症的局限和吸收,促进胃肠道恢复蠕动的作用。

(2)控制感染,加强营养支持:遵医嘱合理应用抗生素,在选择抗生素时,应考虑致病菌的种类。根据细菌培养出的菌种及药物敏感试验结果选用抗生素是比较合理的。

**3. 感染**

(1)控制感染,维持正常体温。

①观察体温、脉搏变化及原发感染灶的处理效果等。寒战、高热时,正确采集血标本做细菌或真菌培养。

②遵医嘱及时、准确应用抗菌药物,观察药物疗效及不良反应。

③高热患者给予物理或药物降温,及时补充液体和电解质。

④加强静脉留置导管的护理:严格无菌操作,每天常规消毒静脉留置导管入口部位,及时更换敷料,以免并发导管性感染。

(2)营养支持:鼓励患者多饮水。进食不足者,遵医嘱给予肠内或肠外营养支持,必要时输白蛋白、血浆等。对严重感染者,可多次少量输注新鲜血液、免疫球蛋白等。

(3)并发症的观察与防治。

①感染性休克:密切观察病情,若出现意识障碍、体温降低或升高、脉搏及心率加快、血压下降、呼吸急促、面色苍白或发绀、尿量减少、白细胞计数明显增多等感染性休克表现时,及时报告医生,配合抢救,如置患者于合适体位,建立输液通道,吸氧等。

②电解质紊乱:注意观察患者有无皮肤弹性降低、尿量减少或红细胞压积增高等缺水表现,定时监测血电解质变化,发现异常及时报告医生,配合处理。高热和大量出汗患者,若病情许可,鼓励其多饮水;遵医嘱及时补充液体和电解质。

问题 7:责任护士对该患者进行的护理评估是否全面? 入院当天提出的护理诊断/问题是否全面? 有无不妥?

该患者由于急性胰腺炎,需要从 4 月 13 日禁食禁水,至 4 月 21 日开始流质饮食,因而提出的护理诊断需要增加,具体如下。

| 日期 | 护理诊断 | 诊断依据 | 预期目标 | 护理措施 |
|---|---|---|---|---|
| 2022 年 4 月 14 日 | 营养失调:低于机体需要量 | 患者禁食禁水;营养风险筛查评分 4 分 | 患者营养指标正常 | 1.每周行营养风险筛查,禁食禁水期间遵医嘱予肠外营养。<br>2.患者恢复流质饮食后,指导患者选择低脂肪、高蛋白质、易消化饮食,少量多餐,营养不足部分予以肠外营养补充,密切监测胰腺损伤等相应指标与症状。<br>3.进食要细嚼慢咽,定时定量,忌过饱、过热、过快,尽量不吃生硬、煎炸、易胀气或粗纤维饮食,禁饮酒 |

## 二、思维拓展

急性胰腺炎(AP)指由胰酶异常激活对胰腺自身及周围器官产生消化作用而引起的、以胰腺局部炎性反应为主要特征,甚至可导致器官功能障碍的急腹症。在世界范围内,急性胰腺炎是常见的需住院治疗的消化系统急症,其发病率存在一定地区差异,为(4.9~73.4)/10 万。近年来,急性胰腺炎的发病率呈上升趋势,临床高度重视。但急性胰腺炎往往病情变化难以预测,药物及非药物治疗与护理措施更新速度较快。仅急性胰腺炎相关诊治指南已多次改版,且改版频率不断加快,不断出现关于急性胰腺炎相关营养处方、外科诊治等具体方向指南与共识。

临床医护人员要从数量庞大的医学文献中发掘研究证据指导临床实践,就必须对医学文献的质量进行严格评价。

循证医学文献的评价需要从 3 个方面着手考虑:研究证据的真实性,即该研究结果是否真实可靠;临床研究证据的重要性,即该研究结论是否具有临床意义和实用价值;研究结论的适用性,即是否可推广。

**1. 真实性评价** 需要考虑多方面的问题,主要围绕研究设计是否科学合理。如是否设置对照,对照设置是否合理,样本量是否达标,纳排标准是否可靠,是否采用盲法,是否进行随机隐藏,组间基线情况是否相似,是否有偏倚因素出现,控制偏倚的方法是否合理,数据收集是否全面,资料录入是否完整,统计分析是否科学,结论是否可靠等。

**2. 重要性评价** 医学文献研究证据的重要性是指研究结果本身是否有临床价值,其评价往往借助于一些客观指标,包括定性和定量指标,不同的研究类型其指标也不同。如诊断性研究可采用敏感度、特异度、阳性和阴性预测值、似然比及受试者工作特征曲线等来判断某种试验性诊断是否有临床价值;治疗性研究通常用相对危险降低率、绝对危险降低率及治疗需要多少病例才可获得一例好结果等量化指标的数据来判断某种治疗措施的有效性和临床价值。此外,临床意义的判断还需要进行卫生经济学的评价,只有那些高效低成本的研究成果才具有更大的临床价值。

**3. 适用性评价** 证据是否可以在临床中进行推广应用,是否可应用于医疗机构和患者,则需要评价其适用性。由于临床研究结果可能来源于不同的地区和国家,涉及的研究对象可能在种族、自然及社会环境、经济水平、医疗卫生条件等方面与拟进行实践的地区和国家不同,甚至疾病的严重程度、病程等方面也有所不同。因此评价研究结果的适用性要具体问题具体分析。

## 三、案例说明书

【教学目标及用途】

**1. 适用课程** 本案例与"内科护理学"课程中的急性胰腺炎患者护理部分内容相配套,主要是为护理硕士专业学生开发,适合具有一定工作经验的学生和护士学习。

**2. 教学目标** 本案例展示了急性胰腺炎发生的致病因素以及诊断、治疗及护理评估。

案例中,患者为 32 岁男性,存在吸烟、饮酒等不良嗜好,在一次聚餐后出现腹痛、呕吐的症状,且呕吐出胃内容物后症状并未缓解。急诊检查发现胰腺损伤指标严重超出异常,腹部 CT 显示:胰腺及其周围间隙改变,考虑急性胰腺炎。急诊遂以急性胰腺炎安排入院。患者入院后,积极采取补液、抑酶、抗感染等治疗后,胰腺损伤指标回复正常,安排出院。

经过本案例学习,希望学生达到以下目标。

(1)了解急性胰腺炎的常见病因及危险因素,理解急性胰腺炎的发病机制。

(2)掌握急性胰腺炎的问诊、体格检查等评估的主要内容,资料收集具有逻辑性,详尽且全面。熟悉急性胰腺炎的诊断标准。

(3)掌握急性胰腺炎患者入院时评估的内容和方法。

(4)深入了解急性胰腺炎的治疗方式。

(5)掌握急性胰腺炎治疗过程中护理的重点内容。

（6）掌握急性胰腺炎常见的各类并发症及病情观察与护理的要点。

（7）根据护理评估结果找出患者入院当日的主要护理问题，制订相应的护理计划。

**【分析思路】**

急性胰腺炎护理案例分析及步骤图如图 3-2 所示。

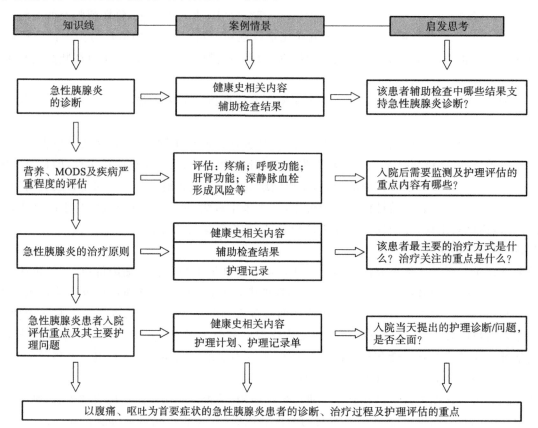

**图 3-2　急性胰腺炎护理案例分析及步骤图**

**【关键要点】**

患者为 32 岁男性，因"腹痛伴呕吐 1 天"入院。患者因前一天中午大量饮酒及暴饮暴食导致腹痛难忍，中上腹压痛、反跳痛，呕吐出胃内容物后疼痛未缓解。急诊查胰淀粉酶 3390 U/L↑，脂肪酶＞3000.0 IU/L↑；单次多层 CT 平扫检查所见：胰腺及其周围间隙改变，考虑急性胰腺炎，收入病房。入院后磁共振-胆道成像（MRCP）（平扫＋水成像）检查提示：胰腺及其周围间隙改变，考虑急性胰腺炎。根据患者疾病情况，积极采取补液、抑酶、抗感染、营养支持、预防并发症等相关治疗，患者最终病情治愈，顺利出院。

**【建议课堂计划】**

整个案例课的课堂时间控制在 80～90 min。

课前计划：提出启发思考题，请学生在课前完成阅读和初步思考，并鼓励学生查阅相关资料以助于深入分析案例。

课中计划：开场（2～5 min），案例概述（5 min），分析讨论互动环节（45～60 min），归纳总结（10 min），教师对相关问题进行总结和要点详解（15 min）。

在分析讨论环节，逐步提出启发思考题，并根据学生的回答在黑板上整理出知识脉络结构。

课后计划：请学生给出相似案例的报告，依据本案例学习的理论进行分析。

**【建议学习资源】**

[1]　尤黎明，吴瑛.内科护理学[M].6 版.北京：人民卫生出版社，2019.

[2] 葛均波,徐永健,王辰.内科学[M].9版.北京:人民卫生出版社,2018.

[3] 杨月欣,葛可佑.中国营养科学全书[M].2版.北京:人民卫生出版社,2019.

(赵豫鄂)

# 第四节　炎症性肠病患者的护理实践

## 一、导入案例

患者,汪先生,男,30岁,因"反复腹痛腹泻1年余,便血1个月余"入院。既往史:2018年发生过肠梗阻,否认高血压、糖尿病、冠心病等病史。患者2021年5月进食冰饮后出现腹泻,为黄色稀水样便,最多10次/天,当地医院治疗,诊断为溃疡性结肠炎,嘱患者服用美沙拉嗪肠溶片,每天3次,每次2片,症状好转后自行停药,1个月后患者再次出现大便次数增多,4~6次/天,有时带血,有黏液。于当地治疗后好转,半个月后患者再次出现上述症状,伴腹痛,多于睡前出现,便后可缓解,现为进一步诊治来我院,2022年3月22日门诊以"慢性溃疡性结肠炎"收入院。自起病以来,患者精神、饮食、睡眠一般,近2个月体重下降5kg,体格检查:T 36.1 ℃,P 112次/分,R 20次/分,BP 87/64 mmHg,体重55 kg,身高175 cm。入院后行常规实验室检查,腹部CT,肛瘘磁共振,肠镜等检查,结合临床,考虑为炎症性肠病(克罗恩病),入院后予以调节肠道菌群(亿活)、肠内营养(百普力鼻饲)、补充白蛋白,谷氨酰胺(谷参),美沙拉嗪,生物制剂英夫利西单抗(类克)等对症支持治疗,于2022年4月5日病情稳定后办理出院。

【护理评估】(病史采集:2022年3月22日15:30)

**1.健康史**

| | |
|---|---|
| 主诉 | 问:您好,我是您的责任护士,今天由我负责您的治疗和护理,为了了解您的情况,我需要问您几个问题,希望您如实回答,以便后续治疗。您这次主要是为什么来医院?<br>答:最近1个月大便带血,次数增多,每天4~6次,有时还有肚子痛,过会又好了,最近体重下降得很厉害,想过来查下是怎么回事。<br>问:您每次大便是什么样的? 水样的? 还是成形的?<br>答:大部分时候拉的都是水样的。<br>问:您肚子痛得频繁吗? 一般什么时候痛,现在还痛吗? 是胀痛还是绞痛? 有做什么处理吗?<br>答:有时晚上会痛,现在有点隐隐的痛,主要是胀痛,一会就好了,没有处理。<br>问:如果说0分是完全不痛,10分是完全不能忍受的痛,您觉得您的疼痛能得几分?<br>答:大概3分。<br>问:您最近两个月体重下降了大概5 kg是吧? 那您最近一个星期吃饭怎么样,主要吃什么? 一顿能吃多少? 一天吃几次?<br>答:是的,最近体重减少了5 kg,现在每天拉肚子,不敢吃,每顿吃一碗稀饭,有时吃半碗面条,每天吃3~4次。<br>问:您还有没有其他不舒服? 有没有觉得头晕、乏力?<br>答:拉肚子拉得厉害的时候有。 |
| 现病史 | 问:您之前去了医院,医生怎么说?<br>答:医生之前说是得了慢性溃疡性结肠炎,让我平时注意饮食清淡,开了些药! 后来我觉得好了,就把药停了。 |

续表

| 日常生活形态 | 问:平时工作还好吗,晚上睡觉怎么样?<br>答:拉肚子拉多了,对工作还是有点影响的,所以希望快点好。晚上拉肚子的时候睡不好,其他还好。 |
|---|---|
| 既往史 | 问:您平时身体怎么样,有没有什么慢性病?<br>答:平时还可以,以前发生过一次肠梗阻,别的都还好。<br>问:您之前有复发过吗?<br>答:有,去年喝了冰水后就发生过一次。<br>问:您有做过什么手术吗?<br>问:没有。 |
| 家族史 | 问:您家里人以前有没有得过这个病?<br>答:没有听说过。 |
| 心理状况 | 问:平时脾气怎么样?<br>答:有时觉得压力很大,因为听别人说这个病治不断根。 |
| 社会状况 | 问:您平时工作压力大吗?饮食、生活规律吗?<br>答:工作有时会熬夜,压力有些,毕竟现在上有老,下有小。吃饭还行,有时候出去吃夜宵。<br>问:医疗费用您单位可以报销吗?<br>答:单位可以报一部分的,自己也买了社保。 |

**2. 体格检查**　T 36.1 ℃,P 112 次/分,R 20 次/分,BP 87/64 mmHg,体重 55 kg,身高 175 cm。神志清楚,表情自如,查体合作,浅表淋巴结未及明显肿大。双肺呼吸音清晰,无明显干湿性啰音。心律齐,未闻及明显病理性杂音。腹软,无明显压痛反跳痛,肝脾肋下未及,墨菲征阴性,肠鸣音正常,移动性浊音阴性。双侧肾区无叩痛,双下肢无水肿。

**3. 检验结果**　2022 年 3 月 22 日:血常规:淋巴细胞(%)19.9%↓,淋巴细胞(♯) 0.72×10⁹/L↓,单核细胞(%)12.7%↑,嗜酸性粒细胞(%)0.3%↓,嗜酸性粒细胞(♯) 0.01×10⁹/L↓,血红蛋白 105.0 g/L↓,红细胞压积 35.7%↓,平均红细胞体积 74.1 fL↓,平均血红蛋白含量 21.8 pg↓,平均血红蛋白浓度 294 g/L↓,血小板计数 727.0×10⁹/L↑,PLT 分布宽度 8.3 fL↓,平均 PLT 体积 8.5 fL↓,血小板比率 12.2%↓,血小板压积 0.62%↑;凝血功能:纤维蛋白原 4.88 g/L↑,活化部分凝血活酶时间 49.9 s↑;血生化:总蛋白 54.5 g/L↓,白蛋白 21.2 g/L↓。电解质 4 项:钾 5.72 mmol/L↑,钠 134.6 mmol/L↓,钙 2.06 mmol/L↓。超敏 C 反应蛋白 63.5 mg/L,血沉 27 mm/h,大便常规+隐血:隐血阳性↑,大便钙卫蛋白定量检测 1532.14 μg/g↑,结核感染 T 细胞检测(T-SPOT)无异常,EB 病毒抗体组合检测无异常。大便培养+药敏未培养出细菌。

**4. 辅助检查**　十二通道常规心电图+心电事件记录检查诊断:窦性心律不齐。肝、门静脉、胆、脾、胰彩超检查诊断:①肝左内叶实质性病灶(血管瘤可能);②胆囊小息肉。

2022 年 3 月 23 日:胸部及心脏平扫 CT 检查诊断:左肺上叶及右肺下叶微结节;左侧锁骨上窝淋巴结增多;少量心包积液。

3 月 24 日:(上腹+下腹+盆腔)CT 增强+体层摄影+三维(小肠结肠)成像:空肠、回肠、末段回肠,多节段小肠及结直肠肠壁水肿增厚,左半结肠为著,肠系膜淋巴结增多,部分增大。盆腔少量积液,考虑炎症性肠病(IBD)、克罗恩病(CD)(可能);磁共振-肛瘘成像(含平扫+弥散)检查有肛瘘情况。

3 月 29 日:肠镜检查诊断:①末端回肠-大肠多发溃疡:克罗恩病(可能);②直肠隆起灶。

4 月 4 日:病理诊断:(回末)局部活动性肠炎,固有膜淋巴组织增生;(盲肠)肠黏膜组织散在少许慢性炎症细胞浸润伴溃疡;(升)活动性慢性肠炎,固有膜淋巴组织增生;(横)肠黏膜组织散在少许慢性炎症细胞浸润;(降)肠黏膜组织散在少许慢性炎症细胞浸润;(乙状)活动性慢性肠炎伴溃疡;(直肠)活动性慢性肠炎伴溃疡,局灶见一个非干酪样肉芽肿。

**5.医疗诊断** 克罗恩病诊断步骤:是否有克罗恩病相关症状→鉴别诊断,排除腹部其他可能导致腹泻、血便的胃肠道疾病→针对症状开展针对性治疗并防治并发症→并发症是否得到控制,疾病是否诱导至缓解期→定期随访,预防复发。

(1)初步诊断:①克罗恩病(A2L3B1P,重度活动期);②肛瘘;③重度营养不良伴消瘦;④轻度贫血;⑤电解质紊乱。

(2)诊断依据:患者临床表现有反复腹痛、腹泻、体重下降,伴有肠梗阻发作,磁共振显示有肛瘘,肠镜末端回肠-大肠多发溃疡,病理结果有非干酪样肉芽肿,结合临床综合判断,患者诊断为克罗恩病。

(3)鉴别诊断:①溃疡性结肠炎;②肠结核;③白塞综合征;④其他可能导致腹泻的胃肠道疾病。

(4)治疗原则:①药物治疗:诱导及缓解患者现有症状,维持疾病状态处于缓解期。②营养治疗:结合患者胃肠道功能状态,科学选择肠内、肠外营养支持方式,保证患者每天营养摄入,改善患者营养状态。③手术治疗:胃肠道出现狭窄、穿孔或坏死等并发症时,尽早选择手术方式,予以治疗。

【主要护理诊断】

**1.腹痛** 与肠内容物通过炎症狭窄肠段而引起局部肠痉挛有关。

依据:患者诉间断腹痛,评分3分。

**2.腹泻** 与病变肠段炎症渗出、蠕动增加及继发性吸收不良有关。

依据:患者每天大便4～6次,水样便居多。

**3.有体液不足的危险** 与炎症导致长期腹泻、营养失调有关。

依据:腹泻每天4～6次。

**4.营养失调:低于机体需要量** 与腹泻、肠道黏膜溃疡,营养物质消化吸收障碍有关。

依据:最近体重减少了5 kg,不敢吃,腹泻每天4～6次。

【护理目标】

(1)入院后主诉疼痛减轻,腹痛频率降低。

(2)入院后患者腹泻次数逐渐减少至恢复正常(每天少于3次),生命体征、血生化指标在正常范围。

(3)患者保持体液平衡,不发生水、电解质平衡失调的情况。

(4)患者体重逐渐上升,营养相关指标逐渐改善。

【护理计划与措施】

**1.动态评估** ①运用疼痛数字评定量表进行疼痛评估;②合理营养筛查和评估方法,确定患者营养不良程度。

**2.病情观察** 严密监测患者生命体征,水、电解质水平,血生化指标,意识的变化。评估患者腹痛的性质、部位以及伴随症状,如出现腹部绞痛,腹部压痛及肠鸣音亢进或消失,应考虑是否并发肠梗阻。观察并记录腹泻,包括大便的性状、量、颜色,液体出入量的情况。观察患者有无口渴、口唇干燥、皮肤弹性下降、尿量减少、神志淡漠等脱水表现;有无肌肉无力、腹胀、肠鸣音减弱、心律失常等低钾血症的表现。观察并记录患者肛周皮肤的情况,警惕失禁性皮炎的发生。

**3.药物护理** 遵医嘱及时补充液体、电解质、营养物质,合理安排输液顺序,注意补液速度的调节,观察有无静脉炎、血糖紊乱、脂肪栓塞等并发症。指导患者益生菌服用方法,饭后服用。修复肠黏膜药物谷参肠安餐前服用。美沙拉嗪等药物可以随食物服用,避免漏服。部分患者表现为激素依赖,多因减量或停药复发,所以需要较长时间用药,应注意观察药物不良反应。加用免疫抑制剂如硫唑嘌呤或巯嘌呤作维持用药的患者,用药期间应监测白细胞计数,注意观察白细胞减少等不良反应。抗菌药物如甲硝唑、喹诺酮类药物,长期应用不良反应大,故临床上一般与其他药物联合短期应用。

**4.非药物缓解疼痛的方法** 指导患者通过深呼吸、情绪转移、冥想、音乐疗法、生物反馈、针灸止痛等方法缓解疼痛发作时的不适,指导患者转移注意力,减轻患者紧张、焦虑等不适。

**5.进行营养科在内的多学科会诊** 评估患者胃肠道功能,制订规范的营养治疗计划,遵医嘱予饮食指导。疾病活动期,急性腹泻严重时遵医嘱禁食,补充肠外营养,逐步过渡至肠内营养,最后过渡至经口进食。肠内营养治疗期间,观察患者腹痛、腹泻等不适情况,妥善固定管道,逐渐调整输注速度,满足患者能量需求。经口进食期间,进易消化、少纤维又富含热量、营养的食物,避免进生冷、硬、多纤维、味道浓烈的刺激性食物,流食、半流食逐渐过渡,必要时口服营养补充剂,指导服用方法。密切监测患者营养各项指标,如白蛋白、血红蛋白、电解质、体重、握力等情况,了解其营养变化。

**6.肛周护理** 指导患者腹泻频繁时,用温水、湿纸巾清洗肛周,保持清洁干燥,予鞣酸软膏等保护,避免肛周皮肤损伤而引起糜烂和感染。

【护理评价】

(1)患者入院后24 h主诉疼痛减轻,腹痛频率降低。

(2)患者腹泻症状逐渐减轻,出院前每天大便1~2次,水、电解质恢复平衡,无其他并发症出现。

(3)患者住院期间补充足够的能量、水、电解质和营养物质,生命体征正常,无水、电解质平衡失调的表现。

(4)患者体重没有持续下降,营养指标逐渐改善。

【思维启发】

(1)该患者诊断为克罗恩病,有哪些危险因素导致该患者疾病反复发作? 该患者在外院诊断为慢性溃疡性结肠炎,两者如何做鉴别诊断?

(2)入院后需要监测及护理评估的主要内容有哪些?

(3)该患者最主要的治疗方式是什么?

(4)克罗恩病护理要点是什么?

(5)责任护士对该患者进行的护理评估是否全面? 入院当天提出的护理诊断/问题是否全面? 有无不妥?

【问题解析】

问题1:该患者诊断为克罗恩病,有哪些危险因素导致该患者疾病反复发作? 该患者在外院诊断为慢性溃疡性结肠炎,两者如何做鉴别诊断?

**1.患者疾病发展过程**

(1)病例特点:该患者在2021年5月因为进食冰饮后病情发作,后于2022年2月自行停药疾病再次发作。询问病史中患者工作压力较大,有熬夜饮食不规律情况,这些都与疾病反复发作有关。

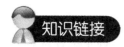 知识链接

### 克罗恩病复发的原因

克罗恩病是炎症性肠病的一种重要分型,炎症性肠病的发病机制复杂,疾病复发的原因与多种因素有关,主要有以下原因。

**1.遗传因素** 遗传基因导致疾病易感。

**2.环境因素** 季节因素及空气状况可能与炎症性肠病复发相关。

**3.社会人口学因素** 年龄<40岁是炎症性肠病复发的危险因素,可能与生活习惯较差有关。

**4.个人生活方式因素** 吸烟、饮食习惯、睡眠质量是导致炎症性肠病复发的重要影响因素。

**5.疾病治疗相关因素** 治疗和服药依从性差,疾病复发率更高。

**6.心理因素** 焦虑、紧张、抑郁等情绪与疾病进展有关。

**7.其他因素** 妊娠期疾病发作史、孕前疾病的活动状态和荨麻疹史也与炎症性肠病复发相关。

(2)诊疗过程:患者入院后进行一系列实验室和其他检查,通过临床表现、CT、并发症、病理综合判断患者为克罗恩病,而非溃疡性结肠炎。克罗恩病诊断标准见表3-6。

表3-6 世界卫生组织推荐的克罗恩病诊断标准

| 项目 | 临床表现 | 放射影像学检查 | 内镜检查 | 活组织检查 | 手术标本 |
| --- | --- | --- | --- | --- | --- |
| 非连续性或节段性改变 | — | 阳性 | 阳性 | — | 阳性 |

| 项目 | 临床表现 | 放射影像学检查 | 内镜检查 | 活组织检查 | 手术标本 |
|---|---|---|---|---|---|
| 卵石样外观或纵行溃疡 | — | 阳性 | 阳性 | — | 阳性 |
| 全壁性炎性反应改变 | 阳性 | 阳性 | — | 阳性 | 阳性 |
| 非干酪性肉芽肿 | — | — | — | 阳性 | 阳性 |
| 裂沟、瘘管 | 阳性 | 阳性 | — | — | 阳性 |
| 肛周病变 | 阳性 | — | — | — | — |

**2. 炎症性肠病的定义、临床表现、发病机制、鉴别诊断和临床分型**

（1）炎症性肠病的定义和临床表现：炎症性肠病（inflammatory bowel disease，IBD）是一组病因尚未阐明的慢性非特异性肠道炎症性疾病，包括溃疡性结肠炎（ulcerative colitis，UC）及克罗恩病（Crohn's disease，CD）。

UC 病变主要限于大肠的黏膜与黏膜下层，临床表现为腹泻、黏液脓血便和腹痛。肠外表现和并发症：①肠外表现：包括皮肤黏膜表现（如口腔溃疡、结节性红斑和坏疽性脓皮病）、关节损害（如外周关节炎、脊柱关节炎等）、眼部病变（如虹膜炎、巩膜炎、葡萄膜炎等）、肝胆疾病（如脂肪肝、原发性硬化性胆管炎、胆石症等）、血栓栓塞性疾病等。②并发症：包括中毒性巨结肠、肠穿孔、下消化道大出血、上皮内瘤变以及癌变。

CD 病变多见于末段回肠和邻近结肠，从口腔到肛门各段消化道均受累，临床表现以腹痛、腹泻、腹部包块、瘘管形成和肠梗阻为特点，可伴有发热、营养障碍等全身表现以及关节、皮肤、眼、口腔黏膜、肝等肠外损害。

（2）炎症性肠病的发病机制：病因未明，与环境、遗传及肠道微生态等多因素相互作用导致肠道免疫失衡有关。可概括为环境因素作用于遗传易感者，在肠道微生物参与下引起肠道免疫失衡，损伤肠黏膜屏障导致肠黏膜持续炎症损伤。

（3）CD 和 UC 的临床特点和鉴别见表 3-7。

表 3-7　CD 和 VC 的临床特点和鉴别

| 类型 | 克罗恩病（CD） | 溃疡性结肠炎（UC） |
|---|---|---|
| 症状 | 有腹泻，脓血便较少见 | 脓血便多见 |
| 病变分布 | 节段性 | 连续性 |
| 范围 | 全层 | 黏膜层及黏膜下层 |
| 部位 | 回盲部 | 直肠、乙状结肠 |
| 内镜 | 纵行溃疡，周围黏膜正常，及呈鹅卵石改变，病变间黏膜外观正常（非弥漫性） | 溃疡浅，黏膜弥漫性充血、水肿、颗粒状炎性息肉 |
| 病理 | 裂隙状溃疡、非干酪样肉芽肿、黏膜下层淋巴细胞聚集 | 固有膜全层弥漫性炎症、隐窝脓肿、隐窝结构明显异常、杯状细胞减少 |
| 穿孔 | 少 | 少 |
| 瘘管 | 多 | 无 |
| 脓血便 | 少 | 多 |
| 肠腔狭窄 | 多见 | 少见 |

（4）炎症性肠病的临床分型如下。

①UC 按照临床类型分为初发型和慢性复发型；UC 按疾病活动性分为活动期和缓解期，活动期疾病

按严重程度分为轻、中、重度。改良 Truelove 和 Witts 疾病严重程度分型标准易于掌握(表3-8),临床上实用。改良 Mayo 评分更多用于临床研究的疗效评估,见表3-9。病变范围推荐采用蒙特利尔分型,见表3-10。该分型特别有助于癌变危险性的估计和监测策略的制定,亦有助于治疗方案的选择。

表3-8 改良 Truelove 和 Witts 疾病严重程度分型

| 严重程度分型 | 排便/(次/天) | 便血 | 脉搏/(次/分) | 体温/(℃) | 血红蛋白 | ESR/(mm/h) |
|---|---|---|---|---|---|---|
| 轻度 | <4 | 轻或无 | 正常 | 正常 | 正常 | <20 |
| 重度 | ≥6 | 重 | >90 | >37.8 | <75% | >30 |

注:中度介于轻度、重度之间。

该量表易于掌握,临床上非常实用。

表3-9 改良 Mayo 评分

| 项目 | 0分 | 1分 | 2分 | 3分 |
|---|---|---|---|---|
| 排便次数[a] | 排便次数正常 | 比正常排便次数增加1~2次/天 | 比正常排便次数增加3~4次/天 | 比正常排便次数增加5次/天或以上 |
| 便血[b] | 未见出血 | 不到一半时间内为便中混血 | 大部分时间为便中混血 | 一直存在出血 |
| 内镜发现 | 正常或无活动性病变 | 轻度病变(红斑、血管纹理减少、轻度易脆) | 中度病变(明显红斑、血管纹理缺乏、易脆、糜烂) | 重度病变(自发性出血、溃疡形成) |
| 医师总体评价[c] | 正常 | 轻度病情 | 中度病情 | 重度病情 |

注:[a]表示每位受试者作为自身对照,从而评价排便次数的异常程度;[b]表示每日出血评分代表1天中最严重出血情况;[c]表示医师总体评价包括3项标准:受试者对于腹部不适的回顾、总体幸福感以及其他表现,如体检发现和受试者表现状态;评分≤2分且无单个分项评分>1分为临床缓解,3~5分为轻度活动,6~10分为中度活动,11~12分为重度活动;有效定义为评分相对于基线值的降幅≥30%以及分数降幅≥3分,而且便血的分项评分降幅≥1分或该分项评分为0或1分。

改良 Mayo 评分更多用于临床研究的疗效评估。

表3-10 UC 蒙特利尔分型

| 分型 | 分布 | 结肠镜下所见炎症病变累及的最大范围 |
|---|---|---|
| E1 | 直肠 | 局限于直肠,未达乙状结肠 |
| E2 | 左半结肠 | 累及左半结肠(脾曲以远) |
| E3 | 广泛结肠 | 广泛病变累及脾曲以近乃至全结肠 |

②推荐按 CD 蒙特利尔分型对 CD 进行分型,疾病活动性的严重程度用 CD 活动指数(Crohn's disease activity index,CDAI)评估疾病活动性的严重程度并进行疗效评价(表3-11)。Harvey 和 Bradshaw 的简化 CDAI 计算法较为简便(表3-12)。Best 等人的 CDAI 计算法被广泛应用于临床和科研(表3-13)。

表3-11 CD 蒙特利尔分型

| 项目 | 标准 | 备注 |
|---|---|---|
| 确诊年龄(A) | | — |
| A1 | <17 岁 | — |
| A2 | 17~40 岁 | — |
| A3 | >40 岁 | — |
| 病变部位(L) | | |

续表

| 项目 | 标准 | 备注 |
|---|---|---|
| L1 | 回肠末段 | L1+L4[b] |
| L2 | 结肠 | L2+L4[b] |
| L3 | 回结肠 | L3+L4[b] |
| L4 | 上消化道 | |
| 疾病行为(B) | | |
| B1[a] | 非狭窄非穿透 | B1p[c] |
| B2 | 狭窄 | B2p[c] |
| B3 | 穿透 | B3p[c] |

注:[a]表示随着时间推移,B1可发展为B2或B3;[b]表示L4可与L1、L2、L3同时存在;[c]表示p为肛周病变,可与B1、B2、B3同时存在。"—"表示为无此项。

表 3-12 简化 CDAI 评分

| 项目 | 0分 | 1分 | 2分 | 3分 | 4分 |
|---|---|---|---|---|---|
| 一般情况 | 良好 | 稍差 | 差 | 不良 | 极差 |
| 腹痛 | 无 | 轻 | 中 | 重 | — |
| 腹部包块 | 无 | 可疑 | 确定 | 伴触痛 | |
| 腹泻 | 稀便每日1次记1分 | | | | |
| 伴随疾病[a] | 每种症状记1分 | | | | |

注:"—"表示无此项。[a]表示伴随疾病包括关节痛、虹膜炎、结节性红斑、坏疽性脓皮病、阿弗他溃疡、裂沟、新瘘管和脓肿等。≤4分为缓解期,5~7分为轻度活动期,8~16分为中度活动期,>16分为重度活动期。

表 3-13 Best 等人的 CDAI 计算法

| 变量 | 权重 |
|---|---|
| 稀便次数(1周) | 2 |
| 腹痛程度(1周总评,0~3分) | 5 |
| 一般情况(1周总评,0~4分) | 7 |
| 肠外表现与并发症(1项1分) | 20 |
| 阿片类止泻药(0、1分) | 30 |
| 腹部包块(可疑2分,肯定5分) | 10 |
| 红细胞压积降低值(正常:男0.40,女0.37) | 6 |
| 100×(1-体重/标准体重) | 1 |

问题2:入院后需要监测及护理评估的主要内容有哪些?

结合病史:该患者由于自行停药,1个月后再次出现大便次数增多,4~6次/天,有时带血,有黏液。于当地治疗后好转,半个月后再次出现上述症状,伴腹痛,多于睡前出现,便后可缓解,现为进一步诊治来我院。

综合评估:患者入院后,责任护士需要常规进行病区环境介绍,对患者进行健康宣教评估,了解患者的日常生活活动能力、疾病史、营养状态、行动能力,根据患者的情况,进行营养评估(见附表6~附表9)、疼痛评分(见附表10)、压疮风险评估(见附表1)、生活自理能力(见附表3)、心情温度计评估。根据病情变化,向患者及其家属介绍疾病特点,药物治疗和营养治疗的重要性,提高患者疾病知识水平和治疗依从性。指导患者重点关注大便情况、便血情况,及时留取大便标本,如果腹痛加剧,便血量增多,伴有头晕、乏力等不适,及时通知医生,做相应对症治疗。

问题3:该患者最主要的治疗方式是什么?

CD的治疗目标为诱导和维持缓解,预防并发症,改善生存质量。治疗的关键环节是促使黏膜愈合。通常需要药物维持治疗以预防复发,同时通过营养治疗改善患者营养状态,诱导和维持肠黏膜愈合,并加强对患者的长期管理。

**1. 药物治疗**

(1)活动期:药物治疗主要有氨基水杨酸类、糖皮质激素、免疫抑制剂、抗菌药物、生物制剂。同时做好对症治疗,纠正水、电解质平衡失调,纠正贫血、低蛋白血症等情况,腹痛、腹泻必要时使用抗胆碱能药物或止泻药,合并感染者使用抗菌药。

(2)缓解期:氨基酸水杨酸类药物仅用于症状轻且病变局限的CD的维持治疗。免疫抑制剂硫唑嘌呤是激素诱导缓解后用于维持缓解最常用的药物,能有效维持撤离激素后的临床缓解或有利于在维持症状缓解下减少激素用量。使用生物制剂抗TNF-α单克隆抗体取得诱导缓解后继续使用维持治疗。

CD的治疗药物用法:氨基水杨酸类(表3-14)是治疗轻度UC的主要药物,包括传统的柳氮磺吡啶(sulfasalazine,SASP)和其他各种不同类型的5-氨基水杨酸(5-aminosalicylic acid,5-ASA)制剂。SASP疗效与5-ASA制剂相似,但不良反应远较5-ASA制剂多见。

表3-14 氨基水杨酸类用药方案

| 药品名称 | 结构特点 | 释放特点 | 制剂 | 推荐剂量 |
|---|---|---|---|---|
| 柳氮磺吡啶 | 5-氨基水杨酸与磺胺吡啶的偶氮化合物 | 结肠释放 | 口服:片剂 | 3～4 g/d,分次口服 |
| 5-ASA前体巴柳氮药 | 5-氨基水杨酸与P-氨基苯甲酰-β-丙氨酸偶氮化合物 | 结肠释放 | 口服:片剂、胶囊剂、颗粒剂 | 4～6 g/d,分次口服 |
| 奥沙拉嗪 | 两分子5-氨基水杨酸的偶氮化合物 | 结肠释放 | 口服:片剂、胶囊剂 | 2～4 g/d,分次口服 |
| 5-ASA美沙拉嗪 | a:甲基丙烯酸酯控释pH依赖 | a:pH依赖药物,释放部位为回肠末端和结肠 | 口服:颗粒剂、片剂 | 口服:2～4 g/d,分次口服或顿服 |
| | b:乙基纤维素半透膜控释时间依赖 | b:纤维素膜控释时间依赖药物,释放部位为远段空肠、回肠、结肠 | 局部:栓剂、灌肠剂、泡沫剂、凝胶剂 | |

注:以5-氨基水杨酸含量计,柳氮磺吡啶、巴柳氮、奥沙拉嗪1 g分别相当于美沙拉嗪的0.40 g、0.36 g和1.00 g。

CD常用的生物制剂药物包括:抗TNF-α单克隆抗体(英夫利西单克隆抗体(infliximab,IFX))、阿达木单克隆抗体(adalimumab,ADA)、乌司奴单克隆抗体(ustekinumab,UST)和维得利珠单克隆抗体(vedolizumab,VDZ)(表3-15)。

表3-15 生物制剂用药方案

| 药物 | 适应证 | 使用方法 | 注意事项 |
|---|---|---|---|
| IFX | 成人CD、瘘管型CD、儿童和青少年CD、成人UC | 第0、2、6周以IFX 5 mg/kg静脉输注作为诱导缓解,以后每隔8周1次以相同剂量作为维持缓解,根据疗效和药物浓度监测调整使用间期和剂量 | 治疗前需完善活动性感染的筛查,特别需注意结核分枝杆菌和慢性乙型肝炎病毒感染 |

| 药物 | 适应证 | 使用方法 | 注意事项 |
|---|---|---|---|
| ADA | 足量皮质类固醇和（或）免疫抑制治疗应答不充分、不耐受或禁忌的中至重度活动性成人 CD 患者的诱导和维持缓解 | 首次治疗剂量为 160 mg 皮下注射,2 周后改为 80 mg 皮下注射,之后每 2 周 1 次 40 mg 皮下注射,诱导缓解后每 2 周 1 次 40 mg 皮下注射作为维持缓解方案 | 治疗前需完善活动性感染的筛查,特别需注意结核分枝杆菌和慢性乙型肝炎病毒感染 |
| UST | 传统治疗药物（类固醇皮质激素或免疫抑制剂）治疗失败或抗 TNF-α 单克隆抗体应答不足、失应答或无法耐受的成人中至重度活动性 CD 患者伴活动性肛瘘成人 CD 患者的诱导和维持治疗 | 体重≤55 kg 者,UST 剂量为 260 mg;55＜体重≤85 kg 者,剂量为 390 mg;体重＞85 kg 者,剂量为 520 mg。首次给药后第 8 周 UST 90 mg 皮下注射作为诱导缓解方案,之后每 12 周 UST 90 mg 皮下注射 1 次作为维持治疗方案 | UST 前建议常规筛查并排除活动性细菌、真菌和病毒感染,结核分枝杆菌和慢性乙型肝炎病毒感染 |
| VDZ | 传统治疗或 TNF-α 抑制剂应答不充分、失应答或不耐受的中至重度活动性成人 CD 和 UC 患者 | VDZ 的建议剂量为 300 mg,静脉输注给药,在第 0、2 和 6 周,以及随后每 8 周给药 1 次。如果第 14 周仍未观察到治疗获益,则应停止治疗 | 常规筛查并排除细菌、真菌、病毒感染,以及特殊病原体如结核分枝杆菌、寄生虫感染,尤其需要排除肠道艰难梭菌感染。存在重度活动性感染,以及肠道艰难梭菌感染时应先控制感染 |

**2. 营养治疗**

（1）营养不良的原因和后果:炎症性肠病患者的营养不良和营养风险较常见,尤其是 CD 患者。其发生的原因主要包括:①进食可诱发或加重腹痛、腹泻等症状,不当的饮食甚至可诱发或加重肠梗阻或肠穿孔,导致患者畏惧进食,常自我限制饮食,以致长期摄食不足,最终导致营养物质摄入减少;②肠道黏膜病变、肠瘘及多次的小肠切除或短路手术等原因使肠黏膜有效吸收面积大大减少;③由于肠道炎症和（或）脑肠轴异常导致肠道感觉异常和蠕动过快,影响肠道的消化和吸收;④各种原因所致肠道微生态异常影响食物在肠道的消化和吸收;⑤肠道及肠外炎症或并发感染导致高分解代谢状态,能量消耗相对增加;⑥由于肠道或者肠外炎症导致大量的营养物质丢失;⑦一些药物会影响食欲以及营养物质的消化和吸收,干扰营养素代谢;⑧户外活动减少等因素影响维生素 D 的吸收以及导致肌肉萎缩。

炎症性肠病的营养不良和营养风险危害严重,主要包括:①加重病情;②影响疗效;③改变疾病进程;④影响预后;⑤影响儿童患者的生长发育;⑥影响育龄期妇女的受孕、妊娠及胎儿发育;⑦增加住院率和手术率;⑧增加术后并发症风险,影响术后恢复;⑨增加诊疗成本;⑩降低生活质量。

（2）营养筛查和评估:CD 患者行营养治疗之前,须进行营养风险筛查（NRS2002）和营养不良评估（主观和客观评估）,并基于营养风险筛查和营养不良评估结果以及患者的具体病情制订兼顾规范化和个性化的营养治疗方案。

（3）营养治疗:CD 的营养治疗分为肠内营养（enteral nutrition,EN）、肠外营养（parenteral nutrition, PN）或两种同时使用（EN＋PN）。营养不良的规范治疗应该遵循五阶梯晋级治疗原则,依次为营养教育、口服营养补充（ONS）、全肠内营养（EEN）、部分肠外营养（PPN）、全肠外营养（TPN）。当下一阶梯不能满足 60% 目标能量需求 3～5 天时,应该选择上一阶梯治疗。

肠外营养（PN）又称静脉营养,是一种通过静脉途径提供能量和多种营养素以满足人体所需的营养的治疗方法。营养不良患者肠内营养始终优于肠外营养,对需要进行营养支持治疗的 CD 患者,首选肠内营养。但是,某些特殊情况下,如 CD 合并高流量的肠瘘、手术吻合口瘘,严重的梗阻性 CD 不能接受管饲肠内营养,短肠综合征初期,肠内营养不能纠正水、电解质紊乱,不能耐受肠内营养等,则必须选用肠外营养进行营养支持治疗。ESPEN 指南提出,肠外营养用于:①口服或者管饲不充分时(如 CD 患者出现胃肠道功能障碍或合并短肠综合征时);②存在肠梗阻,不能将饲管放过梗阻位置或放置失败时;③当合并其他并发症如吻合口瘘或高输出肠瘘等时。因此可以看出,肠外营养一般用于情况较差、病情较重的患者。CD肠外营养治疗应该基于患者的临床特点,兼顾总能量、宏量营养素和微量营养素等方面,优化肠外营养治疗方案。肠外营养治疗的主要作用是能够快速改善营养不良和降低营养风险。肠外营养治疗成本较高,不良反应较多,应慎用。应该基于患者的具体病情预估肠外营养疗程,酌情考虑通过深静脉置管(如 PICC 管或 CVC 管)进行肠外营养治疗。在实施肠外营养治疗期间,一旦出现了肠内营养治疗的时机,应该及时全部或者部分转换为肠内营养治疗,同时要高度关注并及时妥善处理再喂养综合征。

肠内营养(EN)是经胃肠道提供代谢需要的营养物质的营养治疗方式。其治疗途径主要包括口服、管饲(鼻胃管、鼻肠管)和胃肠造瘘等。全肠内营养治疗可有效诱导或者加速诱导活动期 CD 缓解,疗程通常为 6～8 周。在有适应证且无禁忌证时,宜根据患者的具体病情和患者对肠内营养治疗的耐受性和依从性酌情选择口服或管饲进行肠内营养治疗。肠内营养制剂通常分为整蛋白型、短肽型和氨基酸型三大类。根据患者耐受性、疾病综合选择合适的营养制剂。患者总能量计算:缓解期能量供给为 25～30 kcal · kg$^{-1}$ · d$^{-1}$;活动期需要高出缓解期 8%～10%;生长发育期应额外给予 10%～20%。宜根据骨量和骨质疏松的评估结果酌情补充维生素 D 和钙剂,酌情补充其他维生素和微量元素。肠内营养途径首选通过口服肠内营养制剂进行肠内营养治疗。采用模拟管饲的方法,即改良的口服方法多能够明显提高患者的耐受性和依从性,从而能够有效实施肠内营养治疗,具体方法:选择合适的肠内营养制剂,按照说明书每次兑好 200～300 mL,置于保温杯中,每 3～5 min 口服 30～50 mL。肠内营养的管饲途径是通过留置营养管持续缓慢输注肠内营养制剂,能够保证足够的能量供给,确保肠内营养治疗有效。管饲营养刚开始应从低剂量、低速度 20～30 mL/h 开始,根据患者肠道耐受性逐步增加速度和剂量,直到达到目标能量。

(4)营养监测:CD 患者营养支持治疗过程中应密切监测相关并发症,包括胃肠道并发症、代谢并发症、感染及导管相关并发症等。营养治疗的效果需要及时进行评估,评估内容包括营养指标、血常规及炎症指标、消化内镜检查以及影像学检查等。同时,还应该根据患者对治疗的应答情况酌情调整包括营养治疗在内的治疗方案。

**3. 手术治疗** 主要是针对并发症,包括肠梗阻最常见,其次是腹腔脓肿、偶可并发急性穿孔、不能控制的大量出血及癌变等。瘘管的治疗比较复杂,需要内外科医生密切配合,根据具体情况决定个体化治疗方法,包括内科治疗和外科治疗。

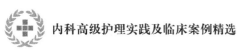

知识链接

CD 是累及肠壁全层的慢性炎性疾病,肠梗阻是其最常见的外科并发症。肠梗阻往往由 CD 进展至肠壁肌层导致的慢性纤维化所致,药物逆转慢性纤维化导致的狭窄性病变作用有限,非手术疗法中内镜扩张(endoscopic dilatation, ED)与肠内营养治疗可以取得较好的治疗效果。如果药物、肠内营养以及 ED不能缓解的肠梗阻或者肠梗阻症状反复发作,则手术成为最终的选择。术前风险评估非常重要,建议使用肠内营养进行预康复,对于合适病例,建议首选腹腔镜手术。术后复发的预测、监测与药物预防非常重要。

CD 患者瘘管形成是较为常见且较为特异的临床表现,因透壁性炎症病变穿透肠壁全层至肠外组织或器官而成。分内瘘和外瘘,前者可通向其他肠段、肠系膜、膀胱、输尿管、阴道、腹膜后等处,后者通向腹壁或肛周皮肤。肠段之间内瘘形成可致腹泻加重及营养不良。肠瘘通向的组织与器官因粪便污染可致继发感染。外瘘或通向膀胱、阴道的内瘘均可见粪便及气体排出。

问题 4:CD 的护理要点是什么?

**1. 病情观察** 患者诊断为重度 CD,活动期需要通过药物治疗、营养治疗诱导和维持疾病缓解,在药物治疗期间,遵医嘱指导患者正确服用药物,切勿擅自停药,密切观察患者腹泻情况,包括大便次数、性状及有无出血等情况,定期监测患者电解质水平和生命体征的变化。患者行肠内营养期间,密切观察患者肠道耐受性,有无恶心、呕吐、腹痛、腹胀、腹泻等情况,根据患者耐受情况,调整营养治疗方案。

(1)腹泻的定义:排便次数每天超过3次,含水量在80%以上且不成形。当患者接受肠内营养治疗期间并发腹泻时,推荐采用Hart腹泻计分法来进行腹泻评估。一般情况下,肠内营养相关腹泻并发症由多种因素造成,包括患者的病情、营养液的种类、供给营养液的技术、肠道应激反应、低蛋白血症、使用抗菌药物的时间、禁食等。应减少抗菌药物的不合理应用,以减少抗菌药物相关性腹泻。对于行肠内营养治疗的危重症患者,应尽早纠正低蛋白血症,减少抑酸药和口服钾制剂的应用。肠内营养性腹泻,需考虑患者的药物使用情况,如甘露醇、乳果糖口服液等异山梨糖醇、糖作为辅料的药物。

(2)腹胀的定义:患者主诉腹部有胀气感,体格检查可见腹部膨隆,叩诊呈鼓音或腹围较鼻饲前增加且腹部触诊较硬、移动度降低、紧张度增高。患者出现呕吐或腹胀,推荐使用甲氧氯普胺及床头抬高30°～45°。益生菌能够改善ICU肠内营养患者的胃肠功能和营养状况,降低腹泻、腹胀、呕吐、便秘的发生率,缩短达目标喂养量的时间,提高患者白蛋白、血红蛋白水平。患者腹胀、便秘或顽固性便秘,可使用比沙可啶等刺激性缓泻药;胃排空延迟时,可使用甲氧氯普胺,以预防或治疗腹胀。采用缓慢加温鼻饲法可以有效控制鼻饲液的温度及注入量,可预防腹胀的发生。

CD患者行肠内营养期间,应行肠道耐受性评估(表3-16)。

**表 3-16 肠道耐受性评估**

| 评价内容 | 计分标准 | | | |
| --- | --- | --- | --- | --- |
| | 0分 | 1分 | 2分 | 5分 |
| 腹胀和(或)腹痛 | 无 | 轻度腹胀无腹痛 | 明显腹胀<br>或腹内压 15～20 mmHg<br>或能够自行缓解的腹痛 | 严重腹胀<br>或腹内压＞20 mmHg 或<br>腹痛不能自行缓解 |
| 恶心和(或)呕吐 | 无恶心呕吐<br>或持续胃肠<br>减压无症状 | 有恶心<br>无呕吐 | 恶心呕吐,但不需胃肠减压,或 250 mL≤胃残余量<br>＜500 mL | 呕吐且需胃肠减压或<br>胃残余量≥500 mL |
| 腹泻 | 无 | 稀便≥3 次/天<br>且 250 mL≤大便量<br>＜500 mL | 稀便≥3 次/天<br>且 500 mL≤大便量<br>＜1500 mL | 稀便≥3 次/天且大<br>便量≥1500 mL |

注:耐受性总分=腹胀和(或)腹痛＋恶心和(或)呕吐＋腹泻;0～2分:继续肠内营养,增加或维持原速度,对症治疗;3～4分:继续肠内营养,减慢速度,2 h后重新评估;≥5分:暂停肠内营养,并做相应处理。

**2. 肠外和肠内营养并发症的护理**

(1)肠外营养常见并发症:①机械性并发症:与静脉穿刺和置管相关的并发症,如气胸、血管损伤、胸导管损伤、空气栓塞、导管内血栓形成、血栓性浅静脉炎等。②感染性并发症:穿刺部位感染、导管相关血流感染、肠源性感染。③代谢性并发症:高血糖和低血糖、高渗性高血糖非酮症昏迷、高甘油三酯血症和脂肪超载综合征、肠外营养相关性肝病。④再喂养综合征:低磷血症、低镁血症、低钾血症、维生素缺乏、体液分布改变和糖脂代谢异常等。

(2)肠外营养并发症的处理:①应严格无菌技术操作,选择合适材质的导管(肠外营养超过10天和(或)输注高渗透浓度(≥900 mmol/L)的患者,推荐经中心静脉途径输注),控制感染发生。首选经锁骨下静脉穿刺中心静脉置管实施肠外营养。建议中心静脉置管后常规行影像学检查,确定导管位置,并除外气胸。必须坚持无菌操作原则。定期更换导管敷料时,注意导管固定是否牢固,有无滑脱、扭曲或裂损,注意置管处有无红肿、渗出等炎症表现。保持导管输液的连续性,评估血栓发生高危患者,避免导管堵塞和血栓形成;②注意控制营养液的输注速度,全营养混合液输注 12~24 h,脂肪乳控制在 1.2~1.7 mg/kg$^{-1}$·min$^{-1}$,氨基酸控制在 0.6~0.7 mL·kg$^{-1}$·h$^{-1}$,葡萄糖控制在 4~5 mg/kg$^{-1}$·min$^{-1}$;③定期监测血糖,血糖在正常范围内的患者,应用全营养混合液时,不建议在营养混合液中常规加入胰岛素,如需补充胰岛素建议使用胰岛素泵静脉单独输注;④注意监测矿物质和维生素水平,防止微量营养素缺乏或过剩;⑤长期肠外营养患者,应注意监测肝肾功能变化,预防肠外营养相关性肝病、胆汁淤积、代谢性骨病等的发生。

**3.肠内营养输注常见并发症及处理**

(1)肠内营养常见并发症:①机械性并发症:鼻咽及食管黏膜损伤,发生因素与管质过硬、操作不当或置管时间过长有关;管道堵塞,与管腔过细,营养液过稠、调和不匀,凝块及流速过慢有关;脱管,与管道固定不牢及患者活动等有关。②胃肠道并发症:常见有恶心、呕吐、腹痛、腹胀、腹泻、便秘等,与输注营养液的温度、速度、浓度以及由此引起的渗透压不适宜,营养液污染导致肠道感染,药物引起的腹痛与腹泻等有关。③感染性并发症:肠内营养导致的吸入性肺炎,与置管不当或移位、胃排空迟缓或营养液反流,药物或神经精神障碍引起反射能力低下有关。④代谢性并发症:由于营养液配制不匀或配方不当易导致高血糖、低血糖、水中毒及电解质紊乱。

(2)肠内营养并发症的处理:①妥善固定营养管道,用黏合性好的胶布或专用营养管固定贴标准固定于适合位置,并留出适当活动长度用高举平台法妥善二次固定于皮肤上,注意观察胶布有无卷边、潮湿、松脱等,及时更换加固,并保持皮肤干燥、清洁。防止活动时管道扭曲、折叠、受压,保持清洁无菌,定时温水冲洗管道,且输注营养液前后均需要用温水冲管防止堵塞。②配制合适的营养液浓度及调节渗透压:避免过高浓度及渗透压,从低浓度开始,一般由 12% 开始逐渐增至 25%,能量从 2.09 kJ/mL 起,逐渐递增至 4.18 kJ/mL。③控制输注量及速度:由少至多,初始量为 250~500 mL/d,1 周内逐渐增至全量。输注速度从 20 mL/h 开始,逐渐增加到 120 mL/h。④控制营养液温度在合适范围:一般控制在 38℃ 左右,过高易导致胃肠黏膜烫伤,过低易引起腹胀、腹痛、腹泻。⑤感染性并发症:要密切观察注意预防,并配合医生做出相应处理。⑥代谢性并发症:严格遵医嘱及营养师的配方均匀配制营养液,定期监测各项指标。

**4.饮食指导** CD 的发生、发展及预后与饮食有密切的关系,饮食也是炎症性肠炎营养治疗的重要组成部分。不当饮食可能诱发或者加重病情,甚至可诱发肠梗阻或者肠穿孔,部分患者可能因此而不得不接受急诊手术治疗。因此,养成良好的饮食习惯非常重要,患者根据自身情况以清淡易消化食物为主,酌情选择高热量、富含优质蛋白质、富含维生素、适量脂肪、少渣、少刺激性的食物,烹调方法以炖、煮、蒸为主,避免油炸和爆炒,少量多餐。根据病情及食物不耐受情况,制订个性化饮食方案。指导患者记录饮食日记,便于医生或营养师根据饮食情况进行疾病指导。

问题 5:责任护士对该患者进行的护理评估是否全面? 入院当天提出的护理诊断/问题是否全面? 有无不妥?

| 日期 | 护理诊断 | 诊断依据 | 预期目标 | 护理措施 |
|---|---|---|---|---|
| 2022 年 3 月 22 日 | 疾病知识缺乏 | 患者不知晓疾病知识,因为自行停药导致疾病复发 | 患者能配合治疗,出院后知晓疾病相关注意事项 | 1.患者入院后,予疾病基本知识宣教。<br>2.住院期间,予每周三次健康讲座,讲解关于疾病的用药、营养、运动、自我管理等知识的重要性,强化患者对疾病的了解。<br>3.发放相关饮食、自我管理宣教单,指导患者进行疾病自我管理。<br>4.出院前,指导患者加入微信和 QQ 健康教育群,进行延续性健康管理 |

续表

| 日期 | 护理诊断 | 诊断依据 | 预期目标 | 护理措施 |
|---|---|---|---|---|
| 2022 年 3 月 22 日 | 焦虑 | 疾病反复复发,迁延不愈有关 | 患者焦虑症状减轻,焦虑量表评分降低 | 1.患者入院后给予焦虑量表评分,安抚患者情绪,开导患者,通过同伴教育等方式指导患者正确认识疾病,积极治疗。<br>2.鼓励家属在患者面前保持乐观开朗的心态,减轻患者恐惧、焦虑的负面情绪,使其主动配合治疗。<br>3.指导患者通过多种方法缓解焦虑、抑郁情绪,如分散注意力法、冥想法、运动法等。必要时遵医嘱予适当抗焦虑药物 |

## 二、思维拓展

炎症性肠病(IBD)是一种慢性病,病程长且病情易反复,它主要包括克罗恩病(CD)和溃疡性结肠炎(UC)。CD 患者常合并有营养不良,据统计约有 80% 的 CD 患者在疾病过程中可出现不同程度的营养不良。IBD 的营养不良表现包括蛋白质-能量营养不良、身体组成成分改变和微量营养素缺乏症等,疾病后期也会出现混合型营养不良。营养不良是 IBD 患者急诊入院的重要原因之一。营养不良会使患者免疫力减弱,会影响创面和吻合口愈合,增高了手术并发症发生率及病死率,降低了生活质量。营养治疗作为 CD 治疗中的重要部分,亦贯穿于 CD 治疗的始终,对延缓疾病的发展、减少并发症及改善预后有重要意义。有研究对 IBD 患者疾病知识与需求进行调查,结果提示患者饮食知识的正确率为 32%～39%,相关需求突出。近年来 IBD 营养领域的护理研究量较前有了提升,ESPEN 发布的 IBD 临床营养指南指出,对确诊 IBD 患者需进行营养风险、营养不良的筛查,并且需要定期监测。中国 IBD 营养支持治疗专家共识同样将 IBD 患者的营养状况评估和营养风险筛查列入核心条款。IBD 患者的营养状况评估方法包括静态评估和动态评估。静态评估主要经人体测量指标得到,如身高、体质量、BMI、三头肌皮褶厚度、上臂围、上臂肌围以及各种评分量表的量化测量,通过得分来判断患者的营养状况;动态评估包括人体成分分析、生化指标检测等客观手段。

通过多学科团队协作(包括营养治疗师、医生、护士等),早期识别并改善患者的营养状况,可减轻肠道狭窄程度、抑制纤维化、增强免疫功能,围术期营养优化亦可显著减少术后并发症。相比于院内营养支持成效,目前对于患者出院后营养过渡支持存在显著不足,导致患者的营养治疗不能持续,营养状况难以完全纠正,生活质量低下及反复住院。目前大量研究关注 IBD 患者营养延续护理的模式探索与应用。

"H2H"营养模式,即"hospital to home",由四川大学华西医院在国内首次提出的一种连续的营养管理模式,是一种以患者为中心,将其营养治疗从院内扩展至院外的个体化、连续化的营养管理模式。其主张在住院期间,建立多学科合作的 NST(nutrition support team)团队(含医生、营养师、护士、其他专科人员),制订个体化营养治疗方案,根据最新病情调整方案,具体操作和实施由临床营养师主导,多学科定期讨论调整方案,定期评价治疗效果,为患者制订出院后计划。"H2H"管理模式通过医院与社区的联合,实现了治疗从院内过渡至家庭的持续化、专业化,从生理-社会-心理等多方面满足患者需求,有效地改善了护理质量及患者营养状况,降低了治疗成本,从而提高了整体的医疗质量。

## 三、案例说明书

**【教学目标及用途】**

**1. 适用课程** 本案例与"内科护理学"课程中的 CD 患者护理部分内容相配套,主要是为护理硕士专业学生开发,适合具有一定工作经验的学生和护士学习。

**2. 教学目标** 本案例展示了 CD 发生的危险因素以及诊断、治疗及护理评估。

案例中,患者为 30 岁,因"反复腹胀腹泻 1 年余,便血 1 个月余"入院,因为自行停药和不当进食导致疾病反复发作,外院诊断为溃疡性结肠炎(IBD),经过我院的综合检查,结合患者的病理结果,最后确诊为 CD。

CD 是一种原因未明的胃肠道慢性炎性肉芽肿性疾病。病变多见于末段回肠和邻近结肠,但从口腔到肛门各段消化道均可受累,呈节段性或跳跃式分布,临床表现主要以腹痛、腹泻、腹部包块,瘘管形成和肠梗阻为特点,本病发病年龄多在 15～30 岁,严重影响患者的生活质量。

营养不良是 CD 的常见并发症,发病率高达 80%。患者自起病以来,近 2 个月体重下降 5kg,血红蛋白 105.0 g/L,白蛋白为 21.2 g/L,每天只能进食少量流食或半流食,通过 NRS2002 营养筛查评分为 4分,有营养风险,进一步行 PG-SGA 和营养指标评估,患者有重度营养不良伴消瘦。

CD 的治疗目标为诱导和维持缓解,预防并发症,提高生存质量。治疗的关键环节是黏膜愈合。通常需要药物维持治疗以预防复发,同时通过营养治疗改善患者营养状态,诱导和维持肠黏膜愈合,并加强对患者的长期管理。患者入院后予以调节肠道菌群(亿活)、肠内营养(百普力鼻饲)、补充白蛋白,谷氨酰胺(谷参)、美沙拉嗪、生物制剂类克等对症支持治疗后病情稳定后办理出院。

经过本案例学习,希望学生达到以下目标。

(1)了解 CD 的病因及危险因素,掌握 CD 患者问诊、体格检查的主要内容,资料收集具有逻辑性,详尽且全面。

(2)掌握 CD 患者营养筛查和评估的方法,了解与 UC 进行鉴别的要点。

(3)熟悉 CD 的治疗原则。

(4)掌握治疗过程中护理的重点内容。

(5)根据护理评估结果找出患者入院当天的主要护理问题,制订相应的护理计划。

**【分析思路】**

本案例以一名中年男性,CD 患者的入院诊疗经过为背景,通过分析病史、临床症状、体征,综合案例所提供的辅助检查结果,做出医疗诊断/鉴别诊断,进行疑诊、确诊、求因及危险分层。

在责任护士对该患者已完成的护理评估及护理记录的基础上,引导学生分析以反复腹痛、腹泻、便血为主诉,外院诊断为溃疡性结肠炎,而通过住院综合判断确诊为 CD 患者的护理评估的重点内容。

依据护理记录中体现的患者入院当天的主要诊疗经历,结合案例给出患者特点引导学生分析 CD 确诊原则及其背后的循证依据;结合护理计划和护理记录,引导学生分析护理是否全面。使其掌握以腹泻、营养不良为主的 CD 患者的护理评估重点,提升准确发现护理诊断/问题并制订个体化、全面的护理措施的能力。CD 护理案例分析及步骤见图 3-3。

**【关键要点】**

患者为 30 岁,因"反复腹痛腹泻 1 年余,便血 1 个月余"入院,因为自行停药和不当进食导致疾病反复发作,外院诊断为慢性溃疡性结肠炎,在入住我院后,通过临床综合判断:临床表现有反复腹痛、腹泻、体重下降,伴有肠梗阻发作;磁共振显示有肛瘘,肠镜末端回肠-大肠多发溃疡,病理结果有非干酪样肉芽肿,最终诊断为 CD。患者自起病以来,近 2 个月体重下降 5 kg,血红蛋白 105.0 g/L,白蛋白为 21.2 g/L,每天只能进食少量流食或半流食。根据患者的情况进行对症处理,减轻患者腹泻的情况,通过药物调节肠道菌群(亿活)、补充白蛋白(白蛋白),谷参、美沙拉嗪、生物制剂类克综合治疗控制炎症,通过肠内营养(百普

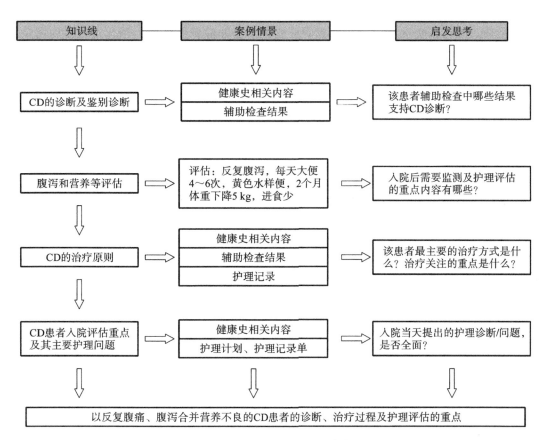

图 3-3　CD 护理案例分析及步骤图

力)治疗维持诱导黏膜愈合。

【建议课堂计划】

整个案例课的课堂时间控制在 80～90 min。

课前计划:提出启发思考题,请学生在课前完成阅读和初步思考,并鼓励学生查阅相关资料以助于深入分析案例。

课中计划:开场(2～5 min),案例概述(5 min),分析讨论互动环节(45～60 min),归纳总结(10 min),教师对相关问题进行总结和要点详解(15 min)。

在分析讨论环节,逐步提出启发思考题,并根据学生回答在黑板上整理出知识脉络结构。

课后计划:请学生给出相似案例的报告,依据本案例学习的理论进行分析。

【建议学习资源】

[1]　尤黎明,吴瑛.内科护理学[M].6 版.北京:人民卫生出版社,2019.

[2]　葛均波,徐永健,王辰.内科学[M].9 版.北京:人民卫生出版社,2018.

[3]　杨月欣,葛可佑.中国营养科学全书[M].2 版.北京:人民卫生出版社,2019.

(杨玲莉)

## 四、参考文献

[1]　葛均波,徐永健,王辰.内科学[M].9 版.北京:人民卫生出版社,2018.

[2]　许国铭,李兆申.上消化道内镜学[M].上海:上海科学技术出版社,2003.

[3]　尤黎明,吴瑛.内科护理学[M].6 版.北京:人民卫生出版社,2019.

[4]　杨月欣,葛可佑.中国营养科学全书[M].2 版.北京:人民卫生出版社,2019.

[5]　杨雪苹,朱亮,陈幼祥.《2019 年国际共识组指南:非静脉曲张性上消化道出血的管理》更新内容

解读[J].中国循证医学杂志,2020,20(9):1000-1003.

[6] 刘爱茹,李昕,张晓岚.《2021年欧洲胃肠内镜学会非静脉曲张性上消化道出血的内镜诊断和管理指南》解读[J].中华消化内镜杂志,2022,39(3):174-179.

[7] 陈佳丽.多学科协作护理模式对上消化道出血患者自我管理能力及再出血的影响[J].医疗装备,2022,35(5):175-177.

[8] 杨梅,张刚,曹雪滨,等.主动脉夹层研究进展[J].中国循证心血管医学杂志,2013,5(2):210-212.

[9] 陈芬芬,苏梅香,肖可扬.全程优质护理服务对消化内镜治疗上消化道出血患者的影响[J].国际感染杂志(电子版),2020,9(2):182-183.

[10] 郭林华.急救护理路径在急性上消化道大出血中的应用效果研究[J].中西医结合心血管病电子杂志,2019,7(9):147-148.

[11] 曹锋,李非,赵玉沛.《中国急性胰腺炎诊治指南(2021)》解读[J].中国实用外科杂志,2021,41(7):739-746.

[12] 中华医学会消化病学分会胰腺疾病学组,《中华胰腺病杂志》编委会,《中华消化杂志》编委会.中国急性胰腺炎诊治指南(2019年,沈阳)[J].临床肝胆病杂志,2019,35(12):2706-2711.

[13] 王国兴,肖红丽,任恩峰.急性胰腺炎急诊诊断及治疗专家共识[J].临床肝胆病杂志,2021,37(5):1034-1041.

[14] 中华医学会急诊分会,京津冀急诊急救联盟,北京医学会急诊分会,等.急性胰腺炎急诊诊断及治疗专家共识[J].中华急诊医学杂志,2021,30(2):161-172.

[15] Easler J,Muddana V,Furlan A,et al. Portosplenomesenteric venous thrombosis in patients with acute pancreatitis is associated with pancreatic necrosis and usually has a benign course[J]. Clin Gastroenterol Hepatol,2014,12(5):854-862.

[16] 孙佳锐,李毅,龚剑峰,等.肠外营养治疗炎症性肠病的研究进展[J].中华炎性肠病杂志,2019,3(1):93-95.

[17] 石汉平.肠外营养安全性管理中国专家共识[J].肿瘤代谢与营养电子杂志,2021,8(5):495-502.

[18] 刘笑,方森,王方,等.克罗恩病营养支持治疗进展[J].南京医科大学学报:自然科学版,2020,40(12):1874-1878,1884.

[19] 李明松,石汉平,杨桦.中国炎症性肠病饮食管理专家建议[J].中华消化病与影像杂志(电子版),2021,11(3):97-105.

[20] 朱秀琴,张素,王霞,等.成人活动期炎症性肠病护理专家共识[J].护理学杂志,2022,37(8):1-6.

[21] 李苗苗,熊宇,罗健.炎症性肠病患者营养支持的最佳证据总结[J].中华护理杂志,2021,56(9):1394-1401.

[22] 吴雯莉,董丽丽.联合营养团队的"H2H"管理模式在炎症性肠病患者中的应用[J].中华现代护理杂志,2020,26(21):2909-2914.

# 第四章　泌尿系统疾病高级护理实践案例

## 第一节　泌尿系统疾病概述

泌尿系统由肾脏、输尿管、膀胱和尿道等器官组成。其中,肾脏是人体重要的生命器官,其主要功能是生成尿液,以排泄代谢产物及调节水、电解质和酸碱代谢的平衡,维持机体内环境的稳定。此外,肾脏还具有重要的内分泌功能。泌尿系统的其余器官为排尿管道。在内科疾病中,泌尿系统疾病主要为肾脏病。近年来慢性肾脏病的患病率呈明显上升趋势,已成为全球继心脑血管疾病、肿瘤、糖尿病之后又一威胁人类健康的重要疾病。肾脏病分为原发性和继发性,后者由全身其他系统疾病累及肾脏所致,如糖尿病、高血压等。肾脏病致肾脏严重受损时,可致肾衰竭,肾衰竭患者需进行肾脏替代治疗。急性肾损伤患者可通过血液透析或腹膜透析维持生命,赢得治疗时间,争取肾功能恢复;慢性肾衰竭患者则必须依靠维持性透析或肾移植才能存活。

### 一、肾脏的结构功能与疾病的关系

#### (一)肾脏的解剖和组织学结构

肾脏位于腹膜后脊柱两旁,平对第 11 胸椎到第 3 腰椎,左右各一。肾实质分皮质和髓质两部分。皮质位于表层,主要由肾小体和肾小管曲部构成。髓质位于深部,由 10 余个肾锥体组成,主要为髓袢和集合管,锥体的尖端终止于肾乳头。肾单位和集合管生成的尿液,经集合管在肾乳头的开口处流入肾小盏,再进入肾大盏和肾盂,最后经输尿管进入膀胱。

**1. 肾单位**　肾脏结构和功能的基本单位,每个肾脏约有 100 万个肾单位,肾单位包括肾小体和肾小管两部分。肾小体由肾小球和肾小囊构成。肾小球为肾单位的起始部分,包括入球小动脉、毛细血管丛、出球小动脉及系膜组织。系膜组织充填于毛细血管间,由系膜细胞和基质组成,起到支架、调节毛细血管血流、修补基质以及清除异物和代谢产物的作用。系膜细胞异常增殖、系膜基质增多及免疫球蛋白沉积是某些肾小球疾病的病理基础。肾小囊包绕肾小球,分为脏、壁两层,其间为肾小囊腔,与近曲小管相通。肾小管分为近端小管、细段和远端小管,近、远端小管又分为曲部和直部两段,近、远端小管的直部和细段组成U 形的肾小管袢,远端小管最后汇入集合管。

**2. 肾小球**　毛细血管内的血浆经滤过膜滤过进入肾小囊。滤过膜由肾小球毛细血管的内皮细胞基膜和肾小囊脏层上皮细胞(足细胞)的足突构成。滤过膜内层是毛细血管内皮细胞,上有许多小孔,称窗孔,可允许小分子溶质和小分子蛋白质通过,但血细胞不能通过。基膜由Ⅳ型胶原构成网状超结构和一些带负电荷的蛋白质构成,是阻碍血浆蛋白滤过的重要屏障。滤过膜外层是肾小囊脏层上皮细胞,上皮细胞的足突相互交错,其间的裂隙是滤过膜的最后一道屏障。不同物质通过滤过膜的能力取决于被滤过物质分子的大小及其所带的电荷。病理情况下,滤过膜的面积和通透性可发生变化,从而影响肾小球的滤过率。

**3. 肾小球旁器**　由球旁细胞、致密斑和球外系膜细胞组成。球旁细胞位于入球小动脉终末部的中膜内,其内有许多分泌肾素的特殊颗粒。致密斑位于皮质部髓袢升支,可感受远曲小管内液体容量和钠离子浓度的变化,调节球旁细胞分泌肾素。球外系膜细胞是入球小动脉和出球小动脉之间的群细胞,具有吞噬功能,其细胞内的肌丝收缩可调节肾小球的滤过面积。

### (二)肾脏的生理功能

**1. 肾小球的滤过功能** 血液流经肾小球时,除血细胞和大分子蛋白质外,几乎所有的血浆成分均可通过肾小球滤过膜进入肾小囊,形成与血浆等渗的原尿,即肾小球滤过液。肾小球滤过率(glomerular filtration rate,GFR)取决于肾小球内毛细血管和肾小囊内的静水压、胶体渗透压、滤过膜通透性和滤过膜面积等因素。当平均动脉压在 $80\sim160$ mmHg 波动时,机体可通过自身调节肾血流量,维持肾小球毛细血管压和 GFR 的相对恒定,保证代谢废物的排出和体液的平衡。

**2. 肾小管的重吸收和分泌功能**

(1)重吸收功能:每天肾小球滤过的原尿可达 180 L。当原尿流经肾小管和集合管时,正常情况下,绝大部分物质被重吸收回血液,如99%的水、全部的葡萄糖和氨基酸、大部分的电解质以及 $HCO_3^-$ 等,最后形成约 1.5 L 的终尿。

(2)分泌和排泄功能:肾小管上皮细胞可将自身产生的或血液内的某些物质排泄到尿中,如有机酸、尿酸、$NH_4^+$、某些抗生素和造影剂等,以调节机体电解质、酸碱代谢的平衡和排出废物。

(3)浓缩和稀释功能:通过逆流倍增、髓质渗透压梯度和抗利尿激素的作用,肾脏对水具有强大的调节功能。体内水过多时,肾脏稀释尿液,排水量增加;体内缺水时,肾小管对水的重吸收增加,排水量减少。肾脏的浓缩和稀释功能可反映远端肾小管和集合管对水平衡的调节能力。肾衰竭患者的肾脏对水代谢的调节功能障碍,可发生水潴留或脱水。

**3. 肾脏的内分泌功能** 肾脏具有重要的内分泌功能,所分泌的激素分为血管活性激素和非血管活性激素。前者作用于肾脏本身,参与肾脏的生理功能,调节肾脏的血流动力学和水钠代谢,包括肾素、血管紧张素、前列腺素、激肽释放酶、内皮素和利尿肽等。后者作用于全身,包括 $1,25\text{-}(OH)_2D_3$ 和促红细胞生成素等。

(1)肾素(renin):主要由肾小球旁器的球旁细胞产生,肾灌注压下降、交感神经兴奋及体内钠含量的减少均可刺激其分泌。导致肾素分泌增加的常见病理或生理性原因:①急性失血、应用利尿药、肝硬化大量腹水等致肾灌注压下降;②运动、寒冷刺激、应用外周血管收缩药等引起交感神经兴奋;③过度限制钠的摄入和失钠。肾素可使肝脏产生的血管紧张素原转变为血管紧张素Ⅰ,再经肺、肾的转化酶作用生成血管紧张素Ⅱ和Ⅲ。血管紧张素Ⅱ和Ⅲ直接引起小动脉平滑肌收缩,使血压上升,同时血管紧张素Ⅱ和Ⅲ还可刺激醛固酮的分泌,促进钠的潴留,增加血容量,使血压升高。

(2)前列腺素(prostaglandin,PG):肾脏的 PG 大部分由肾髓质的间质细胞分泌,主要有 PGE2、PGA2 和少许 $PGF_{2a}$。前两者能扩张肾血管,增加肾血流量和水钠排出,使血压降低。$PGF_{2a}$ 则有收缩血管的作用。

(3)激肽释放酶(kallikrein):肾皮质内所含的激肽释放酶可促使激肽原生成激肽,后者可扩张小动脉,增加肾血流量,并刺激前列腺素的分泌。肾脏激肽释放酶的产生和分泌受细胞外液量、体内钠量和肾血流量等诸多因素的影响。

(4)$1,25\text{-}(OH)_2D_3$(1,25-dihydroxy vitamin $D_3$):维生素 $D_3$ 在肝内羟化成 $25(OH)D_3$,经由肾脏近端小管细胞内的 $1\alpha$-羟化酶进一步羟化,活化为 $1,25\text{-}(OH)_2D_3$ 释放入血。$1,25\text{-}(OH)_2D_3$ 具有促进小肠对钙、磷的吸收,促进肾小管对钙、磷的重吸收以及骨钙动员等作用。慢性肾衰竭时,因肾实质损害可致 $1,25\text{-}(OH)_2D_3$ 减少,导致低钙血症而诱发肾性骨营养不良。

(5)促红细胞生成素(erythropoietin,EPO):EPO 具有促进骨髓造血细胞和原红细胞的分化成熟、促进网织红细胞释放入血以及加速血红蛋白合成等作用。肾脏疾病常伴有贫血,肾性贫血的发生与肾实质破坏导致 EPO 形成减少有关。

### (三)泌尿系统疾病的常见检查

**1. 尿液检查** ①一般性状检查:包括尿量、颜色、性状、气味、酸碱度及比重等。②生化检查:包括蛋白质、葡萄糖等。③尿沉渣有形成分显微镜检查:包括细胞、管型和细菌等检查。

尿常规检查可用任何时间段的新鲜尿液,但最好是清晨第 1 次尿,因晨尿较浓缩,有利于尿液有形成分的检出,且又可避免饮食因素的干扰。尿标本留取后宜立即送检,从标本采集到检验完成,夏天不应超过 1 h,冬天不应超过 2 h。若不能立即送检,应加防腐剂并冷藏保存。收集标本的容器应清洁干燥,女性患者应避开月经期,防止阴道分泌物或经血混入。蛋白定量试验应留取 24 h 尿标本,并加防腐剂。

尿细菌学培养需用无菌试管留取清晨第 1 次清洁中段尿,并注意以下几点:①在应用抗菌药之前或停用抗菌药 7 天之后留取尿标本;②应确保尿液在膀胱内已停留至少 4 h;③留取尿液时要严格无菌操作,先充分清洁外阴,消毒尿道口,再留取中段尿液;④尿标本必须在 1 h 内做细菌培养,否则需冷藏保存。

**2. 肾功能检查**

(1)肾小球滤过功能:评价肾小球滤过功能主要是检测肾小球滤过率( glomerular filtration rate, GFR),既往多采取留血、尿标本测定肌酐浓度,计算内生肌酐清除率( endogenous creatinine clearancerte, Ccr)的方法来评估肾小球滤过率,正常值为(100±10) mL/(min·1.73 m²)。此法需留取 24 h 尿液,不适用于门诊长期随访患者,主要用于肾脏替代治疗患者的残余肾功能检测。目前大多根据血清肌酐来估算 GFR,即将患者血清肌酐等指标值代入公式,如 Cockcroft-Cat 公式、MDRD 公式、简化 MDRD 公式和 CKD-EP 公式,估算 GFR 值(estimated glomerular filtration rate,eGFR)。肾小球滤过功能还可通过血清胱抑素 C、菊粉清除率和应用放射性同位素检查的方法准确测定,但后两种方法大多限于临床研究。临床上也常用血尿素氮和血肌酐值来判断肾小球的滤过功能,但两者均在肾功能严重损害时才明显升高,不能作为早期诊断指标。血尿素氮易受肾外因素的影响,如高蛋白质饮食、高分解状态、上消化道大出血等,其特异性不如血肌酐。

(2)肾小管功能测定:包括近端和远端肾小管功能测定。检查近端肾小管功能常用尿 β2 微球蛋白和 α1 微球蛋白测定。检查远端小管功能常采用尿浓缩稀释试验和尿渗量(尿渗透压)测定。

β2 微球蛋白和 α1 微球蛋白为低分子量蛋白,自肾小球滤过后,被近端肾小管重吸收并分解,近端肾小管功能障碍时,尿中 β 微球蛋白和 α 微球蛋白排泄增多,称为肾小管性蛋白尿。

尿浓缩稀释试验是在日常或特定的饮食条件下,通过测定尿量及尿比密,以判断肾单位远端(髓祥、远端小管、集合管)对水平衡的调节能力。常用方法有昼夜尿比密试验(又称莫氏试验,Mosenthal's test)和 3 h 尿比密试验。莫氏试验要求患者保持正常饮食,少饮水。3 h 尿比密试验患者仅需保持日常饮食和活动即可。早期浓缩功能不佳多表现为夜尿量增多。

尿渗量和尿比密均反映尿中溶质的含量,但尿蛋白、葡萄糖等对尿比密的影响较尿渗量大,故在判断肾浓缩-稀释功能上,测定尿渗量较尿比密更有意义。尿渗量测定:前一天晚餐后,需禁水 8 h,然后留取晨尿,同时采集静脉血。尿渗量/血浆渗量的值减小,说明肾浓缩功能受损;尿渗量/血浆渗量的值等于或接近 1,说明肾浓缩功能接近完全丧失。

**3. 免疫学检查** 许多原发性肾脏疾病与免疫炎症反应有关,故免疫学检查有助于疾病类型及病因的判断。常用的检查项目包括血清补体成分测定(血清总补体、C3 等)、血清抗链球菌溶血素"O"的测定。血清抗链球菌溶血素"O"滴度增高对肾小球肾炎的诊断有重要价值。

**4. 肾穿刺活组织检查(renal biopsy,RB)** 肾穿刺活组织检查有助于确定肾脏病的病理类型,对协助肾实质疾病的诊断、指导治疗及判断预后有重要意义。肾活组织检查为创伤性检查,可发生肾周组织损伤、出血或感染等并发症,故应做好术前和术后护理。

**5. 影像学检查** 可了解泌尿系统器官的形态、位置、功能及有无占位性病变,以协助诊断。常用的检查项目包括腹部平片、静脉肾盂造影(intravenous pyepyelography,IVP)及逆行肾盂造影(retrograde pyelography)、肾血管造影、膀胱镜检查、B 超、CT、MRI、放射性核素检查等。尿路器械操作应注意无菌操作,避免引起尿路感染。静脉肾盂造影和逆行肾盂造影检查前患者应予少渣饮食,避免摄入豆类等产气食物;检查前天晚饭后 2 h 开水冲服番泻叶以清洁肠道;检查日晨禁食,造影前 12 h 禁饮水。另外,检查前应做碘过敏试验。检查后嘱患者多饮水,以促进残留在体内的造影剂尽快排出,减少对肾脏的毒性作用。

## 二、泌尿系统疾病患者常见症状体征

### (一)肾源性水肿

水肿(edema)是肾小球疾病最常见的临床表现。肾小球疾病引起的水肿按发生机制可分为两类。

**1. 肾炎性水肿** 主要指肾小球滤过率下降,而肾小管重吸收功能相对正常造成"球-管失衡"和肾小球滤过分数(肾小球滤过率/肾血浆流量)下降,导致水钠潴留而产生水肿。肾炎性水肿组织间隙蛋白含量高,水肿多从眼睑、颜面部开始,指压凹陷不明显。由于水钠潴留,血容量扩张,血压常可升高。而高血压、毛细血管通透性增加等因素又导致水肿持续和加重。

**2. 肾病性水肿** 主要指长期大量蛋白尿造成血浆蛋白减少,血浆胶体渗透压降低,液体从血管内进入组织间隙,产生水肿。此外,继发性有效血容量减少可激活肾素-血管紧张素-醛固酮系统,使抗利尿激素分泌增多,可进一步增加水钠潴留,加重水肿。肾病性水肿一般较严重,多从下肢部位开始,常为全身性、体位性和凹陷性,可无高血压的表现。

### (二)尿路刺激征

尿路刺激征(urinary irritation symptoms)指膀胱颈和膀胱三角区受炎症或机械刺激而引起的尿频、尿急、尿痛,可伴有排尿不尽感及下腹坠痛。尿频指尿意频繁而每次尿量不多;尿急指一有尿意即有尿急难忍的感觉;尿痛指排尿时伴有会阴或下腹部疼痛。

### (三)肾性高血压

肾脏疾病常伴有高血压,称肾性高血压,按病因可分为肾血管性和肾实质性两类。前者少见,由单侧或双侧肾动脉狭窄所致,其高血压程度较重,易进展为急进性高血压。后者多见,主要由急性或慢性肾小球肾炎、慢性肾盂肾炎、慢性肾衰竭等肾实质性疾病所引起。90%慢性肾衰竭尿毒症期患者出现高血压。肾性高血压按发生机制又可分为容量依赖型高血压和肾素依赖型高血压。前者的发生与水钠潴留致血容量增加有关,见于急、慢性肾小球肾炎和大多数肾功能不全,限制水钠摄入或增加水钠排出可降低血压。后者为肾素分泌增多,肾素-血管紧张素-醛固酮系统兴奋所致,一般降压药物效果差,限制水钠或使用利尿药后反而可使病情加重,可应用血管紧张素转化酶抑制药、血管紧张素Ⅱ受体拮抗药和钙通道阻滞药降压,多见于肾血管疾病和少数慢性肾衰竭晚期患者。肾实质性高血压中,80%以上为容量依赖型,仅10%左右为肾素依赖型,部分患者两种类型同时存在。

### (四)尿异常

**1. 尿量异常** 正常人每天平均尿量约为1500 mL,尿量取决于肾小球滤过率和肾小管重吸收量。尿量异常包括少尿、无尿、多尿和夜尿增多。

(1)少尿和无尿:少尿(oliguresis)指每天尿量少于400 mL或少于17 mL/h,若每天尿量少于100 mL或12 h无尿液排出称为无尿(anuresis)。少尿可由肾前性(如血容量不足或肾血管痉挛等)、肾性(急性肾损伤、慢性肾衰竭等)以及肾后性(如尿路梗阻等)因素引起。

(2)多尿(hyper diuresis):每天尿量超过2500 mL。多尿分肾性和非肾性两类,肾性多尿见于各种原因所致的肾小管功能不全,非肾性多尿多见于糖尿病、尿崩症和溶质性利尿等。

(3)夜尿增多(nocturia):夜间尿量超过白天尿量或夜间尿量超过750 mL。持续的夜尿增多,且尿比密低而固定,提示肾小管浓缩功能减退。

**2. 蛋白尿** 每天尿蛋白定量超过10 mg或尿蛋白定性试验阳性,称为蛋白尿(albuminuria)。若每天持续超过35 g/1.73 m²(体表面积)或者50 mg/kg体重,称大量蛋白尿,尿蛋白定性试验表现为＋＋＋～＋＋＋＋。蛋白尿按发生机制,可分为5类。

(1)肾小球性蛋白尿:最常见,由肾小球滤过膜受损,通透性增加,血浆蛋白质大量滤出超肾小管重吸收能力而引起。若病变较轻,尿中出现以白蛋白为主的中小分子蛋白质,称为选择性蛋白尿。若病变严重,除中小分子蛋白质外,尿中还排泄大分子蛋白质,称为非选择性蛋白尿。

（2）肾小管性蛋白尿：肾小管结构或功能受损，导致肾小管对正常滤过的小分子蛋白质（如 β2 微球蛋白、溶菌酶等）重吸收障碍而引起的蛋白尿。

（3）混合性蛋白尿：为肾脏病变同时累及肾小球及肾小管时产生的蛋白尿，尿中所含的蛋白成分具有上述两种蛋白尿的特点，见于各种肾小球疾病的后期。

（4）溢出性蛋白尿：某些肾外疾病引起血中异常蛋白如血红蛋白、本周蛋白和免疫球蛋白轻链等增加，经肾小球滤过后不能被肾小管全部重吸收而引起的蛋白尿。

（5）生理性蛋白尿：无器质性病变，一般尿蛋白<1 g/d。常由剧烈运动、发热、紧张和各种应激状态所致，为一过性蛋白尿。也可见于青春发育期少年，于直立和脊柱前凸姿势时出现，卧位时消失。

**3. 血尿** 新鲜尿沉渣每高倍视野红细胞>3 个，称为镜下血尿（microscopic hematuria）。尿外观呈血样、酱油样或洗肉水样，称肉眼血尿（gross hematuria）。血尿可由泌尿系统疾病引起，如肾小球肾炎、肾盂肾炎、泌尿道结石、结核、肿瘤等；也可由全身性疾病如血液病、感染性疾病等以及药物不良反应引起；此外，剧烈运动后可发生功能性血尿。临床上将血尿按病因分为肾小球源性和非肾小球源性。肾小球源性血尿系肾小球基膜断裂所致，可伴较大量蛋白尿和（或）多种管型尤其红细胞管型，且呈现变形红细胞血尿，红细胞变小，甚至破裂。非肾小球源性血尿为肾小球以下部位病变如尿路感染、结石及肿瘤等所致，尿中红细胞大小形态均一。

**4. 白细胞尿、脓尿和菌尿** 新鲜离心尿液每高倍视野白细胞>5 个，称为白细胞尿（leukocyturia）或脓尿（pyuria）。尿中白细胞明显增多常见于泌尿系统感染，肾小球肾炎等疾病也可出现轻度白细胞尿。菌尿（bacteriuria）指中段尿涂片镜检，每个高倍视野均可见细菌，或尿细菌培养菌落计数超过 $10^2$ CFU/mL，仅见于尿路感染。

**5. 管型尿** 尿中管型的出现是由于蛋白质、细胞或其碎片在肾小管内凝聚所致，包括细胞管型、颗粒管型、透明管型等。正常人尿中偶见透明管型及颗粒管型。若 12 h 尿沉渣计数管型超过 5000 个，或镜检发现大量或其他类型管型，称为管型尿（cylindruria）。白细胞管型是活动性肾盂肾炎的特征，上皮细胞管型可见于急性肾小管坏死，红细胞管型见于急性肾小球肾炎，蜡样管型见于慢性肾衰竭。

### （五）肾区痛

肾区痛系肾盂、输尿管内张力增高或包膜受牵拉所致，表现为肾区胀痛或隐痛、肾区压痛和叩击痛阳性。多见于肾脏或附近组织炎症、肾肿瘤等。肾绞痛是一种特殊的肾区痛，主要由输尿管内结石、血块等移行所致。其特点为疼痛常突然发作，可向下腹、外阴及大腿内侧部位放射。

## 三、泌尿系统疾病的诊疗技术与转归

### （一）肾脏疾病常见综合征

肾脏疾病常以某种临床综合征的形式出现，但相互之间可能有重叠。同一种临床综合征可表现为不同病理类型的肾脏疾病，而同一种病理类型的肾脏疾病也可表现为不同的临床综合征。

**1. 肾病综合征（nephrotic syndrome）** 表现为大量蛋白尿（>3.5 g/d），低白蛋白血症（<30 g/L），常伴有水肿和（或）高脂血症。肾病综合征病因可为原发性肾小球疾病（如微小病变肾病、膜性肾病、局灶节段性肾小球硬化等）和继发性肾小球疾病（如糖尿病肾病、狼疮肾炎等）。

**2. 肾炎综合征（nephritis syndrome）** 以肾小球源性血尿为主要特征，常伴有蛋白尿。可有水肿、高血压和（或）肾功能损害。按起病急缓和转归，可分为以下 3 种类型。①急性肾小球肾炎综合征：急性起病，多见于儿童。常有前驱感染，如急性扁桃体炎或皮肤感染。临床上最典型的为链球菌感染后急性肾小球肾炎。②急进性肾炎综合征：主要特征是数周至数个月内出现进行性加重的肾功能损害。可见于抗肾小球基膜病、抗中性粒细胞胞质抗体相关性血管炎、重症狼疮肾炎、IgA 肾病等。③慢性肾小球肾炎综合征：缓慢起病，早期患者常无明显症状，或仅有水肿、乏力等，血尿和蛋白尿迁延不愈或逐渐加重，随着病情进展可逐渐出现高血压和（或）肾功能损害。

**3. 无症状性血尿和（或）蛋白尿（asymptomatic hematuria and/or proteinuria）** 轻、中度蛋白尿和（或）

血尿,不伴有水肿、高血压等明显症状。常见于多种原发性肾小球疾病(如肾小球轻微病变、IgA 肾病等)和肾小管-间质病变。

**4. 急性肾损伤(acute kidney injury,AKI)** 各种原因引起的血肌酐在 48 h 内绝对值升高≥26.5 mol/L 或已知或推测在 7 天内较基础值升高≥50% 或尿量<0.5 mL/(kg·h),持续超过 6 h,称为急性肾损伤。急性肾衰竭是 AKI 的严重阶段,临床主要表现为少尿、无尿、含氮代谢产物在血中潴留,水、电解质及酸碱平衡失调等。

**5. 慢性肾脏病(chronic kidney disease,CKD)** 肾脏损伤或肾小球滤过率<60 mL/(min·1.73 m²),且时间超过 3 个月。慢性肾衰竭是慢性肾脏病的严重阶段,临床主要表现为消化系统症状、心血管并发症、贫血及肾性骨病等。

### (二)肾脏病的诊断

肾脏病的诊断应尽可能做出病因诊断、病理诊断、功能诊断和并发症诊断,以确切反映疾病的性质和程度,为选择治疗方案和判定预后提供依据。

**1. 病因诊断** 首先区别是原发性还是继发性肾脏病。原发性肾脏病包括免疫反应介导的肾炎、泌尿系统感染性疾病、肾血管疾病、肾结石、肾肿瘤及先天性肾病等;继发性肾脏病可继发于肿瘤、代谢系统疾病、自身免疫性疾病等,也可见于各种药物、毒物等对肾脏造成的损害。

**2. 病理诊断** 对肾炎、肾病综合征、急性肾损伤及原因不明的蛋白尿和(或)血尿,可通过肾穿刺活检明确病理类型、探讨发病机制、明确病因、指导治疗和评估预后。

**3. 功能诊断** 临床上对于诊断急性肾损伤和慢性肾脏病的患者,还要进行肾功能的分期诊断。根据血肌酐和尿量的变化,AKI 分为 1～3 期。根据肾小球滤过率下降程度,CKD 分为 1～5 期。

**4. 并发症诊断** 肾脏病特别是急、慢性肾衰竭可引起全身各个系统并发症,包括中枢神经系统、呼吸系统及循环系统等。

### (三)肾脏病防治原则

肾脏病依据其病因、发病机制、病变部位、病理诊断和功能诊断的不同,选择相应的治疗方案。其治疗原则包括去除诱因,一般治疗,针对病因和发病机制的治疗,合并症及并发症的治疗和肾脏替代治疗。

**1. 一般治疗** 一般治疗包括避免过度劳累,去除感染等诱因,避免接触肾毒性药物或毒物,采取健康的生活方式(如戒烟、限制饮酒、休息与锻炼相结合、控制情绪等)以及合理的饮食。

**2. 针对病因和发病机制的治疗**

(1)免疫抑制治疗:肾脏病尤其是免疫介导的原发性和继发性肾小球疾病,如狼疮肾炎和系统性血管炎等,其发病机制主要是异常的免疫反应,所以治疗常包括糖皮质激素及免疫抑制剂治疗。某些血液净化治疗(如免疫吸附、血浆置换等)能有效清除体内自身抗体和免疫复合物,可用于治疗危重的免疫相关性肾病,尤其是重症狼疮肾炎和血管炎相关性肾损害等。

(2)针对非免疫发病机制的治疗:高血压、高脂血症、高血糖、高尿酸血症、蛋白尿等非免疫因素在肾脏病的发生和发展过程中起重要作用,针对这些因素的干预治疗是保护肾脏功能的重要措施。尤其是血管紧张素转化酶抑制剂(ACEI)或血管紧张素Ⅱ受体阻滞剂(ARB)既可以抑制肾内过度激活的肾素-血管紧张素系统,降低系统血压,又能够降低肾小球内压力,从而减少尿蛋白的排泄。因此是肾功能保护的重要治疗措施。此外,控制血糖、尿酸及调节血脂水平也是肾脏病治疗的综合措施。

**3. 并发症的治疗** 在肾脏病的进展过程中可有多种并发症,如高血压、心脑血管疾病、肾性贫血、骨矿物质代谢异常等,尤其是心脑血管疾病,是 CKD 的重要死亡原因。因此,CKD 患者从一开始就面临着尿毒症及心脑血管疾病的双重风险。这些并发症不仅影响肾脏病患者的生活质量和寿命,还可能进一步加重肾脏病的进展,形成恶性循环,严重影响患者预后。因此,必须重视 CKD 并发症的早期防治。

**4. 肾脏替代治疗** 尽管积极治疗,仍然有部分 CKD 患者进展至终末期肾衰竭。当患者发生严重的 AKI 或发展至终末期肾病阶段,则必须依靠肾脏替代治疗来维持内环境的稳定。肾脏替代治疗包括血液透析、腹膜透析和肾移植。血液透析是以人工半透膜为透析膜,血液和透析液在膜两侧反向流动,通过弥散、对流、吸附等原理排出血液中的代谢废物,补充钙、碳酸氢根等机体必需的物质。同时,清除多余的水分,从而部分替代肾脏功能。腹膜透析的原理与血液透析相似,只是以患者的腹膜替代人工半透膜作为透析膜。成功的肾移植无疑是肾脏替代治疗的首选,不仅可以恢复肾脏的排泄功能,还可以恢复其内分泌功能。但是肾移植术后,患者需长期使用糖皮质激素及免疫抑制剂以预防和抗排斥反应。

### 四、中国肾脏病学发展的现状与未来

肾脏病是影响全球人类健康的重要疾病。据 2020 年 WHO 报告显示,CKD 已经成为排行前 10 位导致死亡的病因。中国肾脏病学始于 1977 年北戴河肾小球疾病座谈会。1980 年中华医学会肾脏病学分会成立,40 年来,我国在原发性肾病、继发性肾病、CKD、AKI、终末期肾病血液净化治疗等各方面都取得了飞速的发展。

当前我国肾脏病防控依然面临严峻挑战。肾脏病患病率高,CKD 患者约 1.2 亿人,AKI 患者每年新发 100 万~300 万,尿毒症患者每年新发 100 万~200 万。CKD 和终末期肾病患者呈逐年增多趋势,给国家医疗卫生资源带来沉重负担。因此,肾脏病已成为影响我国国民健康的重大疾病和重要公共卫生问题,需要进一步开展防、诊、治研究,延缓肾脏病进展,提高救治水平,降低死亡率。

根据国家肾脏病医疗质量管理与控制中心对全国肾活检疾病谱的调查显示,其中 2/3 仍为原发性肾小球疾病,原发性肾小球疾病依然是我国尿毒症的首位病因,约占 44%。IgA 肾病是我国最常见的肾小球疾病,我国学者在 IgA 肾病遗传背景、致病分子、病理分型和临床治疗方面开展了系统研究。中国人民解放军总医院经过 30 余年临床与基础、中西医结合研究,创建了 IgA 肾病中西医结合诊治规律与诊治关键技术,利用循证医学研究证实中药单药治疗 IgA 肾病的有效性,其系列成果获得了国家科技进步奖一等奖。我国继发性肾脏病中糖尿病肾病已成为新导入透析患者的重要病因。糖尿病合并非糖尿病肾损害在临床上难以鉴别,因此,建立糖尿病肾病无创诊断方程有重要的临床实用价值。根据近十年临床特征的变化,对糖尿病肾病鉴别方程进行修订,显著提高了诊断效能。目前国内外针对糖尿病肾病等继发肾脏病新靶点的药物研发已取得很大突破,正逐步应用于临床。

我国已步入老龄化社会,新导入透析的终末期肾脏病患者中老年人占半数以上。准确评估老年人肾功能、发现老年肾损害的关键因子和干预靶点,对于延缓老年患者走向终末期肾衰竭,减少心血管等并发症有重要意义。中国人民解放军总医院关于个体化衰老与老年肾损害的理论和创新诊疗技术研究获得两项国家科技进步奖二等奖。目前我国肾脏病患者肾性高血压、肾性贫血、慢性肾脏病矿物质和骨代谢异常等并发症患病率高,控制率欠佳。以肾性高血压为例,通过牵头开展全国 31 个省、直辖市和自治区 61 家三甲医院 1 万余例患者的调查研究,发现我国肾性高血压控制率只有 33%。因此,扎实开展全国肾脏病医疗质量控制工作,推进各级医院诊疗水平同质化,将显著提高肾脏病并发症的控制率和达标率。

AKI 是临床急危重症。除了社区获得性和医院获得性 AKI 的防治任务外,由于地震挤压综合征和各类突发公共卫生事件所导致的 AKI 防治,是广大肾脏病工作者面临的新挑战。阐明 AKI 多器官对话机制、损伤后再生修复关键因子与调控机制、建立干细胞等新型治疗技术,是本领域未来的发展方向。

2010 年,在原卫生部领导下,中华医学会肾脏病学分会建立了全国血液净化病例信息登记系统。截止到 2020 年底,中国透析患者总数已达 73.5 万例,位居世界第一。基于全国血液净化病例信息登记系统提供的基本数据,2012 年尿毒症被列入国家大病医保,彻底解决了广大尿毒症患者无钱治疗、因病返贫的根本问题。通过牵头制定《血液净化标准操作规程》等行业规范,制定中国血液净化诊疗指南,开展全国医务人员培训,加强国产透析设备和耗材的临床评价,进一步提高了我国血液净化治疗质量。

我国社会经济的快速发展使肾脏病疾病谱发生了重大变化,环境污染、新发传染病等新型危险因素,使我国肾脏病防控面临诸多新挑战。广大肾脏病工作者应利用信息化、大数据、人工智能等新技术,开展肾脏病临床、基础、转化研究,推广适宜技术,加强科普宣传,为健康中国战略做出新的贡献。

(鄢建军)

# 第二节　慢性肾小球肾炎患者的护理实践

## 一、导入案例

患者,赵某,男,30岁,因"体检发现尿蛋白1周"入院。

现病史:1周前患者于当地医院体检时尿常规提示:尿隐血++,尿蛋白+++,红细胞9个/μL,无尿频、尿急、尿痛、血尿,无腰痛等不适,测血压160/110 mmHg,当时予以开素达口服1片/天治疗。现患者为求进一步诊治来门诊就诊,门诊以"慢性肾小球肾炎"收治。起病以来,患者饮食、精神、睡眠可,大便正常,小便如上所述,体重体力无明显改变。

既往史:脂肪肝病史10年,目前口服甘草酸二铵胶囊治疗,发现血压偏高2年,口服开素达控制血压。否认糖尿病、冠心病、肝炎、结核等病史,2010年因左上肢骨折行手术治疗,2013年因腰椎间盘突出行手术治疗;否认外伤、输血史,否认药物、食物过敏史,吸烟10年,10支/天,未戒烟,否认饮酒史;其父亲有慢性肾功能不全、高血压、糖尿病病史。

辅助检查:某市第一人民医院检验报告2份:尿常规示尿隐血++,尿蛋白+++,红细胞9个/μL;天门冬氨酸氨基转移酶63 IU/L↑、丙氨酸氨基转移酶188 IU/L↑、总胆固醇6.15 mmol/L、甘油三酯3.96 mmol/L。

【护理评估】

**1.健康史**

| | |
|---|---|
| 主诉 | 问:您好,我是您的责任护士,今天由我负责您的治疗和护理,为了对您的情况进行基本了解,以便后续诊疗,需要问您几个问题,希望您如实回答。您这次来医院主要是因为什么问题?<br>答:具体我也不是很清楚,就是常规体检报告有尿蛋白。这是我的体检报告。<br>(查看体检报告,发现尿隐血++,尿蛋白+++,红细胞9个/μL)<br>问:那您有没有尿频、尿痛呢?<br>答:没有,没什么感觉。<br>问:那解小便是什么颜色的,有没有血尿?<br>答:小便是黄色的,没有血尿。<br>问:腰痛吗?<br>答:没有。<br>问:还有没有其他不舒服?<br>答:也没有。 |
| 现病史 | 问:您的体检报告给医生看了,医生怎么说?<br>答:医生说,有可能是"肾炎",建议住院治疗。 |
| 日常生活形态 | 问:生病后吃饭、睡觉,大小便怎么样?<br>答:吃饭、睡觉都还可以,跟以前一样,没什么变化,大便也正常,小便看起来也没什么问题,就是体检报告有尿蛋白。 |
| 既往史 | 问:您平时身体怎么样,有没有什么慢性病?<br>答:有脂肪肝、高血压,在吃药。<br>问:您吃的什么药?<br>答:吃的这个药(甘草酸二铵胶囊、开素达)。<br>问:血压控制的怎么样?<br>问:还可以,高压在130左右,低压80多。<br>问:以前有没有做过什么手术?<br>答:做过,做过两次手术,一次是2010年左上肢骨折(行手术治疗),另一次是2013年腰椎间盘突出(行手术治疗)。 |

续表

| 家族史 | 问:您家里人以前有没有得过肾脏方面的疾病？<br>答:有,我父亲有慢性肾脏病、高血压、糖尿病。 |
|---|---|
| 心理状况 | 问:平常脾气性格怎么样？心理状况如何？<br>答:还可以,心态比较好,性格比较开朗。 |
| 社会状况 | 问:您家里有几个人,住院的话,谁照顾您？<br>答:家里有 5 个人,我爸妈,我老婆,还有儿子。不做手术的话,不需要人照顾,老婆要上班,爸妈在家帮忙带娃。<br>问:那您(费用)是自费还是可以报销？<br>答:报销,我有社保,入院时已经登记了。 |

**2. 体格检查** T 36.8 ℃,R 20 次/分,P 86 次/分,BP 156/111 mmHg,咽部无充血,颈软,气管居中,甲状腺未触及肿大,全身皮肤巩膜无黄染,胸廓对称,颈静脉无充盈,双肺呼吸音清晰,未闻及明显干湿性啰音,心律齐,心音可,心界不大,各心脏瓣膜听诊区未闻及明显病理性杂音,腹平软,无压痛及反跳痛,肝脾肋下未及,Murphy 征阴性,双肾区无叩击痛,双下肢无水肿。

**3. 辅助检查** 2022 年 4 月 10 日肾功能 4 项(UREA、Cr、UA、$HCO_3$)尿素 5.30 mmol/L,肌酐 84 $\mu$mol/L,尿酸415.0 $\mu$mol/L,碳酸氢根 24.7 mmol/L,eGFR(基于 CKD-EPI 方程)107.0 mL/(min·1.73 $m^2$)。血脂 4 项(TC、TG、HDL-C、LDL-C):甘油三酯(TC)5.84 mmol/L↑,高密度脂蛋白(HDL)0.71 mmol/L↓,低密度脂蛋白(LDL)3.72 mmol/L↑。

4 月 11 日尿蛋白定量(mTP、mALB)(24 h 尿):24 h 尿量 1490 mL,尿微量总蛋白(mTP)1180 mg/L↑,尿微量白蛋白(mALB)948.0 mg/L↑,24 h 尿微量总蛋白 1758.2 mg/24h↑,24 h 尿微量白蛋白 1412.5 mg/24 h↑。

4 月 11 日尿常规十项(干化学):尿干化学分析示红细胞(隐血)±↑,白细胞(粒)阴性,亚硝酸盐阴性,尿蛋白＋＋↑,尿比密 1.022,酸碱度 5.5,尿葡萄糖阴性,尿酮体阴性,尿胆原 16.0 $\mu$mol/L,尿胆红素阴性。

4 月 15 日肾穿刺活检,提示慢性肾小球肾炎、系膜增殖性肾小球肾炎。

**4. 医疗诊断及治疗原则**

(1)初步诊断:①慢性肾小球肾炎:系膜增殖性肾小球肾炎。②高血压 3 级:极高危组。

(2)诊断依据:①慢性肾小球肾炎:系膜增殖性肾小球肾炎。依据:男,30 岁;因"体检发现尿蛋白 1 周"入院,尿常规提示有红细胞,且有高血压病史。肾穿刺活检报告系膜增殖性肾小球肾炎,诊断明确。②高血压 3 级。依据:患者,男,30 岁,既往发现血压升高 2 年,最高达 160/110 mmHg,目前口服开素达控制血压。

(3)治疗原则:①积极控制高血压和减少尿蛋白。②限制食物中蛋白及磷的摄入量。③免疫抑制治疗。④防治引起肾损害的各种原因。

**【主要护理诊断】**

**1. 营养失调:低于机体需要量** 与蛋白尿导致蛋白丢失过多有关。

依据:患者尿常规尿蛋白＋＋,尿微量总蛋白 1180 mg/L↑,尿微量白蛋白 948.0 mg/L↑,24 h 尿微量总蛋白 1758.2 mg/24 h↑,24 h 尿微量白蛋白 1412.5 mg/24 h↑。

**2. 体液过多** 与肾小球滤过率下降导致水钠潴留有关。

依据:查体可见患者双下肢水肿。

**3. 疼痛** 与肾穿刺活检有创操作有关。

依据:患者诉疼痛,评分 4 分。

【护理目标】

(1)患者住院期间蛋白质摄入量达到 0.6～1.0 g/(kg·d)。

(2)患者经过治疗于出院前水肿消退,住院期间皮肤完好、无破损。

(3)患者肾穿刺活检术后卧床休息 1 h 后主诉疼痛减轻。

【护理计划与措施】

**1. 饮食护理** 遵医嘱以清淡宜消化食物为主,摄入优质动物蛋白质,如鸡肉、鸭肉、鱼肉、鸡蛋、牛奶等,豆制品也可以补充部分蛋白质。蛋白质摄入量为 0.6～1.0 g/(kg·d)。控制水和食盐的摄入,钠盐摄入量低于 3 g/d,水的摄入量遵循量出为入的原则,每天摄入总量不超过前一天尿量加 500 mL。

**2. 药物治疗的护理** 患者在应用糖皮质激素期间,密切观察有无消化道溃疡、出血、皮肤黏膜出血、感染等。

**3. 记录液体出入量** 根据医嘱记录液体出入量,记录 24 h 尿量,测量并记录体重变化。

**4. 活动与休息** 患者双下肢轻度水肿,可适当活动。若水肿加重,嘱患者以卧床休息为主,每天少量活动。

**5. 皮肤护理** 保持皮肤清洁,每天温水洗浴,减轻尿素对皮肤的刺激。适当抬高下肢,减轻水肿,预防压疮发生。

**6. 肾穿刺术后卧床休息** 运用数字评定量表进行疼痛评估,24 h 内不能下床行走,协助患者床上排便排尿。

**7. 密切观察** 密切观察疼痛变化,疼痛时患者的神志、血压、心率等生命体征的变化。如有疼痛部位改变或加剧,立即通知医生。

**8. 吸氧** 必要时给予低流量吸氧,2～3 L/min 为宜,以安抚患者。

**9. 小便** 密切观察小便情况,包括小便的颜色和尿量,观察有无血尿以及活动性出血。

**10. 情绪放松** 根据患者的爱好可播放一些舒缓、放松的音乐,以转移患者注意力,使其情绪放松。

【护理评价】

(1)患者落实了优质蛋白质饮食,使用糖皮质激素期间无消化道出血等并发症。

(2)患者住院期间皮肤完好、无压疮发生;经过积极治疗,双下肢水肿消退。

(3)患者卧床休息后 1 h 后疼痛部分缓解,疼痛评分为 3 分,术后 4 h 疼痛完全缓解,疼痛评分 1 分。

【思维启发】

(1)该患者诊断为系膜增殖性肾小球肾炎,体格检查、辅助检查中哪些结果支持该诊断? 慢性肾小球肾炎有哪些特点?

(2)该患者的主要治疗及护理措施有哪些?

(3)该患者经皮肾穿刺活检术后监测及护理的主要内容有哪些?

(4)责任护士对该患者的护理评估是否全面? 该患者出院后需要注意什么?

【问题解析】

问题 1:该患者诊断为系膜增殖性肾小球肾炎,体格检查、辅助检查中哪些结果支持该诊断? 慢性肾小球肾炎有哪些特点?

患者,男,30 岁,有尿蛋白,血尿,且有高血压病史。肾穿刺活检报告系膜增殖性肾小球肾炎,诊断明确。那么慢性肾小球肾炎有哪些特点呢? 下面重点介绍慢性肾小球肾炎的定义、分类、临床表现和诊断要点。

**1. 慢性肾小球肾炎的定义、分类**

(1)慢性肾小球肾炎简称慢性肾炎,是由多种不同病因、不同病理类型组成的一组原发性肾小球疾病。临床特点为病程长、发展缓慢,症状可轻可重,多有一个无症状尿检异常期,然后出现不同程度的水肿、蛋白尿、镜下血尿,可伴高血压和(或)氮质血症,及进行性加重的肾功能损害。

(2)慢性肾小球肾炎的分类:根据病理诊断可分为系膜增殖性肾炎、膜性肾病(membranous nephropathy, MN)、膜增殖性肾炎、局灶节段性肾小球硬化(focal segmental glomerulosclerosis, FSGS)

及硬化性肾小球肾炎等。我国以系膜增殖性肾炎最为多见。本病多发于青壮年,也可见于其他年龄。病情多长年迁延不愈,多伴有肾功能减退或发展为肾衰竭、尿毒症,预后较差,宜早期诊治。根据发病原因,肾炎可分为原发性肾小球肾炎和继发性肾小球肾炎。原发性肾小球肾炎是指没有明确病因而发生的肾炎,如 IgA 肾病、MN、FSGS 等;而继发性肾小球肾炎是其他疾病导致的肾炎,如糖尿病、高血压病、系统性红斑狼疮、过敏性紫癜、血管炎等疾病导致的肾炎,如狼疮肾炎(lupus nephritis,LN)、抗中心粒细胞胞质抗体相关性血管炎肾损害(anti-neutrophilic cytoplasmic antibodies-associated vasculitis,ANCA-AAV)。一般情况下,如果不特别说明,肾炎指的就是原发性肾小球肾炎。

慢性肾小球肾炎的"炎症"不是细菌、病毒等微生物引起的感染性炎症,而是消化道、呼吸道、尿道感染后诱发自身免疫损伤导致的无菌性炎症,也就是说,自身的免疫系统损伤自身的肾小球。最常见两种类型为循环免疫复合物型(引起 IgA 肾病)和原位复合物型(引起膜性肾病),这两种类型无论哪一种类型,都有自身免疫的参与,所以慢性肾小球肾炎大多需要激素或者免疫抑制剂治疗,激素和免疫抑制剂可以抑制免疫系统而控制疾病的发展。

**2.慢性肾小球肾炎临床表现**

(1)蛋白尿:肾脏就像人体的过滤器,如果肾小球滤过膜损伤,血液中的蛋白质就会漏出到尿里形成蛋白尿。蛋白尿是肾脏疾病早期而且明确的指标,一旦体检发现蛋白尿,应引起重视,需要肾病内科进行进一步诊疗。

(2)血尿:明确为血尿后还需做相差显微镜检查,观察红细胞的形态,以区分血是来自肾脏,还是来自肾外。来自肾脏的红细胞,因为通过肾小球滤过膜时被挤压变形,大多是畸形的。

(3)高血压:肾脏缺血或者受到损伤后,肾脏就会分泌一种物质叫"肾素",肾素会激活肾素-血管紧张素-醛固酮系统,从而引起血压升高,称肾性高血压。据统计,60%的肾小球肾炎和90%慢性肾衰竭都会出现高血压,肾性高血压的血压往往很高,且难以控制。

(4)水肿:临床上大部分慢性肾炎患者都会出现水肿症状,水肿程度可轻可重。轻者仅是早晨起床后发现眼眶周围还有面部肿胀,或者下午出现双下肢踝部水肿,严重的患者可出现全身水肿。

**3.肾小球肾炎的诊断** 肾脏活检目前是诊断肾脏疾病的金标准,肾脏活检的应用在肾脏病理学发展中发挥了重要的作用,在探讨肾脏病发病机制、明确病因、指导治疗以及判断预后中提供了重要依据。超声引导经皮肾穿刺活检术是临床诊断肾脏疾病的重要方法,该患者肾脏穿刺活检结果报告为系膜增殖性肾小球肾炎,诊断明确。

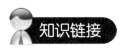
**知识链接**

### 超声引导经皮肾穿刺活检术

超声引导经皮肾穿刺活检术是临床诊断肾脏病的重要方法,术前向患者讲解手术过程,可以缓解患者焦虑情绪。操作步骤:首先皮肤消毒,铺巾,2%利多卡因沿着肾穿刺路径局麻。在超声的介导下,保持针尖可视,肥胖患者显示不清时,看组织的移动估计针尖位置。在针尖进入肾脏之前,应让患者屏住呼吸。当针尖到达肾包膜或恰好穿过肾包膜时,打开保险安全装置,按下活检钮进行肾穿刺。退针之后,使用多普勒检查,明确进针通路是否有出血、漏液或血肿。肾穿刺组织核心,可以用尺子测量长度,放大镜观察肾小球的数量。膜性肾病或奥尔波特综合征(Alport syndrome)只需要单个肾小球就可以诊断;而新月体肾炎、狼疮性肾炎需要一定数量的肾小球。组织过短或肾小球不够时,需要再行一次穿刺。

问题 2:该患者的主要治疗及护理措施有哪些?

**1.该患者的主要治疗** 以针对病因治疗+严格控制血压+对症治疗为主,并辅以中医疗法。

(1)针对病因治疗:主要是免疫抑制治疗,包括激素(口服泼尼松、甲泼尼龙)、免疫抑制剂(环磷酰胺、环孢素、他克莫司)和属于植物药的免疫抑制剂——雷公藤类制剂(雷公藤多苷片、火把花根片和昆仙胶囊)。

(2)严格控制血压:降压治疗既可抑制高血压对肾小球的损伤,又可显著延缓肾脏病的进展,而且血管紧张素转化酶抑制剂(ACEI)或者血管紧张素受体阻断剂(ARB)类降压药还具有降尿蛋白的作用。首选ACEI或者ARB,剂量可用至降压剂量的2～4倍。缬沙坦是临床上常用的抑制剂,其主要是通过阻断肾素-血管紧张素系统,降低肾小球血管内壁压力,而减少尿蛋白含量,防止肾小球硬化,进而缓解疾病发展。此外,多数患者需服用2种或多种药物来控制血压,常联合的药物有长效钙拮抗剂,以及利尿剂、β-受体阻滞剂和其他降压药。

(3)对症治疗——利尿消肿:给予噻嗪类利尿剂或者袢利尿剂,可排除体内多余的液体,有助于控制血压,与ACEI或ARB联合使用可增强降压疗效。

(4)传统中医认为慢性肾小球肾炎属于"水肿""尿浊"范畴,其病症发生的主要原因是外在病邪在侵及机体时,导致脾胃受损,而引起正气虚弱,肾气不足,产生血尿、水肿等症状。临床上应以补脾益肾、活血化瘀为主,减轻患者相关症状,起到标本兼治的作用。缬沙坦治疗慢性肾小球肾炎有一定的优势,但是单独使用效果不佳。目前采用中药治疗慢性肾小球肾炎已经越来越常见,其中,肾炎康片(主要含山药、泽泻、人参、黑豆、白茅根及益母草等中药)具有补肾健脾、活血化瘀、益气养阴等功效。研究表明,在常规西医治疗的基础上加用肾炎康片可更好地修复受损肾小球细胞,提升免疫系统功能,调节肾功能。

**2. 该患者的主要护理措施** 包括活动与休息、饮食护理、口腔护理、皮肤护理、病情观察、药物治疗护理和健康指导。

(1)活动与休息:急性发作期及水肿严重时,绝对卧床休息,恢复期或轻度水肿时,可适当活动。

(2)饮食护理:遵医嘱以清淡易消化食物为主,摄入优质蛋白质,限制水及钠盐的摄入。每天蛋白质的摄入量为0.6～1.0 g/kg,可以选用牛奶、鸡蛋、瘦肉等富含优质蛋白质的食物,大豆蛋白质也是优质蛋白质,也可以适量食用。对严格优质低蛋白质饮食而经济条件允许者,可以服用复方 α-酮酸,既补充必需氨基酸,减轻肾脏负担,又结合尿素氮,改善蛋白质的代谢。

(3)口腔护理:加强口腔护理,进食后勤漱口,以除去氨味,增进食欲,预防口腔炎。

(4)皮肤护理:保持皮肤清洁,每天温水洗浴,减轻尿素对皮肤的刺激。适当抬高双下肢,以减轻水肿,预防皮肤损伤。

(5)密切观察病情变化:根据医嘱记录24 h尿量、液体出入量,每天测量血压3次,每天早晨测量体重并记录。注意观察患者有无头痛、精神萎靡、意识恍惚、抽搐、恶心、呕吐等尿毒症脑病症状及水、电解质平衡失调情况,及时告知医生进行处理。

(6)药物治疗的护理:应用糖皮质激素、免疫抑制剂时,注意观察有无消化性溃疡、消化道出血、皮肤黏膜出血、感染以及白细胞计数减小等。

(7)健康指导:嘱患者出院后坚持用药,定期复查,规律作息,劳逸结合,预防感冒,避免使用肾毒性药物,如氨基糖苷类、链霉素、庆大霉素等,适当锻炼,提高机体免疫力。

问题3:该患者经皮肾穿刺活检术后监测及护理的主要内容有哪些?

患者经皮肾穿刺活检术后的监测以观察有无出血等并发症为主,经皮肾穿刺活检术后最常见的出血并发症是穿刺侧肾周血肿,大约75%接受活检的患者术后可立即看到血肿(临床上无意义)。然而,只有5%～10%的患者出现症状性血肿。

另一个重要的出血并发症是血尿,镜下血尿常见,而肉眼血尿不常见;在罕见的情况下,出血可能导致血块形成和尿出口阻塞,导致AKI的发生。

根据多项研究,出血的预测因素各不相同。年轻、女性、血压控制不佳和部分凝血活酶时间延长的患者出血的风险更高。

活检之后,患者应保持仰卧位4～6 h,并密切监测生命体征,血压应控制在140/90 mmHg以下。

重复对肾脏进行超声检查以随访血肿的大小并评估活动性出血。在此期间,检查尿液是否有血块或肉眼血尿并随访至血尿消失。活检后6 h,复查血红蛋白以确定不会因为出血而需要输血。如果4 h的超声检查未发现有并发症,则患者可以床旁活动。如果有活动性出血,如血肿进行性增大或持续性血尿,则需要卧床休息观察24 h。虽然与那些被监测6 h以上的患者相比,过夜并没有显示出在减少出血风险方面更有益,但出于安全方面的考虑,国内多数医院还是让患者过夜,观察24 h。

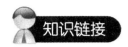 **知识链接**

### 肾穿刺活检

肾穿刺活检操作具有创伤性,同时肾脏活检极易导致各种并发症的发生,最为常见的是术后出血,国内报道其发生率一般为 $7.7\%\sim30.3\%$。通过对肾脏穿刺活检术后出血发生因素的分析,超声下肾皮质髓质分界不清、血肌酐明显升高、eGFR 降低被认为是肾穿刺活检术后出血的危险因素,临床工作中应密切关注,以做好预防,减少出血并发症的发生。

问题 4:责任护士对该患者的护理评估是否全面?该患者出院后需要注意什么?

慢性肾小球肾炎病程迁延,最终可发展至慢性肾衰竭。病变进展速度与病理类型有关,且存在明显的个体差异。长期大量蛋白尿、伴高血压或肾功能已受损者预后较差。另外,是否重视保护肾脏、治疗是否恰当以及是否避免肾脏损害因素也与预后密切相关。该患者诊断为慢性肾小球肾炎,后续的治疗与随访将是一个漫长的过程,这对于患者心理将产生巨大的冲击,责任护士在做护理评估时要考虑到患者可能会出现焦虑、无望感等心理问题,对于患者出院后的健康指导就显得尤为重要。

**1. 疾病知识指导** 向患者及其家属介绍慢性肾小球肾炎疾病特点,使其掌握疾病的临床表现,及时发现病情的变化。讲解影响病情进展的因素如感染、劳累、接种、妊娠和应用肾毒性药物等,使患者理解,避免这些因素可延缓病情进展,促使其建立良好的生活方式,树立控制疾病的信心。嘱咐患者加强休息,以延缓肾功能减退。

**2. 饮食指导** 向患者解释优质低蛋白质、低磷、低盐、高热量饮食的重要性,指导患者根据自己的病情选择合适的食物和量。

**3. 用药指导与病情监测** 介绍各类降压药的疗效、不良反应及使用注意事项。如告诉患者 ACEI 和 ARB 可致血钾升高以及高血钾的表现等。慢性肾小球肾炎病程长,需定期随访疾病的进展,包括肾功能、血压、水肿等的变化。

## 二、思维拓展

肾脏病种类繁多,病因及发病机制复杂,且发病率逐年增高。这类患者在护理方面采取整体责任制护理模式,在住院期间,以肾穿刺活检的围术期加速康复和心理护理为主;患者出院后,以慢性病随访和自我管理为主。

**1. 肾穿刺活检围术期加速康复理念** 肾脏病的临床表现与肾脏的组织学改变并不完全一致,增加了临床诊疗的难度。肾脏穿刺活检术可以确定肾脏病的诊断、及时判断疾病的预后以及提示下一步的治疗措施。目前临床上最常用的活检方法是 B 超引导下经皮肾脏穿刺活检(percutaneous renal biopsy,PRB),这种方法定位准确、操作简单、成功率高。然而,PRB 是一项有创操作,极易导致肾包膜下血肿、血尿等并发症的发生。有文献报道,PRB 术后有 22% 的可能会发生并发症,其中术后大出血的发生率约为 11%,肾周血肿发生率约为 4%。

加速康复理念(enhanced recovery after surgery,ERAS)是以循证医学证据为基础,通过优化围术期处理方案,减少围术期应激,控制手术风险,从而促进患者早日康复。有研究显示,ERAS 可减少患者术后并发症的发生、缩短住院时间、减少医疗费用、提高患者满意度。ERAS 理念已被广泛应用于普通外科、骨科、妇产科等领域。将基于加速康复护理理念的围术期管理应用于经皮肾脏穿刺活检术的患者,可以有效降低患者术后并发症的发生率,减轻患者焦虑、抑郁程度,减轻术后疼痛,提高患者疾病知识掌握程度及护理满意度。具体方法如下:①术前干预:患者入科即开展 ERAS 护理宣教,由 ERAS 护理小组专职护士向患者及其家属解释肾穿刺活检操作的必要性;考虑患者的文化背景并选择适合患者的健康宣教形式,制作健康教育计划表,健康教育内容包括疾病相关知识、穿刺操作流程、穿刺前后注意事项、术后并发症及对应的处理措施等;指导患者进行术中体位配合的练习,术前 1 天进行评估考核术中体位配合是否合格;戒烟戒酒,并指导患者进行呼吸功能锻炼;对患者进行心理评估及心理护理。②术中配合:穿刺过程由 ERAS

小组专职护士全程陪同,局麻前指导患者放松,维持轻缓的呼吸,指导患者勿咳嗽、打喷嚏等,尽量保持不动,当针尖抵达肾被膜致凹陷时,嘱患者吸气后屏气,切勿摆动身体,及时安慰患者,主动询问患者目前是否疼痛,观察患者的反应和意识,使其保持稳定情绪,消除紧张感;根据尿量补液,达到冲洗尿路、防止堵塞的目的。③术后干预:a.体位管理,腹带加压穿刺处 5～10 min,绝对卧床 6 h,避免挪动,膝下垫软枕提高舒适度;卧床 24 h,卧床期间运用 ERAS 理念协助患者轴线翻身,减轻长期卧床导致的骶尾部不适;b.尿液监测,协助患者床上使用便器,通过尿液颜色比对卡比对尿液颜色,观察肉眼血尿情况;c.饮食管理,制订饮水计划 1500～2000 mL/d,量化至 100～200 mL/h;④疼痛管理,运用疼痛视觉模拟评分法动态评估患者疼痛感受,采用分散注意力、心理疏导、药物止痛等措施落实个体化疼痛管理方案。

**2.慢性肾小球肾炎患者的心理护理** 慢性肾小球肾炎是临床发病率较高的一种慢性肾脏炎症疾病,随着肾功能逐渐被损害,严重者可引发慢性肾衰竭。该病易反复发作,使患者心理状况日益变差,睡眠质量降低,严重影响患者的生活质量。因此,需要及时给予睡眠指导及心理护理,合理疏导患者的负面情绪,保证其良好的睡眠,改善其生活质量。睡眠指导:①调整用药剂量和时间,如利尿剂的用药时间集中在日间,避免患者夜间频繁如厕扰乱睡眠;②营造适宜睡眠的环境,调整并保持室内温湿度在适宜范围,保证环境安静;③促进患者养成规律作息,保持睡眠节律。心理护理:可采取同伴教育法,借用成功案例增加患者治愈疾病的信心,提高其接受护理的依从性,同时护士要主动与患者沟通、交流,了解患者心理状态,根据其家庭支持情况和疾病情况对其进行针对性心理护理,及时疏导其消极心理情绪,促使其保持良好的心态,消除其恐惧和陌生感。

**3.延续护理** 由于患者受教育程度、家庭支持等方面存在差异,面对疾病治疗时的态度也有所差异,慢性病需要长期的居家疗养,患者在回归社会家庭生活中,难以坚持治疗,不利于疾病康复,因此,出院后的延续性护理尤为重要,应当建立出院随访体系,在患者出院后 1 个月内,每周对患者进行电话回访,了解患者用药情况,并强调讲解疾病相关知识,进行饮食指导,加深患者对疾病的认知和理解以及控制饮食的重要性;在患者出院 2 个月后,每半个月进行电话回访,对患者疾病知识及饮食的掌握情况进行了解及纠正。

**4.Cox 健康行为互动模式(Interaction Model of Client Health Behavior,IMCHB)** 在慢性肾小球肾炎患者慢性病管理中应用 IMCHB 由美国护理学家 Cox 提出,由服务对象特征、护患互动、健康结局 3 个部分构成的互动和反馈循环,在慢性病疫护理领域得到广泛应用。在健康行为互动模式的理论框架指导下,护士可以从慢性肾小球肾炎患者独特性及其和患者互动角度辨别健康行为促进因素,激发患者的内在健康责任,发挥其在行为改变中的主观能动性,提高患者采取健康行为的自我效能,促使患者积极配合治疗及护理,并在不断的互动过程中掌握慢性肾小球肾炎的自我护理和自我管理,提高其生活质量,改善其健康结局。

## 三、案例说明书

【教学目标及用途】

**1.适用课程** 本案例与"内科护理学"课程中的慢性肾小球肾炎患者护理内容相配套,主要是为护理硕士专业学生开发,适合具有一定工作经验的学生和护士学习。

**2.教学目标** 本案例展示了慢性肾小球肾炎的临床表现、诊断、治疗及护理评估。

案例中,患者为 30 岁男性,因"体检发现尿蛋白 1 周"入院。既往有高血压病史 2 年,口服药物控制血压。青年男性患有高血压,在排除心血管系引起的高血压的情况下,肾性高血压高度可疑,早诊断、早治疗对患者预后有很大影响。

经过本案例学习,希望学生达到以下目标。

(1)了解肾小球肾炎的病理分型,掌握肾小球肾炎患者问诊的主要内容,资料收集具有逻辑性,详尽且全面。

(2)掌握肾穿刺活检术后的护理要点。

(3)熟悉肾小球肾炎的治疗原则。

（4）掌握肾穿刺活检术后患者出院计划及活动注意事项。

【分析思路】

本案例以一名青年男性体检发现蛋白尿为背景,通过分析病史、临床症状、体征,综合案例所提供的辅助检查结果,通过肾穿刺活检病理报告做出医疗诊断,并进行了肾穿刺活检术后的精细护理,预防并发症的发生。慢性肾小球肾炎护理案例分析及步骤如图4-1所示。

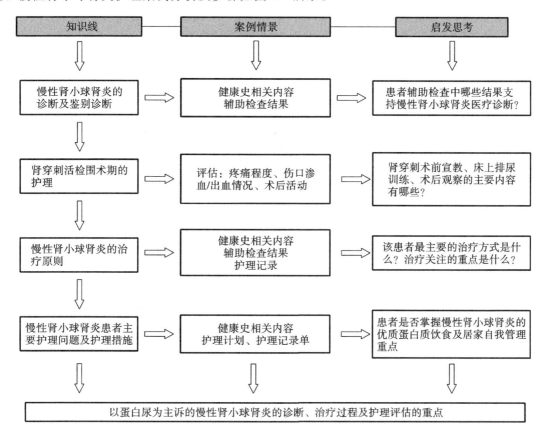

图 4-1　慢性肾小球肾炎护理案例分析及步骤图

在责任护士已完成对该患者的护理评估及护理记录的基础上,引导学生分析慢性肾小球肾炎患者的护理评估及肾穿刺活检术后的护理重点内容。

【关键要点】

肾穿刺活检术是临床上应用较为普遍的肾脏疾病检查方法,其对肾脏疾病的诊断、指导治疗以及判断预后有着重要意义,由于其为有创性操作,术后有出血、继发感染、出血性休克等潜在并发症,导致患者病情加重,增加患者痛苦,影响预后。通过术前三级宣教,可提高患者对手术和疾病的认知度,告知患者手术配合方法和术后注意事项,并且通过术前训练,能加强患者的配合能力。术后严密的病情观察、精细的基础护理、有效的活动指导,能避免严重并发症的发生。

【建议课堂计划】

整个案例课的课堂时间控制在45～60 min。

课前计划:提出启发思考题,请学生在课前完成阅读和初步思考,并鼓励学生查阅相关资料以助于深入分析案例。

课中计划:开场(2～5 min),案例概述(5 min),分析讨论互动环节(20～35 min),归纳总结(5 min),教师对相关问题进行总结和要点详解(10 min)。

在分析讨论环节,逐步提出启发思考题,并根据学生回答整理出知识脉络结构或思维导图。

课后计划:请学生给出相似案例的报告,依据本案例学习的理论进行分析。

【建议学习资源】

[1] 余学清,赵明辉.肾内科学[M].3版.北京:人民卫生出版社,2021.

[2] 赵明辉.肾脏病临床概览[M].2版.北京:北京大学医学出版社,2020.

[3] 邹万忠.肾活检病理学[M].5版.北京:北京大学医学出版社,2021.

[4] 王少清,汪力.慢性肾脏病管理:理论与实践[M].成都:四川大学出版社,2021.

[5] 吴胜菊,宋慧锋.慢性肾脏病日常护理那些事[M].广州:中山大学出版社,2021.

[6] 于梅,张雪枫.肾脏疾病诊疗与康复[M].北京:科学出版社,2022.

[7] 丁小强,吉俊,薛宁.肾炎[M].3版.北京:中国医药科技出版社,2020.

[8] 王珍,张传富,贾实磊,等.现代肾脏病学基础与临床实践[M].天津:天津科学技术出版社,2021.

(杨建国)

# 第三节　慢性肾衰竭患者的护理实践

## 一、导入案例

患者,方先生,男,52岁,主诉:恶心呕吐2个月,发现肌酐升高10天。

现病史:患者自诉2个月前无明显诱因出现恶心呕吐,活动后稍有胸闷,伴夜尿增多,无尿频尿急尿痛,无发热,无腰痛,无皮疹关节痛等不适。自行服用护胃药物(具体不详),效果不佳,2022年3月21日来我院消化内科门诊就诊,测血压160/89 mmHg。查电子胃镜:①胃黏膜贫血貌;②慢性糜烂性胃炎(Ⅱ级);③十二指肠球炎。肝、门静脉、胆、脾、胰超声检查诊断:①肝囊肿;②胆囊壁增厚。3月21日生化指标:血尿素氮31.2 mmol/L↑,总胆固醇5.32 mmol/L,血肌酐1208 $\mu$mol/L↑,总蛋白60.5 g/L,尿酸652 $\mu$mol/L↑,碳酸氢根15.6 mmol/L↓;未进一步治疗。4月1日因胸闷、憋气、呕吐、乏力来我院急诊科就诊,急诊以"肾功能不全,高钾血症"收入院。发病以来,精神、饮食、睡眠一般,大便正常,小便减少,乏力、活动无耐力。双下肢明显水肿,体重无明显增长。

【护理评估】

### 1. 健康史

| | |
|---|---|
| 主诉 | 问:您好,我是您的责任护士,今天由我负责您的治疗和护理,为了了解您的情况,我需要问您几个问题,希望您如实回答,以便了解您的情况。您这次主要是为什么来医院?<br>答:我这几天恶心呕吐厉害,不想吃饭,稍微活动就觉得心慌胸闷,就去了急诊科。<br>问:您呕吐多久了,之前有过这样的症状吗?<br>答:有十几天了吧。在药店买了一些胃药吃了也不见好转。<br>问:还有没有其他的不舒服?<br>答:夜尿增多了,一晚上要起夜3~4次,人也没有劲,走路都喘气。 |
| 现病史 | 问:有没有去医院看过?<br>答:上个星期去看了消化科,抽了血,还做了胃镜,说我胃问题不大,是肾功能不全,要我住院好好查一下,可能要做透析,我吓得跑回去了。 |
| 日常生活形态 | 问:为什么跑回去了呢?<br>答:自己觉得没有那么严重啊,平时还好好的,还在上班;但是听医生的意思,这个病很严重,担心害怕,也不想吃饭,也睡不着! |

续表

| 既往史 | 问:您平时身体怎么样,有没有什么慢性病?<br>答:平时身体好得很,就是血压高,在吃药。<br>问:您吃的什么降压药?平时血压控制在多少?<br>答:吃的拜新同,平时血压控制不好,有时150多。<br>问:您以前有没有做过什么手术?<br>问:这个没有。 |
|---|---|
| 家族史 | 问:您家里人以前有没有得过这个病?<br>答:没有听说过。 |
| 心理状况 | 问:平时脾气怎么样?<br>答:我平时就是个急性子,容易生气。 |
| 社会状况 | 问:您现在主要是和谁住在一起?<br>答:现在和老婆住在一起,家里两个女儿都出嫁了。<br>问:听您家属说您还在上班,是职工医保吧?<br>答:是的,住院可以报销的。 |

**2. 体格检查** T 36.5 ℃,P 85 次/分,R 24 次/分,BP 169/85 mmHg,SpO₂ 90%。身高 169 cm,体重 70 kg,BMI 24.5 kg/m,患者神志清楚,咽无充血,颈软,气管居中,甲状腺未触及肿大,全身皮肤巩膜无黄染,胸廓对称,颈静脉稍充盈,双肺闻及明显湿啰音;心律齐,心音可,心界不大,各心脏瓣膜听诊区未闻及明显病理性杂音,腹平软,无压痛及反跳痛,肝脾肋下未及,Murphy 征阴性,双肾区无叩击痛,双下肢水肿。

**3. 辅助检查** 2020 年 4 月 1 日肾功能,电解质检查:血钾 6.59 mmol/L↑↑↑;钠 135.4 mmol/L↓;钙 1.71 mmol/L↓;磷 4.74 mmol/L↑;eGFR 3.3 mL/(min · 1.73 m²)↓;肌酐 1256 μmol/L↑;尿素氮 49.23 mmol/L↑;碳酸氢根 3.2 mmol/L↓;其他检查:BNP 15280 pg/mL↑;血红蛋白 56.0 g/L↓;白蛋白 30.3 g/L↓。

4 月 1 日尿常规显示尿蛋白+++↑。

4 月 6 日肾脏穿刺结果:硬化性 IgA 肾病,肾脏病变全部呈慢性化改变。

**4. 医疗诊断及治疗原则**

(1)初步诊断:

①慢性肾脏病 5 期(尿毒症期)。

②高血压病 2 级:很高危组。

诊断依据:患者为老年男性,因"恶心呕吐 2 个月,发现肌酐升高 10 天"入院,患者入院多次测血压偏高,最高达 2 级水平,根据病史、临床表现,eGFR 下降,血肌酐、血尿素氮升高,影像学检查示双肾缩小,即可做出诊断。结合患者病史及辅助检查考虑上述诊断,需进一步完善相关检查明确诊断。

(2)治疗原则:①肾脏替代治疗,纠正水、电解质和酸碱平衡失调。②纠正贫血。③肾穿刺活检,明确诊断。④营养治疗、调控血压。⑤建立永久血管通路,为维持性血液透析做准备。

【主要护理诊断】

**1. 液体过多** 与慢性肾衰竭导致水钠潴留有关。

**2. 营养失调:低于机体需要量** 与食欲减退、恶心呕吐、蛋白尿,大量蛋白质丢失等因素有关。

**3. 潜在并发症** 电解质、酸碱平衡失调,心力衰竭;贫血;有管道滑脱的危险:与管道不易固定有关。

【护理目标】

(1)患者能保持足够的营养物质的摄入,身体营养状况有所改善。

(2)维持机体水、电解质、酸碱平衡。

(3)贫血情况能够得到纠正。

(4)住院期间无深静脉血栓形成、压疮、意外脱管等事件发生。

【护理计划与措施】

(1)安排患者入住重症监护室,行心电监护,密切观察血压、心率、呼吸、血氧饱和度等。

(2)一级护理,密切观察,备急救物品,建立静脉输液通道。

(3)配合透析中心行血液透析治疗。

(4)严密监测生命体征及电解质的变化。

(5)半坐卧位、抬高下肢;限制液体摄入,量出为入。

(6)严密观察病情:尿量、体重、血压、水肿情况。

(7)输血的护理。

(8)透析导管的护理:观察导管穿刺点有无渗血、渗液情况,妥善固定导管,预防导管感染和管路滑脱。

(9)饮食指导:根据患者的实验室检查、个体营养评估、饮食习惯、经济条件、治疗方案等因素制订个体化营养治疗方案,提供优质低蛋白质、充足热量,低盐、低钾、低磷饮食。

(10)监测肾功能和营养状况:定期监测患者的体重变化、血尿素氮、血肌酐、血清白蛋白和血红蛋白水平等,以了解其营养状况,动态调整治疗方案。

【护理评价】

(1)患者胸闷喘气、恶心呕吐症状缓解。

(2)未出现水、电解质、酸碱平衡失调或失调得到纠正。

(3)水肿程度减轻或消退,皮肤清洁、完整,未诉瘙痒等不适。

(4)贫血程度得到改善。

(5)患者的营养状况有所好转,血浆白蛋白在正常范围。

(6)体温正常,未发生感染。

【思维启发】

(1)该患者急诊以"肾功能不全,高钾血症"诊断收入院,有哪些症状体征和辅助检查支持该诊断,该疾病有哪些特点?

(2)该患者为什么要行紧急血液透析治疗,治疗前需要做哪些评估和准备工作?

(3)血液透析患者的护理要点是什么?

(4)经过紧急血液透析治疗,该患者安全度过了急性期,后续的主要治疗方法是什么?

【问题解析】

问题1:该患者急诊以"肾功能不全,高钾血症"诊断收入院,有哪些症状体征和辅助检查支持该诊断,该疾病有哪些特点?

根据病史、临床表现,GFR下降,血肌酐、血尿素氮升高,影像学检查示双肾缩小,即可做出诊断。该患者2个月前无明显诱因出现恶心呕吐,活动后稍有胸闷,伴夜尿增多,查血钾 6.59 mmol/L↑↑↑;钠 135.4 mmol/L↓;钙 1.71 mmol/L↓;磷 4.74 mmol/L↑;eGFR3.3 mL/(min·1.73 m²)↓;肌酐 1256 μmol/L↑;尿素氮 49.23 mmol/L↑;碳酸氢根 3.2 mmol/L↓;彩超-肾脏及肾血管:双肾体积小、实质回声增强并血流灌注减少,支持慢性肾功能不全、高钾血症的诊断。

慢性肾衰竭诊断主要依据病史、肾功能检查及相关临床表现。但其临床表现复杂,各系统表现均可成为首发症状,因此临床医务人员应当十分熟悉慢性肾衰竭的病史特点,仔细询问病史和查体,并重视肾功能的检查,以尽早明确诊断,防止误诊。对既往病史不明,或存在近期急性加重诱因的患者,需与急性肾损伤鉴别,是否存在贫血、低钙血症、高磷血症、血 PTH 升高、肾脏缩小等有助于本病与急性肾损伤鉴别。如有条件,可尽早行肾活检以尽量明确导致慢性肾衰竭的基础肾脏病,积极寻找引起肾功能恶化的可逆因素,延缓慢性肾脏病进展至慢性肾衰竭,下面将重点介绍慢性肾衰竭的疾病特点。

慢性肾衰竭(chronic renal failure,CRF)是各种慢性肾脏病(chronic kidneydisease,CKD)持续进展

至后期的共同结局。它是以代谢产物潴留，水、电解质及酸碱平衡失调和全身各系统症状为表现的一种临床综合征。

**1.定义和分期**

（1）CKD 是指各种原因引起的肾脏结构或功能异常≥3 个月，包括出现肾脏损伤标志（白蛋白尿、尿沉渣异常、肾小管相关病变、组织学检查异常及影像学检查异常）或有肾移植病史，伴或不伴肾小球滤过率（glomerular filtration rate，GFR）下降；或不明原因的 GFR 下降（<60 mL/min）≥3 个月。目前国际公认的 CKD 分期依据肾脏病预后质量倡议制定的指南分为 1～5 期见表 4-1。该分期方法根据 GFR 将 CKD 分为 5 期。应当指出，单纯 GFR 轻度下降（60～89 mL/min）而无肾损害表现者，不能认为存在 CKD，只有当 GFR<60 mL/min 时，才可按 CKD 3 期对待。另外，改善全球肾脏病预后组织建议对 eGFRcre 处于 5～59 mL/(min·1.73 m$^2$)、无肾损伤标志物的人群进一步以胱抑素 C 为基础估算的 eGFR（eGFRcys）来判断是否为 CKD。

（2）CRF 是指 CKD 引起的 GFR 下降及与此相关的代谢紊乱和临床症状组成的综合征。CKD 囊括了疾病的整个过程，即 CKD 1 期至 CKD 5 期，部分 CKD 在疾病进展过程中 GFR 可逐渐下降，进展至 CRF。CRF 则代表 CKD 中 GFR 下降至失代偿期的那一部分群体，主要为 CKD 4～5 期。

表 4-1 K/DOQI 对 CKD 的分期及建议

| 分期 | 特征 | GFR[mL/(min·1.73 m$^2$)] | 防治目标措施 |
|---|---|---|---|
| 1 | GFR 正常或升高 | ≥90 | CKD 病因诊治，缓解症状：保护肾功能，延缓 CKD 进展 |
| 2 | GFR 轻度降低 | 60～89 | 评估、延缓 CKD 进展：降低 CVD（心血管疾病）风险 |
| 3a | GFR 轻到中度降低 | 45～59 | 延缓 CKD 进展 |
| 3b | GFR 中到重度降低 | 30～44 | 评估、治疗并发症 |
| 4 | GFR 重度降低 | 15～29 | 综合治疗：肾脏替代治疗准备 |
| 5 | 终末期肾脏病（ESRD） | <15 或透析 | 适时肾脏替代治疗 |

**2.CKD 的患病率与病因** CKD 的防治已成为世界各国所面临的重要公共卫生问题，近年来 CKD 的患病率有明显上升趋势。流行病学调查数据显示，2011 年美国成人 CKD 患病率已高达 15.1%，ESRD 患病率为 1738/百万人口。据 2012 年的数据表明，我国目前 CKD 患病率为 10.8%。CKD 的病因主要包括糖尿病肾病、高血压肾小动脉硬化、原发性与继发性肾小球肾炎、肾小管间质疾病（慢性间质性肾炎、慢性肾盂肾炎、尿酸性肾病、梗阻性肾病等）、肾血管疾病、遗传性肾病（多囊肾病、遗传性肾炎）等。在发达国家，糖尿病肾病、高血压肾小动脉硬化是慢性肾衰竭的主要病因；在中国等发展中国家，慢性肾衰竭的最常见病因仍是原发性肾小球肾炎，近年来糖尿病肾病导致的 CRF 明显增加，有可能将成为导致我国 CRF 的首要病因。

**3.CRF 进展的危险因素** CRF 通常进展缓慢，呈渐进性发展，但在某些诱因下短期内可急剧加重、恶化。因此，临床上一方面需要积极控制渐进性发展的危险因素，延缓病情进展；另一方面需注意短期内是否存在急性加重、恶化的诱因，以消除可逆性诱因，争取肾功能有一定程度的好转。

（1）CRF 渐进性发展的危险因素包括高血糖、高血压、蛋白尿（包括微量白蛋白尿）、低蛋白血症、吸烟等。此外，贫血、高脂血症、高同型半胱氨酸血症、营养不良、尿毒症毒素（如甲基胍、甲状旁腺激素、酚类）蓄积等，在 CRF 病程进展中也起一定作用。

（2）CRF 急性加重、恶化的危险因素主要有：①累及肾脏的疾病（原发性或继发性肾小球肾炎、高血压、糖尿病、缺血性肾病等）复发或加重；②有效血容量不足（低血压、脱水、大出血或休克等）；③肾脏局部血供急剧减少（如肾动脉狭窄患者应用 ACEI、ARB 等药物）；④严重高血压未能控制；⑤肾毒性药物；⑥泌尿道梗阻；⑦其他，如严重感染、高钙血症、肝衰竭、心力衰竭等。在上述因素中，因有效血容量不足或肾脏局部血供急剧减少致残余肾单位低灌注、低滤过状态,是导致肾功能急剧恶化的主要原因之一;肾毒性药物特别是非甾体抗炎药、氨基糖苷类抗生素、造影剂、含有马兜铃酸的中草药等的不当使用,也是导致肾功能恶化的常见原因。在 CRF 病程中出现的肾功能急剧恶化,如处理及时得当,可使病情有一定程度的逆转,但如诊治延误,或这种急剧恶化极为严重,则病情呈不可逆性进展。

**4. 尿毒症症状的发生机制** 尿毒症症状及体内各器官系统损害的原因如下。

(1)肾脏排泄和代谢功能下降,导致水、电解质和酸碱平衡失调,如水钠潴留、高血压、高钾血症、代谢性酸中毒等。

(2)尿毒症毒素(uremic toxins)的毒性作用:尿毒症毒素是由于功能肾单位减少,不能充分排泄体内代谢废物或降解某些激素、肽类等而在体内蓄积并引起各种症状和体征的物质。尿毒症毒素可分为小分子物质、中分子物质和大分子物质 3 类。①小分子物质(分子量<500),包括钾、磷、氨基酸及氮代谢产物等,以尿素氮最多,其他如胍类(如甲基胍、琥珀胍酸等)、各种胺类、酚类等均可在体内蓄积,引起临床症状。②中分子物质(分子量 500～5000),包括多肽类、蛋白质类物质等,它们的蓄积与 CRF 远期并发症相关,如尿毒症脑病、内分泌紊乱、细胞免疫功能低下等。甲状旁腺激素(PTH)是最常见的中分子物质,可引起肾性骨营养不良、软组织钙化等。③大分子物质(分子量>5000),如核糖核酸酶、$\beta_2$-微球蛋白、维生素 A 等也具有某些毒性。此外,晚期糖基化终末产物、终末氧化蛋白产物和氨甲酰化蛋白质、氨甲酰化氨基酸等,也是潜在的尿毒症毒素。

(3)肾脏的内分泌功能障碍,如促红细胞生成素(EPO)分泌减少可引起肾性贫血、骨化三醇[1,25-$(OH)_2D_3$]产生不足可致肾性骨病。另外,持续炎症状态、营养素(如必需氨基酸、水溶性维生素、微量元素等)的缺乏也可引起或加重尿毒症的症状。

**5. 临床表现** 在 CKD 和 CRF 的不同阶段,其临床表现各异。CKD 1～3 期患者可以无任何症状,或仅有乏力、腰酸、夜尿增多、食欲减退等轻度不适。进入 CKD 3b 期以后,上述症状更趋明显。到 CKD 5 期时,可出现急性左心衰竭、严重高钾血症、消化道出血、中枢神经系统障碍等,甚至有生命危险。

(1)水、电解质代谢紊乱:CRF 时常出现各种电解质代谢紊乱和酸碱平衡失调,其中以代谢性酸中毒和水、钠平衡紊乱最为常见。

①代谢性酸中毒:部分轻至中度 CRF(GFR>25 mL/min,或 Scr<350 μmol/L)患者,由于肾小管分泌氢离子障碍或肾小管 $HCO_3^-$ 的重吸收能力下降,可引起阴离子间隙正常的高氯血症性代谢性酸中毒,即肾小管酸中毒。当 GFR 降低<25 mL/min(或 Scr>350 μmol/L)时,代谢产物如磷酸、硫酸等酸性物质因肾排泄障碍而潴留,可发生高氯血症性(或正氯血症性)高阴离子间隙性代谢性酸中毒,即"尿毒症性酸中毒"。多数患者能耐受轻度慢性酸中毒,但如动脉血 $HCO_3^-$ <15 mmol/L,则有较明显症状,如食欲缺乏、呕吐、虚弱无力、呼吸深长等,与酸中毒时体内多种酶活性受抑制有关。

②水、钠代谢紊乱:水钠潴留,导致稀释性低钠血症,可表现为不同程度的皮下水肿和(或)体腔积液,常伴有血压升高,严重时导致左心衰竭和脑水肿。少数患者由于长期低钠饮食、进食差、呕吐等,可出现低钠血症、低血容量状态,临床上需注意鉴别。

③钾代谢紊乱:当 GFR 降至 20～25 mL/min 或更低时,肾脏排钾能力下降,易出现高钾血症。尤其当钾摄入过多、酸中毒、感染、创伤、溶血、出血、输血等情况发生时,更易出现高钾血症。需要注意的是,某些药物容易引起高钾血症,如 ACE/ARB、保钾利尿剂等,在肾功能不全的患者中应用此类药物时应特别注意。有时由于钾摄入不足、胃肠道丢失过多、应用排钾利尿剂等因素,也可出现低钾血症。

④钙磷代谢紊乱:在 CRF 早期,血钙、血磷仍能维持在正常范围,通常不引起临床症状,随病情进展,肾脏排磷减少,出现高磷血症、低钙血症。低钙血症主要与钙摄入不足、活性维生素 D 缺乏、高磷血症、代谢性酸中毒等因素有关。血磷浓度由肠道对磷的吸收及肾的排泄来调节。当 GFR 下降、尿磷排出减少时,血磷浓度逐渐升高。高血磷与血钙结合成磷酸钙沉积于软组织,导致软组织异位钙化,并使血钙降低,抑制近曲小管产生 1,25-$(OH)_2D_3$(骨化三醇),刺激甲状旁腺分泌甲状旁腺素(PTH)。低钙血症、高磷血症、活性维生素 D 缺乏等可引起继发性甲状旁腺功能亢进和肾性骨营养不良。

⑤镁代谢紊乱:当 GFR<20 mL/min 时,由于肾脏排镁减少,常有轻度高镁血症。患者可无任何症

状,但不宜使用含镁的药物,如含镁的抗酸药、泻药等。低镁血症也偶可出现,与镁摄入不足或过多应用利尿剂有关。

(2)蛋白质、糖类、脂类和维生素代谢紊乱。

①蛋白质代谢紊乱:一般表现为蛋白质代谢产物蓄积(氮质血症),也可有白蛋白、必需氨基酸水平下降等。上述代谢紊乱主要与蛋白质分解增多和(或)合成减少、负氮平衡、肾脏排出障碍等因素有关。

②糖代谢异常:主要表现为糖耐量减低和低血糖症两种情况,前者多见。糖耐量减低主要与胰高血糖素水平升高、胰岛素受体障碍等因素有关,可表现为空腹血糖水平或餐后血糖水平升高,但一般较少出现自觉症状。

③脂代谢紊乱:主要表现为高脂血症,多数表现为轻到中度高甘油三酯血症,少数患者表现为轻度高胆固醇血症,或两者兼有;有些患者血浆极低密度脂蛋白(VLDL)、脂蛋白 a[Lp(a)]水平升高,高密度脂蛋白(HDL)水平降低。

④维生素代谢紊乱:在 CRF 中也很常见,如血清维生素 A 水平增高、B 族维生素等缺乏常与饮食摄入不足、某些酶活性下降有关。

(3)心血管系统表现:心血管病变是 CKD 患者的常见并发症和最主要死因。尤其进入终末期肾病阶段,心血管事件及动脉粥样硬化性心血管疾病的发生比普通人群增多 $15 \sim 20$ 倍,死亡率进步增高(占尿毒症死因的 $45\% \sim 60\%$ )。

①高血压和左心室肥厚:大部分患者存在不同程度的高血压,多由水钠潴留、肾素-血管紧张素增高和(或)某些舒张血管的因子产生不足所致。高血压可引起动脉硬化、左心室肥厚和心力衰竭。贫血以及血液透析动静脉内痿的使用,会引起心高搏出量状态,加重左心室负荷和左心室肥厚。

②心力衰竭:随着肾功能的不断恶化,心力衰竭患病率明显增加,至尿毒症期可达 $65\% \sim 70\%$ 。其原因多与水钠潴留、高血压及尿毒症心肌病变有关。发生急性左心衰竭时可出现呼吸困难、不能平卧、肺水肿等症状,但一般无明显发绀。

③尿毒症性心肌病:可能与代谢废物的潴留及贫血等因素有关,部分患者可伴有冠状动脉粥样硬化性心脏病。各种心律失常的出现,与心肌损伤、缺氧、电解质紊乱、尿毒症毒素蓄积等有关。

④心包病变:心包积液在 CRF 患者中常见,其原因多与尿毒症毒素蓄积、低蛋白血症、心力衰竭等有关,少数情况下也可能与感染、出血等因素有关。轻者可无症状,重者可有心音低钝、遥远,少数情况下还可有心脏压塞。心包炎可分为尿毒症性和透析相关性,前者已较少见,后者的临床表现与一般心包炎相似,心包积液多为血性。

⑤血管钙化和动脉粥样硬化:由于高磷血症、钙分布异常和"血管保护性蛋白"(如胎球蛋白 A)缺乏而引起的血管钙化,在 CRF 心血管病变中起着重要作用。动脉粥样硬化往往进展迅速,血液透析患者的病变程度较非透析患者重。除冠状动脉外,脑动脉和全身周围动脉亦可发生动脉粥样硬化和钙化。

(4)呼吸系统症状:体液过多或酸中毒时均可出现气短、气促,严重酸中毒可致呼吸深长(Kussmaul 呼吸)。体液过多、心功能不全可引起肺水肿或胸腔积液。由尿毒症毒素诱发的肺泡毛细血管渗透性增加、肺充血,可引起"尿毒症肺水肿",此时肺部 X 线检查可出现"蝴蝶翼"征。

(5)胃肠道症状:消化系统症状通常是 CKD 最早的表现。主要表现有食欲缺乏、恶心、呕吐、口腔有尿味。消化道出血也较常见,发生率比正常人明显增高,多是由胃黏膜糜烂或消化性溃疡所致。

(6)血液系统表现:主要为肾性贫血、出血倾向和血栓形成倾向。多数患者均有轻至中度贫血,主要由肾组织分泌促红细胞生成素(EPO)减少所致,故称为肾性贫血。同时与缺铁、营养不良、红细胞寿命缩短、胃肠道慢性失血、炎症等因素有关。晚期 CRF 患者有出血倾向,多与血小板功能降低有关,部分患者也可有凝血因子活性降低。有轻度出血倾向者可出现皮下或黏膜出血点、瘀斑,重者则可发生胃肠道出血、脑出血等。血栓形成倾向指透析患者动静脉痿容易阻塞,可能与抗凝血酶Ⅲ活性下降、纤维溶解不足有关。

(7)神经肌肉系统症状:早期可有疲乏、失眠、注意力不集中,其后会出现性格改变、抑郁、记忆力减退、判断力降低。尿毒症严重时常有反应淡漠、谵妄、惊厥、幻觉、昏迷、精神异常等表现,即"尿毒症脑病"。周围神经病变也很常见,以感觉神经障碍为著,最常见的是肢端袜套样分布的感觉丧失,也可有肢体麻木、烧灼感或疼痛感、深反射迟钝或消失,并可有神经肌肉兴奋性增加(如肌肉震颤、痉挛、不宁腿综合征),以及肌萎缩、肌无力等。初次透析患者可发生透析失衡综合征,表现为恶心、呕吐、头痛,重者可出现惊厥。

(8)内分泌功能紊乱的主要表现:①肾脏本身内分泌功能紊乱:如 1,25-(OH)$_2$D$_3$ 不足、EPO 缺乏和肾素-血管紧张素 II 过多。②糖耐量异常和胰岛素抵抗:与骨骼肌及外周器官摄取糖能力下降、酸中毒、肾脏降解小分子物质能力下降有关。③下丘脑垂体内分泌功能紊乱:催乳素、促黑色素激素、黄体生成素、促卵泡激素、促肾上腺皮质激素等水平增高。④外周内分泌腺功能紊乱:大多数患者有继发性甲旁亢(血 PTH 升高),部分患者(约 1/4)有轻度甲状腺素水平降低。其他如性腺功能减退等,也相当常见。

(9)骨骼病变:CKD 患者存在钙、磷等矿物质代谢及内分泌功能紊乱[如 PTH 升高、1,25-(OH)$_2$D$_3$ 不足等],导致矿物质异常、骨病、血管钙化等临床综合征,称为慢性肾脏病-矿物质和骨异常(CKD-mineral and bone disorder,CKD-MBD)。CRF 出现的骨矿化和代谢异常称为肾性骨营养不良,包括高转化性骨病、低转化性骨病和混合性骨病,以高转化性骨病最多见。在非透析患者中骨骼 X 线检查发现异常者约35%,而出现骨痛、行走不便和自发性骨折相当少见(<10%)。但骨活检约 90% 可发现异常,故早期诊断要靠骨活检。

①高转化性骨病:主要由于 PTH 过高引起,破骨细胞过度活跃引起骨盐溶解、骨质重吸收增加,骨胶原基质破坏,而代以纤维组织,形成纤维囊性骨炎,易发生肋骨骨折。X 线检查可见骨骼囊样缺损(如指骨、肋骨)及骨质疏松(如脊柱、骨盆、股骨等处)的表现。

②低转化性骨病:主要包括骨软化症和骨再生不良。骨软化症主要由于 1,25-(OH)$_2$D$_3$(骨化三醇)不足或铝中毒引起骨组织钙化障碍,导致未钙化骨组织过分堆积,成人以脊柱和骨盆表现最早且突出,可有骨骼变形。骨再生不良主要与血 PTH 浓度相对偏低,某些成骨因子不足而不能维持骨的再生有关。透析患者如长期过量应用活性维生素 D、钙剂或透析液钙含量偏高,则可能使血 PTH 浓度相对偏低。

③混合型骨病:以上两种因素均存在,兼有纤维性骨炎和骨软化的组织学特点。

④透析相关性淀粉样变骨病(DRA):只发生于透析多年以后,可能是由 β$_2$ 微球蛋白淀粉样变沉积于骨所致,X 线片在腕骨和股骨头有囊肿性变,可发生自发性股骨颈骨折。

问题 2:该患者为什么要行紧急血液透析治疗,治疗前需要做哪些评估和准备工作?

该患者急诊查血结果显示:血钾 6.59 mmol/L↑↑↑;钠 135.4 mmol/L↓;钙 1.71 mmol/L↓;磷4.74 mmol/L↑;eGFR 3.3 mL/(min•1.73 m$^2$)↓;肌酐 1256 μmol/L↑;尿素氮 49.23 mmol/L↑;碳酸氢根 3.2 mmol/L↓;并出现活动后胸闷等急性左心衰竭的表现,可以判断患者出现了高钾血症、酸中毒、急性左心衰竭,可能有生命危险,需要紧急行血液透析治疗。

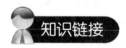 知识链接

### 高钾血症

钾离子是细胞内液中含量最高的阳离子,且主要呈结合状态,直接参与细胞内的代谢活动。适当的钾离子浓度及其在细胞膜两侧的比值对维持神经-肌肉组织的静息电位的产生,以及电兴奋的产生和传导有重要作用,同时也直接影响机体酸碱平衡的调节。钾离子紊乱是临床上常见的电解质紊乱之一,且常和其他电解质紊乱同时存在。血钾浓度高于 5.5 mmol/L 即可诊断为高钾血症,浓度大于 6.5 mmol/L 则为严重高钾血症。高钾血症有急性与慢性两类,急性发生者为急症,应及时抢救,否则可能导致心搏骤停。

高钾血症常见的病因有以下几种。

(1)肾排钾减少:①急性肾衰竭:少尿期或慢性肾衰竭晚期。②肾上腺皮质激素合成分泌不足:如肾上腺皮质功能减退症、低醛固酮症。③保钾利尿剂:长期应用氨苯蝶啶、螺内酯(安体舒通)、氨氯吡咪(阿米洛利)。

(2)细胞内的钾移出:①溶血、组织损伤、肿瘤或炎症细胞大量坏死,组织缺氧、休克、烧伤、肌肉过度痉缩等;②酸中毒;③高血钾性周期性麻痹;④注射高渗盐水及甘露醇后,由于细胞脱水,改变了细胞膜的渗透性或细胞的代谢能力,使细胞内钾离子移出。

(3)青霉素钾盐(每100万单位含钾1.5 mmol)大剂量应用或含钾离子溶液输入过多、过急。

(4)输入库存血过多。

(5)洋地黄中毒:洋地黄过量可致离子泵活力降低,影响钾离子进入细胞。

纠正高钾血症最有效的方法为血液透析治疗。密切监测血钾浓度,当血钾浓度超过6.5 mmol/L,心电图表现为QRS波增宽等异常变化时,应予以紧急处理:①10%葡萄糖酸钙10～20 mL稀释后缓慢静注(不少于5 min),以拮抗钾离子对心肌的毒性作用;②5%碳酸氢钠100～200 mL静滴,以纠正酸中毒并促使钾离子向细胞内转移;③50%葡萄糖液50～100 mL加普通胰岛素6～12 U缓慢静滴,以促进糖原合成,使钾离子向细胞内转移。另外,可口服离子交换树脂15～30 g,每天3次,但起效慢,不作为高钾血症的急救措施。

严重高钾血症(>6.5 mmol/L)、严重代谢性酸中毒(pH<7.15)、容量负荷过重且用利尿药治疗无效等均是血液透析治疗的指征。对非高分解型、尿量不少的患者可试行内科保守治疗。重症患者宜早期开始透析,治疗目的包括:①清除体内过多的水分、尿毒症毒素和炎症介质;②纠正高钾血症和代谢性酸中毒以稳定机体的内环境;③有助于液体、热量、蛋白质及其他营养物质的补充。

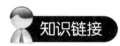 知识链接

### 血液透析

血液透析(hemodialysis,HD):简称血透,是常用的血液净化方法之一,主要替代肾脏对溶质(主要是小分子溶质)和液体的清除功能。血液透析利用半透膜原理,通过溶质交换,清除血液内的代谢废物,维持电解质和酸碱平衡,同时清除过多的液体。溶质清除主要依靠弥散,即溶质根据半透膜两侧溶液浓度梯度差,从浓度高的一侧向浓度低的一侧移动。溶质清除的另一种方式是对流,即根据膜两侧压力梯度,水分和小于膜截留分子量的溶质从压力高侧向压力低侧移动。在普通血液透析中弥散起主要作用,血液滤过时对流起重要作用。血液透析能部分替代肾功能,清除血液中蓄积的毒素,纠正体内水、电解质紊乱,维持酸碱平衡。血液透析时,血液经血管通路进入体外循环,在蠕动泵(血泵)的推动下进入透析器(内含透析膜)与透析液发生溶质交换后,再经血管通路回到体内。临床常用的中空纤维透析器,由透析膜构成的平行中空纤维束组成,血液流经纤维束内腔,而透析液在纤维束外流动。目前临床采用的透析膜材料以改良纤维素膜和合成膜为主。成年患者所需透析膜的表面积通常为1.5～2.0 m²,以保证交换面积。透析液多用碳酸氢盐缓冲液,并含有钠离子、钾离子、钙离子、镁离子、氯离子、葡萄糖等。钠离子通常保持在生理浓度,其余物质的浓度根据患者情况调整。糖尿病患者应使用生理糖浓度透析液。透析用水的纯度对保证透析质量至关重要,借由水处理系统来控制。

血液透析治疗前的准备工作如下。

(1)患者的监护:尽量将患者置于重症病房,行心电监护与氧气吸入,准备好急救设备。协助患者半坐卧位,建立静脉通道,按照高钾血症、急性左心衰竭患者的护理常规护理。

(2)签署知情同意书,告病重,告知患者病情、治疗计划及风险。

(3)密切监测血钾浓度:当血钾浓度超过6.5 mmol/L,心电图表现为QRS波增宽等异常变化时,应予以紧急处理:①10%葡萄糖酸钙10～20 mL稀释后缓慢静脉滴注(不少于5 min),以拮抗钾离子对心肌的毒性作用;②5%碳酸氢钠100～200 mL静脉滴注,以纠正酸中毒并促使钾离子向细胞内转移;③50%葡萄糖液50～100 mL加普通胰岛素6～12 U缓慢静脉滴注,以促进糖原合成,使钾离子向细胞内转移。

(4)纠正代谢性酸中毒:如$HCO_3^-$低于15 mmol/L,予以5%碳酸氢钠100～250 mL静脉滴注。严重酸中毒者应立即开始透析。

(5)血管通路的准备:紧急透析治疗时首选的血管通路是中心静脉留置导管,该患者选择置入右侧颈内静脉临时导管。

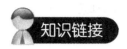

## 血管通路

血管通路又称血液通路,指将血液从体内引出至透析器,进行透析后再返回体内的通道。血管通路是进行血液透析的必要条件,因此又被称为血液透析患者的生命线。血管通路可分为临时性和永久性两类。临时性血管通路用于紧急透析和长期维持性透析动静脉内瘘未形成时,主要为中心静脉留置导管。永久性血管通路用于长期维持性透析,主要指自体动静脉内瘘和移植物血管内瘘。

**1. 中心静脉留置导管**　常见的血液透析用中心静脉留置导管有两个腔,静脉腔开口于导管前端,用于回血至患者体内,动脉腔开口由数个侧孔构成,用于将血液引至透析器。置管部位常选择颈内静脉、股静脉和锁骨下静脉。中心静脉留置导管的优点是置管术操作相对简单,可在床边完成,置管后可立即使用,提供的血流量充分。缺点是感染发生率高,使用时间相对较短。另有一类带隧道带涤纶套的中心静脉导管,皮下部分有1~2个涤纶套,待皮下组织长入涤纶套后,使导管固定于皮下,可形成防止感染的屏障,故留置时间较不带涤纶套的中心静脉导管明显延长,可作为一种相对长期的血管通路使用。中心静脉留置导管的护理:①保持局部皮肤清洁干燥,沐浴时避免导管出口处局部皮肤淋湿;②注意观察有无感染征象,如发热,置管部位红、肿、热、痛;③避免剧烈活动、牵拉等致导管脱出;④此血管通路供透析专用,不可用于输液、输血、抽血等。

**2. 自体动静脉内瘘**　自体动静脉内瘘是血液透析病人最常用的永久性血管通路。内瘘成形术指经外科手术将表浅毗邻的动静脉进行直接吻合,使静脉血管血流量增加、管壁动脉化,形成皮下动静脉内瘘。术中常选择桡动脉或肱动脉与头静脉或贵要静脉吻合。内瘘成熟至少需要1个月,一般在术后2~3个月开始使用。内瘘成熟的表现:吻合口血管有明显震颤或搏动、血管明显增粗、血管壁明显增厚且弹性良好、血管走行平直、表浅、粗细均匀且易穿刺。使用内瘘透析时,每次用2支穿刺针穿刺内瘘血管,内瘘吻合口一侧(距离吻合口>3 m)的穿刺针(动脉端)将血液引入透析器,外周血管或远离内瘘吻合口另一侧的穿刺针(静脉端)将血液输回患者体内。内瘘的优点是感染发生率低,使用时间长。缺点是手术后不能立即使用,等待内瘘成熟时间长,而且每次透析均需穿刺血管。由于经常穿刺血管,可发生皮下血肿、血栓、感染、动脉瘤和假性动脉瘤、瘘管远端肢体缺血、内瘘侧手部因静脉压增高致静脉回流障碍发生肿胀、充血性心力衰竭等。自体动静脉内瘘的护理如下。

(1)内瘘成形术前护理:慢性肾衰竭的患者在保守治疗期间,就应有意识地保护一侧上肢(多选择非惯用侧上肢)的静脉,避免在该侧静脉穿刺、静脉置管、锁骨下静脉置管或外周静脉置入中心静脉留置导管,以备日后用作动静脉内瘘。

(2)内瘘成形术后护理:抬高术侧上肢至30°以上,以促进静脉回流,减轻肢体肿胀。密切监测血管杂音以判断内瘘血管是否通畅,观察手术部位有无渗血或血肿,吻合口远端的肢端有无苍白、发凉以及全身情况。

(3)内瘘成形术后早期功能锻炼:目的是促进内瘘早日成熟。具体方法:内瘘术后第3天开始,每天做握拳运动或手握橡皮握力圈,每天3~4次,每次10~15 min。也可在吻合口上方近心端,轻轻加压至内瘘血管适度扩张充盈,同时进行握拳运动或握橡皮握力圈,1分钟后解除压力,然后再次加压,如此循环练习,每次10~15 min,每天2~3次。

(4)内瘘的保护:禁止在内瘘侧肢体测血压、抽血、静脉注射、输血或输液。透析结束后按压内瘘穿刺部位10 min以上,以彻底止血,也可用弹力绷带加压包扎止血。注意维持内瘘通畅,具体措施见本节患者的健康指导。

**3. 移植血管内瘘**　移植血管内瘘适用于患者血管条件差或已多次动静脉造瘘失败的情况。移植材料包括自体大隐静脉、同种异体血管(如供体大隐静脉)、异种血管(如小牛颈静脉)和人造血管。目前多采用膨体聚四氟乙烯(E-PTFE)人造血管,其优点是材料容易获得、内瘘成熟时间短、生物相容性好、反复穿刺不塌陷、感染率低。缺点是价格贵,使用寿命仍低于自体动静脉内瘘。移植血管内瘘的护理参见自体动静脉内瘘的护理。

问题3:血液透析患者的护理要点是什么?

**1. 透析前的评估** 向患者介绍透析的有关知识,消除患者的恐惧心理,取得其配合。评估患者的一般情况,包括生命体征、有无水肿、体重增长情况、全身健康状况、有无出血倾向,遵医嘱备好抗凝剂。评估血管通路是否通畅,有无感染、渗血渗液、血栓等情况。

**2. 透析过程观察及常见并发症的处理** 透析过程中,严密观察患者生命体征及透析的各项监测指标是否正常,及时发现患者的不适或透析并发症、监测系统的报警、机器故障等,以便及时处理。透析过程常见并发症及其预防和处理如下。

(1)低血压:透析过程中收缩压下降≥20 mmHg,或平均动脉压下降≥10 mmHg。低血压是血液透析常见的并发症之一。患者可出现恶心、呕吐、胸闷、面色苍白、出冷汗、头晕、心悸,甚至一过性意识丧失等。其主要原因是透析开始时部分循环血液进入透析器及其管路,而血管收缩反应低下引起有效循环血容量不足;或由于超滤过多过快引起血容量不足;也见于患者自主神经功能紊乱、服用降压药、透析过程中进食、合并心肌病变、心律失常等情况。预防措施:①严格控制透析期间体重水平增高,低钠饮食;②透析前停服一次降压药或减量;透析时禁食或少量进食,有低血压倾向者尽量不在透析时进食;③采用序贯透析,即单纯超滤与透析序贯进行;④采用可调钠透析方式。处理措施:①立即减慢血流速度,停止超滤,协助患者平躺,抬高床尾,并给予吸氧;②输注生理盐水或高渗葡萄糖溶液等;③监测血压变化,必要时使用升压药,若血压仍不能回升,需停止透析。

(2)失衡综合征:透析中或透析结束不久后出现的以神经精神症状为主的临床综合征,多发生于严重高尿素氮血症的患者接受透析治疗之初。轻者表现为头痛、恶心、呕吐、躁动,重者表现为抽搐、昏迷等。失衡综合征主要是由于血液透析使血液中的毒素浓度迅速下降,血浆渗透压降低,而血脑屏障使脑脊液中的毒素下降较慢,以致脑脊液的渗透压高于血液的渗透压,水分由血液进入脑脊液中形成脑水肿,导致颅内压升高。预防措施:①血清尿素氮下降水平控制在30%~40%;②减慢血流速度;③缩短透析时间,控制在2~3 h;④适当提高透析液钠离子浓度和葡萄糖浓度。处理措施:轻者减慢血流速度、吸氧,静脉输注高渗葡萄糖溶液、高渗盐水,严重者立即终止透析,静脉滴注甘露醇并进行相应抢救。

(3)肌肉痉挛:多出现在透析中后期,主要表现为足部肌肉、腓肠肌痉挛性疼痛,常见原因包括低血压、低血容量及电解质紊乱(低钠、低钙、低钾)、超滤速度过快、应用低钠透析液等。预防措施:①防止透析低血压的发生,严格控制透析期间体重水平增高;②采用高钠透析、碳酸氢盐透析或序贯透析;③纠正电解质紊乱。处理措施:降低超滤速度,快速输入生理盐水100~200 mL,或输入高渗葡萄糖溶液。

(4)透析器反应:因使用新透析器产生的一组症状,又称为首次使用综合征。表现为透析开始1 h内出现的皮肤瘙痒、荨麻疹、流涕、腹痛、胸痛、背痛,重者可发生呼吸困难,甚至休克、死亡。透析器反应主要与透析器生物相容性差引起的Ⅰ型或Ⅱ型变态反应有关。采用生物相容性好的透析器或复用透析器可减少透析器反应发生。处理措施:一般给予吸氧、抗组胺药物、止痛药物等对症处理后可缓解,无须停止透析。但如明确为Ⅰ型变态反应,需立即停止透析,舍弃透析器和管路中的血液,并使用异丙嗪、糖皮质激素、肾上腺素等控制症状。

(5)其他:如心律失常、溶血、出血、发热、透析器破膜、体外循环凝血等。

**3. 血液透析时抗凝血药物的应用** 肝素是血液透析时最常用的抗凝血药,使血液在透析器和透析管路中保持流动状态,保证血液透析治疗的顺利实施。肝素的不良反应有出血倾向、脂类代谢紊乱、骨质疏松、过敏性休克、血小板减少等。血液透析治疗的抗凝方法主要有以下几种。

(1)常规肝素化:即全身肝素化。该方法易于达到透析时的抗凝要求,适用于无出血倾向和无显著的脂质代谢和骨代谢异常的患者。首次肝素剂量为0.3~0.5 mg/kg,于透析前10 min注入体内。在透析过程中,用肝素泵持续每小时追加5~10 mg,同时监测活化凝血时间(ACT)或活化部分凝血活酶时间(APTT),调整肝素用量。透析结束前30 min停用肝素。

(2)小剂量肝素化:适用于有出血倾向、有心包炎或出血病史的患者。首次肝素剂量为0.1~0.2 mg/kg,透析过程中持续用肝素泵每小时注入0.2 mg/kg,直至透析结束。在透析过程中监测ACT和APTT,以调整肝素用量。

（3）低分子量肝素抗凝：低分子量肝素主要由标准肝素降解后分离得到，通过抗凝血因子 Xa 活性起到抗凝作用，对凝血酶活性影响小，因而能减少出血的不良反应。透析开始时给予 60～80 U/kg 静脉滴注，透析过程中无须追加剂量。

（4）无抗凝血药透析：适用于有明显出血、高危出血倾向的患者。视出血情况可先用肝素预冲管路，即采用 4 mg/d 的肝素生理盐水预冲透析器 20 min，使用前排尽含肝素的预冲液，再用生理盐水冲净透析器。透析时视情况每 30～60 min 用 100～200 mL 生理盐水冲洗管路和透析器，同时观察体外循环凝血情况。

（5）局部枸橼酸抗凝：适用于有高危出血倾向、不宜使用肝素的患者。将枸橼酸钠从透析管路动脉端输入，络合体外循环中的钙离子，在静脉端输入钙剂补充回心血中的钙离子。此法需要动态监测静脉端血液和患者体内的血钙水平和 ACT、APTT。

**4. 透析结束后的护理** 询问患者有无头晕、出冷汗等不适，如患者透析后血压下降，应卧床休息或补充血容量，测量并记录体重、血压。

问题 4：经过紧急血液透析治疗，该患者安全度过了急性期，后续的主要治疗方法是什么？

引导学生查阅相关资料，学习和理解该患者的评估和监护的要点，学习院内危急值的报告制度及意义，进一步探讨临床护理管理中对于各类风险的防范控制。同时逐步探讨对该患者进行自理能力评估、跌倒高风险评估、营养评估的方法、意义和必要性。此处尤其注意引导学生查阅相关资料，理解患者的主要护理要点。同时，也可以请学生结合自己已有的临床实践经验思考：预见性护理能力，规范的制度保障对于有效控制风险发生的意义。

**1. 中心静脉导管的护理** 观察导管穿刺点有无化脓、渗血、渗液情况，妥善固定，观察导管的固定缝线有无脱落。观察导管外露端有无菌纱布包裹，并予以妥善固定。严格无菌原则维护导管，暂停血液透析治疗时，需每周 2～3 次进行导管维护，至少每周进行一次封管。

**2. 肾穿刺活检的护理** 为了明确诊断和分型，该患者进行了肾穿刺活检术，为后续的治疗提供参考依据，肾穿刺的护理要点详见本章第二节。

**3. 动静脉内瘘术的护理** 该患者诊断为肾衰竭尿毒症期，需要维持性血液透析治疗，在出院前要为患者准备好永久性血管通路，动静脉内瘘因其并发症少，寿命长，维护成本低，是首选的永久性血管通路。

（1）动静脉内瘘术前护理：在保守治疗期间，有意识地保护上肢（多选择非惯用侧上肢）的静脉；避免在该静脉穿刺、置管，避免在锁骨下静脉置管。手术前充分评估血管，发放健康教育单，介绍手术相关内容，嘱患者放松心情，缓解紧张情绪。

（2）动静脉内瘘术后护理：抬高术侧上肢至 30°以上，以促进静脉回流，减轻肢体肿胀。禁止在内瘘侧肢体测血压、抽血、静脉注射、输血或输液，避免内瘘侧提重物，不要戴手表，不穿过紧的衣服。观察手术部位有无渗血或血肿，吻合口远端的肢端有无苍白、发凉以及全身情况。评估内瘘功能：早中晚监测内瘘功能，将食指和中指放置于内瘘手术处，触摸有震颤或听诊器听诊有杂音为通畅，杂音减弱或消失为异常。关注患者疼痛、主诉和睡眠，为患者创造良好的休息环境；指导患者术后开始进行健瘘操锻炼。

 **知识链接**

动静脉内瘘术（arteriovenous fistula，AVF）将患者的一根动脉和一支静脉进行端-侧吻合或端-端吻合，使表浅静脉充盈、扩张，即所谓的静脉动脉化。血液透析时，通过穿刺动脉化的静脉远端（实际是动脉血）把血引出体外，然后从动脉化的静脉近端把血回输体内。动静脉内瘘是维持性血液透析首选永久性血管通路，是透析患者的生命线！

**4. 饮食指导** 血液透析患者的营养问题极为重要，营养状况直接影响患者的长期存活及生存质量的改善，因此要加强饮食指导，使患者合理调配饮食。

（1）热量：透析患者热量供给一般为 125.6～146.5 kJ/(kg·d)，即 30～35 kcal/(kg·d)，其中糖类占 60%～65%，以多糖为主；脂肪占 35%～40%。

（2）蛋白质：摄入量以 1.2 g/(kg·d) 为宜，合并高分解状态的急性疾病时可增加至 1.3 g/(kg·d)，其中 50%以上为优质蛋白。

（3）控制液体摄入：两次透析之间，体重增加不超过 5%或每天体重增加不超过 1 kg。每天水分摄入一般以前 1 天尿量加 500 mL 来计算。

（4）限制钠、钾、磷的摄入：给予低盐饮食，食盐摄入量一般控制在 2～3 g/d，严重高血压、水肿或水钠潴留、无尿时，食盐摄入量应少于 2 g/d。慎食含钾高的食物，如蘑菇、海带、豆类、莲子、卷心菜、榨菜、香蕉、橘子等。磷的摄入量应控制在 800～1000 mg/d，避免含磷高的食物，如全麦面包、动物内脏、干豆类、坚果类、奶粉、乳酪、蛋黄、巧克力等。烹调前先将食物浸泡，过沸水后捞出，可去除食物中的部分钾和磷。

（5）维生素和矿物质：透析时水溶性维生素严重丢失，需补充维生素 C、B 族维生素等。透析患者除膳食中的钙以外，一般要补充钙制剂（碳酸钙或醋酸钙）和活性维生素 D。

**5. 出院准备** 建立长期透析计划，动静脉内瘘患者出院后每 3 天换 1 次药，约 14 天拆线，8～12 周评估内瘘功能，内瘘成熟后启用动静脉内瘘，拔除中心静脉留置导管。居家自我保护透析导管，维持慢性稳定期正常透析状态。加强患者饮食、运动管理，遵医嘱服药，提高患者依从性。每天监测患者血压、体重、尿量、饮水量，定时监测相关指标，学会识别急性发作症状如高钾血症、心力衰竭的急性发作症状等。血液透析患者监测指标及检测频率见表 4-2。

**表 4-2 血液透析患者监测指标及检测频率**

| 过程指标 | 检测频率 |
|---|---|
| 乙型肝炎、丙型肝炎、梅毒和艾滋病标志物 | 1.新导入或新转入患者即时检测，3 个月内复检<br>2.长期透析患者每 6 个月检测 1 次<br>3.阳性转阴性患者前 6 个月每月检测 1 次，后 6 个月每 3 个月检测 1 次<br>4.新发患者的密切接触者即时检测 |
| 血常规 | 每 3 个月检测 1 次 |
| 血液生化：肝肾功能、电解质、血脂等 | 每 3 个月检测 1 次 |
| 血清铁蛋白和转铁蛋白饱和度 | 每 6 个月检测 1 次 |
| 全段甲状旁腺激素 | 每 6 个月检测 1 次 |
| 血清前白蛋白 | 每 6 个月检测 1 次 |
| C 反应蛋白 | 每 6 个月检测 1 次 |
| β2 微球蛋白 | 每 6 个月检测 1 次 |
| Kt/V 和 URR | 每 6 个月检测 1 次 |

注：Kt/V 为尿素清除指数；URR 为尿素下降率（urea reduction rate）。

## 二、思维拓展

终末期肾脏病（ESRD）是慢性肾脏病（CKD）发展的最严重阶段。随着人类疾病谱的改变，肥胖、糖尿病、高血压等人群稳步增长，人口老龄化问题日趋严峻，ESRD 发病率逐渐升高，同时 ESRD 患者的死亡率不断下降，因此，现存的 ESRD 患者数量大幅度增加。美国肾脏病数据库系统（USRDS）2018 年年度数据报告显示，2016 年中国台湾地区 ESRD 发病率为 493/百万人，美国 ESRD 发病率为 378/百万人，墨西哥哈利斯科州 ESRD 发病率为 355/百万人，泰国 ESRD 发病率为 346/百万人，新加坡 ESRD 发病率为 333/百万人。有研究预测，全球接受肾脏替代治疗（RRT）的患者将由 2010 年的 261.8 万人增加到 2030 年的 543.9 万人，其中亚洲地区增长速度最快。现有的 RRT 方式主要包括肾移植、血液透析以及腹膜透析。

在 RRT 方式的选择方面,选择血液透析治疗的人数仍占大部分。

血液透析患者的自我管理对其自身临床结局有重大影响。研究表明,血液透析患者自我管理活动占其所有护理活动的 90％以上,他们的生存时间取决于他们能否遵医嘱透析、规范服用药物、合理饮食、限制液体摄入以及管理疾病等。但血液透析患者自我管理能力仅为中等水平,治疗不依从行为普遍存在。其中,透析方案不依从率高达 53％,服用药物不依从率高达 85％,饮食饮水不依从率高达 67％。依从性是决定血液透析患者治疗及预后的重要因素,血液透析患者的不依从已被证明可以增加其并发症发生率、住院率以及死亡率等。

目前运用于管理血液透析患者的护理模式众多,包括 5E 康复护理模式、三元联动延续护理服务模式、协同护理模式、5A 护理模式、健康信念模型等。这些护理模式或多或少改善了血液透析患者的临床结局。但管理 HD 患者的根本在于提升患者的自我管理能力以及整体治疗依从性。提升患者依从性是属于行为改变的内容,而行为改变是一个非常复杂的过程,常见的以疾病信息传递为主的健康教育难以实现行为改变。因此,运用适宜的理论模型作为基础来改变患者的行为更加被推崇。信息-动机-行为技巧模型(information-motivation-behavioral skills model,IMB)于 1992 年由 Fisher 等在研究艾滋病高危行为中首次提出,是一种基于概念的、高度可推广的模型。该模型认为,艾滋病风险的降低是艾滋病传播(预防)的信息、降低艾滋病风险的动机以及降低艾滋病风险具体的行为技巧三者共同作用的结果。在 IMB 模型结构中,信息与动机既能直接刺激保护行为的产生,也能通过行为技巧的中介作用间接刺激保护行为的产生,而行为技巧通常直接刺激保护行为的产生。信息指产生预防行为所需的知识,动机指对预防行为的个人动机(态度)和社会动机,行为技巧包括自我效能以及客观的行为技巧。研究表明 IMB 模型可用于解释血液透析患者的自我护理行为,其中信息、社会动机和自我效能直接正向影响血液透析患者的自护行为,同时信息、个人动机还能通过自我效能间接影响血液透析患者的自护行为。因此,认为 IMB 模型可运用于指导血液透析患者的干预,提高患者的自我管理能力。研究表明,我国 HD 患者对延续护理的需求强烈,他们在健康教育、专科护理方面仍得不到满足。因此,对血液透析患者实施延伸服务十分重要。基于 IMB 模型的延伸服务,将信息、动机、行为技巧支持由医院延伸至患者家庭,既符合《全国护理事业发展规划(2016—2020 年)》拓展护理服务领域的要求,又细化了延伸服务的内容,同时还发挥了 IMB 模型在行为改变中的作用。由此可见,基于 IMB 模型的延伸服务对居家血液透析患者而言可能具有独特的意义。

### 三、案例说明书

【教学目标及用途】

**1.适用课程**　本案例与"内科护理学"课程中的泌尿系统疾病患者护理部分内容相配套,主要是为护理硕士专业学生开发,适合具有一定工作经验的学生和护士学习。

**2.教学目标**　本案例展示了慢性肾衰竭发生的危险因素以及诊断、治疗及护理评估。

经过本案例的学习,希望学生达到以下目标。

(1)掌握急性慢性肾衰竭的概念、诊断与临床表现。

(2)复习肾脏的解剖结构与生理功能,掌握慢性肾功能不全的分级。

(3)掌握慢性肾衰竭患者血液透析治疗前准备。

(4)掌握慢性肾衰竭患者血液透析治疗后护理。

(5)掌握慢性肾衰竭维持性治疗患者自我管理能力提升的基本方法。

(6)了解慢性肾衰竭患者的延续护理内容。

【分析思路】

本案例以一名被诊断为慢性肾衰竭,并行血液净化治疗后顺利出院,过渡到维持性肾脏替代治疗的男性患者的整个经过为背景,启发学生思考,引导学生掌握慢性肾衰竭的诊断、治疗,血液净化治疗前准备及治疗后护理,慢性肾衰竭的健康指导,以及慢性病患者的延续护理。通过对案例进行生动的描述,能引导学生以参与者的身份去探究问题、分析问题、解决问题,进而实现学生与教师的双向互动,更有助于护理研究生适应今后的临床工作。慢性肾衰竭护理案例分析及步骤如图 4-2 所示。

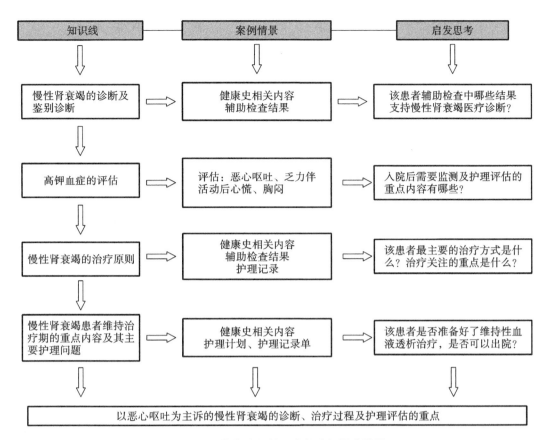

图 4-2 慢性肾衰竭护理案例分析及步骤图

【关键要点】

早期诊断,积极有效治疗原发病,避免和纠正造成肾功能进展、恶化的危险因素,是慢性肾衰竭防治的基础,也是保护肾功能和延缓慢性肾脏病进展的关键。慢性肾脏病的防治是系统性、综合性的,同时也需要个体化对策。对慢性肾脏病患者开展长期随访和管理,有针对性地对患者进行治疗、延缓慢性肾脏病进展。首先要提高对慢性肾脏病的警觉,重视询问病史、查体和肾功能的检查,即使对正常人群,也需每年筛查一次,努力做到早期诊断。同时,对已有的肾脏疾病或可能引起肾损伤的疾病(如糖尿病、高血压等)进行及时、有效的治疗,并需每年定期检查尿常规、肾功能等至少 2 次,以便早期发现慢性肾脏病。

对诊断为慢性肾脏病的患者,要采取各种措施延缓慢性肾衰竭发生,防止进展至终末期肾病。其基本对策:①坚持病因治疗:如对高血压、糖尿病肾病、肾小球肾炎等,坚持长期合理治疗。②避免和消除肾功能急剧恶化的危险因素。③阻断或抑制肾单位损害渐进性发展的各种途径,保护健存肾单位。患者血压、血糖、尿蛋白定量、血肌酐上升幅度、GFR 下降幅度等指标,都应当控制在理想范围。

【建议课堂计划】

整个案例课的课堂时间控制在 80～90 min。

课前计划:提出启发思考题,请学生在课前完成阅读和初步思考,并鼓励学生查阅相关资料以助于深入分析案例。

课中计划:开场及案例概述(2～5 min),场景展示及分析讨论环节(45～60 min),归纳总结(10 min),教师对相关问题进行总结和要点详解(15 min)。

在分析讨论环节,逐步提出思考题,并根据学生回答在黑板上整理出知识脉络结构。

课后计划:请学生给出相似案例的报告,依据本案例学习的理论进行分析。

【建议学习资源】

[1] 陈灏珠,钟南山,陆再英.内科学[M].9 版.北京:人民卫生出版社,2018.

[2] 尤黎明,吴瑛.内科护理学[M].6 版.北京:人民卫生出版社,2017.

［3］　陈香美.《血液净化标准操作规程》(2021 版)［M］.北京：人民卫生出版社,2021.

（鄢建军）

## 四、参考文献

［1］　陈香美.中国肾脏病学发展的现状与未来［J］.中华医学信息导报,2021,36(5):19.

［2］　张承宁,张波,毛慧娟,等.2020 年肾脏病学临床研究进展［J］.中华肾病研究电子杂志,2021,10(1):14-19.

［3］　谢院生,李清刚.肾脏病学临床研究新进展［J］.中国中西医结合肾病杂志,2020,21(6):471-473.

［4］　邬步云,许雪强,邢昌赢,等.2020 年血液净化领域临床研究进展［J］.中华肾病研究电子杂志,2021,10(1):20-24.

［5］　王学敏,王婧,赵宝青,等.经皮肾穿刺活检患者取材质量、肾活检术成功率及安全性分析［J］.临床军医杂志,2021,49(12):1340-1342.

［6］　李亚钊,吴群.精细化护理干预对肾穿刺活检患者术后舒适度和并发症的影响［J］.临床医学研究与实践,2021,6(2):176-178.

［7］　石俊英.医护一体化管理模式在肾穿刺活检术病人中的应用［J］.护理研究,2020,34(22):4111-4113.

［8］　陈玥,潘凌蕴.经皮肾穿刺活检术后低血压的原因分析与护理［J］.循证护理,2020,6(6):519-521.

［9］　薛阳.肾穿刺活检术后疼痛的护理干预［J］.实用临床护理学电子杂志,2018,3(33):100-104.

［10］　胡婷,张红梅,殷佳珍,等.超声引导下经皮肾穿刺活检术后中度肾血肿形成的危险因素分析及护理［J］.中国实用护理杂志,2019(29):2263-2268.

［11］　钱帆.综合护理干预对慢性肾小球肾炎患者负性情绪及治疗效果的影响［J］.中国基层医药,2020,27(14):1787-1789.

［12］　廖巧珍.循证护理干预模式在慢性肾炎护理中的应用分析［J］.中国医药指南,2019,17(34):273-274.

［13］　曹永秀.人性化护理干预用于肾小球肾炎患者护理中的效果评价［J］.临床医药文献电子杂志,2019,6(64):107.

［14］　曾彩虹.梅奥诊所/肾脏病理学会关于肾小球肾炎病理分类、诊断及报告共识［J］.肾脏病与透析肾移植杂志,2016,25(3):261-268.

［15］　刘巧,董泰玮,高峰,等.肾炎康复片联合缬沙坦治疗慢性肾小球肾炎的 Meta 分析［J］.海南医学院学,2022,28(8):599-609.

［16］　敬剑英,郭雪梅,谢荣,等.加速康复理念在经皮肾穿刺活检术中的应用效果观察［J］.实用医院临床杂志,2021,18(5):86-89.

［17］　邓梅芳.睡眠护理及心理干预对慢性肾炎患者睡眠质量的影响［J］.世界睡眠医学杂志,2022,9(1):111-113.

［18］　郑淑英,黄秋霞.针对性饮食指导＋延续性护理在慢性肾炎患者中的应用研究［J］.心血管外科杂志(电子版),2019,8(3):255-257.

［19］　吴莉萍,张子云,张利娟,等.基于 COX 健康行为互动模式的类风湿关节炎患者疾病管理［J］.护理学杂志,2021,36(12):76-78.

［20］　向邱,王霞,徐素琴.COX 健康行为互动模式在烟草依赖患者戒烟干预中的应用［J］.中国护理管理,2021,21(7):991-996.

# 第五章 血液系统疾病高级护理实践临床案例

## 第一节 血液系统疾病概述

血液系统疾病是指原发或主要累及血液和造血器官的疾病,简称血液病。血液病的病种较多,包括各类红细胞疾病、白细胞疾病以及出血性疾病,其共同点多表现为骨髓、肝、脾、淋巴结等器官的病理损害,周围血细胞成分质和量的改变,机体免疫功能低下以及出凝血机制的障碍。近年来,随着基础医学研究的不断深入和发展,血液病的治疗得到快速发展,联合化学治疗、造血干细胞移植、血液分离、免疫治疗、细胞因子的临床应用以及成分输血等新技术、新疗法的开展对提高疾病缓解率、延长患者生存期及改善生活质量起到了重要作用。

### 一、血液及造血系统的结构和生理功能

#### (一)造血组织

造血组织是指生成血细胞的组织,包括骨髓、胸腺、肝、脾、淋巴结以及分布在全身各处的淋巴组织和单核吞噬细胞系统。在胚胎早期,肝、脾为机体主要的造血组织;胚胎后期及出生后,骨髓成为主要的造血组织。当机体需要时,如感染、慢性溶血时,已经停止造血的肝、脾可部分恢复造血功能,成为髓外造血的主要场所。骨髓为人体内最重要的造血器官,位于骨髓腔内,约占体重的4.5%,分为红骨髓和黄骨髓。红骨髓为造血组织,黄骨髓为脂肪组织。婴幼儿时期,所有骨髓均为红骨髓,造血功能旺盛。随着年龄的增长,除了四肢长骨的骨骺端及躯干骨,其余骨髓腔内的红骨髓逐渐被黄骨髓所取代。但当机体需要大量血细胞时,黄骨髓可转变为红骨髓而参与造血。

造血干细胞(hemopoietic stem cell,HSC)是各种血细胞的起始细胞,具有不断自我更新,多向分化和增殖的能力,又称为多能或全能干细胞。在一定条件和某些因素的调节下,HSC能增殖、分化为各类血细胞的祖细胞,即造血祖细胞。由于其已经失去多向分化的能力。只能向一个或几个血细胞系定向增殖与分化,如红细胞系、巨核细胞系和粒细胞系,故又称为定向干细胞。HSC最早起源于胚胎期第3周初的卵黄囊中的血岛,后经血流迁移到胚胎的肝、脾和骨髓。脐带血和胎盘血中也含有较多的HSC。出生后,HSC主要存在于红骨髓,外周血含量明显减少。HSC在体内形成HSC池,在细胞因子的调控下,其自我更新与多向分化之间保持动态平衡,以维持HSC数量的稳定。由基质细胞(包括骨髓中的网状细胞、内皮细胞、成纤维细胞、吞噬细胞和脂肪细胞)、基质细胞分泌的细胞外基质和各种细胞因子构成了造血微环境,不但可以调节HSC的增殖与分化,而且为其提供了营养和黏附的场所。当一些致病因素使HSC受损时,可导致造血系统疾病。淋巴系统由中枢淋巴器官与周围淋巴器官组成。中枢淋巴器官包括骨髓和胸腺,周围淋巴器官包括脾、淋巴结、扁桃体以及沿消化道和呼吸道分布的淋巴组织。淋巴细胞的生成与HSC的分化有关。一部分HSC经血流进入胸腺皮质,分化为T细胞,参与机体的细胞免疫;另一部分则在骨髓内发育为B细胞,为体液免疫的重要组成部分。单核吞噬细胞系统来源于骨髓粒、单系祖细胞,血中为单核细胞,游走至组织即成为吞噬细胞,又称组织细胞。单核吞噬细胞系统包括骨髓内原单核细胞和幼单核细胞、血液中单核细胞、淋巴结、脾和结缔组织中固定和游走的吞噬细胞、肺泡内吞噬细胞、肝脏的

Kupffer 细胞以及神经系统的小神经胶质细胞等。这些细胞有相同的结构、活跃的吞噬功能,细胞膜上有免疫球蛋白以及补体的受体。

### (二)血液组成及血细胞的生理功能

血液是循环流动在心脏和血管系统中的液体,由血浆和血细胞组成。正常成人血液占体重的 7%～8%,其中血浆占血液容积的 55%,为一种淡黄色的透明液体;细胞成分约占血液容积的 45%,包括红细胞、白细胞和血小板。成熟红细胞是边缘较厚、中央略凹的扁圆形细胞,具有较大的表面积,有利于气体交换。成熟红细胞内无细胞核和细胞器,胞质内充满血红蛋白。血红蛋白具有运输氧及二氧化碳的能力。与氧结合的血红蛋白称为氧合血红蛋白,色鲜红。动脉血所含的血红蛋白大部分为氧合血红蛋白,所以呈鲜红色;与二氧化碳结合的血红蛋白称为碳酸血红蛋白。氧及二氧化碳同血红蛋白的结合都不牢固,容易分离。此外,红细胞还具有可塑变形性、渗透脆性与悬浮稳定性等生理特性。通过测定这些生理特性有无改变,有助于对相关疾病的诊断。网织红细胞是存在于外周血液中的尚未完全成熟的红细胞。网织红细胞计数能反映骨髓造血功能,对贫血等血液病的诊断和预后估计有一定的临床意义。若红细胞数目明显减少,可引起机体贫血,组织和器官缺氧,并引起功能障碍。

白细胞分为五种,按照体积从小到大依次为淋巴细胞、嗜碱性粒细胞、中性粒细胞、单核细胞和嗜酸性粒细胞。白细胞具有变形、趋化、游走和吞噬等生理特性,是人体防御系统的重要组成部分。其中,中性粒细胞的含量最多,具有吞噬异物,尤其是细菌的功能,是人体抵御细菌入侵的第一道防线。单核细胞具有清除死亡或不健康的细胞及其破坏后的产物、微生物的作用,是人体抵御细菌入侵的第二道防线。嗜酸性粒细胞具有抗过敏和抗寄生虫作用。嗜碱性粒细胞能释放组胺及肝素。T 淋巴细胞约占淋巴细胞的75%,参与人体细胞免疫(如抗肿瘤、排斥异体移植物等),并具有调节免疫的功能;B 细胞又称抗体形成细胞,受到抗原刺激后可以增殖分化为浆细胞,产生抗体,参与人体体液免疫。当白细胞数目减少,尤其是粒细胞减少时,容易诱发各种感染。血小板的主要功能是凝血和止血,修补破损的血管。血浆成分复杂,含有多种蛋白质、凝血与抗凝血因子、补体、抗体、酶、各种激素与营养物质。当血小板数目减少、血小板功能障碍或各种凝血因子缺乏时,均可导致出血。

### (三)血液系统疾病的分类

(1)红细胞疾病:包括各种贫血、红细胞增多症等。

(2)粒细胞疾病:包括粒细胞缺乏症、中性粒细胞分叶功能不全、类白血病反应等。

(3)单核细胞和吞噬细胞疾病:包括单核细胞增多症、组织细胞增多症等。

(4)淋巴细胞和浆细胞疾病:包括各类淋巴瘤,急、慢性淋巴细胞白血病,多发性骨髓瘤等。

(5)造血干细胞疾病:包括再生障碍性贫血、骨髓增生异常综合征(myelodysplastic syndrome,MDS)、阵发性睡眠性血红蛋白尿(paroxysmal nocturnal hemoglobinuria,PNH)、急性非淋巴细胞白血病以及骨髓增殖性疾病。

(6)脾功能亢进。

(7)出血性及血栓性疾病:包括血小板减少性紫癜、血管性紫癜、凝血功能障碍性疾病、弥散性血管内凝血等。

## 二、血液系统疾病患者常见症状体征

### (一)贫血

贫血是血液病最常见的症状,指在一定容积的循环血液内红细胞计数、血红蛋白量以及红细胞压积均低于正常范围下限的一种常见临床症状。其中以血红蛋白(Hb)最为重要,成年男性 Hb 低于 120 g/L(12.0 g/dL),成年女性 Hb 低于 110 g/L(11.0 g/dL),孕妇 Hb 低于 100 g/L 一般可认为贫血。轻度贫血患者多无明显症状;中度以上贫血患者常出现头晕、耳鸣、疲乏无力、活动后心悸、气短等表现;重度贫血患者休息时也可有气短、心绞痛、心功能不全等表现。贫血若为缓慢发生,机体能逐渐适应低氧环境,患者自觉症状可相对较轻;若贫血发展迅速,红细胞携氧能力骤然大幅度下降,可导致全身各系统严重缺氧,甚至发生循环衰竭而死亡。皮肤黏膜苍白是贫血的主要体征,临床多以观察指(趾)甲、口唇黏膜、睑结膜等较为可靠。

### (二)出血

出血是指机体自发性多部位出血和(或)血管损伤后出血不止。血液病出血的特点多为周身性,且出血程度和引起出血的创伤极不成正比。如皮肤黏膜反复自发出血或外伤后出血时间延长,不易控制的鼻出血、牙龈出血、消化道出血、关节出血、子宫出血等。出血部位可遍及全身,以皮肤、牙龈及鼻腔出血最为多见,也可发生关节腔、肌肉及眼底出血。内脏出血多为重症,可表现为消化道出血(呕血、便血)、泌尿道出血(血尿)以及女性生殖道出血(月经过多)等,严重者可发生颅内出血而导致死亡。血管脆性增加及血小板异常所致的出血多表现为皮肤黏膜瘀点、瘀斑;凝血因子缺乏引起的出血常有关节腔出血或软组织血肿。

### (三)继发感染

由于正常白细胞数量减少和质量异常,机体免疫力降低以及营养不良、化疗、贫血等因素的影响,血液病患者容易发生感染。继发感染是白血病患者最常见的死亡原因,感染可发生在身体各个部位,其中以口腔炎、咽峡炎、牙龈炎最常见。肺部感染、皮肤或皮下软组织化脓性感染、肛周炎、肛周脓肿等亦常见。泌尿道感染以女性居多。发热常伴发以下表现:伴口腔黏膜溃疡或糜烂,为口腔炎;伴咽部充血、扁桃体肿大,为咽峡炎;伴咳嗽、咳痰、肺部干湿性啰音,为肺部感染;伴皮肤红肿、溃烂,为皮肤软组织感染;伴肛周局部红肿、疼痛、糜烂、出血,为肛周炎或肛周脓肿;伴尿频、尿急、尿痛等,为泌尿道感染。急性白血病和急性再生障碍性贫血患者严重感染时,可出现菌血症或败血症表现。患者的生命体征可发生改变,尤其是体温会升高;咽和扁桃体会充血、肿大;口腔黏膜出现溃疡;肺部出现啰音;肛周出现红肿等。

### (四)淋巴结肿大,肝、脾大

淋巴结肿大,肝、脾大主要见于造血系统肿瘤浸润或因骨髓病变引起的髓外造血,可见于淋巴瘤、淋巴细胞白血病(急性和慢性)、粒细胞白血病(急性和慢性)、浆细胞病、朗格汉斯细胞组织细胞增生症和恶性组织细胞病、原发性骨髓纤维化、类脂质沉积症等。溶血性贫血,尤其是血管外因素引起的溶血性贫血,以及脾功能亢进等都可致脾大。

## 三、血液系统疾病的诊疗技术

### (一)血液系统疾病诊断技术

**1. 基本方法** 造血系统疾病诊断的基本方法和内科其他系统疾病一样,主要还是依靠详细询问病史,全面的体格检查,结合有针对性的实验室检查,用正确的临床思维进行分析,一般都能获得正确的诊断。根据临床经验,许多病例误诊的原因并不是缺乏高深的新技术,而是在于询问病史有遗漏,重要的体征未被发现,临床思维方法不得当。由于许多其他系统疾病也有血液病的表现,如贫血、白细胞增多和减少、血小板减少、高球蛋白血症等,而造血系统疾病的某些临床表现,如发热、淋巴结肿大,肝、脾大,又常见于其他系统疾病,缺乏特异性。因此,对血液科的临床医生来讲,必须具有扎实的内科基础才能对造血系统疾病进行正确的诊断。

**2. 血细胞计数和白细胞分类计数** 血细胞计数包括红细胞、白细胞和血小板计数以及白细胞分类计数,是造血系统疾病诊断最基础的工作。目前各医院普遍采用自动血细胞分析仪,常用的是电阻法血细胞分析仪。

**3. 骨髓检查** 临床上骨髓检查习惯上指骨髓细胞形态学检查。实际上骨髓检查的含义更广,它不仅包括骨髓细胞形态学检查,而且包括骨髓活组织检查即骨髓病理学检查、骨髓细胞电镜检查、骨髓细胞遗传学检查、骨髓细胞分子生物学检查及骨髓造血祖细胞培养等。虽然目前分子生物学发展迅猛,但迄今为止骨髓细胞形态学仍然是造血系统疾病最基本的诊断方法。

**4. 流式细胞术(flow cytometry,FCM)** FCM 目前临床上主要用于白血病和淋巴增生性疾病的免疫分型;利用免疫表型检测微小残留病;FCM 检测肿瘤细胞表达 P-糖蛋白(P170 蛋白)用于多药耐药的检测，比免疫组化染色和 PCR 检测 mdr1mRNA 更具有优越性；应用 FCM 检测外周血红细胞、中性粒细胞或骨髓单个核细胞 CD55、CD59，可以直接检测 GPI 锚定蛋白的缺失情况，是目前诊断阵发性睡眠性血红蛋白尿最灵敏、最特异的方法；FCM 尚能检测红细胞、中性粒细胞和血小板抗体，用于免疫血液病的诊断，其灵敏度高于血清试验。FCM 在造血系统疾病诊断上的应用，是血液病诊断史上的一个重要发展。

**5. 分子生物学技术**　分子生物学技术包括聚合酶链反应（PCR）、Southern 印迹杂交、限制性片段长度多态性（RFLP）、等位基因特异性寡核苷酸探针（ASO）、单链构象多态性（SSCP）等。正是这些技术在造血系统疾病诊断中的应用，使血液病的诊断有了质的飞跃，对过去认识不清的疾病有了新的认识。目前，分子生物学技术已深入白血病和淋巴增生性疾病的基因诊断和分型。

**6. 影像学诊断**　影像学诊断在造血系统疾病诊断中的应用，近年来也有很大的进展。影像学对淋巴瘤的诊断，尤其是浅表淋巴结不肿大的淋巴瘤，以及淋巴瘤的临床分期，具有重要价值。影像学诊断对多发性骨髓瘤及朗格汉斯细胞组织细胞增生症等的诊断也有重要价值。X 线淋巴造影、99mTc-Dextran 淋巴显像的应用，使对淋巴瘤深部病灶的诊断成为可能，还能应用于放、化疗效果的评价以及复发的诊断。

**（二）血液系统疾病的治疗方法**

**1. 补充治疗**　缺什么补什么、缺多少补多少的原则用于造血因子缺乏的血液病的治疗，如缺铁性贫血的铁剂治疗、缺乏叶酸或维生素 $B_{12}$ 引起的巨幼细胞性贫血，应分别补充叶酸或维生素 $B_{12}$。遗传性或获得性凝血因子缺乏患者也主要采用补充治疗原则，目前能提供的补充治疗凝血因子制剂有新鲜冷冻血浆、冷沉淀物、纤维蛋白原、因子Ⅷ浓缩物、vWF 浓缩物、凝血因子Ⅸ浓缩物、凝血酶原复合物浓缩剂等。成分输血实质上也是补充治疗。肾性贫血补充红细胞生成素，也可以看作内分泌激素的替代治疗。

**2. 免疫抑制治疗**　免疫抑制治疗适用于免疫机制介导的血液病，如原发性再生障碍性贫血、纯红细胞再生障碍性贫血、自身免疫性溶血性贫血、特发性血小板减少性紫癜等，均可选用免疫抑制治疗，包括肾上腺皮质激素、抗胸腺细胞球蛋白（ATG）和抗淋巴细胞球蛋白（ALG）、环孢素，大剂量静脉应用丙种球蛋白等。免疫失调在许多血液病的发生发展中起重要作用，适合用免疫调节剂进行治疗。树突状细胞可以"细胞疫苗"形式用于抗肿瘤治疗。

**3. 抗肿瘤化学治疗**　目前对造血系统恶性肿瘤的主要治疗方法是抗肿瘤化学治疗。近代抗肿瘤化学治疗（化疗）始于 20 世纪 40 年代，到 20 世纪 60 年代末，大部分目前常用的化疗药物都已出现，并且开始认识到肿瘤细胞动力学及化疗药物药代动力学的重要性，依据肿瘤细胞动力学设计了联合化疗方案。到了 20 世纪 70 年代，已有不少成熟的联合化疗方案，如：治疗急性髓细胞白血病的柔红霉素＋阿糖胞苷（DA 方案）；治疗急性淋巴细胞白血病的长春新碱＋柔红霉素＋门冬酰胺酶＋泼尼松（VDLP 方案）；治疗霍奇金淋巴瘤的氮芥＋长春新碱＋丙卡巴肼＋泼尼松（MOPP 方案）；治疗多发性骨髓瘤的左旋美法仑＋泼尼松（MP 方案）等。20 世纪 80 年代起，由于支持疗法的发展特别是细胞因子的应用，使抗肿瘤化疗的剂量有可能加大，试验证明，化疗剂量增加 1 倍，其杀伤力可达 10 倍，出现了以中等剂量/大剂量阿糖胞苷为主的联合化疗方案，以及大剂量甲氨蝶呤治疗白血病及缓解后巩固强化治疗方案。使抗肿瘤化疗在造血系统恶性肿瘤的治疗中取得了很好的效果，使得儿童急性淋巴细胞白血病的 5 年持续完全缓解率达 70%，急性髓细胞白血病的 5 年无病存活率达 40%～50%；成人急性淋巴细胞白血病的 5 年无病存活率可达 30%～50%，急性髓细胞白血病的 5 年无病存活率为 30%，霍奇金淋巴瘤Ⅰ、Ⅱ期患者的 5 年无病存活率达 85%～90%，并且不少患者被认为已治愈。但 20 世纪 80 年代后化疗的效果未能取得进一步提高，其主要原因是肿瘤细胞的多药耐药。对多药耐药的逆转治疗至今尚未在临床上取得突破性进展。

**4. 造血细胞因子（hemopoietic cytokine）的应用**　20 世纪 80 年代中期由于 DNA 重组技术的发展，可以生产大量高纯度的造血细胞因子，为其临床应用开辟了广阔的前景，这是临床治疗学上划时代的成就。近年来由重组技术生产的干扰素、红细胞生成素、血小板生成素和集落刺激因子已在临床上广泛使用，积累了不少经验。α 干扰素对毛细胞白血病有显著疗效，对慢性粒细胞性白血病具有使 Ph 染色体转阴的效能与化疗合用可提高低恶度非霍奇金淋巴瘤和多发性骨髓瘤疗效，对骨髓增殖症也有一定疗效。红细胞生成素对肾性贫血有显著疗效，与血液透析联合应用大大改善了慢性肾衰竭患者的生存质量，红细胞生成素还对内源性红细胞生成素分泌减少性贫血，以及伴有继发性铁负荷过多的贫血患者纠正贫血提供了有效的措施。集落刺激因子的应用使造血系统恶性肿瘤的大剂量化疗得以保证，可使粒细胞缺乏时间缩短、程度减轻、并发感染的机会减少、住院天数缩短，从而大大提高了恶性血液病的治疗效果。

**5. 造血干细胞移植（hematopoietic stem cell transplantation）** 造血干细胞移植包括异基因骨髓移植、同基因骨髓移植、自身骨髓移植和周围造血干细胞移植及脐血移植。异基因造血干细胞移植又可根据预处理方案分为骨髓清除和非骨髓清除两种。造血干细胞移植在20世纪80年代开始发展迅速，其适应证已从造血系统肿瘤扩展到实体瘤及某些遗传性疾病。异基因骨髓移植已成为根治部分重型再生障碍性贫血及慢性粒细胞白血病的有效方法。我国异基因移植的适应证主要是白血病，占91%，其中慢性粒细胞白血病占40%，急性髓细胞白血病（AML）占32%，急性淋巴细胞白血病（ALL）占19%，重型再生障碍性贫血占4%。在自体造血干细胞移植中，AML与ALL分别占42%和18%，淋巴瘤占22%，恶性实体瘤占14%，其他占4%。异基因造血干细胞移植后3年无病生存期：AML第1次完全缓解期（CR1）患者为70.0%，ALL CR1患者为48.2%，慢性髓系白血病第1次慢性期患者为64.2%。

**6. 基因治疗（gene therapy）和分子靶向治疗（molecular targeted therapy）** 造血系统疾病的基因治疗，总的说来尚处于临床前试验研究阶段。上海复旦大学遗传学研究所以成纤维细胞为受体细胞，经有正常凝血因子IX的反转录病毒重组体转染，用胶原包埋，注入血友病B患者背部皮下，凝血因子IX表达维持1年多，取得了初步成功。分子靶向治疗直接作用于靶基因或其表达产物而达到治疗目的，使治疗恶性血液病具有高度选择性。甲磺酸伊马替尼（STI571或格列卫）是一种高度特异的酪氨酸激酶抑制剂，是针对Ph+白血病基因产物的分子靶向药物。基于单克隆抗体的靶向治疗也在临床上广泛应用，如针对B细胞的抗CD20（美罗华）。采用表观遗传学原理的药物，如干扰DNA甲基化的药物（5-氮杂胞苷）和DNA甲基转移酶抑制剂（地西他滨）可用于MDS的治疗，都是分子靶向治疗。

**7. 嵌合抗原受体T细胞治疗（chimeric antigen receptor T-cell，CAR-T）** 嵌合抗原受体T细胞（CAR-T细胞）治疗是从患者的外周血中采集的原T细胞基因改变产生的。CAR-T细胞主要由T细胞抗原受体（TCR）的CD3胞内信号域、跨膜结构域（TMD）、铰链和单链抗体（scFv）组成，故CAR可定义为嵌合抗原受体，而这个基本构成又被称为第一代CAR-T细胞。CAR-T细胞治疗是对化疗、免疫治疗、造血干细胞移植等治疗方式的一个补充，特别是对于复发（难治）急性淋巴细胞白血病。多数研究报道CAR-T细胞治疗用于治疗复发/难治急性淋巴细胞白血病有高完全缓解率（CR率）。并且因为不存在造血干细胞移植引起的HLA不相容的局限性，该技术在许多病例中被用于抢救或治疗。随着研究的进展，CAR-T细胞治疗不断优化，但在临床中仍然存在细胞因子释放综合征、B细胞发育不全等不良反应。这就需要我们进一步的研究和优化CAR-T细胞治疗的设计，增强CAR-T细胞治疗的靶向性和持久性，增加抗肿瘤性的同时减少不良反应，更好地用于临床工作中，为患者和医生的抗肿瘤战斗中增加一个强有力的武器。

## 四、中国血液病学发展的现状与未来

血液病学是一门进展很快的学科，近年来由于单克隆抗体、重组DNA技术、细胞遗传学和分子生物学等理论和技术的快速发展，血液病的病因、发病机制等研究有了突飞猛进的发展，临床诊断及治疗也有了进一步提高。尤其是恶性血液病的治疗已从既往的化疗、放疗和骨髓移植治疗进展到诱导分化治疗、生物治疗、靶基因治疗和细胞免疫治疗等。这些治疗手段不仅治愈了不少血液病患者，也成为部分实体瘤、自身免疫性疾病、与干细胞有关的遗传性疾病治疗的重要治疗措施。

近几年来，细胞治疗因其在血液肿瘤中的显著疗效而备受关注。早期的细胞治疗方法主要是利用细胞因子激活机体免疫细胞和激活肿瘤浸润细胞进行癌症治疗，但此类早期细胞治疗手段均属于非特异性细胞治疗，有着一定的局限性，如识别能力不足、肿瘤免疫逃逸、MHC丢失、宿主细胞的免疫耐受等问题。1989年Gross等首次提出CAR-T细胞治疗的概念，该疗法是通过对人体T细胞进行工程化改造，使T细胞可以特异性靶向清除肿瘤细胞，从而达到精准治疗癌症的目的。淋巴型白血病是目前CAR-T细胞治疗应用较为成熟的领域之一，相当数量的临床试验报告显示，针对CD19靶点的CAR-T细胞治疗可以显著缓解甚至治愈难治性和易复发性B细胞恶性肿瘤。一些以CD19+多发性骨髓瘤干细胞为靶细胞的

CAR-T 细胞治疗也取得了不错的效果,患者病情在 CAR-T 细胞治疗后得到缓解,缓解持续 12 个月。

CAR-T 细胞治疗发展尚处于初级阶段,几个重要难题亟待解决:细胞因子释放综合征(CRS)和神经毒性毒副作用;抗原逃逸导致复发;在慢性白细胞白血病和非霍奇金淋巴瘤中表现过于温和,需要提高反应活力;在实体瘤中表现较差;成本过于高昂,导致受众面窄,以至于得到的数据少,不利于分析等。在实体瘤方面,对肿瘤微环境的研究将会促进 CAR-T 细胞治疗在实体瘤中的应用。CAR-T 细胞治疗要真正面向大众仍充满挑战。

(阮海涛　吴德芳)

# 第二节　血液肿瘤化疗患者的护理实践

## 一、导入案例

### 第　一　幕

患者,女,21 岁,因"疲乏无力 1 个月余,发现颈部肿物 3 周,发现白细胞增高 1 天"入院。患者自述疲乏无力 1 个月余,3 周前发现颈后及左侧耳后可触及数个肿块,质韧,约 3 cm×4 cm 大小,触之无明显活动,伴有触痛,无皮损、发热、呼吸困难等不适。在当地医院行血常规检查未见明细异常。2021 年 10 月 25 日在当地医院行淋巴结穿刺活检示:考虑淋巴结反应性增生。在家输液检查治疗后症状无明显好转。1 天前夜间睡觉时觉得气促,心悸,在当地医院行血常规检查示:白细胞 $326×10^9/L↑↑↑$,红细胞 $2.16×10^{12}/L↓$,血红蛋白 56 g/L,血小板 $33×10^9/L↓$。凝血功能、电解质、胸部 CT 未见明细异常。建议转上级医院继续治疗,今日来我院门诊行血常规检查示:白细胞 $346×10^9/L↑↑↑$,红细胞 $2.06×10^{12}/L↓$,血红蛋白 54 g/L↓,血小板 $30×10^9/L↓$。现为进一步治疗,拟"白细胞增高原因待查"收入我院。

【护理评估】

**1. 健康史**

| | |
|---|---|
| 主诉 | 问:您好,我是您的责任护士,今天由我负责您的治疗和护理,为了对您的情况进行了解,以便后续诊疗,需要问您几个问题,希望您如实回答。您这次来医院主要是有什么问题? <br> 答:最近 1 个月觉得全身疲乏无力,做什么都没精神,3 周前我摸到脖子后有包块。 <br> 问:包块痛吗? <br> 答:不痛,没什么感觉。 <br> 问:有夜间盗汗,或者发烧吗? <br> 答:没有,昨晚睡觉时觉得喘不上气,心里慌。 <br> 问:还有没有其他不舒服? <br> 答:没有。 |
| 现病史 | 问:您的体格检查报告给医生看了,医生怎么说? <br> 答:医生说,有可能是血液方面的疾病,建议住院治疗。 |
| 日常生活形态 | 问:生病后吃饭、睡觉、大小便怎么样? <br> 答:吃饭、睡觉都还可以,跟以前一样,没什么变化,大小便也正常,就是做事没有精神,容易疲劳。 |
| 既往史 | 问:您平时身体怎么样,有没有什么其他慢性病? 如心脏病、高血压、糖尿病、结核、肝炎病史等。 <br> 答:平时身体挺好,经常锻炼身体,体质还可以。 <br> 问:有没有外伤、过敏、输血史,烟酒等不良嗜好? <br> 答:没有。 |

续表

| 家族史 | 问:您家里人以前有没有得过血液方面的疾病?<br>答:没有。 |
|---|---|
| 心理状况 | 问:平常心情怎么样?<br>答:还可以,心态比较好。 |
| 社会状况 | 问:您家里有几个人,住院的话,谁照顾您?<br>答:家里有3个人,我爸妈和我,住在一起。<br>问:那您(费用)是自费还是可以报销?<br>答:可以报销,我有医保,入院时已经登记了。<br>问:您是做什么工作的?<br>答:是一名舞蹈教师,上班一年了。 |

**2. 体格检查**　T 36.5 ℃,P 102 次/分,R 20 次/分,BP 134/85 mmHg。

患者神志清楚,精神可,贫血貌,皮肤巩膜无黄染,咽不红,扁桃体无肿大,胸骨无压痛,双肺呼吸音清,未及干湿性啰音,心率 80 次/分,律齐,无杂音,腹软,无压痛反跳痛,肝脾肋下未扪及,肠鸣音正常,双下肢不肿。

**3. 辅助检查**　2021 年 11 月 30 日在当地医院行血常规检查示:白细胞 $326×10^9$/L,红细胞 $2.16×10^{12}$/L,血红蛋白 56 g/L,血小板 $33×10^9$/L。凝血功能、电解质、胸部 CT 未见明细异常。12 月 1 日在我院门诊行血常规检查示:白细胞 $346×10^9$/L,红细胞 $2.06×10^{12}$/L,血红蛋白 54 g/L,血小板 $30×10^9$/L。

**4. 医疗诊断**

(1)初步诊断:①颈部淋巴结肿大。原因待查:淋巴瘤? 白血病? ②白细胞增高。原因待查:白血病?

(2)主要护理诊断:①活动无耐力:与贫血导致机体缺氧有关。②依据:患者疲乏无力 1 月余,夜间睡觉时觉得气促,心悸,血红蛋白 54 g/L。

【护理目标】

患者缺氧的症状得到减轻或消失,活动耐力恢复正常。

【护理计划与措施】

**1. 休息与活动**　指导患者合理休息与活动,减少机体的耗氧量,根据贫血的程度、发生发展速度及基础疾病等,与患者一起制订活动计划,逐步提高患者的活动耐力。

**2. 给氧**　给予氧气吸入,改善组织缺氧症状。

**3. 饮食护理**　给予高蛋白质、高维生素、易消化的食物,改善营养。

**4. 输血的护理**　遵医嘱输注红细胞,以减轻贫血和缓解机体的缺氧症状。

【护理评价】

患者气促、心悸症状得到改善,输血后血红蛋白 83 g/L。

【思维启发】

(1)该患者为什么会疲乏无力?

(2)该患者目前最紧急的处理措施是什么? 如何配合医生进行处理?

(3)为了明确该患者的诊断,必须做的诊断检查是什么? 如何配合医生完成诊断检查?

【问题解析】

问题 1:该患者为什么会疲乏无力?

**1. 疲乏的原因**

(1)贫血:疲乏无力是最常见和最早出现的症状,可能与骨骼肌氧的供应不足有关。

（2）白细胞增多：骨髓中白血病细胞极度增生与干扰，造成正常红细胞生成减少。

**2. 贫血相关知识**

1）贫血的实验室诊断标准　见表 5-1。

表 5-1　贫血的实验室诊断标准

| 性别 | Hb | RBC | HCT |
|---|---|---|---|
| 男 | <120 g/L | $<4.5\times10^{12}/L$ | 0.42 |
| 女 | <110 g/L | $<4.0\times10^{12}/L$ | 0.37 |
| 孕妇 | <100 g/L | $<3.5\times10^{12}/L$ | 0.30 |

2）贫血的严重程度划分标准　见附表 12。

3）贫血的原因

（1）红细胞生成减少性贫血。

①造血干细胞异常：造血功能受损或定向干细胞受损或功能缺陷可出现高增生、低分化，从而导致贫血。

②造血调节异常：骨髓基质细胞及造血微环境受损，如骨髓被异常细胞浸润、骨髓纤维化及各种感染或非感染性骨髓炎，此外造血调节因子水平异常也可导致贫血。

③造血原料不足或利用障碍：如叶酸或维生素 $B_{12}$ 缺乏或利用障碍等。

（2）红细胞破坏过多或利用障碍：见于各种原因引起的溶血。

（3）失血性贫血。

**3. 贫血患者的临床表现**

（1）疲乏无力是最常见和最早出现的症状，最突出的体征是皮肤黏膜苍白。

（2）神经系统：由于脑组织缺血缺氧，无氧代谢增强，能量合成减少，患者常出现头昏、头痛、眼花、失眠、多梦、记忆力下降及注意力不集中等症状，严重者还会出现晕厥。

（3）呼吸系统：多见于中度以上的贫血，主要表现为呼吸加快及不同程度的呼吸困难。

（4）循环系统：心悸、气促，活动后加重。

（5）消化系统：胃肠黏膜缺氧可致消化液分泌减少和胃肠功能紊乱，患者出现食欲不振、恶心、腹泻、便秘、口腔黏膜炎等。

（6）泌尿生殖系统：肾脏、生殖系统缺血，患者会出现轻度蛋白尿及尿浓缩功能减退，表现为夜尿增多；女性患者可发生月经失调，表现为闭经、月经过少，偶有月经过多；男性患者可出现性功能减退。

**4. 贫血患者的治疗**

（1）病因治疗：积极寻找及去除病因是治疗的首要原则。

（2）药物治疗：多在明确病因及发病机制的基础上进行，如缺铁性贫血应补充铁剂，叶酸、维生素 $B_{12}$ 治疗巨幼细胞性贫血等。

（3）对症支持治疗：输血是纠正贫血的有效治疗措施。

**5. 贫血患者的护理**

（1）休息与活动：指导患者合理休息与活动，减少机体耗氧量，制订活动计划，逐步提高患者的活动耐受水平。轻度贫血者无须限制活动，注意避免劳累；中度贫血者增加卧床休息时间，鼓励生活自理，活动量以不加重患者症状为度，在患者活动时给予协助，预防跌倒；重度贫血者应卧床休息，减少耗氧量。

（2）饮食：给予高蛋白质、高热量、高维生素、易消化食物，加强营养。

**6. 白细胞增多的相关知识**

1）病因

（1）生理性因素：妇女月经期和排卵期、妊娠期、产后、冷热水浴后、剧烈运动、情绪激动、体力劳动、紫外线照射等因素都可以导致白细胞数量增多。

（2）病理性因素。

①粒细胞增多：多见于恶性肿瘤。

②淋巴细胞增多：可见于由 EB 病毒引起的传染性单核细胞增多症。

③单核细胞增多：常见于淋巴瘤、白血病、多发性骨髓瘤、卵巢癌、胃癌、乳腺癌等。

④嗜酸性粒细胞增多：多见于慢性粒细胞白血病、霍奇金淋巴瘤等。

（3）药物因素：如服用红霉素、肾上腺素、多巴胺、间羟胺等。

2）临床表现

（1）淋巴结肿大及肝、脾大：淋巴结肿大一般无触痛和粘连，中等质地，轻到中度肿大。白血病患者可有轻到中度的肝、脾大，慢性粒细胞白血病急性变期的患者还可能出现巨脾。

（2）骨骼和关节：患者常会出现胸骨下端局部压痛，或者骨骼、关节的疼痛。

（3）口腔和皮肤黏膜：急性单核细胞白血病和急性粒-单核细胞白血病患者，由于白血病细胞的浸润，可出现牙龈增生、肿胀，皮肤黏膜还可以出现蓝灰色斑丘疹或皮肤粒细胞肉瘤，患者局部的皮肤隆起、变硬，呈紫蓝色的皮肤结节。

（4）眼部：粒细胞白血病形成的粒细胞肉瘤常累及骨膜，以眼眶部位最为常见，还可引起眼球突出、复视或失明。

（5）生殖系统：男性患者睾丸常受浸润，出现无痛性肿大，多为单侧，但对侧也往往会检测到白血病细胞。

（6）中枢神经系统的改变，如头痛、头晕、耳鸣等。

（7）高白细胞血症：高白细胞血症（$>100\times10^9/L$）会增加患者死亡率，也会增加髓外白血病的发病率及复发率。当循环血液中白细胞极度增高（$>200\times10^9/L$）时，可发生白细胞淤滞症，表现为呼吸窘迫、低氧血症、头晕、言语不清、反应迟钝、中枢神经系统出血及阴茎异常勃起等。

问题 2：该患者目前最紧急的处理措施是什么？如何配合医生进行处理？

**1. 水化碱化** 立即建立静脉通路，遵医嘱给予补液治疗，以稀释血液中的白细胞含量，促进患者血液循环，纠正水、电解质失衡，预防栓塞；给予碳酸氢钠静脉滴注，或口服碳酸氢钠和别嘌醇，用以碱化尿液，预防尿酸性肾病的发生。

**2. 氧气吸入** 由于患者体内白细胞增多，血液黏稠，循环障碍，存在体内组织缺血缺氧的症状，氧气吸入有助于缓解机体缺氧状况。

**3. 白细胞清除术** 可尽快清除患者体内的白细胞，防止白细胞在体内淤积，缓解患者症状，同时由于白细胞增多的患者体内有较多的 G0 或静止期的白血病细胞，白细胞清除术可使静止期的细胞进入增殖期，有利于化疗药物充分发挥杀灭白血病细胞的作用，提高疗效。白细胞清除术的护理配合如下。

（1）术前。

①心理护理：术前充分了解患者的心理状态，讲解疾病的相关知识及血细胞分离术的治疗原理，使患者了解该项治疗的必要性和安全性，消除心理压力。

②环境准备：保持室温 24～26 ℃，湿度 55％左右，采集前用紫外线灯照射 30 min，并更换床单，禁止室内人员走动，现场备常规抢救药物和器材。

③细胞分离机的准备：专人管理，定期维护。

④患者准备：采血管路通畅是血细胞分离术顺利进行的保证。采集前评估患者的静脉，常选择粗直、弹性好的静脉进行穿刺。同时，因患者的血液黏滞度极高，为保证术中血流通畅，要求患者采集前多饮水，勿进高脂肪食物。

（2）术中护理。

①一般护理：协助患者取舒适体位，做好保暖，并让患者分散注意力，缓解其紧张情绪。

②病情观察：予以心电监护，密切观察生命体征的变化。

③不良反应的护理如下。

a. 低钙反应：采血过程中应用的 ACD-A 抗凝剂主要成分为枸橼酸钠盐，枸橼酸根与血液中钙离子可形成难解离的可溶性络合物，使血液中钙离子减少，出现低钙症状，表现为口周发麻、恶心、腹部不适、面色苍白、心率下降等。分离术开始后 30 min 予生理盐水 20 mL+10% 葡萄糖酸钙 10 mL，缓慢静脉推注，以预防枸橼酸钠盐中毒。出现低钙症状明显时增加补钙剂量。

b. 血容量失衡：在分离术过程中若去除量和回输量未达到平衡，可引发低血容量或循环血量超负荷症状。血容量失衡是治疗性血液成分分离技术可能致死的不良反应。因此，在单采过程中应对患者加强血压监护，分离速度不宜过快，开始采集前予输注生理盐水或林格氏液以稀释血液，但应控制输液速度。

c. 迷走神经反射：表现为恶心、呕吐、面色苍白、出冷汗，心率减慢为 60 次/分左右，血压下降不明显。予暂停单采，并予保暖、心理安慰、肌内注射甲氧氯普胺。

（3）术后护理：采集完毕后尽可能回输管路内剩余的血细胞。因采血针头粗大，采集后为防止穿刺处渗血，拔出针头后迅速用无菌纱布局部按压 20～30 min，直至无血液渗出，深静脉穿刺要用肝素封管并做好护理。嘱患者平卧半小时以上，喝糖水、牛奶等，以补充循环血量。抽血，查血常规，并将检验结果及时反馈给患者，以增加患者治疗疾病的信心。

问题 3：为了明确该患者的诊断，必须做的诊断检查是什么？如何配合医生完成诊断检查？

**1. 血液病明确诊断的必要检查**　骨髓穿刺术。

**2. 骨髓穿刺术护理配合要点**

（1）术前向患者解释该检查的目的、意义及操作过程，取得配合，签署知情同意书。

（2）消除患者的思想顾虑，向患者说明骨髓检查所抽取的骨髓是极少量的，对身体不会有影响，指导患者术中的配合方法。

（3）协助医生做好用物准备。

（4）体位准备：根据穿刺部位协助患者采取适当的体位，于胸骨、髂前上棘嘱穿刺者取仰卧位，前者还需要用枕头垫于背后，使胸部稍突出；于髂后上棘穿刺者采取侧卧位或俯卧位；棘突穿刺着取坐位，尽量弯腰，头俯屈于胸前使棘突暴露。

（5）术后护理：嘱患者卧床休息，告知穿刺处局部会有轻微的疼痛，但疼痛是暂时的；穿刺处按压至不出血，保持局部皮肤的清洁、干燥，观察穿刺处有无出血，避免剧烈运动，防止伤口感染。

# 第 二 幕

患者骨髓穿刺及活检结果出来，骨髓细胞学提示：骨髓有核细胞增生活跃，粒红比值为 3，原淋巴细胞及幼淋巴细胞占 76.6%，意见：急性淋巴细胞白血病骨髓象。FISH 结果：未检测到 BCR/ABL1 融合基因。活检及组化结果：符合急性 B 细胞白血病。得知结果，患者家属非常焦虑，不知道该如何告知患者，害怕患者不能接受。在大家的共同努力下，患者接受了患病事实。医生给她制订了 DVCP 化疗方案（环磷酰胺 750 mg/m²，1200 mg d 1，吡柔比星 40 mg/m²，60 mg d 1～3，西艾克 4 mg d 1，地塞米松 15 mg d 1～28，d 15 后逐渐减量至减停），并留置 PICC 管。化疗当天，患者无不适；第二天，患者出现较为严重的恶心、呕吐症状，几乎不能进食，使用止吐药物效果不佳。自诊断明确以来，患者情绪较为低落，不知道自己的病能不能治好，听说化疗药物副作用很多，担心自己耐受不了化疗药物，身边的病友好多都是光头，原来还会有脱发，一向爱美的她心里很难接受这些。

【护理评估】

患者恶心、呕吐、不能进食；情绪低落，心情温度计评分：4 分。

【主要护理诊断或者问题】

**1. 潜在并发症**　与恶心、呕吐等化疗药物不良反应有关。

**2. 悲伤**　与急性白血病治疗效果差、死亡率高有关。

【护理目标】

（1）患者能积极应对化疗药物不良反应。

（2）患者能正确对待疾病，悲观情绪减轻或消除。

【护理计划与措施】

**1. 消化道反应**　胃肠道反应是化疗常见的不良反应之一，75％的患者会产生恶心、呕吐，伴随周身不适感。化疗期间应该吃什么，这是患者及其家属普遍关注的问题。化疗患者的个体差异较大，难以有一个适合所有患者的饮食方案。但总体原则应做到清洁、清淡、不油腻，食谱丰富多样，富含高蛋白质、维生素和微量元素，达到营养全面的标准。此外，化疗期间，患者应适度饮水，不能食用辛辣刺激性食物，不能吃生冷食物，应当戒酒。

（1）WHO关于恶心、呕吐的分级标准：患者的恶心、呕吐程度不一，能够进餐的情况也就不同。根据WHO的分级标准，恶心、呕吐分级标准大致如下。

0级：无恶心、呕吐；Ⅰ级：只有恶心，能够吃适合的食物；Ⅱ级：一过性呕吐伴恶心，进食明显减少，但能够吃东西；Ⅲ级：呕吐需要治疗；Ⅳ级：顽固性呕吐，难以控制。

该患者出现Ⅲ级恶心呕吐。

（2）不同情况的饮食指导。

①对于没有胃肠道反应或胃肠道反应不严重的患者，饮食以加强营养为主，但食物也应易消化，避免油腻，不能吃辛辣刺激性食物。少吃油炸、烧烤、油煎等烹饪方式烹制的食物。饮食保持多样性，营养均衡，热量充足。

②对于食欲受到影响，但无明显恶心、呕吐的患者，应以刺激患者食欲，选择患者喜爱的食物为主。患者可多喝粥、喝汤，流食中可加入营养较为丰富的食物，比如，将海参、肉、鱼绞碎加入粥中，并加入盐等电解质。少量多餐。清晨往往是患者恶心、呕吐反应最轻的时候，因此在清晨应该为患者准备较为丰富的食物。

③严重呕吐的患者可以考虑禁食禁水4～8 h，必要时可延长至24 h，禁食结束后由流食逐步过渡到普通饮食。

④贫血患者可以吃含铁丰富的食物，如猪肝、木耳、菠菜、山药、红枣、桂圆、藕粉等。

⑤电解质紊乱的患者可以多吃芒果、苹果、柑橘、土豆等。

⑥接受胃肠道手术的患者胃肠道反应往往比较严重，同时因吸收功能障碍，患者营养状况受到影响，应格外重视食物的营养。藕粉含有维生素 $B_{12}$ 和铁等造血必需的原料，并易于消化，也是胃肠道手术患者的理想食物之一。接受胃肠道手术的患者应少量多餐。

**2. 悲伤**　心情温度计评分4分。

（1）心理支持：建立良好的护患关系，了解患者的心理需求和心理特征，正确评估患者的应对能力，进行有针对性的心理疏导。告知治疗对疾病的重要性，必要时请病友现身说法，使患者以良好心态接受治疗及护理。

（2）积极-认知干预：分析和解释患者出现的心理问题，帮助患者建立正性的认知模式，改变看事物的角度，使患者能够正确面对疾病，使认知、情感、行为三者和谐，从而降低焦虑、抑郁及手术后引起的创伤性应激障碍。认知疗法（如理性情绪疗法）可改善患者由于疾病和长期情绪恶劣造成的人际关系不良，提高社会适应能力。

（3）积极-行为干预。①冥想放松训练：利用语言引导为主，音乐背景为辅，让患者放松，闭上眼睛想象一生中最美好、最愉快的那一幕，以感受真实的快乐，保持神经和躯体放松。渐进式肌肉放松训练，选择舒适卧位，排除杂念，集中精神感受身体放松。双手、双臂、双脚、双腿、头部和躯干部依次松弛，达到全身松弛的目的。每个环节重复5遍，每次15～20 min。②意念引导训练：舒适卧位，深呼吸放松，闭上眼，感受两肺完全充满和排空，同时想象患病部位正在好转，并把这种意念扩散到全身。③情感宣泄法：创造一个温暖和谐的氛围，使患者能够把内心深处的痛苦向医护人员倾诉，并通过大喊、哭诉来发泄情绪；④代替疗法：通过对榜样的模仿来建立良好的行为，以使患者消除恐惧紧张等不良情绪，增加战胜疾病的信心。

（4）积极-防御机制。①教会患者解决应激问题的5个步骤，即放松、认识问题、充分讨论可能的解决办法，选择和履行一种适当的解决方法。②阅读疗法：发放阅读书籍，如《钢铁是怎样炼成的》《命运》《站起来走》等，让患者及其家属共同阅读。③社会支持：发动患者身边所有支持，包括家属、同学、同事、朋友等。

医护人员多与患者交流,把人文关怀的理念融入各个细微环节中。④集体干预:通过小组成员的相互交流、相互支持、开放自我,共同分担疾病所带来的痛苦,8~10例患者为一组,每次40 min,每周2次。

【护理评价】

患者恶心、呕吐症状得到改善,心情温度计评分1分。

【思维启发】

(1)结合该患者情况,分析可能的发病原因是什么?

(2)急性淋巴细胞白血病的典型临床表现有哪些?

(3)急性淋巴细胞白血病的治疗要点是什么?

(4)如何向该患者及其家属告知白血病的诊断及化疗相关不良反应?

(5)分析该患者还可能存在哪些潜在问题?应如何处理?

【问题解析】

问题1:结合该患者情况,分析可能的发病原因是什么?

**1. 生物因素** 主要是病毒感染及自身免疫功能异常。RNA病毒对鼠、猫、鸡和牛等动物的致白血病作用已经肯定,这类病毒所致的白血病多属于T细胞型。EB病毒及HIV病毒与淋巴系统恶性肿瘤有关。某些自身免疫性疾病因其免疫功能异常导致白血病风险增加。

**2. 化学因素** 一些化学物质有致白血病作用。接触苯及其衍生物的人群白血病发生率高于一般人群。亦有亚硝胺类物质、保泰松及其衍生物、氯霉素等诱发白血病的报道。某些抗肿瘤细胞毒药物,如氮芥、环磷酰胺、甲基苄肼、VP16、VM26等都有致白血病作用。

**3. 放射因素** 各种电离辐射可以引起白血病。白血病的发生取决于人体吸收辐射的剂量,整个身体或部分躯体受到中等剂量或大剂量辐射后都可诱发白血病。小剂量辐射能否引起白血病仍不确定。经常接触放射线物质(如$^{60}C_o$)者白血病发病率明显增加。大剂量放射线诊断和治疗可使白血病发生率增高。

**4. 遗传因素** 有染色体畸变的人群白血病发病率高于正常人。

 **知识链接**

白血病(leukemia)是一类造血系统的恶性克隆性疾病。按白血病的细胞成熟度及病程的长短可分为急性白血病(acute leukemia, AL)及慢性白血病(chronic leukemia, CL)两大类,另外从细胞形态学、化学因素等方面可将急性白血病又分为急性淋巴细胞白血病(acute lymphocytic leukemia, ALL)和急性非淋巴细胞白血病(acute nonlymphocytic leukemia, ANLL),后者也可称为急性髓系白血病(acute myelogenous leukemia, AML),其中ALL多发于儿童,AML多发于成人,CL多发于40岁以上的中老年人。根据全球性疾病调查结果显示:AL占癌症总发病率的3%~5%,且其发病率呈逐年上升趋势。AL早期死亡率达17.3%,国内研究显示,在癌症患者的死亡率排名中,因AL导致死亡的人数分别位居总死亡人数的第6位(男性)和第8位(女性);儿童及35岁以下成人于年龄分层中居第1位。

问题2:急性淋巴细胞白血病的典型临床表现有哪些?

**1. 发热** 常见的症状之一,表现为不同程度的发热和热型。发热的主要原因是感染,其中以咽峡炎、口腔炎、肛周感染最常见,肺炎、扁桃体炎、齿龈炎、肛周脓肿等也较常见。耳部发炎、肠炎、痈、肾盂肾炎等也可见到,严重者可发生败血症、脓毒血症等。发热也可以是AL本身的症状,而不伴有任何感染迹象。

**2. 感染** 病原体以细菌多见,疾病后期,由于粒细胞长期低于正常水平和广谱抗生素的使用,真菌感染的可能性逐渐增加。病毒感染虽少见但凶险,须加以注意。

**3. 出血** 出血部位可遍及全身,以皮肤、牙龈、鼻腔出血最为常见,也可有视网膜、耳内出血和颅内、消化道、呼吸道等大出血。女性月经过多也较常见,可以是首发症状。

**4. 贫血** 早期即可出现,少数病例可在确诊前数月或数年先出现骨髓增生异常综合征(MDS),以后再发展成白血病。患者往往伴有乏力、面色苍白、心悸、气短、下肢水肿等症状。贫血可见于各类型的白血病,老年患者更多见。

**5. 骨和关节疼痛** 骨和骨膜的白血病浸润引起骨痛,可为肢体或背部弥漫性疼痛,亦可局限于关节痛,常导致行动困难。逾 1/3 患者有胸骨压痛,此征有助于本病诊断。

**6. 肝、脾大和淋巴结肿大** 以轻、中度肝、脾大为常见。ALL 患者比 AML 患者肝、脾大的发生率高,CL 患者比 AL 患者更为常见,程度也更明显。ALL 患者淋巴结肿大也比 AML 患者多见,可累及浅表或深部,如纵隔、肠系膜、腹膜后等淋巴结。

**7. 中枢神经系统白血病(CNSL)** CNSL 是急性白血病严重并发症,常见于 ALL 和 AML 中的 M4 和 M5,但其他类型也可见到。由于常用化疗药物难以透过血脑屏障,因此成为现代急性白血病治疗的盲点和难点。浸润部位多发生在蛛网膜、硬脑膜,其次为脑实质、脉络膜或颅神经。重症者有头痛、呕吐、颈项强直、视乳头水肿,甚至抽搐、昏迷等颅内压增高的典型表现,可类似颅内出血,轻者仅诉轻微头痛、头晕。颅神经(第 Ⅵ、Ⅶ 对颅神经为主)受累可出现视力障碍和面瘫等。

**8. 其他组织和器官浸润** ALL 患者皮肤浸润比 AML 患者少见,但睾丸浸润较多见。睾丸白血病也常出现在缓解期 ALL,表现为单侧或双侧睾丸的无痛性肿大,质地坚硬无触痛,是仅次于 CNSL 的白血病髓外复发根源。白血病浸润还可累及肺、胸膜、肾、消化道、心、脑、子宫、卵巢、乳房、腮腺和眼部等组织和器官,并表现相应脏器的功能障碍。

问题 3:急性淋巴细胞白血病的治疗要点是什么?

**1. 对症支持治疗**

(1)高白细胞血症的紧急处理。

(2)防治感染:及时查明感染部位及病原体,明确感染原因,及时使用抗生素。

(3)改善贫血:贫血严重者予以输注红细胞,给予氧气吸入以改善氧合情况。

(4)防治出血:血小板低的患者可输注血小板,并发弥散性血管内凝血(DIC)时,则给予相应的处理。

(5)防治尿酸性肾病:对饮水或静脉补液,碱化尿液,口服别嘌醇。

(6)纠正水、电解质及酸碱平衡失调。

**2. 化学药物治疗**

(1)诱导缓解期:治疗的起始阶段,通过联合化疗,迅速、大量地杀灭白血病细胞,恢复机体正常造血,使患者尽可能在较短时间内获得完全缓解(CR)。CR 指患者的症状及体征消失,外周血象的白细胞分类中无幼细胞,骨髓象中相关系列的原细胞与幼细胞之和小于 5%。

(2)缓解后治疗:CR 后治疗的延续阶段,由于患者达到 CR 后,体内尚存 $10^8 \sim 10^9$ 的白血病细胞且在髓外某些部位仍可有白血病细胞的浸润,是疾病复发的根源,缓解后治疗主要是通过进一步的巩固和强化治疗,彻底消灭残存的白血病细胞,防止病情复发。

(3)中枢神经系统白血病的防治:药物鞘内注射治疗或放疗,常用的化疗药物为甲氨蝶呤、阿糖胞苷等,同时可应用一定量激素以减轻药物刺激引起的蛛网膜炎。

(4)造血干细胞移植:对患者进行全身照射、化疗、免疫抑制处理后,将正常供体或自体的造血干细胞经血管输注给患者,使之重建正常的造血和免疫功能。

(5)细胞因子治疗:促进造血细胞增殖作用,与化疗同时应用或化疗后使用,可减轻化疗所致的粒细胞缺乏,缩短粒细胞恢复时间,提高患者对化疗的耐受能力。

(6)老年白血病的治疗:强调个体化治疗,多数患者需要减少用药剂量,以降低治疗的相关死亡率。

问题 4:如何向患者及其家属告知白血病的诊断及化疗相关不良反应?

**1. 应由医生告知** 告知病情的同时除了维护患者的知情权外,更重要的是使患者很好地配合后续治疗,提高生活质量,延长患者生命,这是医务人员和患者及其家属的共同目标。

**2. 告知按计划进行** 告知病情和诊断时,首先考虑的不是患者对自身疾病信息的需求,而是家属对疾病告知的意见和建议,告知要得到家属同意和积极配合,讲究策略,并有计划地进行告知,避免因告知不当而引起医疗纠纷。

**3. 应从轻告知** 1999 年世界卫生组织(WHO)提出了肿瘤的 3 个 1/3:即 1/3 的肿瘤是可以治疗的;1/3 的肿瘤是可以早期发现的;1/3 的肿瘤是可以预防的。因此,应根据患者的性格特征、体质、承受能力等情况从轻告知,让患者看到生的希望,即使晚期癌症初次诊断也应该从轻告知,使患者有一个适应的过程,给出一线生的希望,积极配合后续治疗,尽量减轻痛苦,尽可能延长患者生命。

**4.告知要含蓄** 避免使用"癌症"这个具有相当刺激性的词语,如"您的病比较严重,需要住院治疗""您的病不太好,需要进一步治疗"等,病情严重给患者的信息是可以治疗的,癌症在目前情况下仍然是死亡的代名词,尽量不对患者使用。

**5.消除患者疑虑** 当患者知道真实诊断后,会在心理上出现六期发展模式,即体验期、怀疑期、恐惧期、幻想期、绝望期、平静期。告知患者病情后医生、护士应多巡视、多安慰、多沟通、多耐心听取患者意见,多理解患者的情绪反应,满足患者的精神需要,使患者尽快度过不良的心理反应期,相信告知的信息,积极配合治疗,提高疗效,减轻痛苦。告知诊断时,多数患者和部分家属希望与最亲密的人在一起,表明家属的生活照顾和情感支持对患者很重要。患者家属不仅仅是经济支持者,也是患者的精神支柱。医护人员应该做好家属的心理护理工作,关注患者家属的心理反应。

问题5:分析该患者还可能存在哪些潜在的问题? 应如何处理?

**1.化学性静脉炎** 与患者使用的环磷酰胺、西艾克化疗药有关。化学性静脉炎主要是由化疗药物对血管的刺激而引起管壁的化学性炎症。化疗药物常造成血管平滑肌痉挛、血管内膜损伤,导致不同程度静脉炎的发生。化疗药物属于刺激性药物,由于静脉输液经外周中小静脉时,血管管径狭窄,长度长,血液流速慢,因此化疗药物与血管接触时间长,刺激强度大,受累的静脉即表现为色素沉着、疼痛、血管变硬、呈条索状等炎症反应,即临床上所谓的化疗药物性静脉炎。

(1)化学性静脉炎分型标准:根据美国静脉输液护理协会(INS)2000 分级标准将静脉炎临床标准分为4 级。1 级:输液部位发红,伴有或不伴有疼痛;2 级:输液部位疼痛,伴有发红和(或)水肿;3 级:输液部位疼痛,伴有发红和(或)水肿,静脉有条索状改变,可触摸到结节;4 级:输液部位疼痛,伴有发红和(或)水肿,有条索状物形成,可触及的静脉条索状物长度大于 2.5 cm,有脓液流出。

(2)化学性静脉炎发生原因:药物的 pH、渗透压及药物本身理化特性等因素影响静脉炎的发生,腐蚀性药物尤其是发疱性化疗药物外渗后可引起局部组织坏死(表 5-2)。

**表 5-2 引起化学性静脉炎的常见化疗药物分类**

| 类别 | 常见药物 |
| --- | --- |
| A1 发疱性化疗药物 | |
| 烷化剂 | 氮芥、苯达莫司汀等 |
| 抗生素类 | 蒽环类(柔红霉素、多柔比星、表柔比星等)、线裂霉素、放线菌素 D 等 |
| 植物类 | 长春碱、长春新碱、长春地辛、长春瑞滨等 |
| 紫杉烷类 | 多西他赛、紫杉醇、白蛋白结合型紫杉醇等 |
| A2 刺激性药物 | |
| 烷化剂 | 卡莫司汀、环磷酰胺、异环磷酰胺、美法仑、达卡巴嗪、噻替帕等 |
| 抗生素类 | 博来霉素、米托蒽醌、脂质体-阿霉素等 |
| 植物类 | 依托泊苷、伊立替康、托泊替康等 |
| 抗代谢类 | 阿糖胞苷、氟达拉滨、氟尿嘧啶、吉西他滨、甲氨蝶呤等 |
| 铂类 | 卡铂、*顺铂、奥沙利铂等 |

注:* 顺铂在分类上属于刺激性药物,但须注意浓度及外渗的量,若高浓度(>0.5 mg/mL)的顺铂发生大量外渗时(>20 mL),必须视为发疱性化疗药物外渗并处理。

(3)化学性静脉炎的预防。

①经外周静脉导管(PVC)给药的预防措施:选择前臂粗、直、有弹性的上肢静脉,同一静脉在 24 h 内不重复穿刺;不使用一次性静脉输液钢针进行化疗药物输注;使用透明无菌敷料固定外周静脉导管利于穿刺部位皮肤的观察,导管留置时间应不大于 24 h;静脉输注化疗药物看到静脉回血后方可给药;输注发疱

性药物时静脉推注 2～5 mL 药液或每输注 5～10 min 后,评估并确认静脉回血,发疱性化疗药物总输注时间应小于 60 min,不使用输液泵输注发疱性化疗药物,患儿输注发疱性化疗药物不选择头皮静脉。

②经中心血管通路装置(CVAD)给药的预防措施:输注发疱性化疗药物时间大于 60 min 或使用便携式输注泵给药时,宜选择 CVAD;给药前应通过抽回血及推注生理盐水确认 CVAD 通畅;输液港(PORT)给药时,应确保无损伤针固定在港体内;输注过程中应定时观察穿刺区域有无液体渗出、发红、肿胀等。

(4)化学性静脉炎的处理:化疗药物一旦外渗应立即停止输注,保留血管通路装置;使用注射器回抽静脉通路中的残余药液后,拔除 PVC 或 PORT 无损伤针;评估肿胀范围及外渗液体量,确认外渗的边界并标记;观察外渗区域的皮肤颜色、温度、感觉、关节活动和外渗远端组织的血运情况。

①非药物处理:抬高患肢、局部冷热敷等物理疗法可有效减轻化疗药物外渗导致的皮肤损伤。一般处理:在药物外渗的 48 h 内,抬高受累部位,以促进局部外渗药物的吸收。冷敷:可减轻蒽环类抗癌药、紫杉醇、氮芥、阿霉素等所致的皮损程度,可用冰袋间断冷敷药物外渗处皮肤 24～48 h,时间长短以患者耐受程度为限。热敷:适用于植物碱类抗癌药物的外渗,如长春碱、异长春碱。局部温热敷可以加快外渗药物的吸收与分散,减轻药物外渗所致的皮肤伤害。

②药物处理:根据外渗药物的种类,遵医嘱使用相应的解毒剂和治疗药物,可有效减少化疗药物对皮肤的损伤,促进伤口愈合(表 5-3)。

表 5-3 化疗药物外渗解毒剂/拮抗剂

| 解毒剂/拮抗剂 | 外渗化疗药 | 给药方式 | 用量 | 配制 | 保存 |
|---|---|---|---|---|---|
| 右丙亚胺<br>(dexrazoxane) | 宜用于 DNA 结合的蒽环类药物外渗 | 应避开外渗部分静脉输注,宜选择对侧肢体大静脉,维持超过 1 h。输注前 15 min 应移除冷敷 | 按患者体表面积计算,第 1 天:1000 mg/m²,在外渗发生 6 h 内使用,单次最高剂量 2000 mg/m²。第 2 天:1000 mg/m²,单次最高剂量 1000 mg/m²。第 3 天:500 mg/m²。 | 每支 500 mg 右丙亚胺用 50 mL 特定稀释液混匀,再取出患者使用的剂量,加入 1000 mL 生理盐水中 | 室温 25 ℃ |
| 50%～100% 二甲亚砜<br>(dimethyl sulfoxide, DMSO) | 宜用于与 DNA 结合的蒽环类药物和丝裂霉素外渗,建议外渗 10 min 内开始使用,不可与右丙亚胺同时使用 | 二甲亚砜 1～2 mL 用棉签或纱布涂抹大于外渗面积 2 倍的皮肤表面,自然晾干,4～8 h 1 次,持续 7～14 天 | — | — | — |
| 1/6 mol/L 硫代硫酸钠<br>(sodium thiosulfate) | 宜用于氮芥、丝裂霉素、放线菌素 D 和高浓度顺铂(＞0.5 mg/mL)发生大范围外渗(＞20 mL) | 在外渗部位皮下注射 | 每外渗氮芥 1 mL,使用 2 mL 硫代硫酸钠 | ①若用 10% 硫代硫酸钠配制:4 mL 药物加 6 mL 注射用水;②若用 25% 硫代硫酸钠配制:1.6 mL 药物加 8.4 mL 注射用水 | 室温 15～30 ℃ |

续表

| 解毒剂/拮抗剂 | 外渗化疗药 | 给药方式 | 用量 | 配制 | 保存 |
|---|---|---|---|---|---|
| 150 U/mL 透明质酸酶（hyaluronidase） | 宜用于非 DNA 结合的长春碱类和紫杉醇类化疗药物外渗，建议外渗 1 h 内开始使用 | 平均分 5 次在外渗部位顺时针方向皮下注射 | 每外渗 1 mL 药液，使用 1 mL 透明质酸酶 | — | 2~8 ℃ 冷藏 |

除此之外，还可以使用：a. 皮质类固醇抑制局部损伤的炎症反应，皮质类固醇有抗炎、抑制机体防御功能，有利于细菌的繁殖和扩散，在应用过程中一定要严格无菌原则，避免局部感染；b. 如意金黄散具有解毒、活血化瘀、消炎止痛的作用，外敷有利于后期受损组织恢复；c. 水凝胶类（片状）有锁水、促进组织再生的作用，瘢痕形成少，且提供保护伤口的屏障，避免伤口受外源污染。

③水疱的处理：多发性小水疱，注意保持水疱的完整性，避免摩擦和热敷，保持局部清洁并抬高局部肢体，待自然吸收。直径大于 2 cm 的大水疱，在严格消毒后用细针头在水疱的边缘穿刺抽液使皮肤贴附，避免去表皮。

④外科处理：彻底的清创或联合植皮整形术可保住肢体的功能和外观。

**2. 出血性膀胱炎**　环磷酰胺不良反应。

(1)环磷酰胺致出血性膀胱炎的作用机制：环磷酰胺是一种主要作用于 S 期的细胞周期特异性烷化剂。50%~70%的环磷酰胺在 48 h 内经肾脏排泄，其代谢产物丙烯醛通过双键与膀胱黏膜上皮形成共价结合，引起黏膜损伤，导致细胞坏死、出血及溃疡。

(2)预防措施。

①水化：环磷酰胺使用期间鼓励患者每天饮水量在 3000 mL 以上，保证足够的尿量利于化疗药物降解产物的稀释和排泄，减少对泌尿系统的刺激，必要时静脉补充液体。大量补液时，应匀速输液，并密切注意患者的心律和呼吸情况，避免循环负荷过重造成不良后果。同时 24 h 内应该注意避免患者的水、电解质和酸碱平衡紊乱。

②碱化尿液：使用 5%碳酸氢钠溶液静脉输注碱化尿液是为了避免丙烯醛在酸性环境中形成结晶，沉积在肾脏及膀胱中导致肾功能损害。

③应用巯基化合物类保护剂：巯基化合物如美司钠等，能通过巯基与环磷酰胺的代谢产物丙烯醛结合，消除后者对膀胱上皮细胞的毒性作用，使其失活从而减轻毒性。临床上美司钠作为预防用药已经成为常规的治疗方案之一。

④其他可能有预防作用的药物：包括小檗碱、氧化氮合成酶抑制剂等，有待进一步在临床验证。

⑤膀胱冲洗：插入导管用生理盐水等液体对膀胱进行预防性连续冲洗是一种比较经典的预防措施，但近年来对此措施有一些争议，有的研究结论却与此相反，认为膀胱冲洗并不能降低出血性膀胱炎的风险，因此采取这种措施应谨慎。

(3)自我形象紊乱：与药物不良反应导致脱发有关。

(4)指导患者维护自我形象：告知患者脱发是暂时的，疗程结束后头发会重新长出来，并且会比先前的头发更好，指导患者保持头皮清洁，可使用帽子、头巾等饰品加以修饰，维护患者自我形象。

# 第 三 幕

按照计划患者完成了第一个疗程的化疗药物输注，大约一周后，患者的血常规提示白细胞 $0.12×10^9$/L，血红蛋白 75 g/L，血小板 $12×10^9$/L，医生将患者转入层流病床进行保护性隔离，转入层流病床第二天体温最高达 39 ℃，同时口腔也越来越不舒服，连喝水都有些困难。查体：口腔有 2 个直径约 2.5 cm 的溃疡和数个小溃疡。一周后，在医护人员、家人的支持下，所有症状开始好转，血常规恢复了正常，患者被告知可以出院,回家调养一段时间,可是回去后怎么办? 患者心里很焦虑。

【护理评估】

患者 T 39 ℃,口腔有 2 个直径约 2.5 cm 的溃疡和数个小溃疡。

【主要护理诊断】

**1. 有感染的风险** 与正常粒细胞减少、化疗有关。

**2. 潜在并发症** 化疗副作用,与化疗不良反应有关。

依据:患者体温升高,发生口腔黏膜炎。

【护理目标】

患者能说出预防感染的重要性,并能积极配合,减少或避免感染的发生。

【护理计划与措施】

(1)密切观察体温变化,发热者给予物理降温,必要时遵医嘱给予退热药。

(2)将患者安置在层流病床上进行保护性隔离,尽量减少探视,防止交叉感染。

(3)饮食护理:给予清淡、新鲜、干净的饮食,发热者鼓励多饮水。

(4)保持口腔黏膜清洁,每天指导患者漱口,观察口腔黏膜好转情况。

(5)若患者出现感染征象,协助医生做好血液、咽部、尿液等的细菌培养及药物敏感试验,遵医嘱应用抗生素。

【护理评价】

患者体温恢复正常,口腔溃疡愈合。

【思维启发】

(1)分析该患者在骨髓抑制期存在哪些风险? 如何防护?

(2)如何对该患者进行出院健康相关知识指导? 如何进行延续护理?

【问题解析】

问题 1:分析该患者在骨髓抑制期存在哪些风险? 如何防护?

**1. 该患者在骨髓抑制期存在以下风险**

(1)有感染的风险:与正常粒细胞减少、化疗有关。

(2)有出血的风险:与血小板减少有关。

(3)黏膜炎的风险:与化疗不良反应有关。

(4)活动无耐力(跌倒风险):与大量化疗,患者代谢增强,贫血等有关。

**2. 该患者进入粒细胞缺乏期时,我们要做好以下防护措施** 对于粒细胞缺乏的患者应进行保护性隔离,安置在单间、层流病床或空气层流洁净病房实施全环境保护。通过无菌层流室的使用、患者体表无菌化、肠道净化、系统的微生物监测和医护人员的自身净化,预防和减少感染的发生,使患者安全度过粒细胞缺乏期。隔离病房在患者入住前要经过彻底的清洁、消毒处理。患者入住后继续保持环境的洁净度,每天进行室内消毒。保护性隔离期间须给予预防感染的措施,患者应用无菌饮食,膳食经微波炉高温消毒后食用,饭前便后及接触污物后及时洗手,预防消化道感染。睡前及大便后用 1∶5000 高锰酸钾坐浴不少于15 min。每天更换内裤,定时更换病员服及床上被单等物。保持皮肤清洁,定期修剪头发、胡须、指(趾)甲等。餐后认真漱口,定时清洁鼻腔并用抗生素软膏涂抹鼻黏膜,防止挖鼻而损伤黏膜。注意温度变化,及时调整被盖和衣物,避免受凉感冒继发呼吸道感染。护理中严格无菌技术操作,防止医源性感染的发生。

**3. 患者粒细胞缺乏期感染的症状**

(1)发热。

(2)口腔黏膜炎。

(3)肛周黏膜炎。

①发热的处理:密切观察体温变化,若体温超过 39.0 ℃,患者无发冷及寒战,可头部置冰袋或冷毛巾冷敷,同时行温水或乙醇擦浴(有出血倾向者慎用)。 如患者体温持续不降,遵医嘱给予退热药物,应用退

热药物后要密切观察体温下降情况。降温过程中往往大量出汗，及时补充水分，更换衣裤、被盖，并给予保暖，防止湿冷受凉而感冒。

②口腔黏膜炎的处理。

a.评估口腔黏膜炎：使用 WHO 口腔黏膜炎评估量表。

0 级：口腔黏膜无异常

Ⅰ级：有 1～2 个直径＜1.0 cm 的溃疡，出现红斑、疼痛。

Ⅱ级：有 1 个直径＞1.0 cm 的溃疡和数个小溃疡，但患者能进食。

Ⅲ级：有 2 个直径＞1.0 cm 的溃疡和数个小溃疡，仅能进流质饮食。

Ⅳ级：有 2 个以上直径＞1.0 cm 的溃疡或融合溃疡，不能进食。

b.标准化预防：选用软毛牙刷清洁牙齿（PLT＜20×10⁹/L 者改用棉签）；温水漱口（晨起、三餐前后、睡前）；使用牙线（PLT＜100×10⁹/L 者慎用）；义齿清洁（餐后清洗，睡前冷水浸泡）；避免过烫、柑橘类饮料，忌辛辣食物及烟酒；润唇膏或甘油润滑嘴唇；冷冻疗法，化疗开始前 10 min，用 0～4 ℃生理盐水含漱，每次 10～15 mL，含漱 3～5 min，含漱液可咽下或弃去，10～15 min 再次含漱，至化疗结束。

c.漱口水的选择见表 5-4。

表 5-4　漱口水的选择

| 适应证 | 漱口水种类 | 注意事项 |
| --- | --- | --- |
| 维持口腔清洁 | 生理盐水 | 无特殊 |
| 细菌感染 | 复方硼酸溶液、康复新溶液 | 使用康复新液漱口，一次约 10 mL，不需要稀释，药液尽量与创口接触，含漱 3～5 min，漱口后不需要再用清水漱口 |
| 真菌感染 | 1%～4%碳酸氢钠溶液、两性霉素 B 漱口水（两性霉素 B 25 mg＋生理盐水 100 mL） | 两种漱口水可联合使用，交替漱口，防治口腔真菌感染效果更佳 |
| 厌氧菌感染 | 0.5%甲硝唑溶液、3%双氧水 | 甲硝唑苦味较重，使用时须充分考虑患者的耐受度；双氧水清洗口腔时会产生大量气泡，使用前请告知患者，做好相关宣教。 |
| 促进创面愈合 | 粒细胞巨噬细胞集落刺激因子（GM-CSF）漱口水（GM-CSF100 μg＋生理盐水 100 mL） | 置于 2～8 ℃冰箱低温保存 |
| 预防 MTX 引起的口黏膜炎 | 甲酰四氢叶酸钙（CF）稀释液（CF3 mg＋生理盐水 100 mL） | 早期使用效果更佳，建议开始输入 MTX 化疗时即开始使用甲酰四氢叶酸钙稀释液含漱 |
| 减少创面疼痛 | 利多卡因漱口水（盐酸利多卡因10 mL＋生理盐水 500 mL） | 创面疼痛影响进食者，建议进食前含漱；合并细菌感染时可加入庆大霉素混合漱口 |

③肛周黏膜炎的处理：嘱咐患者每天保持肛周皮肤清洁，每次排便后用高锰酸钾溶液坐浴，15 分/次，随后用干净毛巾抹干皮肤，每天不排便时也需用高锰酸钾溶液坐浴；患者排便手纸应采用消毒灭菌的柔软卫生纸，清洁肛周皮肤的时候力度要轻，避免弄破皮肤，穿宽松柔软洁净的棉质衣服，限制探视，忌进生冷食物，避免外界细菌感染；有痔疮的患者在进入骨髓抑制期前先请肛肠科医生协助诊治，提前做好预防痔疮出血的治疗措施，指导患者多喝水及进高纤维食物，保持大便通畅，避免用力排便，减少痔疮出血感染。

**4.出血风险的预防要点**　常见的出血有皮肤出血点、瘀斑、齿龈渗血、口腔黏膜血泡、鼻出血、呕血、便血、咯血、尿血、颅内出血等。对于有出血倾向者应减少活动，严重大出血者绝对卧床休息。密切观察皮肤出血点，瘀斑的数量、色泽及范围变化，并注意呕吐物、排泄物的颜色及性质。保持鼻腔湿润，防止干裂或手挖分泌物干痂而出血。已有明显齿龈出血者，以冷开水或专用漱口液漱口，并以明胶海绵片贴敷渗血处，定时给予口腔护理，口唇可涂石蜡油保持湿润，防止干裂出血。粒细胞缺乏期血小板低下，颅内出血常是其致死原因。指导患者保持情绪稳定，避免焦虑、紧张、激动、兴奋等情绪，保持病室环境安静及减少一切不良刺激。随时警惕颅内出血的征象，如出现头痛、呕吐、视物模糊、意识障碍、肢体瘫痪等异常，立即通知医生，头部给予冷敷，观察瞳孔的变化。注意颅内出血的恶心、呕吐与胃肠道症状相鉴别。常规给予眼底检查，可早期发现颅内出血。

问题2：如何对该患者进行出院健康相关知识指导？如何进行延续护理？

**1. 对出院患者进行健康相关知识指导要点**

（1）预防感染：减少探视人员，尽量少去人多的地方，外出佩戴口罩；注意保暖，防止感冒；勤洗手，保持手卫生；食物新鲜，清洗干净；常漱口。

（2）适当活动：活动的安排要循序渐进，可进行散步、游泳、打太极拳等活动，以不感到劳累为原则。慢慢过渡到跑步、爬山等活动。

（3）注意营养摄入，可适当多吃胡萝卜、核桃等抗白血病的食物，忌食辛辣刺激食物。

（4）有以下症状及时就诊：骨、关节突然疼痛，夜间盗汗，发热等。

（5）每周查血常规一次，有异常及时就诊咨询。

（6）按时化疗。

（7）保持良好心态，树立战胜疾病的信心。

**2. 该患者出院后，护士应做的延续护理**

（1）电话随访：内容包括运动指导、用药指导、饮食活动指导。电话随访虽然只是简单的询问和问候，但让患者感受到的是亲人般的关心和温暖，使患者出院后也能感受到医院的人文关怀，值得推广。

（2）建立患者俱乐部：患者俱乐部是医务人员组织的患者互助小组，由医护人员、患者及其家属、社会志愿者共同参与，定期组织患者活动，对有关疾病的诊治、康复、自我护理进行小组讨论，或开展知识竞赛，同时进行经验交流，使患者可以相互支持，共同分享成功或分担苦恼，体会到社会的关心和支持，对疾病的恢复具有积极作用。

（3）基于网络平台的健康教育：建立患者QQ群或微信群，将患者加为群友，护士每周轮流在网上以群聊天的形式解答共性问题，可节省资源，方便又快捷。

（4）家庭访视：家庭访视最大的优势是通过面对面沟通，有效提高患者出院后对治疗的依从性，还能进行查体及心理照护，是所有延续护理中最能提高满意度的一种，但缺点是受时间限制，实施成本较高。

## 二、思维拓展

急性白血病由于其起病急、进展快、不良反应多、发病率高、致死率高等特点，已成为危害我国居民身心健康的主要恶性肿瘤之一。化疗作为急性白血病的标准治疗方式，虽然有助于提高患者的缓解率和生存率，但化疗期间患者需承受癌症和化疗副作用的双重打击。研究表明化疗期急性白血病患者同时存在4~11个症状，如疲乏、恶心、食欲差、睡眠不安等生理症状以及苦恼、悲伤、焦虑等心理症状，这些症状均严重影响其生活质量。因此减少化疗期急性白血病患者繁多的生理心理不适症状，降低其症状严重程度，进而提高其远期生活质量是目前急需解决的问题。目前临床应用的症状管理理论模型包括症状管理理论（symptom management theory，SMT）、不悦症状理论（unpleasant symptom theory，UST）、症状体验模型（symptom experience model，SEM）和症状体验时间模型（symptom experience in time model，SETM）等，其中应用较多的为SMT。有研究通过探索性因子分析法，将化疗期成人急性白血病患者不同时间点析出10个症状群：神经心理不适症状群、胃肠道症状群、自我形象受损症状群、病态行为症状群、不良反应症状群、厌食-睡眠相关症状群、疼痛相关症状群、躯体症状群、口腔相关症状群和一般症状群，指导临床护理人员根据患者每个时间点症状群严重程度采取不同的干预重点：诱导期（T1）重点干预病态行为症状群；巩固期（T2）和强化期（T3）重点干预神经心理不适症状群；维持期（T4）重点干预疼痛相关症状群。利用症状管理理论模型对急性白血病患者进行症状群的探索，探索不同时间点症状群的变化轨迹，可以更好地进行症状管理,提出具有前瞻性和针对性的干预措施。国内症状群纵向研究刚刚起步,研究对象多为实体肿瘤,血液系统恶性肿瘤症状群的纵向研究鲜有报道,需要进一步研究。

在情绪管理方面,血液肿瘤患者存在起病急、症状重、预后差、恶性程度高等诸多因素,易产生悲伤、焦虑、抑郁等负性情绪,在疾病复发的恐惧、巨大的经济负担等压力下,患者容易对治疗丧失信心,对生活失去希望,严重影响生活质量。希望是患者积极应对疾病的关键要素,随着积极心理学的发展,希望作为重要的心理特质,于 20 世纪 50 年代引起心理学、精神医学、护理学等领域的广泛关注。Snyder 希望理论模型通过灌输希望、树立预期目标、强化路径思维及动力思维,以提升患者希望水平,是一种积极的短程心理疗法,其融合心理疗法相关的积极性、未来导向性、理性主义思维等特点,特别对癌症患者可充当疾病治疗过程中的一个相当重要的部分,作为一种内在主宰生活的力量而存在。基于 Snyder 希望理论模型,探索影响血液肿瘤化疗患者希望水平的主要因素包括社会支持、自我管理、应对方式、疾病认知等,通过一对一访谈、模范病友交流、书写心情日记等方式,可提高患者希望水平,改善生活质量,同时临床医护人员可结合疾病的临床特征来制订干预方案。

## 三、案例说明书

【教学目标及用途】

**1.适用课程**　本案例与“内科护理学”课程中的血液系统疾病患者护理部分内容相配套,主要是为护理硕士专业学生开发,适合具有一定工作经验的学生和护士学习。

**2.教学目标**　本案例展示了急性白血病发生的危险因素以及诊断、治疗及护理评估,经过本案例学习,希望学生达到以下目标。

(1)掌握血液病患者的入院护理评估。

(2)掌握贫血患者的护理。

(3)掌握高白细胞血症的紧急处理及护理配合。

(4)掌握急性淋巴细胞白血病治疗要点。

(5)掌握化疗药物常见不良反应(化学性静脉炎、出血性膀胱炎、恶心呕吐等)的原因及护理要点。

(6)掌握急性淋巴细胞白血病患者骨髓抑制期的护理安全防护要点。

(7)掌握急性淋巴细胞白血病患者延续护理内容。

【分析思路】

本案例以一位 26 岁未婚女性,因疲乏无力、胸闷、血常规三少原因待查而入院,确诊为“急性淋巴细胞白血病”,并行化疗后顺利出院的整个经过为背景,启发学生思考,引导学生掌握急性白血病的诊断、治疗、白细胞清除术前准备及治疗后护理、急性白血病的健康指导及延续护理,通过对案例进行生动的描述,能引导学生以参与者的身份去探究问题、分析问题、解决问题,进而实现学生与教师的双向互动,更有助于护理研究生适应今后的临床工作。急性白血病护理案例分析及步骤见图 5-1。

【建议课堂计划】

本教案共设计为三幕,每一幕需时 45 min。第一幕开始之前,所有的小组教师和学生集中,由主讲教师讲解教案实施的注意事项,对小组教师和学生提出相应的要求,时间 15 min。第三幕结束后,所有的小组教师和学生再次集中,由主讲教师对本教案的重点内容进行小结,时间 15 min。

【建议学习资源】

[1]　陈灏珠,钟南山,陆再英.内科学[M].9 版.北京:人民卫生出版社,2018.

[2]　尤黎明,吴瑛.内科护理学[M].6 版.北京:人民卫生出版社,2017.

(阮海涛)

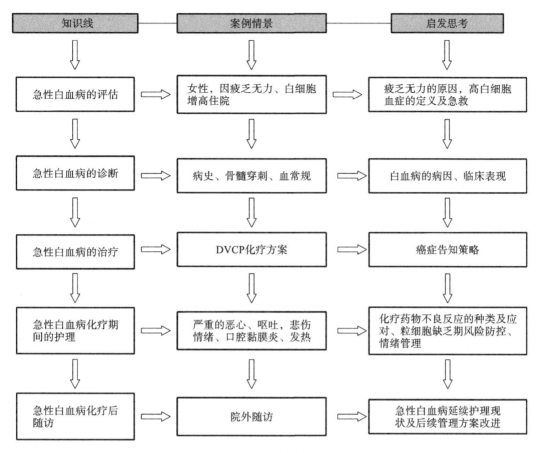

图 5-1 急性白血病护理案例分析及步骤示意图

# 第三节 淋巴瘤患者的护理实践

## 一、导入案例

患者,男,31 岁,因"确诊弥漫大 B 细胞淋巴瘤 5 月余"入院。

患者 2021 年 4 月初无明显诱因出现左膝关节疼痛,屈伸轻度受限,在当地医院 MRI 检查:腰段椎管内硬膜外及左侧椎旁占位性病变,考虑恶性病变,L3 椎体、腰大肌及竖脊肌受累。4 月 25 日 PET-CT:鼻咽部,SUV 5.9;左侧中腹部可见不规则团块,7.5＋5.6 cm,SUV 14.8;L1～5 椎管代谢异常增高,SUV 11.5;L2～4 椎体、腰大肌及竖脊肌受累;左侧下颌骨及左侧肱骨异常浓集,SUV 7.8～9.9;肋骨及胸骨、骨盆,SUV 2.8～6.0,4 月 27 日腹腔穿刺组织病理:弥漫大 B 细胞淋巴瘤,BCL-2,C-MYC 双表达。骨髓常规:有核细胞增生活跃,各系比例大致正常,未见淋巴瘤细胞侵犯。脑脊液浓集离心染色:镜检部分红细胞,少许淋巴细胞及残核。患者无发热、盗汗、体重减轻等症状,血常规及肝肾功能正常。确诊为弥漫大 B 细胞淋巴瘤 IVA,非特指,生发中心型,BCL-2,C-MYC 双打击,IPI 评分 3 分。予以 R-ECDOP 化疗(美罗华 700 mg d 0,CTX1.35 d 1,VDS4 mg d 1,VP16 100 mg d 4,多美素 60 mg,强的松 100 mg d 1～5),R-DHAP 方案化疗(美罗华 700 mg d 0,DXM 40 mg d 1～4,Ara-c3.6g q12h d 2,顺铂 180 mg d 1),R-GDP 化疗方案(利妥昔单抗(美罗华)700 mg d 1,吉西他滨(泽菲)1.5g d 2,顺铂 140 mg q12h d 2,地塞米松 40 mg qd d 2～5)化疗。2021 年 8 月 20 日行腰椎穿刺＋鞘内注射化疗药物(阿糖胞苷 50 mg,甲氨蝶呤 10 mg,地塞米松 5 mg)预防中枢淋巴瘤侵犯,送检脑脊液细胞学结果阴性。9 月 8 日患者行淋巴细胞采集术,拟行商业化嵌合抗原受体 T 细胞(CAR-T)治疗。9 月 28 日开始予 FC 方案预处理,具体剂量:FLU56 mg＊d 1～3＋CTX940mg＊d 1～3,并予止吐、护肝、护胃、碱化、利尿等对症支持治疗,10 月 3 日行 CD19 CAR-T 细胞回输,回输过程顺利,回输后患者第 5 天体温 38.5 ℃,持续 2 天后降至正常,评估为二级细胞因子释放综合征,10 月 19 日出院。

诊断:弥漫大 B 细胞淋巴瘤ⅣA 期(GCB,BCL-2、C-MYC 双打击,IPI＝3)。

【护理评估】

**1.健康史**

| | |
|---|---|
| 主诉 | 问:您好,我是您的责任护士,由我负责您的治疗和护理,为了对您的情况进行了解,以便后续诊疗,需要问您几个问题,希望您如实回答。您最近有什么不舒服?<br>答:总体感觉还好,就是精神稍差,吃东西胃口不好。这次来医院主要是进一步治疗的。<br>问:有夜间盗汗,或者发烧吗?<br>答:没有发烧,偶尔有夜间睡觉出汗的情况。<br>问:最近一周有体重减轻吗?<br>答:没有。<br>问:还有没有其他不舒服?<br>答:没有。 |
| 现病史 | 问:你的既往治疗经过及体检报告给医生看了,医生怎么说?<br>答:医生说需要评估,进一步治疗,可能需要进行生物免疫治疗,防止疾病复发。 |
| 日常生活形态 | 问:生病后吃饭、睡觉,大小便怎么样?<br>答:睡觉都还可以,跟以前一样,没什么变化,大小便也正常,就是吃饭胃口不是很好。 |
| 既往史 | 问:您平时身体怎么样,有没有什么其他慢性病? 比如心脏病、高血压、糖尿病、结核、肝炎病史?<br>答:平时身体挺好,经常锻炼身体,体质还可以。<br>问:有没有外伤、过敏、输血史,烟酒等不良嗜好?<br>答:没有。 |
| 家族史 | 问:您家里人以前有没有得过血液方面的疾病?<br>答:没有。 |
| 心理状况 | 问:平常心情怎么样?<br>答:还可以,心态比较好。 |
| 社会状况 | 问:你家里有几个人,如果住院,谁照顾你?<br>答:家里有 5 个人,父母,妻子,还有一个三岁的儿子,住在一起。<br>问:那你(费用)是自费还是可以报销?<br>答:可以报销,我有医保,入院时已经登记了。<br>问:你是做什么工作的?<br>答:一名公务员。 |

【主要护理诊断】

**1.发热** 与 CAR-T 细胞回输后发生细胞因子释放综合征有关。

**2.潜在并发症** CAR-T 细胞治疗副作用 与 CAR-T 细胞治疗不良反应有关。

【护理目标】

患者住院期间未出现并发症。

【护理计划与措施】

**1.休息与活动** 指导患者合理休息与活动,与患者一起制订活动计划,逐步提高患者的活动耐力。

**2.饮食护理** 给予高蛋白质、高维生素、易消化的食物,改善营养,有消化道症状时给予清淡饮食,少量多餐。

**3.预防感染** 给予患者保护性隔离,指导口腔、肛周黏膜护理,病房早晚通风 30 min。

**4.密切观察患者病情** CAR-T 细胞回输后密切观察患者体温、血压、血氧饱和度及神志的变化,及时发现患者有无细胞因子释放综合征、神经毒性等不良反应。

**5.心理护理** 指导患者情绪疏导方法及技巧,增强患者战胜疾病的信心。

【护理评价】

患者体温恢复正常,无神经毒性发生。

【思维启发】

(1)该患者最主要的治疗方式是什么?为什么要采用这种治疗方式?

(2)CAR-T 细胞治疗常见毒副作用有哪些?

(3)CAR-T 细胞治疗各阶段的护理要点是什么?

【问题解析】

问题1:该患者最主要的治疗方式是什么?为什么要采用这种治疗方式?

该患者采用的最主要的治疗方式是嵌合抗原受体 T 细胞(Chimeric Antigen Receptor T cell,CAR-T)治疗,该技术是通过基因工程技术使 T 淋巴细胞表达特异性抗体的结合位点,并能通过非主要组织相容性复合体限制性的方式特异性识别并杀伤肿瘤细胞的治疗方法。CAR-T 细胞治疗在难治复发急性 B 淋巴细胞白血病(refractory or relapsed B acute lymphoblastic leukemia,R/R B-ALL)中取得了突破性的进展,具有代表性的 CD19 CAR-T 治疗 R/R B-ALL 患者中取得了 90% 的整体反应率。目前利用 CAR-T 细胞治疗的疾病包括白血病、非霍奇金淋巴瘤和多发性骨髓瘤等血液系统肿瘤,肝癌、前列腺癌等实体瘤,以及自身免疫疾病、心脏病等。该技术不仅明显改善了患者的预后,而且还极大地提高了患者的生活质量,为越来越多的患者带来生存希望。2021 年全球共有 600 多项 CAR-T 细胞治疗正在开展临床药物试验,而自 2017 年起,中国 CAR-T 细胞治疗临床试验注册总数已经超过了美国,截至 2021 年 9 月,全球共有 6 款 CAR-T 细胞产品以创新型新药获批上市,标志着 CAR-T 细胞治疗恶性肿瘤的安全性、可行性得到了官方的认可。其中美国 FDA 批准了 5 款产品:KYMRIAH、YESCARTA、TECARTUS、BREYANZI 和 ABECMA;中国批准了 1 款产品:倍诺达。其中欧盟上市了 KYMRIAH、YESCARTA、TECARTUS 三款产品,日本上市了 KYMRIAH、YESCARTA 和 BREYANZI,YESCARTA 以商品名"奕凯达"引入中国上市,这 6 款产品都治疗血液恶性肿瘤,除了 ABECMA 靶向 BCMA,其他 5 款都靶向 CD19。

问题2:CAR-T 细胞治疗常见毒副作用有哪些?

**1.细胞因子风暴(Cytokine release syndrome,CRS)** CRS 是由免疫治疗引起的内源性或输注的 T 细胞以及体内其他免疫细胞激活所产生的一种超生理反应。CAR-T 细胞治疗相关 CRS 在淋巴瘤病例中发生率为 30%~95%,严重 CRS 发生率 10%~30%。CAR-T 细胞治疗相关 CRS 分级标准如表 5-5 所示。

表 5-5 细胞因子风暴(CRS)分级标准

| CRS 参数 | 1 级 | 2 级 | 3 级 | 4 级 |
|---|---|---|---|---|
| | 不合并 | | 合并 | |
| 低血压 | 无 | 不需要使用血管升压药 | 需要使用单一血管升压药合并或不合并血管升压素 | 需要使用多种血管升压药(不包括血管升压素) |
| | 不合并 | | 合并或不合并 | |

续表

| CRS 参数 | 1 级 | 2 级 | 3 级 | 4 级 |
| --- | --- | --- | --- | --- |
| 缺氧 | 无 | 需要低流量吸氧（鼻导管） | 需要高流量吸氧（鼻导管、面罩、非循环式面罩、Venturi 面罩） | 需要正压通气（例如持续呼吸道正压通气（CPAP）、双水平正压通气（BiPAP）、插管和机械通气） |

**2. CRS 的对症支持治疗贯穿于各个级别 CRS 的处置** ①发热：主要推荐物理降温配合非甾体抗炎药退热治疗。②低血压（收缩压＜90 mmHg）：快速补充 500～1000 mL 生理盐水；若血压不恢复，给予胶体补液，如羟乙基淀粉注射液 500 mL 静脉滴注，或白蛋白注射液（0.25～0.4 g/kg）静脉滴注；若血压仍不恢复，给予 1 种血管活性药物；无改善则多种血管活性药物联合治疗，血管活性药物如多巴胺剂量范围 2～20 μg（min·kg），逐渐加量；去甲肾上腺素起始剂量 2 μg/min，逐渐加量；肾上腺素起始剂量 2 μg/min，逐渐加量。③低氧血症：低流量鼻导管吸氧，氧流量≤6 L/min；低氧血症未纠正，高氧流量（氧流量＞6 L/min）鼻导管，或面罩，或文丘里面罩吸氧，低氧血症仍未纠正，呼吸科会诊后给予正压通气辅助呼吸（无创机械通气或气管插管机械通气）。

**3. 免疫效应细胞相关神经毒性综合征（Immune Effector Cell-associated Neurotoxicity Syndrome, ICANS）** 免疫疗法后，一种以内源性或输注的 T 细胞和（或）其他免疫效应细胞激活或参与导致中枢神经系统的病理改变为特征的神经系统紊乱。其症状或体征可能是进行性的，包括失语、意识水平改变、认知技能受损、运动无力、癫痫发作和脑水肿。高肿瘤负荷、治疗前高炎症水平、既往有高级别 CRS 史或较早发生的 CRS 史是导致的中枢神经系统毒性的高危因素。根据患者神经功能评分、有无颅内压增高及癫痫发作，有无新出现的肢体无力三个方面分为 1～4 级，其中患者神经功能使用 CAR-T 细胞治疗相关毒性（CAR-T-cell-therapy-associated toxicity，CARTOX）-10 评分表评估。CARTOX-10 评分表包括以下内容：询问年、月、所在城市及医院名称和国家领袖的姓名（5 分）；命名三个对象，如闹钟、钢笔和按钮（3 分）；写一个完整的句子（1 分）；以 10 为间隔，从 100 开始倒数（1 分）。总分为 10 分则认为认知功能正常。CAR-T 细胞回输后 0～30 天使用 CARTOX-10 评分表每天对患者进行评估，7～9 分为轻度损害；3～6 分为中度损害；0～2 分为重度损害。

噬血细胞性淋巴组织细胞增生症/巨噬细胞活化综合征（Hemophagocytic Lymphohistiocytosis/Macrophage Activation Syndrome，HLH/MAS）是一种涵盖了多种严重免疫功能异常的症候群，特征性表现为巨噬细胞和淋巴细胞的活化，炎性细胞因子升高，淋巴细胞的组织浸润以及免疫介导的多器官功能衰竭，多见于 CRS 恢复期或伴发 CRS 过程中。临床表现：发热，肝、脾大，骨髓涂片可见噬血细胞、噬血现象，外周血三系或两系减少，甘油三酯及血清铁蛋白异常增高，多种细胞因子异常增高，sCD25 升高等。建议应用小剂量依托泊苷（每周 50～100 mg）治疗，尝试 JAK-2 抑制剂（如芦可替尼治疗 5 mg，PO，QD-BID），CTLA-4 激动性药物（如阿巴西普），CD52 抗体（阿仑单抗）；如病情难以控制应及早进行血浆置换。

**4. 血液学毒性** 血液学毒性与 FC 预处理方案及输注 CAR-T 细胞有关，患者输注 CAR-T 细胞后最直观的变化就是细胞减少（淋巴细胞减少、中性粒细胞减少、白细胞减少、血小板减少）。白细胞减少遵医嘱给予粒细胞集落刺激因子皮下注射，粒细胞减少并发热，遵医嘱予广谱抗生素并入住洁净屏或无菌病房行保护性隔离。

**5. B 细胞缺乏症/低丙种球蛋白血症** B 细胞缺乏症/低丙种球蛋白血症是 CAR-T 细胞治疗后的特征性不良反应之一，几乎所有接受 CAR-T 细胞治疗患者均会呈现不同程度的 B 细胞缺乏症，以及由此导致的体液免疫功能不全相关的感染风险，因此，预防性静脉滴注入免疫球蛋白已成为 CAR-T 细胞治疗后患者的常规辅助治疗手段。

**6. 肿瘤溶解综合征** 由于肿瘤细胞的大量崩解，释放出其细胞内容物和代谢产物而引起的一组征候群，包括高尿酸血症、高磷酸血症、低钙血症、高钾血症、急性尿酸性肾病等临床表现。针对高肿瘤负荷的患者预处理前 24 h 开始水化及碱化治疗,预防性口服别嘌醇片,保持尿液 pH7.0～7.5,必要时使用利尿剂,保证尿量＞3000 mL/d。静脉补液水化≥3000 mL/d,保持尿量＞3000 mL/d,必要时使用利尿剂;每 1～2 天 5％碳酸氢钠 125 mL,监测尿液 pH 维持在 7.0～7.5;纠正水、电解质紊乱;口服氢氧化铝凝胶每千克体重每次 50 mg,8 h 1 次,抑制肠道磷吸收;出现低钙症状时,葡萄糖酸钙 1～2 g＋5％葡萄糖注射液 100 mL 缓慢静脉滴注;出现高钾症状时补碱、利尿;葡萄糖酸钙 2 mg/kg＋等量 5％葡萄糖注射液静脉滴注 1～2 h;高渗葡萄糖＋胰岛素静滴,持续 6～12 h;控制尿酸,别嘌呤醇片、苯溴马隆片、非布司他等;严重肾功能不全伴电解质紊乱无法纠正时给予血液透析。

问题 3:CAR-T 细胞治疗各阶段的护理要点是什么?

CAR-T 细胞治疗过程主要包括细胞采集阶段、细胞回输阶段、细胞回输后三个阶段,各个阶段各有护理侧重点。

**1.细胞采集阶段** 使用血细胞分离机将患者/供者体内的淋巴细胞成分采集出来,用于 CAR-T 细胞的制备。

(1)休息与活动:患者卧床,取舒适体位,血管通路侧上肢避免肘部弯曲。可以平行移动,手腕及手指可随意活动。其余身体部位可随意放置、活动。

(2)饮食护理:采集前 1 h 进食高热量、高蛋白质、高维生素饮食。忌白粥、稀饭、豆浆牛奶等含水分丰富、油腻的食物。

(3)采集观察:主要观察患者生命体征的变化及采集过程。

(4)报警处理:及时排除机器报警,安慰患者避免紧张。

(5)心理护理:可以选择患者喜欢的音乐或视频进行播放,缓解紧张焦虑情绪。宣教采集的步骤及目的。

(6)健康指导:采集结束后适当补充水分,加强营养、提高机体免疫力。拔针处针眼 24 h 内避免沾水,保持皮肤清洁干燥。避免熬夜、重体力劳动或剧烈运动。

**2.细胞回输阶段** CAR-T 细胞在制备好后通过冷链转运送至病房,通过患者的静脉通路输注到患者体内,发挥靶向抗肿瘤作用。此输注过程称为 CAR-T 细胞回输。

(1)回输前做好准备工作:①上心电监护,必要时给予氧气吸入;②检查输注通路是否通畅,可用 CVC 导管、PICC 导管或留置针;③回输前抽取患者外周血留取标本,检查慢病毒拷贝作为基线标准;④遵医嘱使用抗过敏的药物,如 10％葡萄糖酸钙、非那根等。禁止使用地塞米松抗过敏。

(2)细胞送达病房后,做好交接工作。认真核对患者姓名等信息,查看细胞质量有无异常,确认无误后签字。

(3)因 CAR-T 细胞需要冷链转运,回输前需常温放置 20～30 min,轻轻摇匀。

(4)使用输血器进行输注,输注前后用生理盐水冲管。CAR-T 细胞袋在输注完毕后也需要用生理盐水 30～40 mL 冲洗后再输入患者体内,以减少细胞在袋壁的附着而导致的丢失。

(5)输注刚开始 5 min 速度稍慢,无反应后可加快输注速度,应在 30 min 内输注完毕。

(6)输注结束开始计时,20 min 后再次抽患者外周血留取标本,检查慢病毒拷贝。

**3.细胞回输后**

(1)休息与活动:绝对卧床休息,注意安全防护,对于粒细胞缺乏(成熟粒细胞绝对值≤0.5×10⁹/L)的患者采取保护性隔离。

(2)饮食护理:进高热量、高蛋白质、高维生素,清淡、易消化食物;忌油腻、粗硬及辛辣的食物。

(3)病情观察:CAR-T 细胞回输过程中及回输后 0～14 天,配备急救设备,予以心电监护,持续监测患者生命体征(体温、血压、血氧、心率等)、皮肤黏膜、神经系统症状等,每天查体至少 2 次。当发生不良反应时应及时给予对症支持治疗。护士应每天关注患者血常规、铁蛋白、细胞因子如白介素-6、CRP、PCT、CART 细胞监测等实验室指标,直至 CRS 降至 1 级;CAR-T 细胞回输 14 天后,无不良反应者,可以考虑停止监护仪监护。

（4）症状护理。

①发热：密切监测患者体温变化，积极配合医生给予退热处理。一般给予物理降温，如患者体温持续超过 40 ℃，给予大动脉冰敷或者冰毯降温。使用冰毯降温需关注患者主观感受，冰毯初始温度设置为 36～37 ℃，根据患者体温变化每隔 1 h 下调冰毯温度 1 ℃，防止冻伤。慎用糖皮质激素、非甾体抗炎药及哌替啶，患者肝功能正常者可给予对乙酰氨基酚口服。保证患者营养摄入，饮食新鲜洁净，餐具每次消毒后使用，避免进食生冷食品；鼓励患者经口进食，不能经口进食者给予静脉补液以维持水、电解质平衡；及时处理口腔黏膜炎、恶心呕吐等影响进食的症状，床边常备饮食以保证患者有食欲时能随时进食。

②低血压：每 4 h 监测血压 1 次，如患者同时出现高热及心动过速，则高度警惕低血压发生，改为每 2 h 监测 1 次。一旦患者出现低血压，立即指导患者卧床休息，床上大小便；对拟行 CAR-T 细胞治疗的患者在治疗前给予中心静脉置管，以保证快速补充血容量；在患者退热期间注意出汗情况，及时补充电解质，防止低血容量性休克；遵医嘱给予静脉升压药。去甲肾上腺素为低血压的一线治疗方案，单药使用剂量应超过 20 μg/min，监测用药效果；补液超过 1 L 的患者需要监测心脏毒性。

③低氧血症：保持患者呼吸道通畅，保证血氧饱和度在 90% 以上。轻度缺氧患者给予鼻导管吸氧，2～3 L/min；中度缺氧患者给予面罩吸氧，6～8 L/min；给氧效果不佳者根据患者病情给予呼吸机辅助呼吸。

（5）预防感染：CAR-T 细胞治疗后 1 个月内感染最为突出，发生率可高达 40%，大部分为细菌感染，主要集中在细胞输注后的 2 周内。CRS 反应期间合并感染的死亡率高。护士及患者家属要做好环境管理，尽可能减少出入层流床的频次，出层流床务必戴好口罩，备消毒湿纸巾，每天擦拭患者可及处：如手机、床栏、床头桌等，病房早晚通风 30 min，家属减少外出，非检查不外出，禁止探视。遵医嘱预防性使用抗细菌和抗真菌药物。

（6）心理护理：CAR-T 细胞回输 0～28 天，患者不良反应大，患者普遍存在焦虑抑郁症状。患者回输前，个案管理师通过与其交谈收集信息，如患者对预后、转归的关注度，经费及支持系统，核心家庭及原生家庭关系，社会适应能力等，建立护患信任关系，识别不良情绪风险因素。由团体心理辅导小组集体进行干预。小组成员包括管床教授、主治医生、责任护士及心理咨询师，以教育课堂、工作坊、音乐治疗等形式开展针对性心理干预活动，并针对患者需求随时进行个性化访谈干预。通过干预，患者能以良好的心理状态积极配合治疗护理。

（7）健康指导：注意个人清洁卫生，勤换内衣，适当床上活动。加强营养，提高抵抗力。给予患者用药指导及病情监测，指导患者及其家属出现意识改变或意识减弱、谵妄、意识混乱、焦虑不安、惊厥、震颤、计算能力、语言能力下降等症状时，及时通知医护人员对症处理。CAR-T 细胞回输 30 天内出院患者应生活在该医疗机构附近（开车 1 h 距离），以便在出现可能的严重或危及生命的副作用时及时复诊获得相应的治疗。

## 二、思维拓展

个案管理在 CAR-T 细胞治疗患者的护理实践是如何开展的？

**1. 个案管理概念**　美国护士协会（ANA）将其定义为一个包括评估、计划、服务、协调与监控为一体的健康照护系统，以符合个案多重的照护需求。个案管理是管理性照护的一种方法，是一个集健康评估、计划、实施照护、协调与监测等于一体，以个案为中心，经由个案管理师负责协调与整合各专业人员的意见，在合理的住院天数内提供符合个案需求的整体性、连续性的照护服务，是重视目标导向和结果导向，希望降低成本及缩短住院天数以达到成本效益与品质兼顾的照护系统。目前国外个案管理研究已涉及多个领域，如糖尿病、心力衰竭、乳腺癌、哮喘、体弱的老年患者、移居儿童牙科疾病、HIV 及 COPD 等。

**2. 淋巴瘤 CAR-T 细胞治疗患者个案管理流程**

（1）实施者：即淋巴瘤个案管理师，其具有管理、咨询、协调、教育、研究等多种角色功能，淋巴瘤个案管理师必须具备多项技能，其系统评估能力、有创见的计划和实施能力、对资料的评价能力、有效的沟通交流及合理的临床判断能力等都极为重要。个案管理师可以由医生、护士或其他医疗成员担任，但实践证明，由专科护士进阶取得个案管理合格资质者担任最有效。不同国家、地区根据自身医护人员构成特点设定了肿瘤个案管理师应具有的资质，但均为高学历、高年资、接受过相应专门训练的高层次人才。如美国护士协会建议:个案管理师应至少拥有注册护士证书,并以拥有硕士学位或先进临床管理技能的人员最佳。根据肿瘤个案管理工作要求及我国国情,参考相关资料,淋巴瘤个案管理师必须具备以下条件:①最高学历本科或以上;②具有护理师以上专业技术资格;③5年以上(硕士学位者3年以上)肿瘤专科实践经验;④接受过规范化肿瘤专科护士培训,并取得肿瘤专科护士资格,具有良好的沟通能力和责任心,有一定康复、心理、社会学知识等;⑤具有一定的科研能力(在中文专业核心期刊上至少发表1篇论文)。

(2)干预的时间节点:根据CAR-T细胞治疗流程,将患者管理分为T细胞采集阶段、细胞制备阶段、清理化疗阶段、细胞回输后0～14天、细胞回输后15～28天、细胞回输后29～100天、细胞回输101天后七个干预的时间节点,每次干预的时间为5～30 min,总干预时间为125 min。

(3)评估:收集和综合分析淋巴瘤CAR-T细胞治疗患者所有的临床信息以及其他方面的重要信息,如生理状况、心理状况、认知和身体机能的情况、社会支持、生活方式、宗教信仰、经济来源和健康保险资源等,确认患者的现实需求和现有资源,为下一步计划做准备。

(4)计划:个案管理师将评估过程中所获得的信息进行整合,并结合患者的实际和预期的目标,与患者、患者家属以及其他重要人员如社会工作者等进行沟通,共同制订患者的个案管理计划。

(5)实施:个案管理师的职责是履行护理计划,将各项护理活动授权于他人,并促进和协调护理计划各个方面的发展。个案管理师应使用沟通、激励等技巧,使个案管理小组成员间合作良好,并随时将病程的进展情况进行资料整编,根据具体情况,与团队成员沟通并及时调整制订的计划,保证计划的有效性和可行性。患者出院后采用"互联网＋个案管理"的管理模式:通过微信平台围绕CAR-T细胞治疗展开院外延续护理,每天推送3条疾病管理的相关知识;患者可根据实际需求将关键词输入到微信公众号的自动回复中便可接收到相关信息的链接;个案管理师通过微信群提醒督促患者每天按要求饮食、科学运动、按时用药、及时上传化验数据,鼓励患者在微信群内打卡、按时复诊,实现一对一的服务;患者可以与个案管理小组成员通过微信进行咨询互动,群友间还可以互相交流经验,进行同伴支持教育,提高积极性;出院后第1个月内,每2周为患者预约参加1次小组教育活动,每次40 min,每周进行一次电话随访,评估患者并发症情况,结合存在的问题进行有针对性的评估及指导,并记录患者存在的问题;每个月进行1次门诊个案随访,评估目标达成情况,并给予心理支持,完善其健康档案,制订下一步的目标;出院后一年内每3个月一次预约患者到医院复查,个案管理小组评估患者自我效能,完成CAR-T细胞治疗相关检查。

(6)评价:制订测量指标,监测病程向预定目标的完成情况,评价个案管理过程中各个组成部分的发展情况。个案管理师要对每例患者的健康计划进行评价,力图克服影响其结果的所有障碍。克服这些障碍需要个案管理师对计划进行修订与再评价。淋巴瘤CAR-T细胞治疗患者个案管理主要效果指标为收案人数、结案人数、结案率、患者留治率、既定治疗计划完成率、空床率、生存质量、非计划性再入院率、治愈率、生存率、并发症发生率、复发转移情况、医疗费用、复诊率、病死率、患者满意度、医护人员满意度等。并发症发生率主要包括细胞因子释放综合征发生率及严重程度、神经毒性发生率及严重程度、化学性口腔黏膜炎发生率及其严重程度等。

(7)反馈:及时反馈患者的现况,并与临床人员、患者家属、医疗费用支付方、社会保健机构等进行协作,以适应临床需要。

## 三、案例说明书

【教学目标及用途】

**1.适用课程** 本案例与"内科护理学"课程中的血液系统疾病患者护理部分内容相配套,主要是为护理硕士专业学生开发,适合具有一定工作经验的学生和护士学习。

**2.教学目标** 本案例展示了淋巴瘤CAR-T细胞治疗患者的治疗及护理评估。

经过本案例学习,希望学生达到以下目标。

(1)掌握淋巴瘤CAR-T细胞治疗的概念、诊断与临床表现。

(2)掌握淋巴瘤CAR-T细胞治疗的毒副反应。

(3)掌握淋巴瘤CAR-T细胞治疗患者各阶段的护理。

（4）了解淋巴瘤 CAR-T 治疗患者的延续护理内容。

【分析思路】

本案例以一名青年男性,诊断为弥漫大 B 细胞淋巴瘤,并行 CAR-T 细胞治疗后顺利出院的整个经过为背景,启发学生思考,引导学生掌握淋巴瘤 CAR-T 细胞治疗的方法及护理、淋巴瘤 CAR-T 细胞治疗患者的健康指导,以及淋巴瘤 CAR-T 细胞治疗患者的延续护理,通过对案例进行生动的描述,能引导学生以参与者的身份去探究问题、分析问题、解决问题,进而实现学生与教师的双向互动,更有助于护理研究生适应今后的临床工作。弥漫大 B 细胞淋巴瘤护理案例分析及步骤见图 5-2。

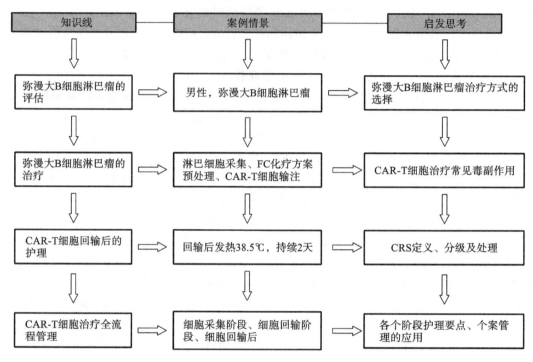

图 5-2 弥漫大 B 细胞淋巴瘤护理案例分析及步骤示意图

【建议课堂计划】

整个案例课的课堂时间控制在 80～90 min。

课前计划:提出启发思考题,请学生在课前完成阅读和初步思考,并鼓励学生查阅相关资料以助于深入分析案例。

课中计划:开场及案例概述(2～5 min),场景展示及分析讨论环节(45～60 min),归纳总结(10 min),教师对相关问题进行总结和要点详解(15 min)。

在分析讨论环节,逐步提出启发思考题,并根据学生回答在黑板上整理出知识脉络结构。

课后计划:请学生给出相似案例的报告,依据本案例学习的理论进行分析。

【建议学习资源】

［1］ 陈灏珠,钟南山,陆再英.内科学［M］.9 版.北京:人民卫生出版社,2018.

［2］ 尤黎明,吴瑛.内科护理学［M］.6 版.北京:人民卫生出版社,2017.

［3］ 黄河,徐开林,周剑峰.CAR-T 细胞免疫治疗学［M］.北京:人民卫生出版社,2021.

（阮海涛）

## 四、参考文献

［1］ Steinherz P G, Seibel N L, Sather H, et al. Treatment of higher risk acute lymphoblastic leukemia in young people (CCG-1961), long-term follow-up: A report from the Children's Oncology

Group［J］．Leukemia，2019，33（9）：2144-2154．

［2］　Pehlivan K C，Duncan B B，Lee D W．CAR-T cell therapy for acute lymphoblastic leukemia：Transforming the treatment of relapsed and refractory disease［J］．Curr Hematol Malig Rep，2018，13（5）：396-406．

［3］　Park J H，Rivière I，Gonen M，et al．Long-term follow-up of CD19 CAR Therapy in Acute Lymphoblastic Leukemia［J］．N Engl J Med，2018，78（5）：449-459．

［4］　Depil S，Duchateau P，Grupp S A，et al．'Off-the-shelf' allogeneic CAR T cells：Development and challenges［J］．Nat Rev Drug Discov，2020，19（3）：185-199．

［5］　中国研究型医院学会生物治疗学专委会．CAR-T 细胞治疗 NHL 毒副作用临床管理专家共识［J］．转化医学杂志，2021，10（1）：1-11．

［6］　阮海涛，万滢，徐丽．嵌合抗原受体 T 细胞治疗恶性血液肿瘤并发重度细胞因子释放综合征患者的护理［J］．护理学杂志，2019，34（23）：29-31．

［7］　张婷．化疗期成人急性白血病患者症状群与生活质量关系的纵向研究［D］．合肥：安徽医科大学，2020．

［8］　赵晓婷．基于 Snyder 理论的希望护理对急性白血病化疗患者的应用效果研究［D］．南京：南京大学，2020．

# 第六章　内分泌系统疾病与代谢性疾病高级护理实践临床案例

## 第一节　内分泌系统疾病与代谢性疾病概述

人体为适应不断变化的体外环境,保持体内环境的相对稳定,必须依赖神经系统、内分泌系统和免疫系统的共同调节,完成代谢、生长、发育、生殖、思维、运动等功能,抵御各种内外不良因素与病理变化的侵袭,维持人体的心身健康。

### 一、内分泌系统的结构功能与疾病的关系

内分泌系统由内分泌腺和分布于各组织的激素分泌细胞(或细胞团)以及它们所分泌的激素组成。人体的内分泌腺主要包括:①下丘脑和神经垂体(垂体后叶);②松果体;③腺垂体(垂体前叶和中叶);④甲状腺;⑤甲状旁腺;⑥内分泌胰腺(包括胰岛和胰岛外的激素分泌细胞);⑦肾上腺皮质和髓质;⑧性腺(睾丸或卵巢)。激素分泌细胞主要包括弥散性神经-内分泌细胞系统和组织的激素分泌细胞,按照其结构特点主要分为合成肽类激素的细胞和合成类固醇激素的细胞;而激素是细胞分泌的微量活性物质,是细胞与细胞之间传递信息的化学信号物质,经血液或组织液传递,作用于相应的组织和细胞,负责协调机体不同部位的活动。激素通过内分泌调节、旁分泌调节、自分泌调节、激素间的相互调节、神经系统对激素的调节、免疫系统对激素分泌的调节而发挥作用。

正常水平的激素对生理功能有重要作用。例如,胰岛素是一种由胰岛 β 细胞分泌的蛋白质类激素,其主要功能就是促进血糖氧化和糖原合成,抑制糖原分解和糖异生,以降低血糖水平。一种激素可以有多种功能,但每一种激素发挥其生理功能又受到多种激素的调节。例如,血糖稳态的维持就受到胰岛素、胰高血糖素、生长激素、肾上腺素等多种激素的调控。

发育、生殖和内环境稳定是在多种激素的协同作用下发生的。当激素产生适度效应后,信号就终止。这种调节方式称为反馈调节。经典的激素反馈调节包括正反馈调节和负反馈调节。正反馈调节相对较少,表现为刺激激素的分泌;负反馈调节表现为抑制激素的分泌。反馈调节使激素水平维持在一定的范围,反馈调节原理是大多数内分泌功能研究的基础。只要这种调节机制被打破,就会导致内分泌系统疾病。

### 二、内分泌系统疾病患者的常见症状体征

不同的内分泌系统疾病有其特殊的症状和体征。

**1. 身材过高或矮小**　身高是判断体格发育的重要指标之一。影响身高发育的因素有种族、遗传、激素、营养状态、地域环境、经济状况和躯体疾病等。引起矮小症的病因主要有 GHRH 基因或 GHRH 受体基因突变、GH 缺乏、GH 不敏感综合征、IGF-1 缺乏及性腺功能减退等;引起身材过高的病因主要有 GH 瘤、Klinefelter 综合征等。

**2. 肥胖与消瘦**　体重受诸多因素的影响,如遗传素质、精神神经因素、躯体疾病、营养状况、代谢类型和激素等。引起肥胖的常见内分泌疾病有下丘脑疾病(下丘脑性肥胖)、库欣(Cushing)综合征、胰岛素瘤、2 型糖尿病(肥胖型)、性腺功能减退症、甲状腺功能减退症、糖原贮积病、多囊卵巢综合征、代谢综合征

等;引起消瘦的常见内分泌疾病有甲状腺功能亢进症、1型糖尿病与2型糖尿病(非肥胖型)、肾上腺皮质功能减退症、希恩(Sheehan)综合征、嗜铬细胞瘤、内分泌腺恶性肿瘤、神经性厌食、血管活性肠肽瘤等。营养性疾病多与营养素的供应量、饮食习惯、生活条件、消化吸收功能等有关。营养过剩常引起肥胖,反之则导致消瘦。

**3. 多饮与多尿** 糖尿病、醛固酮增多症、甲状旁腺功能亢进症、肾小管性酸中毒、尿崩症和精神性多饮等疾病常伴有多饮、多尿。

**4. 高血压伴低血钾** 除见于原发性醛固酮增多症外,还可见于原发性高血压应用利尿剂、Cushing综合征、慢性肾实质性变、肾小管性酸中毒、Fanconi综合征、失钾性肾病、利德尔(Liddle)综合征、肾素分泌瘤、17α羟化酶缺陷症、11β羟化酶缺陷症或长期摄入甘草制剂等情况。

**5. 皮肤色素沉着** 与黑色素沉着有关的激素主要有ACTH及其前体、雌激素和孕激素。伴全身性色素沉着的内分泌疾病有原发性肾上腺皮质功能减退症、纳尔逊(Nelson)综合征、先天性肾上腺皮质增生症、异位ACTH综合征和ACTH依赖性Cushing综合征。引起局部皮肤色素加深的疾病主要是胰岛素不敏感综合征及其变异型(伴黑棘皮病)、黄褐斑(女性)及Albright综合征等。

**6. 多毛与毛发脱落** 正常毛发的量和分布与遗传、种族和雄激素水平有关。引起全身性多毛的主要内分泌疾病有多囊卵巢综合征、先天性肾上腺皮质增生症、Cushing综合征、分泌雄激素的卵巢肿瘤、儿童甲状腺功能减退症等。雄激素减少引起全身性毛发脱落,主要见于各种原因引起的睾丸功能减退症、肾上腺皮质功能减退症和卵巢功能减退症等。

**7. 皮肤紫纹和痤疮** 紫纹是Cushing综合征的特征之一。病理性痤疮见于Cushing综合征、先天性肾上腺皮质增生症、多囊卵巢综合征、分泌雄激素的卵巢肿瘤。女性服用雄激素制剂也可引起痤疮。

**8. 男性乳腺发育** 引起病理性男性乳腺发育的疾病可分为内分泌系统疾病与非内分泌系统疾病两类,前者见于Klinefelter综合征、完全性睾丸女性化、分泌雌激素的睾丸肿瘤、真两性畸形、甲状腺功能亢进症及先天性肾上腺皮质增生症等;后者常见于使用药物(如避孕药、异烟肼等)、肝硬化、营养不良、支气管肺癌等情况。特发性男性乳腺发育的病因不明,可能与乳腺组织对雌激素的敏感性增高或与脂肪细胞的芳香化酶活性增强有关。

**9. 突眼** 引起突眼的疾病很多,如颅内肿瘤、海绵窦血栓形成、眼眶疾病、眶周炎、绿色瘤和眼眶癌等。甲状腺相关眼病(TAO)仅见于格雷夫斯(Graves)病和慢性淋巴细胞性甲状腺炎。

**10. 溢乳和闭经** 溢乳和闭经常同时存在,但也可只有溢乳而无闭经,或只出现月经周期不规则而无溢乳,症状主要取决于血清泌乳素水平的高低。在内分泌系统疾病中,伴泌乳素分泌增多的疾病主要有泌乳素瘤、甲状腺功能减退症、其他下丘脑-垂体肿瘤、垂体柄受压/断裂等情况。

**11. 骨痛与自发性骨折** 骨痛为代谢性骨病的常见症状,严重者伴自发性骨折,或轻微外伤即引起骨折。除原发性骨质疏松症外,1型糖尿病、甲状腺功能亢进症、性腺功能减退症、皮质醇增多症、甲状旁腺功能亢进症和泌乳素瘤常伴有骨质疏松。

### 三、内分泌系统疾病患者的常见实验室检查和辅助检查

内分泌腺功能的异常表现为激素水平的升高(功能亢进)或激素水平不足(功能减退)。评价其功能状态主要依据临床表现和辅助检查,临床表现如上所述,患者月经改变、体重变化、食欲异常、毛发异常等都是内分泌疾病的重要线索,根据患者的临床表现和特征,确定是否对患者进行激素水平检测以及何种激素检测。

最重要和最常用的方法是通过化学发光免疫技术直接测定血或尿中激素及其代谢产物的浓度,如测定24 h尿中的香草杏仁酸(VMA)、甲氧肾上腺素和去甲肾上腺素总量可判断体内肾上腺素和去甲肾上腺素的生成量;测定尿碘排出量能了解体内是否缺碘。

对于激素分泌减少或缺乏的患者,一般采用兴奋试验了解激素的储备功能,对于激素水平增高或分泌亢进的患者,一般采用抑制试验了解内分泌腺体有无自主分泌等,此外,临床还通过B超、CT、MRI和PET等检查用于甲状腺、肾上腺、胰腺、性腺和甲状旁腺肿瘤的定位,通过放射性核素的应用辅助判断腺

体功能,离体组织免疫组织化学染色评估内分泌细胞功能状态。例如,甲状腺能浓集碘,甲状腺摄[131]I率可用于评价甲状腺(包括甲状腺结节)功能;甲状腺细针穿刺的组织做病理检查可对疾病做出最后诊断,但内分泌腺肿瘤的良性与恶性鉴别往往相当困难,必须结合肿瘤的生物学行为特征才能明确诊断。用分子生物学技术可确诊许多内分泌和代谢性疾病及受体基因突变所致的疾病,可明确一些内分泌肿瘤、代谢酶缺陷和许多激素不敏感综合征或过敏感综合征的病因。

## 四、内分泌系统疾病的治疗与展望

近年来,由于蛋白组学和代谢学的发展,内分泌系统疾病种类繁多且存在明显异质性,根据不同患者的腺体功能水平、疾病定位、病因及基因异常给予个体化的精准治疗是内分泌学科发展的方向。临床上常见的内分泌系统疾病有糖尿病、甲状腺功能亢进或减退症、甲状腺结节、垂体疾病、肾上腺疾病、性腺疾病、肥胖症、高脂血症、骨质疏松症、痛风和水、电解质紊乱,尤其是糖尿病,在近 30 年中增长迅速,已经成为临床最主要的内分泌系统疾病。未来,在糖尿病领域研究的热点之一便是糖尿病精准诊疗,包括基于糖尿病发病机制、患者年龄和体质指数为基础的糖尿病新型分类模式的探索,降糖药(二甲双胍、磺脲类)的药物基因组学研究,以及指南推荐根据患者不同临床特征(低血糖风险、心血管疾病情况等)制订个体化的HbAlc 控制目标等。当然,大多数内分泌系统疾病都是终身性疾病,需要长期监测及治疗,与患者建立长期、和谐的随访关系才是管理好内分泌疾病的基础。

## 五、糖尿病的诊疗与护理

### (一)糖尿病的定义

糖尿病(diabetes melitus,DM)是由遗传和环境因素共同引起的一组以糖代谢紊乱为主要表现的临床综合征。胰岛素缺乏和胰岛素作用障碍单独或同时引起糖类、脂肪、蛋白质、水和电解质等的代谢紊乱,临床以慢性高血糖为主要特征,其急性并发症有糖尿病酮症酸中毒、高渗性高血糖状态和乳酸性酸中毒。糖尿病可并发多种慢性并发症,导致器官功能障碍和衰竭,甚至致残或致死。糖尿病分为 4 型,即 1 型糖尿病、2 型糖尿病、其他特殊类型糖尿病和妊娠糖尿病。其中 1 型糖尿病又分为两类三个亚型,与遗传因素、环境因素及自身免疫因素有关。2 型糖尿病的基本特征是胰岛素分泌不足和胰岛素抵抗,后者与肥胖和代谢综合征的关系密切。

### (二)糖尿病的发病机制

糖尿病的病因和发病机制目前不明确,普遍认为是遗传和环境因素相互作用导致胰岛素分泌或作用的缺陷,或者两者同时存在而引起的糖类、蛋白质、脂肪、水和电解质等代谢紊乱。糖尿病时,葡萄糖在肝、肌肉和脂肪组织的利用减少以及肝糖输出增多是发生高血糖的主要原因。脂肪代谢方面,由于胰岛素不足,脂肪组织摄取葡萄糖及从血浆移除甘油三酯减少,脂肪合成减少。脂蛋白活性降低,血游离脂肪酸和甘油三酯浓度升高。近来研究认为脂代谢障碍有可能是糖尿病及其并发症的原发性病理生理变化。此外,在胰岛素极度缺乏时,脂肪组织大量动员分解,产生大量酮体,若超过机体对酮体的氧化利用能力时,大量酮体堆积形成或发展为酮症酸中毒。此外,还有蛋白质合成降低、分解代谢加速,导致负氮平衡。

### (三)糖尿病的临床表现

#### 1. 代谢紊乱表现

在常规体检时发现高血糖,多见于 2 型糖尿病(肥胖型)。严重者表现为典型的"三多一少"(多饮、多尿、多食、消瘦)症状,多见于 1 型糖尿病。

(1)全身情况:典型患者有体力减退、精神萎靡、乏力、易疲劳、易感冒、工作能力下降等症状,并发感染时可有低热、食欲减退及体重迅速下降。

(2)心血管系统:可有非特异性心悸、气促、脉率不齐、心动过缓、心动过速、心前区不适等。还可出现休克及昏迷(酮症酸中毒或高渗性高血糖状态)。酸中毒严重时,血管张力下降,缩血管活性物质虽大量分泌,但仍出现严重的循环衰竭。

（3）消化系统：食欲亢进和易饥，进食量增多而体重下降。病情较重者多诉食欲减退、恶心、呕吐或腹胀，伴胃肠神经病变者更为明显。

（4）泌尿生殖系统：早期因多尿导致多饮；夜尿增多，尿液为等渗性或高渗性。并发感染时，出现脓尿、脓血尿，且伴尿急和尿痛；男性老年患者可因合并前列腺肥大而出现尿频、尿急与排尿中断症状。

（5）精神神经系统：烦渴、多尿、易饥、贪食；多数伴有急躁、情绪不稳或抑郁；有的患者心理压力大，对生活和工作失去信心；另一些患者失眠、多梦、易恼。

**2. 糖尿病慢性并发症的表现** 糖尿病可以引起多种并发症。慢性并发症包括大血管和微血管的并发症。大血管的并发症包括心、脑血管疾病和外周动脉疾病。微血管的并发症包括糖尿病肾病、视网膜病变及神经病变。糖尿病足是糖尿病神经病变和血管病变共同导致的，严重者会造成截肢。

（1）糖尿病引起心脏病变：包括冠状动脉粥样硬化性心脏病、心脏自主神经病变和糖尿病心肌病。冠状动脉粥样硬化性心脏病包括心绞痛和心肌梗死（心梗）。值得注意的是，糖尿病患者常合并神经病变，传入神经功能障碍可导致临床症状不明显，可以出现无痛性心梗，在临床上要高度重视。建议对年龄在 45 岁以上的住院的糖尿病患者进行心电图（EKG）和心肌酶谱的筛查，以防漏诊无痛性心梗。在治疗上，治疗原则同非糖尿病冠心病。但需要防止治疗过程中低血糖的发生而使心肌的受损进一步加重，这会促发或加重心衰；心衰时血压过低，冠状动脉和脑动脉供血不足，将促发或加重心、脑梗死；②心脏自主神经病变表现为在安静时心率加快，活动时心率变化少；心率变异指数下降。可因室颤阈值下降而发生室颤，导致猝死，有时死前临床并无心律失常的表现。

（2）脑血管病变：糖尿病并发脑血管病变较非糖尿病明显增多，缺血性脑血管疾病，如脑梗死或腔隙性脑梗死多见。脑动脉硬化较无糖尿病患者发生得更早，易患高血糖、高血压、高血脂，导致血液高凝和高黏滞度等。

（3）糖尿病外周动脉疾病：肢体外周动脉粥样硬化常以下肢动脉病变为主，表现为下肢疼痛、感觉异常和间歇性跛行，严重供血不足可导致肢体坏疽。

（4）微循环障碍、微血管瘤形成和微血管基膜增厚：糖尿病微血管病变的典型改变。微血管病变主要表现在视网膜、肾、神经、心肌组织，其中尤以糖尿病肾病和视网膜病更为重要。糖尿病微血管病变至少在血糖未得到有效控制 5 年后出现。

（5）糖尿病神经病变：①感觉神经：疼痛、麻木、感觉过敏；糖尿病足，使足部失去感觉，并可出现畸形（夏柯特关节）。②运动神经：可见单神经麻痹引起的运动障碍，局部肌肉萎缩。③自主神经：皮肤干燥（汗腺异常）；直立性低血压和心律失常；尿失禁或尿潴留；腹泻或便秘，胃轻瘫（胃肠道自主神经功能紊乱）等。

### （四）糖尿病的诊断和实验室检查

**1. 病史、症状** 有肥胖症、心脑血管疾病及糖尿病家族史；反复感染，尤其是反复皮肤、泌尿系统、肺部感染史；巨大胎儿分娩史均应考虑糖尿病可能。糖尿病典型症状："三多一少"，表现为饥饿食亢、口渴多饮、尿量增多、消瘦乏力。

**2. 实验室检查**

（1）血糖：糖尿病的诊断必须要测定静脉血浆葡萄糖浓度，手指血糖的监测是观察病情变化和疗效的关键指标。

（2）尿糖：目前很少采用，原因是尿糖水平受肾糖阈值的影响。

（3）糖化血红蛋白（HbA1c）：反映近 2 个月血糖总体水平，是反应血糖控制程度的重要指标。值得注意的是，HbA1c 的水平受多种因素影响，如血透、红细胞更新加快、失血等。存在血红蛋白 S 和血红蛋白 C 时常导致 HbA1c 水平偏低；而存在血红蛋白 F、地中海贫血及尿毒症时，常导致 HbA1c 水平偏高。

（4）糖化血浆白蛋白（果糖胺）：反映近 2 周血糖总体水平。

（5）口服葡萄糖耐量试验（OGTT）：血糖高于正常范围但又未达到糖尿病诊断标准者，需进行 OGTT。OGTT 应在不限制饮食（其中糖类摄入量不少于 150 g/ d）和正常体力活动 2~3 天的清晨（上午）进行，应避免使用影响糖代谢的药物，试验前至少禁食 8 h，其间可以饮水。取空腹血标本后，受试者喝含有 75 g

葡萄糖粉(或含 1 个水分子的葡萄糖 82.5 g)的液体 250～300 mL,5 min 内饮完;儿童按每千克体重 1.75 g 葡萄糖服用,总量不超过 75 g。在服糖后 2 h 采取血标本测定血浆葡萄糖。

(6)OGTT-胰岛素(或 C-肽)释放试验:在进行 OGTT 同时测定血浆胰岛素和(或)C-肽,能了解胰岛 β 细胞功能,有助于糖尿病的分型、病情判断及治疗指导。

(7)脂质组分和尿白蛋白排泄率测定:糖尿病常伴有脂质代谢紊乱,血浆总胆固醇、低密度脂蛋白-胆固醇、高密度脂蛋白-胆固醇和甘油三酯应列为常规检测项目,并定期复查,作为判断病情控制情况及饮食和调脂治疗的依据。尿白蛋白排泄率也应列为常规检测项目,以便早期发现糖尿病肾病。

(8)自身免疫抗体测定:1 型糖尿病患者抗谷氨酸脱羧酶抗体(GADA)、胰岛细胞抗体(ICA)、胰岛素抗体(IAA)可呈阳性,早期阳性率高,对诊断有帮助。随着病程延长阳性率逐渐降低。一级亲属若有上述抗体阳性对预测糖尿病发病有一定的价值。

### (五)糖尿病的治疗和护理

**1. 治疗目标和控制指标**

(1)糖尿病治疗的目标:①纠正代谢紊乱,消除糖尿病症状,维持良好的营养状况及正常的生活质量与工作能力,保障儿童的正常生长发育;②防止发生糖尿病急性代谢紊乱;③预防和延缓慢性并发症的发生与发展。为达到上述目标,糖尿病的治疗强调早期治疗、长期治疗、综合治疗和措施个体化的基本原则。

(2)控制目标:糖尿病综合防治主要包括五个方面,即糖尿病教育、饮食治疗、体育锻炼、药物治疗(口服降糖药、胰岛素等)和血糖监测。

**2. 糖尿病教育** 糖尿病需终身治疗,其治疗效果在很大程度上取决于患者的主动性和病情程度。糖尿病教育应贯穿于糖尿病诊治的整个过程,其内容包括糖尿病基础知识、心理卫生、饮食治疗、运动治疗、药物治疗、自我血糖监测及自我保健等。对糖尿病患者来说,应通过教育达到下列目的:①认识自己所患糖尿病的类型及其并发症;②正确掌握饮食治疗和调整食谱的基本技能;③认识控制不良的严重后果及控制的重要性;④能自行观察病情,自我监测血糖、尿糖,并能初步调整饮食和药物;⑤能自己注射胰岛素,并初步调整用量;⑥能识别、预防和及时处理低血糖;⑦能主动与医务人员配合,病情变化时能及时复诊,并按要求定期复查。

**3. 饮食治疗** 饮食治疗是糖尿病治疗的基础,应严格并长期执行。1 型糖尿病患者在合适的总热量、食物成分、规律的餐次等要求的基础上,配合胰岛素治疗,有利于控制高血糖和防止低血糖。2 型糖尿病患者,尤其是超重或肥胖者,饮食治疗有利于减轻体重,改善高血糖、脂代谢紊乱、高血压和胰岛素抵抗,减少降糖药物的用量。

**4. 运动疗法** 运动疗法能协助血糖控制,提高胰岛素敏感性。应进行有规律的运动,每次 30～60 min,每天 1 次或每周 5 次。活动强度应达到有氧代谢的水平。糖尿病运动的适应证:2 型糖尿病血糖在 16.7 mmol/L 以下者,尤其是肥胖者;2 型糖尿病病情稳定者宜于餐后运动,时间不宜过长。有下列情况时,不宜进行剧烈体育锻炼:①1 型糖尿病病情未稳定或伴有严重慢性并发症;②合并严重糖尿病肾病;③伴严重高血压或缺血性心脏病;④伴增殖性视网膜病变;⑤糖尿病足;⑥脑动脉硬化、严重骨质疏松或机体平衡功能障碍者。对不能主动进行体育活动者,应由他人协助,进行必要的被动锻炼。

**5. 口服降糖药治疗** 目前,临床应用的口服降糖药主要有六大类,即磺脲类、双胍类、噻唑烷二酮类、非磺脲类促胰岛素分泌剂、葡萄糖苷酶抑制剂及其他口服降糖药。

**6. 胰岛素治疗** 所有 1 型糖尿病和妊娠糖尿病应接受胰岛素治疗,其中 1 型糖尿病患者要求终身胰岛素治疗。2 型糖尿病在许多情况下亦需用胰岛素治疗,以纠正代谢紊乱,消除症状,维持良好的营养状况和正常生活质量,保证正常生长发育,防止发生急性代谢紊乱,预防和延缓慢性并发症的发生和发展。

**7. 慢性并发症的治疗** 糖尿病的各种慢性并发症重在预防和口服药物。强调早期诊断和治疗,严格控制血糖是防治慢性并发症的基础。合并高血压时,血管紧张素转化酶抑制剂(1 型糖尿病)、血管紧张素 Ⅱ 受体拮抗剂(2 型糖尿病)可作为首选药物,常需要联合其他降压药。血脂异常者使用降脂药。糖尿病肾病患者应适当限制蛋白质的摄入量、严格控制血压、预防和治疗尿路感染;终末期肾病可选择透析治疗、肾或胰-肾联合移植。激光治疗是增殖型视网膜病变的首选疗法。

（陶　静）

# 第二节　糖尿病患者的血糖管理及护理实践

## 一、导入案例

### 第　一　幕

患者,王先生,男,33 岁,财务人员,因"口干、多饮、多尿 2 周伴全身乏力 2 天"就诊。患者 2 周来无明显诱因出现口干、多饮、多尿,喜饮甜味饮料,每天饮水量 2 L 以上,饮甜味饮料后口干反而加重,尿量较平时明显增加(具体尿量不能描述)。无明显多食及体重无明显下降,未引起重视。入院前 2 天自觉口干加重,伴全身乏力、头痛、恶心、呕吐少量胃内容物 1 次。有糖尿病家族史。

【护理评估】

**1.健康史**　患者因"口干、多饮、多尿 2 周伴全身乏力 2 天"入院。患者自发病以来,神志清楚,精神尚可,饮食正常,大便黄软,小便正常,体力下降,体重无明显变化。患者有间歇性泡沫尿 1 年。发病 2 周来痛温觉异常、四肢疼痛及间歇性跛行。无视物模糊,无胸闷、无心悸,无手脚麻木、无针刺感,患者目前胃纳较差,睡眠欠佳,大便如常。

**2.体格检查**　T 36.5 ℃,P 64 次/分,R 24 次/分 ,BP 128/70 mmHg。查体:平车推入诊室,神志清楚,精神萎靡,对答少。皮肤弹性差,脱水貌,颈软,气管居中,甲状腺无肿大。颈静脉无怒张。双肺呼吸音清,未闻及干啰音,心率 96 次/分,心律齐,各瓣膜区未闻及病理性杂音。腹部膨隆,可见紫纹,无压痛,无肌紧张,无反跳痛,肝、脾肋下未及,肝区叩痛(－)、双肾区叩痛(－),移动性浊音(－)。双下肢无水肿。无胫前色素沉着斑,双侧足背动脉搏动正常。无足部溃疡。

**3.辅助检查**　该患者随机静脉血糖 34 mmol/L ,尿糖(＋＋＋＋),尿酮体(＋＋＋＋),血酮体 3.1 mmol/ L。血气分析 pH 7.28,二氧化碳分压 36.0 mmHg,氧分压 95.5 mmHg,碱剩余－6.8 mmol/ L 。血常规:血红蛋白 137 g/L ,红细胞计数 $4.4×10^{12}$/L,白细胞计数 $4.9×10^9$/L,中性粒细胞百分比 57.5％,血小板计数 $230×10^9$/L 。谷氨酸脱羧酶抗体阴性,酪氨酸磷酸酶抗体(IA-2Ab)阴性。

**4.医疗诊断**　初步诊断:糖尿病酮症酸中毒。

【主要护理诊断】

**1.体液不足**　与脱水、电解质紊乱、酮症酸中毒有关。

**2.电解质紊乱**　与恶心、呕吐有关。

【护理目标】

(1)患者在院期间未出现脱水症状或症状能有效改善。

(2)未发生电解质紊乱或电解质紊乱恢复正常,恶心、呕吐症状消失。

【护理计划与措施】

(1)建立 2 条静脉通路,1 条通路大量补液,另 1 条通路用于小剂量胰岛素输注,合理安排补液速度和量,遵循酮症酸中毒的补液原则。

(2)予以心电监护、吸氧,每小时监测患者生命体征、血氧饱和度,关注患者意识、瞳孔、皮肤弹性和尿量,记录 24 h 液体出入量。

(3)遵医嘱复查血生化、血气、血酮体、尿酮体、血糖等实验室指标。

(4)满足患者生活护理,严格限制一般的体力活动,保证患者充分的休息。

【护理评价】

患者 12 h 后血糖平稳下降至 13.9 mmol/L,未发生脱水,体液恢复正常,酸中毒纠正,恶心、呕吐症状消失,未发生明显并发症。

【思维启发】

(1)根据上述病史,该患者最可能的诊断是什么? 急性并发症有哪些? 应该立即进行哪些实验室检查? 该患者实验室检查中哪些结果支持其出现了酮症酸中毒的并发症? 此次发病的诱因可能是什么?

(2)本病例应该如何处理?

【问题解析】

问题 1:根据上述病史,该患者最可能的诊断是什么? 急性并发症有哪些? 应该立即进行哪些实验室检查? 该患者实验室检查中哪些结果支持其出现了酮症酸中毒的并发症? 此次发病的诱因可能是什么?

根据临床表现,应该考虑患者患有糖尿病,并高度怀疑是否合并糖尿病急性并发症——酮症酸中毒。

**1. 糖尿病的诊断**　该患者有口干、多饮、多尿等糖尿病症状,入院时患者随机静脉血糖 34 mmol/L,达到了糖尿病诊断标准。

**2. 急性并发症的诊断**　患者血糖高,恶心、呕吐,伴精神萎靡,有脱水体征,对该病例要想到糖尿病急性并发症的可能。应进一步检查静脉血糖、酮体、血气、电解质、肝肾功能、血常规及尿常规等。

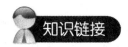

## 糖尿病诊断标准

诊断糖尿病的血糖阈值为空腹血糖(fasting blood glucose,FPG)≥7.0 mmol/L 和(或)糖负荷后 2 h 血糖(2 hPG)≥11.1 mmol/L。

糖尿病急性并发症包括以下几种。

(1)糖尿病酮症酸中毒(diabetic ketoacidosis,DKA)诊断:在 DKA 发病前数天可有多尿、烦渴、多饮等高血糖症状的加重,随后出现食欲减退、乏力、恶心、呕吐、腹痛,严重时可有头痛、烦躁、嗜睡等症状,呼吸深快,呼气中有烂苹果味(丙酮气味);如病情进一步发展,可出现严重脱水,尿量减少、皮肤黏膜干燥、眼球下陷,脉快而弱、血压下降、四肢厥冷;病情发展到晚期,各种反射迟钝,甚至消失,终至昏迷。如血酮体升高(≥3 mmol/L)或尿酮体阳性伴血糖升高,血 pH 和(或)血清碳酸氢根浓度降低,无论既往有无糖尿病病史,都可诊断为 DKA。

(2)高血糖高渗综合征(hyperglycemia hyperosmolar syndrome,HHS)诊断:HHS 的临床特征是指严重高血糖但无明显的酮症酸中毒,患者的血浆渗透压显著升高,出现脱水和意识障碍。实验室诊断参考标准:血糖≥33.3 mmol/L;有效血浆渗透压≥320 mmol/L;血清碳酸氢根浓度≥18 mmol/L 或动脉血 pH ≥7.30;尿糖呈强阳性而血清酮体及尿酮体阴性或为弱阳性;阴离子间隙浓度<12 mmol/L。

(3)糖尿病乳酸性酸中毒诊断:患者表现为疲乏无力、恶心、厌食或呕吐,呼吸深大,嗜睡等,可能有服用双胍类药物史。实验室检查显示明显酸中毒,但血、尿酮体水平不升高,血乳酸水平升高。

该患者随机静脉血糖 34 mmol/L,尿糖(＋＋＋),尿酮体(＋＋＋＋),血酮体 3.1 mmol/L。血气分析 pH 7.28,二氧化碳分压 36.0 mmHg,氧分压 95.5 mmHg,碱剩余－6.8 mmol/L。血常规:血红蛋白 137 g/L,红细胞计数 $4.4 \times 10^{12}$/L,白细胞计数 $4.9 \times 10^9$/L,中性粒细胞百分比 57.5%,血小板计数 $230 \times 10^9$/L。谷氨酸脱羧酶抗体(glutamic acid decarboxylase antibody，GAD -Ab)阴性,酪氨酸磷酸酶抗体(IA-2Ab)阴性。

综上所述,患者随机静脉血糖升高,且血酮体≥3 mmol/L、尿酮体阳性,血气分析提示代谢性酸中毒。目前诊断为 DKA。问诊时应注意询问近期有无感染及应激事件的发生,寻找导致本次酮症酸中毒的诱因。该患者发病前 2 周摄入较多甜饮料,可能是此次酮症酸中毒的诱因。

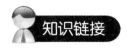知识链接

**DKA 的诱因**

1 型糖尿病有发生 DKA 的倾向;2 型糖尿病一般不会发生 DKA。但在某些情况亦可发生 DKA,如急性感染、胰岛素不恰当减量或突然中断治疗、饮食不当、胃肠疾病、脑卒中、心肌梗死、创伤、手术、妊娠、分娩、精神刺激等,偶尔也可以没有明确诱因。

**DKA 的诊断**

DKA 的诊断包括高血糖症状加重,出现消化道及脱水症状,实验室检查血酮体升高($\geqslant 3$ mmol/L)或尿酮体阳性伴血糖升高($>13.9$ mmol/L),动脉血 pH$<7.30$ 和(或)血清碳酸氢根浓度降低。

问题 2:本病例应该如何处理?

首先积极处理糖尿病急性并发症。酮症酸中毒的治疗原则为尽快补液以恢复血容量、纠正失水状态,降低血糖,纠正电解质及酸碱平衡紊乱,同时积极寻找和消除诱因,防治并发症,降低病死率。

糖尿病酮症酸中毒的处理要点如下。

**1. 补液**

(1)补液的量:根据患者体重和脱水程度估计补液量,一般为 4000~6000 mL/d,严重脱水者可达 6000~8000 mL/d。

(2)补液种类:开始治疗时给予 0.9% 氯化钠溶液,当血糖降至 13.9 mmol/L 时,以 5% 葡萄糖溶液并按一定比例加入胰岛素替换继续治疗。

(3)补液速度:应在 24 h 内纠正脱水。补液速度先快后慢,无心脏疾病患者最初 1~2 h 以 15~20 mL/(kg·h)补液,并根据血压和周围循环状况决定后续补液量及速度。有心脏疾病患者补液时要密切观察心率、每小时尿量及精神状态,及时调整补液速度。

(4)补液途径:除输液外,如患者意识清晰,无呕吐,鼓励患者多饮水。

**2. 小剂量胰岛素静脉滴注** 采用连续胰岛素静脉输注 0.1 U/(kg·h),以 0.1 U/(kg·h)速度持续输注,每 1~2 h 测定血糖,血糖下降速度一般为每小时 2.8~4.2 mmol/L,若第 1 h 内血糖下降不足 10%,应酌情增加胰岛素剂量。当 DKA 患者血糖降至 11.1 mmol/L 时,应减少胰岛素输入量至 0.02~0.05 U/(kg·h),并开始给予 5% 葡萄糖溶液,此后需要根据血糖来调整胰岛素给药速度,直至 DKA 缓解。DKA 缓解的参考标准:血糖$<11.1$ mmol/L,血酮体$<0.3$ mmol/L,血清碳酸氢根$\geqslant 15$ mmol/L,血 pH$>7.3$,阴离子间隙$\leqslant 12$ mmol/L。注意不能依靠监测尿酮体值来确定 DKA 的缓解,因尿酮体在 DKA 缓解时仍可持续存在。

**3. 纠正酸中毒** 血 pH 7.0 以下时,应考虑适当补碱。每 2 h 测定 1 次血 pH,直至其维持在 7.0 以上。治疗中加强复查,防止过量。

**4. 纠正电解质紊乱** 开始胰岛素及补液治疗后,如果患者的尿量正常,血钾浓度$<5.2$ mmol/L,应该静脉补钾。对那些治疗前已经存在低钾血症而尿量不少于 40 mL/h 的患者,在补液和胰岛素治疗的同时必须补钾。如果患者的血钾浓度$<3.3$ mmol/L,应该先补钾,当血钾浓度升至 3.5 mmol/L 时,再开始胰岛素治疗,以免发生心律失常、心搏骤停和呼吸肌麻痹。

**5. 去除诱因和治疗并发症** 如感染、休克、心力衰竭和心律失常、脑水肿和肾衰竭等。

该患者血 pH$>7.0$,无须补碱。该患者病情稳定后,测量身高:185 cm,体重:110 kg,体质指数(body mass index,BMI)32.14 kg/m$^2$,腰围 120 cm,臀围 120 cm。

## 第 二 幕

患者,王先生,经过大量补液,胰岛素降糖,抗感染,纠正水、电解质紊乱及酸中毒,病情逐渐好转,乏力症状较前减轻,情绪稳定,配合治疗。胃纳较前好转,各项实验室指标基本正常,尿酮体(-),空腹血糖 10 mmol/L,生命体征平稳。医嘱为胰岛素强化降糖方案。

【护理评估】

**1.生理评估** 患者体温36.8 ℃,脉搏86次/分,呼吸20次/分,血压126/81 mmHg,体重110 kg,身高185 cm,BMI 32.14 kg/m²。发育正常,体形肥胖,饮食不规律,每天饮食未做到定时、定量,营养搭配不合理,每天膳食的总热量不确定,每天饮水量不详。喜饮甜味饮料,喜欢油炸类食物。口腔黏膜完整,无咀嚼及吞咽困难,消化吸收良好。睡眠良好,睡前有良好习惯。排尿4～5次/天,夜间0～1次/天,排便正常,1～2次/天,黄色软便。各关节活动无障碍,平日生活能自理。有良好的卫生习惯,身体无异味,指甲修剪干净,皮肤黏膜完整,无黄染。

**2.心理评估** 患者性格较外向,喜欢结交朋友。患者无视疾病的存在,自律行为较差,对疾病的管理知识缺乏,管理能力较差。

**3.社会评估** 患者为青年男性,财务总监。平时因工作应酬经常外出饮酒,陪客户进餐等,很少在家中进餐,日常生活不规律,经常加班。平素活动少,不喜欢活动,居家时喜看电视节目。近期因刚晋升为财务总监,社会应酬更加频繁,近半个月几乎都在饭店吃晚餐。

【主要护理诊断】

**1.肥胖** 与摄入过多食物、缺乏运动有关。

**2.知识缺乏** 与缺乏糖尿病自我管理知识有关。

【护理目标】

(1)住院期间了解合理饮食和运动的方法。

(2)住院期间掌握糖尿病自我护理知识。

【护理计划与措施】

(1)了解合理饮食和运动的意义。

(2)合理安排膳食,均衡三大营养素比例,控制总热量的摄入。

(3)改变不良的饮食习惯,减少外出进餐。

(4)在医护人员指导下科学运动。

(5)了解糖尿病相关知识,急、慢性并发症预防与治疗。

(6)了解自身用药种类和方法,做到心中有数。

(7)正确注射胰岛素。

(8)监测血糖,观察有无低血糖发生。

【护理评价】

(1)掌握饮食和运动的相关知识。

(2)掌握糖尿病控制目标。

(3)参加糖尿病健康教育讲座。

(4)出院前,掌握糖尿病自我管理知识。

【思维启发】

如何确定下一步治疗方案?

【问题解析】

对于2型糖尿病患者而言,应该采用综合治疗策略,包括降糖、降压、降脂、抗凝、控制体重和改善生活方式等(表6-1)。

表6-1 中国2型糖尿病的综合控制目标(2020年版中国2型糖尿病防治指南)

| 指标 | 目标值 |
| --- | --- |
| 毛细血管血糖/(mmol/L) | |
| 空腹 | 4.4～7.0 |
| 非空腹 | <10.0 |
| 糖化血红蛋白/(%) | <7.0 |

续表

| 指标 | 目标值 |
|------|--------|
| 血压/mmHg | <130/80 |
| 总胆固醇/(mmol/L) | <4.5 |
| 高密度脂蛋白胆固醇/(mmol/L) | |
| 男性 | >1.0 |
| 女性 | >1.3 |
| 甘油三酯/(mmol/L) | <1.7 |
| 低密度脂蛋白胆固醇/(mmol/L) | |
| 未合并动脉粥样硬化性心血管疾病 | <2.6 |
| 合并动脉粥样硬化性心血管疾病 | <1.8 |
| 体质指数/(kg/m²) | <24.0 |

糖尿病的治疗包括教育和管理、医学营养治疗、运动治疗、药物治疗、血糖监测、减重手术治疗和常见并发症或伴发病干预等综合措施。

**1. 教育和管理** 一旦被诊断为糖尿病即应对患者进行糖尿病教育,让患者充分认识糖尿病,掌握糖尿病自我管理方法。教育的内容包括糖尿病的危害、急慢性并发症的防治,饮食、运动、血糖监测、药物及规范的胰岛素注射技术等。劝诫吸烟的患者戒烟。

该患者是新诊断糖尿病患者,要对其进行糖尿病健康教育,告知糖尿病的危害及治疗原则,血糖监测的重要性和防治相应并发症的措施,使其积极配合治疗,提高依从性。

**2. 医学营养治疗** 目标是维持合理体重、提供均衡营养的膳食、达到并维持理想的血糖水平、减轻胰岛素抵抗和减少心血管疾病的危险因素。根据理想体重计算每天所需总能量,由脂肪、糖类和蛋白质提供的能量应分别占饮食总能量的20%~30%、50%~65%和15%~20%。不推荐糖尿病患者饮酒,食盐摄入量限制在每天5 g以内。

该患者理想体重[理想体重(kg)=身高(cm)−105]为80 kg。平时从事轻体力劳动,原则上给予每天每千克理想体重30~35 kcal的总能量。考虑到患者体重超重,适当减少每天总能量的摄入,给予每天每千克理想体重25~30 kcal。患者每天总热量为2000~2500 kcal。目前无肾功能损害,总能量按脂肪30%、糖类55%和蛋白质15%的比例分配,并按三餐分为1/5、2/5、2/5。

**3. 运动治疗** 规律运动可增加胰岛素敏感性,有助于控制血糖,减轻体重,减少心血管疾病的发生。病情控制稳定的成年糖尿病患者每周至少150 min(如每周运动5天d,每次30 min)中等强度(50%~70%最大心率,运动时有点用力,心搏和呼吸加快但不急促)的有氧运动,包括快走、打太极拳、骑车、打乒乓球、打羽毛球等。运动项目要根据患者的年龄、病情及身体承受能力进行定期评估,适时调整运动计划。

该患者目前处于糖尿病急性并发症期,不宜运动。待病情稳定,血糖控制良好后开始运动治疗。

**4. 药物治疗** 当饮食和运动治疗不能使血糖控制达标时,应及时采用降糖药物治疗。糖尿病药物分为胰岛素、口服降糖药和非口服降糖药。

患者血糖水平较高且出现急性并发症,入院后处理酮症酸中毒,待酸中毒纠正、酮体消失后,可以皮下注射胰岛素,但需注意皮下注射短效胰岛素后不能立即停用静脉胰岛素,仍需维持1~2 h滴注。因入院后静脉小剂量滴注胰岛素用量达60 U/d,故按早35%、中20%、晚25%、睡前20%分配为21 IU、12 IU、15 IU、12 IU皮下注射。监测患者血糖水平,调整剂量,直到血糖达标。

对于病程较短的新诊断2型糖尿病患者,经胰岛素治疗后,若血糖控制理想,可逐渐减少胰岛素用量直至停用,以口服降糖药或胰高血糖素样肽1(glucagon-like peptide-1,GLP-1)受体激动剂替代治疗。

该患者经胰岛素强化治疗后血糖控制良好,改为预混胰岛素每天2次注射治疗。若出院后随访血糖控制理想,且复查胰岛素分泌功能有所改善,可考虑逐渐减少胰岛素用量。如每天胰岛素用量30 IU,可以适时停用胰岛素,以口服降糖药治疗。

**5. 血糖监测** 包括 HbA1c、糖化血清白蛋白(glycated albumin,GA)、动态血糖监测(continuous glucose monitoring,CGM)和利用血糖仪进行的毛细血管血糖监测。

(1)HbA1c:反映 2~3 个月的血糖平均水平,是评价长期血糖控制的金标准。标准的 HbA1c 检测方法的正常参考值为 4%~6%,在治疗之初建议每 3 个月检测 1 次,一旦达到治疗目标可每 6 个月检查 1 次。对于患有贫血和血红蛋白异常疾病的患者,HbA1c 的检测结果不可靠,不能用于评价患者血糖的控制状况。

(2)GA:反映糖尿病患者检测前 2~3 周的平均血糖水平,其正常参考值为 11%~17%。GA 是评价患者短期糖代谢控制状况的良好指标,尤其适用于糖尿病患者治疗方案调整后的短期疗效评价。此外,GA 可用于糖尿病筛查,辅助鉴别急性应激如外伤、感染等所导致的应激性高血糖。如有肾病综合征、肝硬化等影响白蛋白更新速度的疾病时,GA 的检测结果不可靠。

(3)CGM:通过葡萄糖传感器监测皮下组织间液的葡萄糖浓度变化的技术,能发现不易探测到的血糖波动情况,尤其是餐后高血糖和夜间的无症状性低血糖,是传统血糖监测方法的有效补充。中国成年人动态血糖检测的正常参考值,24 h 平均葡萄糖水平<6.6 mmol/L,24 h 血糖水平≥7.8 mmol/L,4 小时内(17%)及 24 h 血糖水平≤3.9 mmol/L,3 小时内(12%);平均血糖波动幅度(MAGE)及血糖标准差(SDBG)分别小于 3.9 mmol/L、1.4 mmol/L。

(4)毛细血管血糖监测:包括患者进行自我血糖监测(self-monitoring of blood glucose,SMBG)及在医院内的床边快速血糖检测(POCT):SMBG 是最基本的检测手段,可反映实时血糖水平,评估进餐、运动及应激等生活事件和降糖药物对血糖的影响。SMBG 通常采用 7 个时间点,分别为早餐前后、午餐前后、晚餐前后和睡前。具体检测方案如下。

①因血糖控制非常差或病情危重而住院治疗的患者:应每天监测 4~7 次血糖或根据治疗需要监测血糖、直到血糖水平得到控制。

②采用生活方式干预控制糖尿病的患者:可根据需要有目的地通过血糖监测了解饮食控制和运动对血糖的影响来调整饮食和运动。

③使用口服降糖药的患者:可每周监测 2~4 次空腹或餐后血糖,或在就诊前一周内连续监测 3 天,每天监测 7 次血糖。

④使用胰岛素治疗的患者:可根据胰岛素治疗方案进行相应的血糖监测。a. 使用基础胰岛素者应监测空腹血糖,根据空腹血糖调整睡前胰岛素的剂量;b. 使用预混胰岛素者应监测空腹和晚餐前血糖,根据空腹血糖调整晚餐前胰岛素剂量,根据晚餐前血糖调整早餐前胰岛素剂量;c. 使用餐时胰岛素者应监测餐后血糖或餐前血糖,并根据餐后血糖和下一餐前血糖调整上一餐前的胰岛素剂量。

⑤特殊人群:如围术期患者、低血糖高危人群、危重症患者、老年患者、1 型糖尿病、妊娠高血糖的监测,在遵循以上血糖监测原则的基础上实行个体化的监测方案。

糖尿病患者血糖水平≤3.9 mmol/L 属低血糖范畴。胰岛素、磺脲类和非磺脲类胰岛素促分泌剂均可引起低血糖,其他种类的降糖药物单独使用时一般不会导致低血糖。

入院期间告知患者血糖检测的重要性,帮助患者掌握自我血糖监测的方法。

**6. 减重手术治疗** 临床证据显示,代谢手术治疗可明显改善肥胖伴 2 型糖尿病患者的血糖控制水平,甚至可以使一些患者的糖尿病得以"缓解"。

该患者为新诊断的糖尿病患者,目前没有代谢手术适应证,不考虑手术治疗。

**7. 常见并发症或伴发病干预** 有证据表明对多重心血管危险因素的综合干预可以显著降低糖尿病患者心血管病变和死亡的风险。因此,全面评估和控制心血管风险因素(高血糖、高血压和血脂紊乱),并进行适当的抗血小板治疗非常重要。综上所述,针对该患者的治疗首先要处理糖尿病急性并发症,直到病情缓解后制订合适的药物降糖方案,同时进行糖尿病健康教育。嘱患者按时监测血糖,饮食方面需摄入均衡营养的膳食并加强体育锻炼,出院后需定期监测血糖、血压、血脂,进行慢性并发症的筛查。

## 第 三 幕

患者,王先生,精神佳,睡眠、胃纳可,大小便正常,无口干、多饮、视力模糊等症状。出院前治疗方案:甘精胰岛素注射液(来得时)12 单位,每晚 1 次,盐酸二甲双胍片(格华止)0.5 g,1 天 3 次,氟伐他汀 40 ng,每晚 1 次。病情稳定,拟办理出院。患者不会注射胰岛素,他被转诊到糖尿病护理门诊学习自己注射胰岛素。收到转诊后,高级专科护士(CNS)为王先生订下两个短期的治疗目标:①患者要认识自身糖尿病的控制现状,明白并接受每天注射胰岛素以取代目前的口服降糖药;②患者要掌握自我注射胰岛素和血糖检测的技能,认识糖尿病相关的急性并发症。长期的目标是要使体重减轻,血糖达标,HbA1c 降至 7%。

【护理评估】

**1. 生理评估** 患者目前生命体征稳定,血糖降至空腹 5~6 mmol/L,餐后 2 h 8~9 mmol/L,住院期间无低血糖事件发生,住院期间体重减轻 2~3 kg,服药后血脂开始降低。患者熟悉食物搭配及热量计算,掌握加餐的方法。

**2. 心理、社会评估** 患者刚开始无视疾病的存在,自律行为较差,对疾病的管理知识缺乏,管理能力较差,开始拒绝注射胰岛素,认为胰岛素可"成瘾",担心会对日常工作和生活产生影响。经过住院期间的教育,患者开始接受糖尿病的综合治疗方案,意识到糖尿病的产生与本人在日常生活中不注意饮食,没有适当进行运动锻炼有相关性。虽然患者的社会角色(财务总监)在出院后没有改变,但是患者希望在未来忙碌的生活中可以建立健康的生活方式。

【主要护理诊断】

有健康行为改善的趋势:与树立健康生活方式有关。

【护理目标】

出院前掌握疾病相关知识,树立健康信念。

【护理计划与措施】

(1)积极沟通,鼓励患者说出自己对出院后坚持治疗的决心和信心。

(2)了解疾病的根本原因是不健康的生活方式。

(3)对坚持自我管理过程给予赞美和鼓励。

(4)持续电话随访,评估患者对自我管理的实施以及对疾病的态度。

【思维启发】

如何维持长期的糖尿病自我健康管理?

【问题解析】

对于 2 型糖尿病患者而言,应该采用综合治疗策略,包括降糖、降压、调脂、抗凝、控制体重和改善生活方式等。

第一次面谈:高级专科护士(CNS)评估王先生对糖尿病的态度,觉得他不仅能够很好地处理日常生活中的变化,而且重视个人健康,在饮食调节和按时服药方面处理得很好。对话中,CNS 首先让王先生明白他现在控制病情的意义,向他详细解释 HbA1c、空腹血糖值和血浆肌酐值等重要的病情控制指标的意义。其次 CNS 向他强调口渴、尿频、体重减轻及显示血糖偏高的意义,指出他需要开始注射胰岛素,并加强控制血糖以减慢糖尿病慢性并发症的发生。经过一番解释后,王先生表示已明白自己的健康状况和注射胰岛素的重要性,并告诉 CNS,他愿意注射胰岛素,晚上注射一次。CNS 告知王先生胰岛素的好处和缺点,教他注射技巧,最后让他用生理盐水做注射练习以确保真正掌握注射技巧,以便回家后单独注射。在学习的当天晚上,王先生便要开始每晚注射 12 U 中效胰岛素。CNS 再向他介绍检测血糖的重要性,但他以工作忙碌拒绝了 CNS,暂时没有办法按照要求监测血糖。

**1. 胰岛素皮下注射** 胰岛素治疗是实现良好血糖控制的重要手段之一。胰岛素注射装置、注射技术是使用胰岛素治疗的重要环节。

**2. 相关定义**

1)胰岛素笔(insulin pen) 一种笔型的胰岛素注射装置,由笔芯架、笔身、剂量按钮组成,分为胰岛素预填充注射笔和笔芯可更换的胰岛素注射笔。

2)胰岛素注射器(insulin injector)　一种专用于胰岛素注射的 1 mL 注射器。注射器上标注胰岛素单位(U)刻度,分为 U-100 和 U-40 两种规格。

3)胰岛素皮下注射实施细则

(1)评估。

①评估胰岛素。

a.应评估常用胰岛素类型(表 6-2)、剂量、浓度和药液性状。

表 6-2　常用胰岛素类型

| 作用特点 | 胰岛素类型 | 通用名 |
|---|---|---|
| 速效 | 胰岛素类似物 | 门冬胰岛素注射液、赖脯胰岛素注射液、谷赖胰岛素注射液 |
| 短效 | 动物胰岛素 | 胰岛素注射液 |
| | 人胰岛素 | 生物合成人胰岛素注射液、重组人胰岛素 |
| 中效 | 动物胰岛素 | 低精蛋白锌胰岛素注射液 |
| | 人胰岛素 | 低精蛋白生物合成(重组)人胰岛素注射液、精蛋白锌重组人胰岛素注射液 |
| 长效 | 动物胰岛素 | 精蛋白锌胰岛素注射液 |
| | 胰岛素类似物 | 甘精胰岛素注射液、地特胰岛素注射液、德谷胰岛素注射液 |
| 预混 | 动物胰岛素 | 精蛋白锌胰岛素注射液(30R) |
| | 人胰岛素 | 低精蛋白生物合成人胰岛素注射液(预混 30R)、精蛋白锌重组人胰岛素混合注射液 30/70、30/70 混合重组人胰岛素注射液、50/50 混合重组人胰岛素注射液 |
| | 胰岛素类似物 | 门冬胰岛素 30 注射液、门冬胰岛素 50 注射液、精蛋白锌重组赖脯胰岛素混合注射液(25)、精蛋白锌重组赖脯胰岛素混合注射液(50) |
| 双胰岛素 | 胰岛素类似物 | 德谷门冬双胰岛素注射液 70/30 |

b.应依据说明书确认胰岛素在有效期内。已启封的胰岛素,有效期为开启后 30 天内。

②选择和评估注射部位。

a.宜选择皮下脂肪丰富且无较多神经、血管分布的部位进行注射,避开皮下脂肪增生、炎症、水肿、溃疡或感染部位。

b.不同注射部位宜每月进行轮换;同一注射部位可分为多个等分区域,每周使用一个等分区域并始终按同一方向轮换,连续两次注射的部位间隔应大于 1 cm。

c.对于不同胰岛素剂型及特殊人群,宜参照表 6-3,选择注射部位。

表 6-3　不同情况下胰岛素注射部位的选择

| 不同情况 | | 注射部位 |
|---|---|---|
| 胰岛素剂型 | 餐时短效胰岛素 | 腹部 |
| | 中效或长效胰岛素 | 臀部、大腿 |
| 特殊人群 | 妊娠中期 | 腹部外侧远离胎儿的区域 |
| | 妊娠晚期 | 腹部(捏皮注射)、大腿、上臂 |
| | 儿童 | 臀部、大腿 |

(2)确定胰岛素注射时间。

①速效胰岛素类似物和预混胰岛素类似物,宜在进餐前即刻注射。

②双胰岛素类似物,宜在主餐前即刻注射。

③短效胰岛素和预混胰岛素,宜在餐前 15～30 min 注射。

④中效胰岛素,宜在睡前注射。

⑤长效胰岛素,应固定时间注射。

（3）注射要点。

①胰岛素笔。

a.应根据胰岛素笔芯,选择同一品牌的胰岛素笔。

b.应根据皮下脂肪厚度,选择合适的胰岛素注射针头（表6-4）,宜使用安全型注射针头。对于孕妇和幼童,宜选用 4 mm 注射针头。

表6-4 常见胰岛素笔针头捏皮与进针角度的推荐

| 人群 | 针头长度/mm | 是否捏皮 | 进针角度 |
|---|---|---|---|
| 成人 | 4、5 | 否 | 90° |
| | 6 | 消瘦——是 | 90° |
| | | 正常及肥胖——否 | 90° |
| 儿童 | 4 | 否 | 90° |
| | 5 | 否 | 90° |
| | | 消瘦——是 | 90° |
| | 6 | 是 | 90° |

c.注射完毕,应停留 10 s 以上再拔出针头,如捏皮注射,注射完毕应先拔出针头,再松捏皮。

d.应单手将外针帽套上针头并旋下放入锐器盒,或采用取针器卸取针头。

②胰岛素注射器。

a.应根据胰岛素浓度选择胰岛素注射器。对于浓度为 100 IU/mL 的胰岛素,应选择 U-100 规格的注射器;浓度为 40 IU/mL 的胰岛素,应选择 U-40 规格的注射器。

b.同时使用中效胰岛素与短效胰岛素/速效胰岛素类似物时,应先抽取短效胰岛素/速效胰岛素类似物,再抽取中效胰岛素。

c.皮肤表面到肌肉的距离小于或等于针头长度时,应用拇指、食指和中指捏皮,成 45°角进行注射。

d.注射完毕,应立即拔出针头。

第二次面谈:王先生再次面见该高级专科护士（CNS）,经评估,他的注射技巧和自我信心都不错,空腹血糖值 8 mmol/L。CNS 询问高血糖症状有无改善,王先生说他多尿、口干等症状已有明显改善。CNS 解释通过空腹血糖已显示出胰岛素治疗的效果,症状因此改善。然后,CNS 把话题重新引到自我监测血糖上去,让王先生明白血糖没有进一步改善的原因是他此刻不愿意进行自我血糖监测及记录。王先生解释了他目前做不了血糖监测的原因,但会认真考虑。CNS 接受王先生的解释,平心静气地向王先生重申自我血糖监测的重要性。最后,CNS 希望增加日常血糖监测,并安排下次复诊时再做空腹血糖测试,看是否有所改善。

血糖监测相关知识:血糖监测是糖尿病综合治疗的重要组成部分,是将血糖安全地控制在目标范围的重要手段之一。实施血糖监测不仅可以评估和反映糖尿病患者糖代谢紊乱的程度和治疗效果,也可以为治疗方案的制订和调整提供依据。

**3.血糖监测的形式及意义** 血糖监测的形式有多种,如利用便携式快速血糖仪进行床旁血糖监测（POCT）、患者自我血糖监测（SMBG）、糖化血红蛋白（HbA1c）监测、动态血糖监测（CGM）等,这些均是反映糖代谢异常程度的有效指标。

1）POCT 和 SMBG 二者反映的是患者实时血糖水平,是临床上血糖监测的基本形式、血糖管理的基础,也是最常用的血糖监测方法。就这两种方法而言,指尖毛细血管监测是最理想的方法。POCT 和 SMBC 均包括血糖监测、血糖值记录、血糖回顾和治疗方案调整四个方面的含义。血糖监测和记录是分析血糖变化原因和调整血糖控制策略的依据,只有随时监测血糖变化才能及时调整治疗方案,才能为进行良好的血糖管理打下基础。

（1）POCT：由临床医护人员对住院患者进行的血糖监测，以了解患者血糖水平，方便医生为患者制订和调整治疗方案。

（2）SMBG：① SMBG 是患者自我管理中的一部分，是由患者及其家属在日常生活中对患者进行的血糖监测，以评估全天的血糖变化及降糖药、生活事件（用餐、运动、情绪等）对血糖的影响，有助于医生为患者制订个体化治疗方案和及时调整治疗方案，同时患者也能更好地对自己的生活方式进行干预，提高治疗的有效性和安全性。② SMBG 是达到理想血糖控制的有效手段，可以帮助患者更好地了解自己的血糖情况，了解药物治疗及生活干预对血糖的影响和变化，提高患者自我管理的积极性及治疗的依从性，从而促进血糖达标。③SMBG 还能发现不被患者感知的低血糖，从而及早采取措施，预防低血糖的发生。④SMBG对糖尿病相关并发症的发生和发展具有预防作用，可提高患者的生活质量，建议所有糖尿病患者进行 SMBG 。

2）HbA1c　HbA1c 反映的是患者过去 2～3 个月的平均血糖水平，是反映长期血糖控制情况的金标准。

3）CGM　这是一种通过葡萄糖感应器监测皮下组织间液的葡萄糖浓度而间接反映血糖水平的监测技术，可提供连续、全面、可靠的全天血糖信息。CGM 有助于了解数天血糖变化的趋势；发现不易被传统的监测方法所监测的高血糖、夜间低血糖、无症状低血糖、黎明现象、苏木杰现象等；为制订个体化的治疗方案提供依据；提高患者的治疗依从性；可作为一种用于糖尿病教育的可视化手段。

**4. 血糖监测的对象**　血糖监测适用于所有的糖尿病患者，尤其是注射胰岛素、妊娠糖尿病患者，发生低血糖但自身反应不敏感的患者更需要增加血糖监测频率。

**5. 血糖监测的方法**　血糖监测的频率和时间点是由患者的糖尿病治疗方案和血糖是否达标等多因素共同决定的。下面将主要介绍 POCT 和 SMBG 的监测模式和方法。血糖监测的时间点及其意义如下。

目前血糖监测常用的几个时间点：空腹、餐前、餐后 2 h、睡前、夜间。

（1）空腹血糖：至少 8 h 没有进食（可饮水），在口服降糖药或注射胰岛素前测血糖，空腹时间过长或过短均会影响结果的判定，同时监测空腹血糖前避免进行剧烈运动。空腹血糖是糖尿病患者最常用的监测指标，反映了患者在没有饮食负荷下的血糖水平，可以了解糖尿病患者胰岛的基础功能，是诊断糖尿病的依据，也可以了解前一天晚上的用药情况是否合适。

（2）餐前血糖：在中餐、晚餐前测血糖，可以帮助患者决定餐前降糖药的用量及指导饮食的搭配。餐前血糖监测适用于血糖控制不佳的患者，有低血糖风险的患者（老年人、血糖控制较好者）也应测定餐前血糖。

（3）餐后 2 h 血糖：监测餐后 2 h 血糖时应常规饮食、注射胰岛素或服用降糖药，从吃第一口饭开始计时，整 2 h 后监测血糖。餐后 2 h 血糖测定可用来了解胰岛 β 细胞胰岛素的储备功能，即食物刺激胰岛 β 细胞分泌胰岛素的能力，也是衡量患者饮食控制、降糖治疗方案是否恰当及疾病控制状况的指标。其受餐前胰岛素和降糖药剂量、所进食食物的种类和量、餐前血糖水平、餐后运动量、胃肠蠕动快慢等多种因素的影响。餐后 2 h 血糖测定适用于空腹血糖已控制良好，但 HbA1c 仍不能达标者，或需了解饮食和运动对血糖的影响时。

（4）睡前血糖：一般在 22:00 左右监测，以了解睡前血糖控制情况，看是否需要进食来防止夜间低血糖的发生，保证夜间的安全性。睡前血糖测定用于注射胰岛素的患者，特别是晚餐前注射预混胰岛素的患者及需要评估凌晨和空腹低血糖的风险时。

（5）夜间血糖：一般在凌晨 0 时、3 时监测。对有空腹高血糖的患者，监测夜间血糖可以判断夜间血糖一直高还是黎明时才升高（黎明现象），同时也可以防止夜间低血糖的发生。夜间血糖监测适用于胰岛素治疗已接近达标而空腹血糖仍高者或疑有夜间低血糖者。

（6）必要时的血糖监测：即随机血糖监测，没有固定的监测时间，24 h 内任意时候的血糖监测。在患者出现低血糖症状时、任何突发身体不适、情绪波动、剧烈运动前后及饮食显著变化时均可监测血糖。

**6.血糖监测频率**

(1)《中国血糖监测临床应用指南(2015 年版)》对其他各大指南关于 SMBG 频率进行了建议,具体见表 6-5。

表 6-5　SMBG 频率的建议

| 治疗方案 | 指南 | HbA1c 未达标<br>(或治疗开始时) | HbA1c 已达标 |
|---|---|---|---|
| 胰岛素治疗 | IDF(2012) | 大多数 1 型糖尿病患者和妊娠妇女≥3 天 | |
| | CDS(2013) | ≥5 次/天 | 2～4 次/天 |
| | ADA(2015) | 多次注射或胰岛素泵治疗,应进行 SMBG 的时间点:正餐和点心前、偶尔餐后、睡前、运动前、怀疑低血糖时、治疗低血糖至血糖恢复正常后、执行关键任务前(如驾驶) | |
| 非胰岛素治疗 | CDS(2013) | 1～2 次注射:SMBG 结果有助于指导每周 3 天,5～7 次/天 | 每周 3 天,2 次/天 |
| | ADA(2015) | SMBG 结果有助于指导治疗决策和(或)自我管理 | |

注:IDF 为国际糖尿病联盟的英文简称;CDS 为中华医学会糖尿病学分会的英文简称;ADA 为美国糖尿病学会的英文简称。

(2)《2 型糖尿病防治指南(2017 年版)》制订的 SMBG 频率具体原则如下。

①因血糖控制非常差或病情危重而住院治疗者:应每日监测 4～7 次血糖或根据治疗需要监测血糖、直到血糖得到控制。

②采用生活方式干预控制糖尿病的患者:可根据需要有目的地通过血糖监测了解饮食控制和运动对血糖的影响来调整饮食和运动。

③使用口服降糖药的患者:可每周监测 2～4 次空腹或餐后血糖,或在就诊前 1 周内连续监测 3 天,每天监测 7 次血糖。

④使用胰岛素治疗的患者:可根据胰岛素治疗方案进行相应的血糖监测。a.使用基础胰岛素的患者应监测空腹血糖,根据空腹血糖调整睡前胰岛素的剂量。b.使用预混胰岛素的患者应监测空腹和晚餐前血糖,根据空腹血糖调整晚餐前胰岛素剂量,根据晚餐前血糖调整早餐前胰岛素剂量。c.使用餐时胰岛素的患者应监测餐后血糖或餐前血糖,并根据餐后血糖和下一餐前血糖调整上一餐前的胰岛素剂量。

⑤特殊人群:如围术期患者、低血糖高危人群、危重症患者、老年患者、1 型糖尿病、妊娠高血糖的监测,在遵循以上血糖监测原则的基础上实行个体化的监测方案。

第三次面谈:6 个星期后,王先生再次面见高级专科护士(CNS),他的空腹血糖继续有改善,已下降至 6.5 mmol/L。CNS 向王先生说明病情已经有明显的改善。王先生表示愿意并开始自己监测血糖。经过一番讨论后,王先生答应每周进行 2 次血糖监测。CNS 提议他可每星期做空腹及餐后 2 h 的血糖监测,并教导他有关技巧。谈论到胰岛素,王先生之前拒绝治疗,但再经探讨后,他开始说出另一个害怕注射胰岛素的重要原因,是因为两年前他的同事曾在注射胰岛素后血糖过低而造成严重的交通意外。王先生强调:"他就是注射胰岛素而出意外的"。CNS 先让王先生表达心中的恐惧和忧虑,然后向他强调如果在肾功能衰退的情况下持续应用降糖药,反而会增加严重低血糖的风险,胰岛素治疗正好可有效地控制血糖并降低血糖过低的危险。随后再跟王先生分析导致低血糖的各种原因。CNS 又向王先生解释胰岛素的作用和特性,邀请他共同参与制订胰岛素的剂量,讨论如何计划治疗方案、如何调整胰岛素的剂量避免低血糖等,让他全面认识低血糖的症状及其处理方法,以及如何预防严重意外。经此详细而有针对性的解释后,王先生终于打消了他的疑惑和困扰。

**7. 低血糖相关知识的介绍**

1）低血糖的诊断标准　低血糖是指由多种原因引起的血糖水平低于正常低限的一种状态。正常成人的空腹静脉血浆葡萄糖（简称血糖）浓度为 3.9～6.1 mmol/L。正常成人血糖浓度≤2.8 mmol/L（50 mg/dL）时，称为低血糖；而对于糖尿病患者，只要血糖浓度≤3.9 mmol/L（70 mg/dL）就可诊断为低血糖。糖尿病患者常伴有自主神经功能障碍，影响机体对低血糖的反馈调节能力，增加了发生严重低血糖的风险。同时，低血糖也可能诱发或加重患者自主神经功能障碍，形成恶性循环。低血糖是糖尿病患者最常见的并发症，并可反复发生。

2）低血糖的临床表现　低血糖的发生与血糖水平及血糖的下降速率有关，血糖降低并且出现相应症状及体征称为低血糖症。

（1）典型临床表现。

①交感神经兴奋症状：表现为心悸、出冷汗、心率加快、焦虑、乏力、手抖、有饥饿感等。

②中枢神经系统症状：表现为头痛、头晕、吐字不清、神志改变、意识障碍，甚至昏迷等。低血糖早期症状可出现注意力不集中或处理日常工作有困难，也可能出现动作协调性差、肢体麻木、头晕等症状。如果未及时治疗，血糖水平会继续下降，出现发音含糊、意识混乱、定向障碍及行为异常等症状。如果低血糖较严重且持续较长时间而未得到及时治疗，会导致意识丧失、抽搐、昏迷，甚至死亡。

（2）非典型表现。

①儿童、老年糖尿病患者：较特殊，其低血糖的典型症状一般不明显，常表现为行为异常和其他非典型症状，如睡眠增多、多汗、性格改变、失眠、多梦或心动过缓等。

②其他患者：如患者糖尿病病史较长，发生了感觉神经或自主神经病变；还有一些患者在反复多次发生低血糖后会出现无警觉性低血糖症，患者不出现心悸、出冷汗、四肢无力、饥饿感等自觉症状，一般表现为性格改变或癫痫样发作。

3）低血糖的分级　低血糖的严重程度可根据患者的临床表现分为轻度、中度和重度三级。轻、中度低血糖可表现出心悸、出汗、饥饿明显，有时可伴手抖、头晕，及时补充含糖食物后可纠正临床表现仅有饥饿感，可伴一过性出汗、心悸，患者经进食后可缓解，重度此时血糖水平＜2.8 mmol/L，在中度低血糖症状的基础上，出现中枢神经系统供能不足的表现，如嗜睡、意识障碍、胡言乱语，甚至昏迷、死亡，需要他人协助治疗方可纠正。

4）低血糖预案及流程处理

（1）低血糖识别：如糖尿病患者出现以下情况应考虑低血糖的可能（表6-6）。

表6-6　低血糖临床表现

| 交感神经兴奋 | | 中枢神经症状 | |
|---|---|---|---|
| 症状 | 体征 | 症状 | 体征 |
| 饥饿感 | 面色苍白 | 虚弱乏力 | 中枢性失明 |
| 流汗 | 心动过速 | 头晕 | 低体温 |
| 焦虑不安 | 脉压增宽 | 头痛 | 癫痫发作 |
| 感觉异常 | | 意识模糊 | 昏迷 |
| 心悸 | | 行为异常 | |
| 震颤 | | 认知障碍 | |
| | | 视物模糊、复视 | |

＊诊断：糖尿病患者只要血糖水平≤3.9 mmol/L，就属于低血糖范畴。

（2）低血糖预警及处理流程，见图6-1。

第四次面谈：8个星期后，王先生再跟高级专科护士（CNS）面谈，这次他带来了自我监测血糖的记录本，记录本显示空腹血糖水平维持在 5～6 mmol/L，而餐后 2 h 的血糖水平为 8～10 mmol/L。这次会面

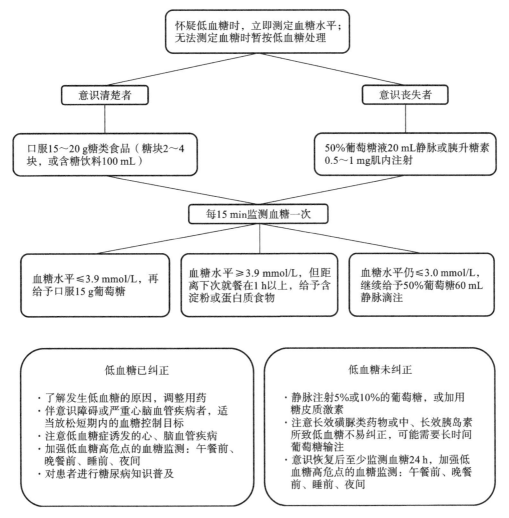

怀疑低血糖时，立即测定血糖水平；
无法测定血糖时暂按低血糖处理

意识清楚者

意识丧失者

口服15～20 g糖类食品（糖块2～4块，或含糖饮料100 mL）

50%葡萄糖液20 mL静脉或胰升糖素0.5～1 mg肌内注射

每15 min监测血糖一次

血糖水平≤3.9 mmol/L，再给予口服15 g葡萄糖

血糖水平≥3.9 mmol/L，但距离下次就餐在1 h以上，给予含淀粉或蛋白质食物

血糖水平仍≤3.0 mmol/L，继续给予50%葡萄糖60 mL静脉滴注

低血糖已纠正

· 了解发生低血糖的原因，调整用药
· 伴意识障碍或严重心脑血管疾病者，适当放松短期内的血糖控制目标
· 注意低血糖症诱发的心、脑血管疾病
· 加强低血糖高危点的血糖监测：午餐前、晚餐前、睡前、夜间
· 对患者进行糖尿病知识普及

低血糖未纠正

· 静脉注射5%或10%的葡萄糖，或加用糖皮质激素
· 注意长效磺脲类药物或中、长效胰岛素所致低血糖不易纠正，可能需要长时间葡萄糖输注
· 意识恢复后至少监测血糖24 h，加强低血糖高危点的血糖监测：午餐前、晚餐前、睡前、夜间

图 6-1 低血糖处理流程图

王先生主动向 CNS 分享他经历过的一次低血糖和他所做出的胰岛素药量调整。CNS 对王先生的经历加以分析，肯定了王先生的正确做法，同时也提醒并矫正了其错误之处。

以上实例分析从接受改变至新的治疗方案付诸行动并非一蹴而就。CNS 在帮助患者接受注射胰岛素治疗及自我监测血糖两项改变的过程中，首先掌握患者的需要及其所处的改变阶段，然后按需要做出调整，为个人制订符合该阶段的干预和教育，有效地帮助患者成功地渡过了改变过程。以王先生接受进行自我监测血糖的过程为例，在未详细认识自我监测血糖前，王先生并没有意图执行此项自我管理行为，于是 CNS 采取了意识觉醒的策略，首先向王先生解释进行自我监测血糖的好处及重要性，以提高他进行该项行为的动机。但王先生因工作忙、怕麻烦，未马上接受。CNS 明白他的困难，理解他是财务总监的处境。虽然 CNS 明白新治疗方案不能一拖再拖，但她仍然允许王先生有时间来考虑这些改变，不一定要按她期望的速度进行。CNS 只是有目的地提高王先生的认知，让他客观及理性地衡量自己的决定。在前三次会谈中，虽然王先生多次拒绝 CNS 的建议，但 CNS 并不强迫他，反而用心聆听，表示理解他的困难，给予支持并通过解释、重申、再次强调利害关系等方法，强调自我监测血糖的重要性，直至他确定行动的意图，才教给他监测血糖的方法。

在跨理论模式的重要概念引导下，CNS 指导王先生逐步接受并掌握胰岛素注射的方法，使王先生接受改变口服药治疗为胰岛素注射治疗。第一次见面，王先生处于意图期的阶段，CNS 采取意识觉醒和言语劝导等策略，首先向王先生解释其治疗需要，为说服患者，CNS 应用生理状况的信息，即详细向王先生解释多个糖尿病病情控制相关的指标，分析口渴、尿频、体重减轻症状是显示血糖偏高的症状的意义，让他具体明白自己的病情，用这些重要的数据去衡量和考虑接受胰岛素治疗的决定，并以此作为日后治疗成效的客观指标。

在王生生开始接受自我注射胰岛素并看到血糖控制得到改善时，说明王先生已经进入行动期。CNS及时采取增强管理的策略，在对王先生进行肯定和表扬的同时，进一步评估其拒绝接受监测血糖的原因。当CNS得知王先生对注射胰岛素的心理障碍是源于他同事因注射胰岛素而引起的血糖过低，最终造成严重的交通意外的心理影响后，CNS首先接纳他朋友的经历带给他的恐惧和忧虑，然后针对性地向他解释，使他明白并参与一起制订治疗计划。最后，CNS帮助王先生掌握注射胰岛素技巧时，耐心指导每一个细节，让王先生在CNS的督促下进行自我注射，使王先生经历实践的成功经验以增强对注射的自我效能感。在同王先生相处的整个过程中，CNS始终运用帮助性的人际关系策略，用关怀、宽容、接纳和提供支持的态度，最终成功地帮助王先生达到了预定的目标。

## 二、思维拓展

糖尿病是一种多危险因素单一作用或联合作用所致的慢性病，常见的危险因素主要包括：疾病因素、不良生活方式、社会心理因素、遗传因素等。跨理论行为转变模式是个体为了维持和改善自身健康水平自我发起的、建立在积极行为基础上的、多维度的持久性行为。患者行为改变是衡量糖尿病教育成功与否的标志。研究指出，糖尿病患者自我管理行为极不理想，处于最高积极度患者仅 16%，糖尿病患者能做到合理运动占 28%，能做到自我监测血糖占 10%，因此，加强糖尿病患者的不良行为改变教育极为迫切。国内、外众多研究发现，从心理角度构建的健康行为改变理论，对健康行为的预测、预防和干预起极其重要的作用。1983 年，美国心理学家 Prochaska 综合主要的心理学理论精华并将这些理论有机结合，提出了一种改变行为的完整方法——跨理论模型。使用跨理论模型架构的健康教育已被证明更易促进患者的行为改变。

行为阶段转变理论模型，或称为跨理论模型（Trans-theoretical model，TTM），使用的是一个时间维度模型，包括 5 个变化阶段即前意图阶段（precontemplation）、意图阶段（contemplation）、准备阶段（preparation）、行动阶段（action）和维持阶段（maintenance）；包括多个变化过程（如意识唤起、生动解脱、自我解放、帮助关系、社会解放、自我再评价、环境再评价、反条件化、控制刺激、强化管理）；包括自我效能（患者处理不健康生活习惯的信心，整合了 Bandura 的自我效能理论）及决策平衡（反应患者对行为改变利弊的个体衡量）。近年来，该理论在慢性病患者中得到越来越广泛的应用。TTM 认为患者的行为转变过程非常复杂，转变过程也具有连续性。患者的行为变化过程、转变需求是基于对患者运动目标行为的衡量，以及对行为变化性质的关键性的假设，从而制订最佳措施来应对行为改变。

TTM 对行为改变可以发挥两个作用，第一个作用是培养好的健康行为习惯，例如将不规律的运动行为变得更有规律，不良饮食习惯转变为科学膳食等，第二个作用则是改变之前不健康的行为，例如长期不运动的患者通过使用 TTM 模型开始进行运动，吸烟的人开始戒烟，酒精依赖的人开始戒酒。目前学者研究将 TTM 应用于糖尿病人群中，重点采用两种研究方法，第一种方法是做调查性研究，第二种方法是做干预性研究。例如，对饮食习惯进行调查，收集数据，制订饮食管理方案，帮助初发 2 型糖尿病患者提高自我饮食管理的依从性。

实践证明，将 TTM 理论应用于 2 型糖尿病运动干预中，可促进 2 型糖尿病患者认识运动行为各个阶段的行为特点，制订相应的运动干预目标及措施，可提高规律运动行为的依从性。众所周知，规律运动对于控制血糖、维持体重和降低心血管疾病和总体死亡风险都十分重要，2020 版《糖尿病防治指南》推荐成人 2 型糖尿病患者规律运动处方标准：每周运动频率超过 3 次，每周运动的总时间超过 150 min。运动治疗作为 2 型糖尿病患者降糖的有效措施之一，需要患者有良好的依从性。但是受多种因素（如年龄增长、工作性质劳累，患者长期静坐等不当生活方式，社会环境制约等）影响，2 型糖尿病患者的运动干预效果不理想。我们将行为阶段转变理论模型在 2 型糖尿病患者运动干预中的具体应用分为以下五个阶段。

### （一）前意图阶段

即近期没有进行规律运动的意愿，也无开始规律运动控制糖尿病的具体行动。为唤起患者的规律运动行为意愿,认识到运动对糖尿病控制的利弊,意识到自己的运动行为需要做出改变。研究者采取以下措施:①开放式提问,例如:您了解糖尿病吗? 您有运动习惯吗? 您想通过哪些方法来控制血糖? 您认为坚持规律运动有哪些困惑与困难? 以患者讲解为主,研究者认真倾听,适当反馈,给予肯定。通过访谈,观察患者的动机是否改变,引导其重视糖尿病,思考自己不运动的具体原因及影响因素,激发患者内在想尝试开始规律运动的动机。②现场完成糖尿病并发症体验,感受并发症带来的恐惧。如佩戴遮光眼镜体验糖尿病视网膜病变感觉,进一步激发患者想运动的信念。③鼓励患者尝试在病区步道开始步行运动,迈出行为改变的第一步。提醒设定手机每日运动专属闹钟铃声,形成条件反射,一旦铃声响起就知晓当日运动时间已到。

### (二)意图阶段

近期有规律运动的打算。此期患者,在家人帮助,或者自身意识到不舒服时,会主动暂时放下工作,寻医问诊,具备主动寻求帮助改变现状的动机。此期患者会考虑主动咨询医务工作者来答疑解惑,但是仍然未付出行动,处于犹豫不决,瞻前顾后阶段,需要外力来推动才会步入下一阶段。研究者采取:①开放式提问,例如:糖尿病给您带来了哪些不便? 您知道控制糖尿病可以做哪些运动吗? 如果请您长期坚持规律运动,您有哪些困惑与困难? ②通过访谈,引导患者对比患糖尿病患病前后身体的状况,例如因口渴症状而频繁饮水,因多饮水而促发频繁排尿,体力下降爬楼梯甚至步行费力,造成工作与生活的不便利,血糖波动造成的身体不舒服,情绪改变可能对家庭亲子关系或夫妻关系带来的不良影响,思考自己不运动或不规律运动的具体原因及影响因素,激发尝试开始运动改变现状的意愿。③建议配偶用心陪伴、相伴左右,并将家属的看法与支持反馈给患者,减轻患者对运动的抵触。引导患者认识坚持运动将带来的益处及过度运动带来的危害,知晓安全有效运动重要性,树立正确的运动行为观念。

### (三)准备阶段

做规律运动的相关准备工作,既包括思想上的认同,也包括理论的积累,为行动期扫除障碍。使患者承诺,自己将开始为规律运动方案做好相关准备工作,既包括接受糖尿病相关理论知识培训,也包括行为改变,如开始进行有规律的餐后快步走。运动措施:①研究者采取开放式提问,例如:为控制糖尿病,您做了哪些准备工作? 您在尝试规律运动时遇到哪些困惑与困难? ②指导遇到与运动相关的难题,可以采用以下求助方法:面对面咨询、图文咨询、视频问诊、微信语音、微信视频、电话咨询等方法向糖尿病运动管理团队寻求社会支持。可以与家属沟通,获得家属支持与陪伴。家属的情绪、思想状态可以直接影响患者的行动力。

### (四)行动阶段

已经开始规律运动达 3 天以上,但总运动时间未满 6 个月。此阶段 2 型糖尿病患者基本养成规律运动习惯,而且能坚持 12 周及以上。但是在遇到特殊情况,如疫情封闭小区,工作压力大,情绪不佳等,即使连续运动多日,仍然需要外力推动。否则极易退回上阶段,或停止规律运动,转化为随心所欲的运动或不运动状态。运动干预措施:①研究者开放式提问,例如:您坚持规律餐后步行运动快 1/2/3/4/5/6 月了,遇到哪些困惑与困难? 您已经采取了哪些措施来解决规律运动中遇到的这些困难? 您期望通过哪些方式来逆转/缓解您的 2 型糖尿病? ②引导患者知晓遇到痛点与难点时,可以采用的求助方法:如面对面咨询、图文咨询、视频问诊、微信语音、微信视频、电话咨询等方法向糖尿病运动管理团队寻求社会支持。③鼓励书写运动手册,循序渐进,持之以恒。主动寻求外力帮助,如家属陪同完成运动方案与检查运动效果。鼓励遇到特殊时期如疫情封闭小区时,主动寻求替代方法,如改室外运动为室内运动。④患者运动依从性高时,患者家属给予物质或精神奖励。鼓励家属勇于担当,主动陪同患者运动,安慰家庭其他成员,协调工作安排等。

### (五)维持阶段

进行标准规律运动已持续 6 个月以上。此期 2 型糖尿病患者,连续坚持规律运动半年或以上,并且体会到运动获益。一般不会退回上阶段。但是在遇到特殊情况,如身体不适卧床时间过长,可能会退回上阶段,或停止规律运动,转化为随心所欲的运动或不运动状态,仍然需要及时排查原因,进行监管督促。运动干预措施:①研究者开放式提问,例如:您坚持规律运动已经超过 6 个月了,您采取了哪些措施来解决规律运动中遇到的困惑与困难? 您有哪些好的运动方法可以推荐吗? ②指导患者遇到痛点与难点时可以采用的求助方法:如面对面咨询、图文咨询、视频问诊、微信语音、微信视频、电话咨询等方法向糖尿病运动管理团队寻求社会支持。自行阅读相关杂志、书籍提升糖尿病知识,提升自我学习能力。③倾听患者总结坚持运动的好习惯,鼓励患者作为同伴教育的榜样,讲解自身运动获益的经历,帮助糖尿病 2 型患者增加运动控制血糖的意愿。坚持运动循序渐进,持之以恒。④患者运动依从性高时,患者家属给予物质或精神奖励。

### 三、案例说明书

【教学目标及用途】

本案例以一名被诊断为糖尿病酮症酸中毒,并行补液、纠酸、降糖治疗的患者的整个经过为背景,启发学生思考,引导学生掌握糖尿病的诊断、治疗、康复,以及慢性病患者的延续护理,通过对案例进行生动的描述,能引导学生以参与者的身份去探究问题、分析问题、解决问题,进而实现学生与教师的双向互动,更有助于护理研究生适应今后的临床工作。

经过本案例学习,希望学生达到以下目标。

(1)掌握糖尿病的概念、诊断与临床表现。

(2)掌握糖尿病急、慢性并发症的构成。

(3)掌握糖尿病注射胰岛素的准备。

(4)掌握血糖监测护理。

(5)掌握糖尿病的饮食治疗基本原则。

(6)了解糖尿病随访者的延续护理内容。

【分析思路】

本案例以一名初发糖尿病合并酮症酸中毒的男性患者的住院诊疗经过为背景,采用跨理论模式,分阶段对患者的护理评估、体格检查、辅助检查指标进行分析,提出了相应的护理诊断与护理目标,在糖尿病急性并发症阶段,采取积极的措施救治患者;在病情稳定阶段,以糖尿病相关知识教育为主,使患者了解糖尿病的基本知识和自我管理知识;在出院前,评估并教授患者胰岛素注射技能,为出院后做准备;在出院后,解决患者在日常生活中存在的问题,如血糖监测、低血糖恐惧,逐步解决患者的临床问题,以帮助患者养成持久的自我管理行为(图 6-2)。

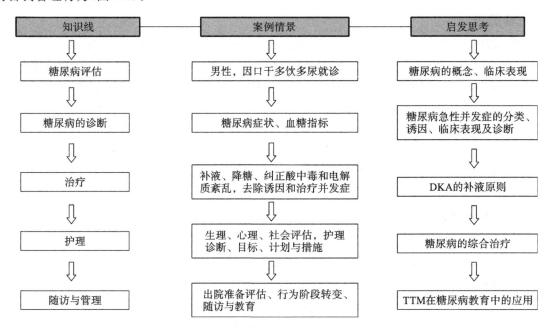

图 6-2　糖尿病合并酮症酸中毒案例分析流程图

【关键要点】

(1)糖尿病酮症酸中毒的诊疗与护理。

(2)糖尿病"五架马车"教育。

(3)持久的糖尿病自我管理行为。

【建议课堂计划】

整个案例课的课堂时间控制在 80～90 min。

课前计划:提出启发思考题,请学生在课前完成阅读和初步思考,并鼓励学生查阅相关资料以助于深入分析案例。

课中计划:开场及案例概述(2～5 min),场景展示及分析讨论环节(45～60 min),归纳总结(10 min),教师对相关问题进行总结和要点详解(15 min)。

在分析讨论环节,逐步提出启发思考题,并根据学生回答在黑板上整理出知识脉络结构。

课后计划:请学生给出相似案例的报告,依据本案例学习的理论进行分析。

【建议学习资源】

[1] 王吉耀.内科学[M].人民卫生出版社,2010.

[2] 宁光,童男伟,肖海鹏.内科学内分泌代谢科分册[M].北京:人民卫生出版社,2021.

[3] 中华医学会糖尿病学分会.中国 2 型糖尿病防治指南(2020 年版).中华糖尿病杂志,2021,13(4):315-409.

(陶 静)

## 四、参考文献

[1] 陈伟菊.内分泌科临床护理思维与实践[M].北京:人民卫生出版社,2013.

[2] 黄金月.高级护理实践[M].北京:人民卫生出版社,2018.

[3] 中华医学会糖尿病学分会.中国 2 型糖尿病防治指南(2020 年版)[J].中华糖尿病杂志,2021,13(4):95.

[4] 《2 型糖尿病短期胰岛素强化治疗专家共识》编写委员会.2 型糖尿病短期胰岛素强化治疗专家共识(2021 年版)[J].国际内分泌代谢杂志,2022,42(1):11.

# 第七章 风湿免疫系统疾病高级护理实践临床案例

## 第一节 风湿免疫系统疾病概述

风湿免疫系统疾病(rheumatic immune system diseases),是一组累及骨与关节及其周围软组织(如肌肉、肌腱、滑膜、滑囊、韧带和软骨等)及其他相关组织和器官的慢性病。风湿免疫系统疾病包含10大类200余种疾病,病因多种多样,发病机制不甚明了,但多数与自身免疫反应密切相关。风湿免疫系统疾病既可以是某一局部的病理损伤,也可以是全身性疾病,如果不能及时得到诊治,这些疾病中大多数都有致残甚至致死的风险,给家庭和社会带来沉重的负担。随着社会的发展、卫生水平的提高和生活方式的改变,风湿免疫系统疾病的疾病谱也发生了显著变化,感染相关的风湿免疫系统疾病已明显减少,而骨关节炎、痛风性关节炎的发病率呈上升趋势。随着分子生物学、免疫学、遗传学和临床医学研究的深入,许多新的风湿免疫系统疾病不断被认识,再加上许多新的治疗药物不断涌现,风湿免疫病学得到长足发展。

### 一、关节及其周围组织的结构、功能与疾病的关系

#### (一)关节的解剖和组织学结构

关节按运动类型分为不动关节、微动关节和活动关节。后者的关节腔内有滑膜,又称滑膜关节。除滑膜外,构成滑膜关节的还有关节软骨、软骨下骨(骨终板)及半月板、滑囊等。关节周围组织包括韧带、肌腱和关节囊。关节外组织则包括肌肉、筋膜、骨、神经、皮肤和皮下组织等。滑膜关节及其周围组织的解剖结构见图7-1。

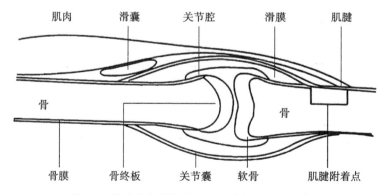

**图 7-1 滑膜关节及其周围组织的解剖结构示意图**

滑膜分为靠近关节腔的滑膜衬里层和滑膜下层。滑膜衬里层有1~3层不呈连续分布的滑膜细胞。滑膜细胞分为A型和B型:A型滑膜细胞类似巨噬细胞,有吞噬、吞饮功能,能够摄取并降解关节腔内颗粒性物质和细胞碎屑;B型滑膜细胞类似于成纤维细胞,以合成、分泌作用为主。滑膜下层主要由成纤维细胞、脂肪细胞、巨噬细胞、肥大细胞和胶原纤维、蛋白多糖等基质组成,含有丰富的血管和淋巴管。发生滑膜炎时,滑膜衬里层增生肥厚,增生的滑膜组织可形成血管翳(pannus),侵蚀关节软骨、软骨下骨、韧带和肌腱。软骨分为透明软骨(滑膜关节)、弹性软骨(耳廓软骨及会厌软骨)和纤维软骨(半月板及椎间盘

等)。关节的透明软骨细胞能合成和分泌Ⅱ型胶原等基质。软骨没有血管、淋巴管和神经分布,主要靠关节滑液供养。

### (二)结缔组织的分子基础

结缔组织由中胚层的间充质发育而来,包括固有结缔组织、软骨、骨和血液。固有结缔组织主要为纤维结缔组织,又可分为疏松结缔组织和致密结缔组织(如肌腱、韧带)。结缔组织按构成可分为结缔组织细胞和细胞外基质。结缔组织细胞包括成纤维细胞、组织细胞或巨噬细胞、软骨细胞、骨细胞及其他栖息细胞(如白细胞),它们除行使自身特有的功能外,还可参与细胞外基质的合成。细胞外基质主要由四类物质组成:胶原(collagen)、非胶原糖蛋白(glycoprotein)、糖胺多糖(或称氨基聚糖,glycosaminoglycan)与蛋白多糖(proteoglycan)、弹性蛋白(elastin)。

### (三)病理

风湿免疫系统疾病的病理改变有炎症性病变及非炎症性病变,不同风湿免疫系统疾病累及的靶器官、靶组织也各不相同,由此引起各自相应的临床症状。炎症性病变由免疫反应异常激活后引起,表现为局部组织出现大量淋巴细胞、巨噬细胞、浆细胞浸润和聚集(表7-1)。

表 7-1 风湿免疫系统疾病的病理特点

| 病名 | 靶器官病变主要特征 | |
|---|---|---|
| | 炎症性病变 | 非炎症性病变 |
| 骨关节炎 | — | 关节软骨变性 |
| 类风湿关节炎 | 滑膜炎 | 骨质破坏 |
| 强直性脊柱炎 | 附着点炎 | — |
| 痛风 | 关节腔炎症 | — |
| 系统性红斑狼疮 | 小血管炎 | — |
| 干燥综合征 | 唾液腺炎、泪腺炎 | — |
| 系统性硬化症 | 间质性肺炎 | 皮下纤维组织增生微血管病 |
| 抗磷脂综合征 | 血栓、栓塞 | — |
| 多发性肌炎/皮肌炎 | 肌炎、间质性肺炎 | 肌肉萎缩 |
| 血管炎 | 不同程度的动脉炎、静脉炎 | — |

血管病变是风湿免疫系统疾病的另一常见的共同病理改变,可以是血管壁的炎症,可造成血管壁增厚、管腔狭窄;也可以是血管舒缩功能障碍,可继发血栓形成,使局部组织器官缺血;部分弥漫性结缔组织病多系统损害的临床表现与此有关。

### (四)风湿免疫系统疾病的常见检查

**1. 常规检查** 血、尿、大便常规检查以及肝、肾功能的检查是必不可少的,如白细胞数量的变化、溶血性贫血、血小板减低、蛋白尿、镜下血尿都可能与风湿免疫系统疾病相关。血沉、C反应蛋白、球蛋白定量、补体的检查对于诊断及病情活动性的判断都很有帮助。如:类风湿关节炎、血管炎活动伴随炎症指标如血沉、C反应蛋白的升高;系统性红斑狼疮活动时常伴随补体C3、C4的下降等。

**2. 自身抗体检查** 患者血清中出现自身抗体是风湿免疫系统疾病的一大特点,即体内产生了针对自身组织、器官、细胞及细胞成分的抗体。自身抗体的检测对风湿免疫系统疾病的诊断和鉴别有极大帮助。但任何抗体检测的敏感性、特异性有一定范围,且存在一定的假阳性率、假阴性率,因此诊断不能单纯根据抗体检查结果而定,而应结合临床表现综合考虑。现在应用于风湿免疫病学临床的主要自身抗体有以下6大类。

(1)抗核抗体(antinuclear antibody,ANA):其靶抗原是核酸、组蛋白、非组蛋白及各种蛋白酶等多种物质,除细胞核外,也在细胞质及细胞器中存在。因此现在对于 ANA 靶抗原的理解,已由传统的细胞核扩大到整个细胞。根据抗原分子的理化特性和分布部位,将 ANA 分成抗 DNA、抗组蛋白、抗非组蛋白、抗核仁抗体及抗其他细胞成分抗体五大类。其中抗非组蛋白抗体中包含一组可被盐水提取的可溶性抗原(extractable nuclear antigens,ENA)抗体,对于风湿免疫系统疾病的鉴别、诊断尤为重要,但与疾病的严重程度及活动度无关。ANA 阳性应警惕结缔组织病(connective tissue disease,CTD)的可能,但正常老年人或其他疾病如肿瘤患者,血清中也可能存在低滴度的 ANA。不同成分的 ANA 有其不同的临床意义,具有不同的诊断特异性。

(2)类风湿因子(rheumatoid factor,RF):其靶抗原为变性 IgG 分子的 Fc 片段。变性的 IgG 可在炎症等病理条件下产生,也可以在 IgG 抗体参与免疫应答与相应抗原结合发生变性时产生。因此 RF 阳性不仅可见于类风湿关节炎、系统性红斑狼疮、系统性硬化症、干燥综合征等多种 CTD,亦见于感染性疾病、肿瘤等其他疾病以及约 5% 的正常人群。RF 在类风湿关节炎的阳性率为 80% 左右,但特异性较差。

(3)抗中性粒细胞胞质抗体(antineutrophil cytoplasmic antibody,ANCA):其靶抗原为中性粒细胞胞质的多种成分,其中丝氨酸蛋白酶-3(PR3)和髓过氧化物酶(MPO)与血管炎密切相关。该抗体对血管炎的诊断有帮助。

(4)抗磷脂抗体(antiphospholipid antibody,APA):其靶抗原为各种带负电荷的磷脂。目前临床常检测抗心磷脂抗体、狼疮抗凝物、抗 $\beta_2$ 糖蛋白 I(GP I)抗体。这些抗体常见于抗磷脂综合征、系统性红斑狼疮等 CTD 及非 CTD,主要引起凝血系统改变,临床上表现为血栓形成、血小板减少和习惯性流产等。

(5)抗角蛋白抗体谱:其靶抗原为细胞基质中的聚角蛋白微丝蛋白,该组抗体对类风湿关节炎特异性较高,且有助于类风湿关节炎的早期诊断。临床常检测抗核周因子抗体(APF)、抗角蛋白抗体(AKA)及抗环瓜氨酸肽(CCP)抗体。其中 CCP 为根据聚角蛋白微丝蛋白的 cDNA 序列而人工合成的环化肽,抗 CCP 抗体在类风湿关节炎诊断中较 AKA 有更好的敏感性和特异性。

(6)人类白细胞抗原 I 类分子 B27(HLA-B27):与有中轴关节受累的脊柱关节病存在密切的关联。在强直性脊柱炎患者中,HLA-B27 阳性率高达 90% 以上,但目前该病的诊断标准中,未包括 HLA-B27。HLA-B27 亦见于反应性关节炎等其他疾病,正常人群中也有 10% 的阳性率。

**3. 关节滑液检查** 关节滑液的白细胞计数有助于区分炎性、非炎性关节病变和化脓性关节炎。当白细胞超过 $3000/mm^3$,且中性粒细胞占 50% 以上时,提示炎性关节炎;在此标准以下非炎性病变可能性大;白细胞(5 万~10 万)$/mm^3$ 以上,提示化脓性关节炎。上述标准必须结合临床,如细胞计数大于 10 万/$mm^3$ 亦可见于莱特尔(Reiter)综合征(肠病后类风湿)、痛风、假性化脓性关节炎。滑液应及时送检,以免晶体溶解和细胞自溶,在滑液中找到尿酸盐结晶或细菌培养阳性分别有助于痛风、化脓性关节炎的确诊。关节穿刺的禁忌证为局部皮肤的感染、出血性疾病及患者不合作。

**4. 关节影像检查** X 线检查是最常用的影像学诊断方法,有助于关节病变的诊断和鉴别诊断,亦能随访了解关节病变的演变。早期可仅有软组织肿胀,近关节骨质疏松;典型的病变可见:骨、软骨、软组织钙化,关节间隙狭窄,关节侵蚀,新骨形成(硬化、骨赘),软骨下囊肿,纤维性、骨性关节强直等。其他的影像学检查尚有关节 CT,在骶髂关节炎的诊断和分级中应用最为广泛;MRI 对肌肉、韧带、肌腱、滑膜、软骨、骨的成像有其特点,对软组织损伤(半月板损伤、肩袖撕裂)、缺血性骨坏死、骨髓炎、脊柱病变,以及早期微小的骨侵蚀的鉴别较灵敏。放射性核素骨扫描通常可提供炎性关节炎、骨肿瘤的信息,但特异性较差。

## 二、风湿免疫系统疾病患者常见症状体征

**1. 疼痛** 关节、软组织疼痛是风湿免疫系统疾病患者常见的症状之一。疼痛发作的时间、性质、部位、伴随症状和缓解方式常能提供诊断线索:炎性疼痛往往在下午或晚间加重,而机械性损伤的疼痛往往是与特殊动作相关的;夜间发作的第一跖趾关节剧烈的锥刺样、烧灼感的疼痛是痛风的特点;神经卡压的疼痛性质带有放射感,而血管性疼痛则可呈搏动性。疼痛可以分为局限性疼痛或全身性疼痛。全身性疼痛可见于风湿性多肌痛、纤维肌痛综合征等。疼痛的定位常需体检来进一步判定。

**2. 僵硬和肿胀** 僵硬是指经过一段时间静止或休息后(如清晨),患者试图再活动某一关节时,感到不

适,而且想要达到平时的关节活动范围和程度非常困难,常与关节的疼痛、肿胀相伴。骨关节炎表现为起始运动时出现的、为时短暂的僵硬,而类风湿关节炎则是持续性的僵硬(晨僵时间常超过 1 h);风湿性多肌痛可表现为严重的晨僵。关节肿胀往往意味着关节或关节周围组织的炎症,患者的自觉症状常在体征出现之前发生,因此结合疼痛、僵硬症状,将有助于早期诊断。

**3.疲乏、乏力和运动困难** 疲乏是风湿免疫系统疾病患者常见,也非常容易被忽视的症状。尽管疲乏可以是功能性的,可以见于非炎症性风湿免疫系统疾病,如纤维肌痛综合征;但在系统性红斑狼疮、类风湿关节炎等疾病中,疲乏可以成为敏感的病情活动指标。患者常将疲乏主诉为"乏力",真正的乏力常常提示肌炎(肌病)或神经病变,其局部或全身、对称与否、近端或远端的分布有助于鉴别诊断。乏力、运动困难可伴随于疼痛、僵硬等症状出现。

**4.系统症状** 风湿免疫系统疾病常有多系统受累,常见发热、体重下降、食欲减退等全身表现。需要全面、系统地搜集、归纳症状。

**5.体检**

(1)关节检查:检查要点在于检查受累关节有无红、肿、疼痛,有无关节畸形和功能障碍。关节肿胀的程度常以骨性标志为界,以判定其轻重。滑膜关节(如指关节)的滑膜炎呈梭形肿胀,常见于类风湿关节炎;而关节及其周围组织的弥漫性肿胀,伴有发红、发亮,称为腊肠指/趾,见于血清阴性脊柱关节病。关节丧失正常外观和活动范围受限,如手掌骨指关节尺侧偏移、关节半脱位、"天鹅颈""纽扣花"样畸形,与软骨、骨破坏和肌腱受累有关,常见于类风湿关节炎。手关节的检查可以通过主动摇晃拳头的动作和完成手和手掌的闭合动作来检查。肘关节的伸直和屈曲范围为 0～145°。肩关节可以通过两臂上举、两手置于枕后、双手背后三个简单动作来检测其上举、外展、后伸、内旋、内收等功能。脊柱强直的检查有立位的枕墙距、指地距检查,第四肋水平的胸廓最大活动度检查,脊柱前屈的 Schober 试验等。骶髂关节区的压痛,挤压两侧髂前上棘引发疼痛,"4"字腿试验阳性等,对诊断骶髂关节炎有一定意义;"4"字腿试验在髋关节病变时也为阳性。膝关节平卧位应能完全伸直,伸直和屈曲的活动范围为 0～135°,浮髌试验阳性说明关节积液,骨擦音的引出提示骨关节炎的可能。踝关节正常活动范围为背屈 15°,跖屈 55°。关节检查时应避免动作粗暴。

(2)关节外其他系统检查:体格检查是对病史所提供的信息的确认、补充和逻辑扩展。患者的发育、营养状况、有无 Cushing 综合征、贫血貌、步态等往往能在问诊前提供初步印象。系统性红斑狼疮患者的面颊部有蝶形皮疹,皮肌炎患者有眶周淡紫红色的水肿性红斑("向阳性皮疹")和 Gottron's 征,硬皮病患者的指端、颜面皮肤的绷紧变硬,银屑病关节炎患者有银屑病皮疹,以及过敏性紫癜常见于双下肢的可触性紫癜,类风湿关节炎患者有类风湿结节,痛风患者常见于耳廓的痛风石,干燥综合征患者有"猖獗龋"(牙齿龋坏严重,成片脱落,残根发黑)。以上典型特征性表现对诊断的建立有意义。而尤其对弥漫性结缔组织病患者而言,各系统的受累情况,重要脏器功能,以及严重并发症的有无,则直接关系到治疗方案和预后(表 7-2)。

表 7-2　常见关节炎的特点

| | 类风湿关节炎 | 强直性脊柱炎 | 骨关节炎 | 痛风性关节炎 | 系统性红斑狼疮 |
|---|---|---|---|---|---|
| 起病方式 | 缓 | 缓 | 缓 | 急骤 | 不定 |
| 常见首发部位 | PIP、MCP、腕 | 膝、髋、踝 | 膝、腰、DIP | 第一 MTP 关节 | 手关节或其他部位 |
| 疼痛特点 | 持续、休息后加重 | 休息后加重,活动后减轻 | 活动后加重 | 剧烈、夜间重 | 不定 |
| 肿胀特点 | 软组织为主 | 软组织为主 | 骨性肥大 | 红、肿、热 | 软组织为主 |
| 关节变形 | 常见 | 外周关节少见;中轴关节常见 | 可见 | 少见 | 多无 |

续表

|  | 类风湿关节炎 | 强直性脊柱炎 | 骨关节炎 | 痛风性关节炎 | 系统性红斑狼疮 |
|---|---|---|---|---|---|
| 受累关节分布 | 对称性多关节炎 | 不对称下肢<br>大关节炎 | 少关节炎 | 负重关节明显 | 反复发作 |
| 脊柱炎和(或)<br>骶髂关节病变 | 偶有 | 必有,功能受限 | 腰椎增生,唇样变 | 无 | 无 |

注:PIP 指近端指间关节;MCP 指掌指关节;DIP 指远端指间关节;MTP:跖趾关节。少关节炎指累及 3 个或 3 个以下的关节,多关节炎指累及 4 个及 4 个以上的关节。

### 三、风湿免疫系统疾病的诊疗技术与转归

风湿免疫系统疾病的病因和发病机制复杂多样,大部分疾病的确切病因尚未明确。目前临床常用的分类方法是沿用 1983 年美国风湿病协会(American Rheumatism Association,ARA)所制定的分类方法。根据其发病机制、病理和临床特点,风湿免疫系统疾病可分为 10 大类。表 7-3 列举了风湿免疫系统疾病的范畴和分类。

表 7-3 风湿免疫系统疾病的范畴和分类

| 疾病分类 | 疾病名称 |
|---|---|
| 弥漫性结缔组织病 | 类风湿关节炎、系统性红斑狼疮、硬皮病、多发性肌炎/皮肌炎、抗磷脂综合征、系统性血管炎综合征(大动脉炎、结节性多动脉炎、肉芽肿性多血管炎等)等 |
| 脊柱关节炎 | 强直性脊柱炎、反应性关节炎、肠病性关节炎、银屑病关节炎、未分化脊柱关节病等 |
| 退行性变 | (原发性、继发性)骨关节炎 |
| 遗传、代谢和内分泌疾病相关的风湿免疫系统疾病 | 马方综合征、先天或获得性免疫缺陷病;痛风 |
| 感染相关风湿免疫系统疾病 | 反应性关节炎、风湿热等 |
| 肿瘤相关风湿免疫系统疾病 | a.原发性(滑膜瘤、滑膜肉瘤等);b.继发性(多发性骨髓瘤、转移癌等) |
| 神经血管疾病 | 神经性关节病、压迫性神经病变(周围神经受压、神经根受压等)、反射性交感神经营养不良等 |
| 骨与软骨病变 | 骨质疏松、骨软化、肥大性骨关节病、弥漫性原发性骨肥厚、骨炎等 |
| 非关节性风湿免疫系统疾病 | 关节周围病变(滑囊炎、肌腱病等)、椎间盘病变、特发性腰痛、其他疼痛综合征(如纤维肌痛综合征) |
| 其他有关节症状的疾病 | 周期性风湿免疫系统疾病、间歇性关节积液、药物相关风湿综合征、慢性肝炎等 |

随着疾病研究的深入,风湿免疫系统疾病的分类和诊断标准仍在逐步更新和完善中。多种风湿免疫系统疾病更新了各自的分类(诊断)标准。

风湿免疫系统疾病多为慢性病,治疗目的是改善疾病预后,保持其关节、脏器的功能,解除有关症状,提高生活质量。

#### (一)药物治疗

治疗的原则是早期诊断和尽早合理、联合用药。常用的抗风湿免疫系统疾病药物如下。

**1. 非甾体抗炎药(nonsteroidal antiinflammatory drugs,NSAIDs)** 由于其能抑制环氧合酶,从而抑制花生四烯酸转化为前列腺素,可迅速产生抗炎镇痛作用,缓解疼痛效果更好,但不能改变病程。临床常用的有布洛芬、萘普生、双氯芬酸、吲哚美辛等。这些药物对胃肠道和肾脏都有副作用。选择性作用于环氧合酶-2(COX-2)的非甾体抗炎药,如塞来昔布,其胃肠道副作用明显较少,疗效与传统的非甾体抗炎药相当。

**2. 缓解病情抗风湿药(disease modifying anti-rheumatic drugs,DMARDs)** 这些药物主要用于类风湿关节炎及血清阴性脊柱关节病。对病情有一定的控制作用,可改善和维持关节功能,减轻滑膜炎症,预防关节结构破坏或显著延缓关节结构破坏的进展。这类药物的作用较慢,所以它也被称为慢作用药。常用的有氯喹或羟基氯喹、柳氮磺胺吡啶、甲氨蝶呤、来氟米特、青霉胺、金制剂等。其中金制剂和青霉胺由于副作用较多,临床应用已日趋减少。

**3. 细胞毒药物** 这些药物通过不同的方式产生免疫抑制作用,主要用于治疗系统性红斑狼疮、血管炎等弥漫性结缔组织疾病,对改善这些疾病的预后有很好的效果。常用的有环磷酰胺、甲氨蝶呤、硫唑嘌呤、霉酚酸酯、环孢霉素等。这些药物有较明显的副作用,如骨髓抑制、性腺损伤、胎儿致畸和肝肾毒性等。

**4. 糖皮质激素** 具有强有力的抗炎作用,明显改善了系统性红斑狼疮等结缔组织病的预后,但不能根治这些疾病。其众多的副作用随剂量加大及疗程延长而增加,主要为继发感染、向心性肥胖、糖尿病、动脉硬化、上消化道出血、缺血性骨坏死等。故在应用时要权衡其疗效和副作用,并强调用药个体化。

**5. 生物制剂** 通过基因工程制造的单克隆抗体或细胞因子受体融合蛋白称为生物制剂,是近 20 多年来风湿免疫领域较大的进展之一,用于治疗类风湿关节炎、脊柱关节炎、系统性红斑狼疮等。这类药物利用抗体的靶向作用,通过特异性地阻断疾病发病机制中的一个重要环节来发挥作用。到目前为止,市场上有数十种生物制剂已经上市,或目前正在进行临床试验。以肿瘤坏死因子-α(TNF-a)为靶点的生物制剂率先在类风湿关节炎、脊柱关节炎治疗中获得成功。这种生物制剂可以迅速改善病情,防止关节破坏,改善关节功能。此外,可用的生物制剂有 IL-1 和 IL-6 受体拮抗剂、共刺激分子受体 CTLA-4 抗原——阿巴西普(Abatacept),用于治疗类风湿关节炎;抗 B 细胞刺激因子单抗——贝利木单抗(Belimumab)用于治疗轻、中度系统性红斑狼疮。抗 CD22 单抗正在临床试验研究阶段,已展示一定的应用前景。生物制剂发展迅速,已成为抗风湿免疫系统疾病药物的重要组成部分。其主要不良反应为感染、过敏反应等。此外,它的价格昂贵,其长期疗效和不良反应仍有待评估。在临床应用中,应严格掌握适应证,注意筛查感染,特别是乙型肝炎和结核病,避免严重的不良反应。

### (二)外科疗法

外科疗法包括不同的矫形手术、滑膜切除、人工关节置换等。手术不能从根本上控制疾病的发展,但有助于改善晚期关节炎患者的关节功能和提高生活质量。

### (三)其他治疗

其他治疗包括物理、康复、职业训练、心理等治疗,是本类疾病综合治疗的不可缺少的部分。

### (四)辅助性治疗

静脉输注免疫球蛋白、血浆置换、血浆免疫吸附等有一定疗效,作为上述治疗的辅助治疗,可用于一些风湿免疫系统疾病患者。

## 四、风湿免疫病学发展的现状与未来

风湿免疫系统疾病是以累及全身骨、关节、软组织为主要表现的自身免疫性疾病,因此风湿免疫病学具有跨系统、跨学科的特点。随着诊疗技术的发展,越来越多的疾病纳入了风湿免疫系统疾病的范畴,目前风湿免疫系统疾病可分为 10 大类 200 余种。常见风湿免疫系统疾病有类风湿关节炎、痛风、干燥综合征、强直性脊柱炎、系统性红斑狼疮等,发病率分别为 0.40%、0.03%~15.3%、0.3%、0.25%、0.07%。我国现有风湿免疫系统疾病患者已超过 2 亿,约占全国人口的 1/7。类风湿关节炎最为常见,约有 500 万例患者,有心、肺等重要器官合并症者高达 16.16%;其致残率随病程延长而增加:1~5 年、6~10 年、11~15 年及 >15 年致残率分别为 18.6%、43.5%、48.1%、61.3%。因此,风湿免疫系统疾病被冠以"5D"之称,即痛苦(discomfort)、死亡(death)、残疾(disability)、经济损失(dollar lost)及药物中毒(drug toxicity)。

风湿免疫病学是一门古老而又新兴的临床学科。我国风湿免疫病学发展已有数千年的历史,早在东汉时期,张仲景在《伤寒论》《金匮要略》中首次提出风湿免疫系统疾病的概念与辨证施治。国外有关风湿(Rheuma)的记载源于《希波克拉底全集》,Rheuma 意指"流动",是指体内邪恶液体"流动"作祟引起疼痛,

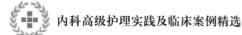

与中医理念不谋而合。1928年,国际抗风湿联盟(ILAR)的成立,唤醒了社会对风湿免疫系统疾病的重视,是国外风湿学科建立的标志。随后,1949年欧洲抗风湿病联盟(EULAR)和美国风湿病学会(ARA)成立,1965年亚洲太平洋地区风湿联盟(APLAR)成立。1985年我国张乃峥教授成立了中华医学会风湿病学分会,随之中华中医药学会风湿病分会成立,至此我国风湿免疫病学初具雏形。

30年来,我国风湿免疫病学发展突飞猛进,全国各地区均成立了风湿病学分会。一方面,我国不断引进国外风湿免疫病学新知识、新技术、新理论,如血浆置换、生物制剂和干细胞移植等;另一方面,我国中西医结合治疗的宝贵经验也获得国际认可,对世界风湿免疫病学研究做出了重要贡献。如雷公藤总苷治疗类风湿关节炎和系统性红斑狼疮肾炎,白芍总苷治疗干燥综合征等均取得了较好的效果,获得了客观推荐。近年来,风湿免疫系统疾病相关指南更新迭代,最新研究证据不断涌现,与时俱进的风湿免疫系统疾病诊疗及护理知识与实践进展为我国风湿免疫系统疾病的诊治提供了重要的理论依据。

2019年10月,国家卫生健康委员会办公厅发布了《关于印发综合医院风湿免疫科建设与管理指南(试行)的通知》,为提高风湿免疫系统疾病诊疗能力和规范化水平提供了政策指导,对促进风湿免疫科建设具有里程碑意义,至此风湿免疫病学迎来黄金发展时期。在专科医生及护理同仁的通力协作下,各省市级医院逐步设立了专科门诊及病房,同时向周边基层医院辐射,讲课、义诊、会诊等各类医疗学术活动如火如荼,培养了大批学术骨干。但是我们也清楚地认识到,目前风湿免疫病学发展尚不均衡,许多基层医院尚未设立风湿免疫系统疾病专科,医生和专科护士面临巨大缺口,学科资源和建设现状相对薄弱。因此还需要更进一步加强学科建设、注重专业人才队伍培养,强化规范诊疗,推广达标治疗,全面提升风湿免疫系统疾病诊疗水平。

此外,对慢性病患者的宣传教育和长期管理不仅是医学界永恒的话题,而且是推动风湿免疫病治疗和护理效果提升的关键。历时5年,由国家风湿免疫系统疾病数据中心(CRDC)牵头,在全国300余家医院开展流行病调查类风湿关节炎患者5万余例。数据显示:我国类风湿关节炎呈现"四多"特征,即患者人数多、延误诊治多、病情重者多、出现并发症者多。从患者角度,推动对于公众,特别是风湿免疫系统疾病患者及其家庭的认知教育刻不容缓。从医者角度,在明确诊断后,须对临床资料进行深入分析,探究主诊断、与主诊断相关的并发症、药物不良反应、与主诊断不相关的并发症和心理状况五个部分,以控制病情、减轻痛苦和提高生活质量为导向,制订全程治疗计划以及实施方案。

总的来说,我国大力推进风湿免疫病学的建设,学科未来极具发展潜力,但任务艰巨。未来对风湿免疫病学学者来说,机遇与挑战并存!

(张子云)

# 第二节　类风湿关节炎患者的护理实践

## 一、导入案例

患者,女,49岁。因"多关节肿痛3年余,加重1月余"入院。

患者3年前无明显诱因出现双手掌指关节、近端指间关节肿痛,后累及双侧腕、膝关节,伴晨僵2 h,无雷诺现象、口腔溃疡、日晒红斑、脱发等症状,曾在外院被诊断为"类风湿关节炎",予以甲氨蝶呤、洛索洛芬等药物治疗,症状稍缓解,近1年来,双手中指呈轻度"天鹅颈"样畸形。1个月前,患者双膝关节肿痛症状加重,活动受限,指端发绀明显,右腕关节处皮下结节。为进一步诊治,于2022年4月18日以"类风湿关节炎"收入院。入院后完善相关检查,予以免疫抑制剂(甲氨蝶呤)、非甾体抗炎药(洛索洛芬)、补钙、抗骨质疏松(密固达)、生物制剂治疗等对症处理,落实关节康复指导及健康指导。4月28日患者诉关节疼痛缓解,关节肿胀程度较前减轻,关节活动度稍改善,办理出院。

【护理评估】(病史采集:2022 年 4 月 18 日 15:30)

## (一)健康史

| | |
|---|---|
| 主诉 | 问:您好,我是您的责任护士,由我负责您的治疗和护理,为了了解您的情况,便于我们为您提供更好的护理,请问您此次是什么原因住院的?<br>答:关节痛得厉害,路都走不了。<br>问:哪些关节痛?<br>答:手、腕关节、膝盖,现在必须拄拐杖才能行走。<br>问:是持续性关节疼痛还是间断性关节疼痛?<br>答:持续性关节疼痛。<br>问:如果说 0 分是完全不痛,10 分是完全不能忍受的痛,您觉得您的疼痛是几分(使用疼痛评估尺)?<br>答:6 分。<br>问:如果比较白天和晚上,什么时候痛得厉害?<br>答:晚上比白天痛,特别是早上睡醒起床的时候,关节又僵硬又痛。<br>问:早上起床后关节僵硬持续多久才缓解?<br>答:3 年前发病的时候 2 h 左右,用了几年药后大概 30 min,这几天又严重了,1 h 左右。<br>问:关节痛的时候还有哪里不舒服吗?<br>答:关节还肿,浑身没劲,乏力。 |
| 现病史 | 问:我会和医生一起对您的关节进行评估,行吗?<br>答:好的。<br>医生、护士评估患者关节,肿胀关节数 7 个,疼痛关节数 12 个。 |
| 日常生活形态 | 问:生病后吃饭、睡觉怎么样?<br>答:吃饭没什么影响,胃口还不错。就是关节痛的时候晚上睡不着,需要用安眠药才能睡着。<br>问:您平时会有意识地锻炼身体吗? 比如快走、跳舞等。<br>答:没生病前,我经常锻炼。生病后怕影响关节,就没怎么活动,关节痛得不严重的时候偶尔走路上班,现在因为痛得厉害了,就没上班了,在家里基本没锻炼。 |
| 既往史 | 问:您平时身体怎么样,有没有什么其他慢性病? 如心脏病、高血压、糖尿病、肾病等。<br>答:这些病都没有,就是 1 年前医生检查发现我有重度骨质疏松。不知道现在好些了没有?<br>问:针对骨质疏松,有没有吃什么药治疗?<br>答:吃的钙片和骨化醇。还吃过强骨胶囊。<br>问:您以前有没有做过什么手术?<br>答:没有。 |
| 家族史 | 问:您家里人以前有没有得过这个病?<br>答:没有。 |
| 心理状况 | 问:生病后您的心理感受可以给我讲讲吗?<br>答:网上称这个病为"不死的癌症",我现在特别痛苦,关节慢慢变形了,路也走不利索了,感觉自己就是一个废人。 |

| | |
|---|---|
| 社会状况 | 问:您是干什么工作的?<br>答:中学音乐教师。<br>问:每周大概会上几节课?<br>答:没有生病之前负责3个年级15个班的所有音乐课,大概每天都有课,这几年生病后只负责1个年级,一周5节课,还比较轻松。<br>问:这次住院,您是一个人来的,冒昧地问一下您的家庭情况,可以吗?<br>答:老公每天上班比较忙。儿子现在在国外上学。<br>问:平时家务谁帮助您?<br>答:钟点工帮我做饭、洗衣服。住院时老公请陪护照顾我。<br>问:您的住院费可以报销吗?<br>答:可以。 |

### (二)体格检查

T 36.5 ℃,P 67 次/分,R 20 次/分,BP 130/75 mmHg。患者神志清楚,全身皮肤及巩膜未见黄染。咽无充血,扁桃体未见肿大。双肺呼吸音清,未闻及干湿性啰音。心音有力,律齐,各瓣膜听诊区未闻及明显病理性杂音。腹平软,无压痛及反跳痛,肝脾肋下未及。双肾区无叩痛,双侧下肢及颜面部无水肿。双膝关节明显肿胀,浮髌试验阳性,活动受限;双腕关节肿胀、强直畸形;双手中指呈轻度"天鹅颈"样畸形,指端发绀明显,右腕关节处皮下结节,四肢肌张力及肌力可,生理反射存在,病理反射未引出。

### (三)辅助检查

**1. 实验室检查** 2022 年 4 月 19 日:血常规、肝肾功能、血糖、血脂检查未见异常;抗链球菌溶血素 O 未见异常;超敏 C 反应蛋白 64.1 mg/L↑;类风湿因子 RF48 IU/mL↑;红细胞沉降率 115 mm/h↑;D-二聚体定量测定 1.20 μg/mL↑;免疫球蛋白 IgG 17.37g/L↑;类风湿全套抗角蛋白抗体 AKA 阳性;抗环瓜氨酸肽抗体 CCP(化学发光)2409.25 RU/mL↑;风湿全套(定性)抗核抗体 ANA 1∶100 胞质颗粒型。4 月 28 日复查血沉 45 mm/h;超敏 C 反应蛋白 21.1 mg/L;血常规、肝肾功能、血糖未见异常。

**2. 影像学检查** 2022 年 4 月 20 日:数字拍片-手腕正位(双侧)检查诊断:双手掌构成骨重度骨质疏松,双侧腕关节面模糊、狭窄。双手各指近节指间关节面模糊,关节间隙稍变窄。

4 月 23 日:磁共振平扫检查诊断:左手第 3 近节指骨小囊性灶;腕骨广泛骨髓水肿;第 1 掌指关节、尺桡关节、尺腕关节滑膜明显增厚,关节面骨质侵蚀受累;左腕骨间关节滑膜增厚;左腕关节皮下水肿;双侧膝关节间隙变窄,双膝滑膜增厚,滑膜囊积液。

**3. 骨密度检查** 4 月 21 日:双能 X 线骨密度检查(腰椎、双侧髋关节)提示低于同性别峰值骨量的 2.5 个标准差。存在骨折风险。

**4. 医疗诊断及治疗原则**

(1)初步诊断。

①类风湿关节炎。

②重度骨质疏松。

(2)诊断依据。

①类风湿关节炎:患者因"多关节肿痛 3 年余,加重 1 月余"入院。查体:双膝关节明显肿胀,浮髌试验阳性,活动受限;双腕关节肿胀、强直畸形;双手中指呈轻度"天鹅颈"样畸形,指端发绀明显,右腕关节处皮下结节。辅助检查(外院):查抗环瓜氨酸肽抗体 CCP,阳性,诊断为"类风湿关节炎"。

②重度骨质疏松:双能 X 线骨密度检查(腰椎、双侧髋关节)提示低于同性别峰值骨量的 2.5 个标准差。

(3)治疗原则:早期、达标、个体化方案治疗原则。

【主要护理诊断】

2022 年 4 月 18 日 17:30 疼痛:与全身多关节肿痛有关。

依据:患者诉关节疼痛,评分 6 分。

【护理目标】

患者能较准确地进行疼痛评分,疼痛减轻或消失。

【护理计划与措施】

(1)教会患者使用数字评定量表进行疼痛评估,并鼓励患者及时主动说出疼痛。患者为中年女性,沟通能力尚好,可以使用视觉全身多关节肿痛模拟评分法进行疼痛评分,并记录,以对比治疗前后的疼痛程度。

(2)遵医嘱指导患者使用止痛药,常见的非甾体抗炎药应饭后服用,以减轻其对胃肠道的刺激。同时还应指导患者在疼痛剧烈前服药,以达到药物最好的止痛效果。

(3)指导患者注意关节保暖。夏天使用空调应注意关节保暖,避免关节暴露在冷空气中。冬天尽量使用弹力袜或弹力手套进行保暖。

(4)根据患者的爱好可播放一些舒缓、放松的音乐或进行轻柔有节律的按摩,以转移患者注意力,使其情绪放松。

【护理评价】

患者可以熟练使用视觉全身多关节肿痛模拟评分法对关节疼痛情况评分,并且主动告知疼痛评分分值,疼痛稍缓解。

【主要护理诊断】

2022 年 4 月 18 日 17:30 躯体移动障碍:与双膝关节肿痛、行动不便有关。

依据:双膝关节明显肿胀,浮髌试验阳性,活动受限。

【护理目标】

患者配合关节腔穿刺术,掌握关节腔穿刺术前、中、后的护理知识。

【护理计划与措施】

(1)协助医生进行关节腔穿刺抽液,减轻关节肿胀情况。穿刺过程中边抽吸边进针,注意有无新鲜血液,如有说明刺入血管,应将穿刺针退出少许,改变方向继续进针。当抽得液体后,再稍稍将穿刺针刺入少许,尽量抽尽关节腔内的积液。关节穿刺时避开大血管。

(2)关节穿刺后关节制动 1～2 天,3 天后让患者主动活动关节,行股四头肌收缩锻炼,每 2 h 1 次,每次 3～5 min。进行直腿抬高练习,腿抬高到适当的高度,停留 3～5 min 再放下,逐渐增加腿抬高的幅度,以保持肌肉张力和关节的活动范围。

(3)在活动耐力可及的范围内,鼓励患者尽可能自理,并说服家属给予理解、支持。当患者活动量增加时给予鼓励。

(4)为患者自理活动提供方便条件,如抬高床头,教患者使用病房中的辅助设备,将经常用的物品放在容易拿到的地方等。

(5)鼓励患者每天短程行走。评估患者行走后关节症状情况。

【护理评价】

患者双膝关节肿胀消退,疼痛减轻,可以不依赖拐杖行走。

【主要护理诊断】

2022 年 4 月 21 日 15:30 有骨折的风险:与重度骨质疏松有关。

依据:患者骨密度检查提示骨量低于同性别峰值骨量的 2.5 个标准差。

【护理目标】

患者重视生活细节,会使用辅具规避风险,避免骨折发生。

【护理计划与措施】

（1）预防跌倒：病区明亮，减少障碍物，卫生间内使用防滑垫，指导患者改变姿势时动作宜慢，下床活动时使用拐杖和助行器，选择合适的衣服和鞋袜以利于活动。

（2）疼痛护理：使用合适骨骼辅助工具，必要时使用背架、紧身衣等限制脊椎活动和支持脊柱。给予按摩或湿热敷疼痛部位，减轻肌肉痉挛和促进血液循环。必要时给予镇痛剂。

（3）服用钙剂期间应多饮水，空腹效果最好，不与绿色蔬菜一起服用。绝经患者服用雌激素时定期妇科检查和乳腺检查，阴道反复出血应减量或停药。服用雄性激素者定期检查肝功能。服用二磷酸盐者应空腹，同时饮水 200～300 mL，服药后 30 min 内不平卧、进食或喝饮料。静脉输入咪唑磷酸者应观察有无发热、肌肉关节疼痛、流感样症状。

（4）健康宣教：坚持锻炼，病情允许者每天进行户外活动，接受紫外线照射，促进皮肤合成维生素 D，从而有利于肠道对钙的吸收。按时按量正确服药，学会自我监测，学会自我保护，采取防滑、防绊、防撞等措施。

【护理评价】

患者住院期间未出现并发症——骨折。

【思维启发】

（1）该患者被诊断为类风湿关节炎，类风湿关节炎的定义、发病机制、临床表现是什么？该患者体格检查、辅助检查中哪些结果支持该医疗诊断？

（2）类风湿关节炎最主要的治疗方式是什么？该患者采取哪些治疗措施？

（3）入院后对类风湿关节炎患者还应该进行哪些评估？

（4）根据该患者疾病活动度，怎样制订有针对性的关节锻炼方案？

（5）对该患者实施系统的慢性病管理，出院后怎样执行延续护理方案？

【问题解析】

问题1：该患者被诊断为类风湿关节炎，类风湿关节炎的定义、发病机制、临床表现是什么？该患者体格检查、辅助检查中哪些结果支持该医疗诊断？

**1. 该患者关节症状特点**

（1）病例特点：该患者 3 年前无明显诱因出现双手掌指关节、近端指间关节肿痛，后累及双侧腕、膝关节，伴晨僵 2 h，近 1 年来，双手中指呈轻度"天鹅颈"样畸形。1 个月前关节症状加重，双膝关节肿痛明显，浮髌试验阳性，活动受限，指端发绀明显，呈雷诺征的表现，右腕关节处皮下结节。

 知识链接

雷诺征是由寒冷或情绪激动引起发作性的手指（足趾）苍白、发紫然后变为潮红的一组综合征。多发生在 20～40 岁，女性多于男性；起病缓慢，开始为冬季发作，时间短，逐渐出现遇冷或情绪激动即可发作。一般多为对称性双手手指发作，足趾亦可发生。发作时手足冷，麻木，偶有疼痛。典型发作时，以掌指关节为界，手指发凉、苍白、发紫，继而潮红。疾病晚期，逐渐出现手指背面汗毛消失，指甲生长变慢、粗糙、变形，皮肤萎缩变薄而且发紧，指尖或甲床周围形成溃疡，并可引起感染。

浮髌试验是确定膝关节损伤时是否出现关节积液的方法。患腿膝关节伸直，放松股四头肌，检查者一手挤压髌上囊，使关节液积聚于髌骨后方，另一手食指轻压髌骨，如有浮动感觉，即能闻及髌骨碰撞股骨髁的碰击声；松压则髌骨又浮起，则为阳性。提示有中等量以上关节积液（50 mL）。

（2）诊疗过程：患者因多关节肿痛至当地医院，查抗环瓜氨酸肽抗体 CCP：阳性，诊断为"类风湿关节炎"。予以甲氨蝶呤、洛索洛芬等药物治疗，关节疼痛、肿胀稍缓解，近 1 年来，双手中指呈轻度"天鹅颈"样畸形。1 个月前，患者双膝关节肿痛症状加重，活动受限，指端发绀明显，右腕关节处皮下结节。为进一步诊治以"类风湿关节炎"收入院。

**2. 类风湿关节炎定义、发病机制、临床表现**

（1）类风湿关节炎（rheumatoid arthritis，RA）：以侵蚀性、对称性多关节炎为主要临床表现的慢性、全身性自身免疫性疾病。确切发病机制不明。基本病理改变为滑膜炎、血管翳形成，并逐渐出现关节软骨和骨破坏，最终可能导致关节畸形和功能丧失。早期诊断、早期治疗至关重要。本病呈全球性分布，是造成人类丧失劳动力和致残的主要原因之一。我国 RA 的患病率为 0.32%～0.36%。

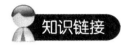

绒毛又名血管翳，有很强的破坏性，是造成关节破坏、畸形、功能障碍的病理基础。这种绒毛在显微镜下呈现为滑膜细胞层，原来的 1～3 层增生到 5～10 层或更多，其中大部分为具有巨噬细胞样功能的 A 型细胞及成纤维细胞样的 B 型细胞。滑膜下层有大量淋巴细胞，呈弥漫状分布或聚集成结节状，如同淋巴滤泡。其中大部分为 CD4＋T 细胞，其次为 B 细胞和浆细胞。另外尚出现新生血管和大量被激活的成纤维样细胞以及随后形成的纤维组织。

（2）RA 的发病机制：除了遗传、免疫因素，感染对于疾病有激发作用，具体包括细菌（分枝杆菌、链球菌、支原体、大肠杆菌、幽门螺杆菌）、病毒（风疹病毒、EB 病毒、细小病毒）、超抗原等。但是这些病原体在关节炎症发生时却常常难以分离。感染是 RA 以及其他自身免疫性疾病的常见病因和诱因。

（3）RA 的临床表现：RA 的临床表现个体差异大，可分为滑膜炎症状和关节结构破坏的表现。除关节症状外，还可出现皮下类风湿结节；心、肺和神经系统等受累。

①晨僵：早晨起床后关节及其周围僵硬感，称为"晨僵"。持续时间超过 1 h 者意义较大。晨僵出现在 95%以上的 RA 患者。它常被作为观察本病活动的指标之一。

②关节痛与压痛：关节痛往往是最早的症状，最常出现的部位为腕、掌指、近端指间关节，其次是足趾、膝、踝、肘、肩等关节，多呈对称性、持续性，但时轻时重，疼痛的关节往往伴有压痛，受累关节的皮肤可出现褐色色素沉着。

③关节肿：多由关节腔内积液或关节周围软组织炎症引起，病程较长者可因滑膜慢性炎症后的肥厚而引起肿胀。凡受累的关节均可肿胀，常见的部位与关节痛部位相同，亦多呈对称性。

④关节畸形：见于较晚期患者，关节周围肌肉的萎缩、痉挛则使畸形更为加重。最常见的关节畸形是腕和肘关节强直、掌指关节的半脱位、手指向尺侧偏斜和呈"天鹅颈（swan neck）"样及"纽扣花样（boutonniere）"表现。重症患者关节呈纤维性或骨性强直失去关节功能，致使生活不能自理。

⑤关节外表现：RA 临床表现的重要组成部分，了解关节外表现对认识 RA 的全貌非常重要。关节外组织器官受累症状的出现有时先于关节病变。病程早期时，RA 患者的全身表现，如疲倦、体重减轻，也可以较关节病变更为突出。这些均反映出 RA 是一个系统性疾病，而不仅局限于关节。

a. 类风湿结节：见于 20%～30%的 RA 患者，提示本病活动期，结节位于关节隆突部或者受压部位，如前臂伸面、肘鹰嘴突附近、枕、跟腱等处。其大小不一，结节直径由数毫米至数厘米，质硬，无压痛，对称性分布。

b. 类风湿血管炎：关节外损害的病理基础。系统性血管炎少见，体格检查可见指甲下或指端出现的小血管炎，少数引起局部组织的缺血性坏死。眼受累多为巩膜炎，严重者因巩膜软化而影响视力。

c. 肺：肺受累很常见，其中男性多于女性，有时可为首发症状。RA 患者肺纤维化的发病率约为 11%。其临床表现与特发性肺纤维化相似，但症状稍轻，伴有杵状指者比较常见。影像学检查显示肺间质改变。肺功能检查显示肺活量下降。肺功能受损的程度与病情发展及关节外表现成正比。急性期的病理改变为淋巴细胞和浆细胞浸润，慢性期可见广泛的肺间质纤维化。继发性肺动脉高压仅见于少数病例。

d. 心脏受累：RA 患者中有类风湿结节、类风湿因子阳性患者可以出现心脏受累；心包炎最常见，通过超声心动图检查约 30%的患者出现小量心包积液。

e. 胃肠道：患者可有消化不良、消化道溃疡，甚至胃肠道穿孔等表现。RA 患者累及消化道的血管炎很少见，一旦发生症状较重，可表现为急腹症、消化道出血或穿孔等症状，预后较差。

f.肾:本病的血管炎很少累及肾,偶有轻微膜性肾病、肾小球肾炎、肾内小血管炎以及肾脏的淀粉样变等报道。

g.神经系统:神经受压是 RA 患者出现神经系统病变的常见原因。如正中神经在腕关节处受压可出现腕管综合征。多数患者随着炎症减轻神经症状能逐渐好转。脊髓受压表现为渐起的双手感觉异常和力量的减弱,腱反射多亢进,病理反射阳性。多发性单神经炎则由小血管炎的缺血性病变所造成。

h.血液系统:患者的贫血程度通常和病情活动度相关,一般是正细胞正色素性贫血,本病出现小细胞低色素性贫血时,贫血可因病变本身或因服用非甾体抗炎药而造成胃肠道长期少量出血所致;此外,与慢性病性贫血的发病机制有关,在患者的炎症得以控制后,贫血也可得以改善。

(4)RA 的鉴别诊断:RA 的诊断主要依靠临床表现、实验室检查及影像学检查。临床工作中仍应结合不同患者的具体情况,降低误诊率。RA 需与以下疾病进行鉴别。

①骨关节炎:多见于 50 岁以上者,主要累及膝、脊柱等负重关节。活动时关节痛加重,可有关节肿、积液。

②强直性脊柱炎:主要侵犯骶髂及脊柱关节,强直性脊柱炎多见于青壮年男性,外周关节受累以非对称性的下肢大关节炎为主,极少累及手关节。骶髂关节炎具有典型的 X 线改变。可有家族史,90% 以上患者 HLA-B27 阳性,血清 RF 阴性。

③银屑病关节炎:多于银屑病若干年后发生,部分患者表现为对称性多关节炎,与 RA 相似。但本病累及远端指关节处更明显,且表现为该关节的附着端炎和手指炎。同时可有骶髂关节炎和脊柱炎,血清 RF 多阴性。

④系统性红斑狼疮:部分患者以指关节肿痛为首发症状,也可有 RF 阳性、ESR 和 CRP 增高,而被误诊为 RA。然而关节病变一般为非侵蚀性,且关节外的系统性症状如蝶形红斑、脱发、皮疹、蛋白尿等较突出。血清抗核抗体、抗双链 DNA 抗体等为阳性。

2010 年 ACR 和欧洲抗风湿病联盟(EULAR)提出了新的 RA 分类标准,患者按照标准评分,6 分以上可确诊 RA,有的 6 分目前不能确诊,但患者有可能在将来满足诊断标准,需对照表 7-4 密切观察。

表 7-4　2010 年 ACR/EULAR 的 RA 分类标准

| 项目 | 评分 |
| --- | --- |
| 关节受累情况(0~5 分) | |
| 1 个中到大关节 | 0 分 |
| 2~10 个中大关节 | 1 分 |
| 1~3 个小关节 | 2 分 |
| 4~10 个小关节 | 3 分 |
| 超过 10 个小关节 | 5 分 |
| 血清学(0~3 分) | |
| RF 和抗 CCP 抗体均阴性 | 0 分 |
| RF 或抗 CCP 抗体低滴度阳性 | 2 分 |
| RF 或抗 CCP 抗体高滴度阳性 | 3 分 |
| 急性期反应物(0~1 分) | |
| CRP 和 ESR 均正常 | 0 分 |

续表

| 项目 | 评分 |
| --- | --- |
| CRP 或 ESR 异常 | 1分 |
| 症状持续时间(0~1分) | |
| <6 周 | 0分 |
| ≥6 周 | 1分 |

注:受累关节指关节肿胀疼痛,小关节包括掌指关节、近端指间关节、第2~5跖趾关节、腕关节,不包括第一腕掌关节、第1跖趾关节和远端指间关节;大关节指肩、肘、髋、膝和踝关节。血清学高滴度阳性指大于3倍正常值。

(5)RA 的辅助检查:RA 患者可有轻至中度贫血、血沉增快、C 反应蛋白和免疫球蛋白升高,多数患者血清中可出现 RF、抗 CCP 抗体、抗瓜氨酸化纤维蛋白原(ACF)抗体、抗角蛋白抗体(AKA)或核周因子(APF)等多种自身抗体。这些对 RA 的诊断和预后评估均有重要意义。

X 线对 RA 诊断、关节病变分期、病变演变的监测很重要。早期可见关节周围软组织肿胀影、关节端骨质疏松(Ⅰ期);进而关节间隙变窄(Ⅱ期);关节面出现虫蚀样改变(Ⅲ期);晚期可见关节半脱位和关节破坏后的纤维性和骨性强直(Ⅳ期)。MRI 在显示关节病变方面优于 X 线,可以显示关节炎性反应初期出现的滑膜增厚、骨髓水肿和轻度关节面侵蚀,有益于疾病的早期诊断。

正常人关节腔内的滑液不超过 3.5 mL。在关节有炎症时滑液增多,滑液中的白细胞明显增多,达 $2000 \times 10^6 \sim 75000 \times 10^6/L$,且中性粒细胞占优势,其黏度差,含葡萄糖量低(低于血糖)。

(6)该患者 RA 的诊断依据。

①患者女性,中年起病。

②受累关节以双手掌指关节、近端指间关节、腕关节、双膝关节等为主,有肿痛伴明显晨僵。

③实验室检查:患者血沉、C 反应蛋白等炎症指标明显升高,RF、抗 CCP 抗体明显升高,类风湿全套抗角蛋白抗体 AKA 阳性。

④影像学检查:有典型 RA 的依据。

⑤结合 3 年前外院诊断,按照 2010 年 ACR 和 EULAR 对 RA 分类标准重新进行评分,患者疾病评分为 9 分,符合 2010 年 ACR 和 EULAR 对 RA 的诊断标准。

问题2:RA 最主要的治疗方式是什么?该患者采取哪些治疗措施?

目前 RA 不能根治,治疗的主要目标是达到临床缓解或疾病低活动度,临床缓解的定义是没有明显的炎症活动症状和体征。应按照早期、达标、个体化方案治疗原则,密切监测病情,减少致残。

**1.治疗措施** 包括一般性治疗、药物治疗、外科手术等,其中以药物治疗最为重要。

(1)一般性治疗:包括患者教育、休息、关节制动(急性期)、关节功能锻炼(恢复期)、物理疗法等。卧床休息只适宜于急性期、发热以及内脏受累的患者。

(2)药物治疗:常用药物分为五大类,即非甾体抗炎药(NSAIDs)、改善病情的抗风湿药(DMARDs)、糖皮质激素(glucocorticoid,GC)、植物药和生物制剂等。①非甾体抗炎药:具镇痛抗炎作用,是改善关节炎症状的常用药,但不能控制病情,应与改善病情的抗风湿药同服。选择药物需注意胃肠道反应为主的副作用;应避免两种或两种以上同时服用,因其疗效不叠加,而不良反应增多;②改善病情的抗风湿药(DMARDs):该类药物较 NSAIDs 发挥作用慢,临床症状的明显改善需1~6个月,有改善和延缓病情进展的作用。药物的选择和应用的方案要根据患者病情活动性、严重性和进展而定,视病情可单用也可采用两种及以上 DMARDs 药物联合使用。甲氨蝶呤(MTX)应作为 RA 的首选用药,并将它作为联合治疗的基本药物。如 MTX 无效或不能耐受,可选其他 DMARDs 药物。常见药物有来氟米特、柳氮磺吡啶、羟氯喹和氯喹、硫唑嘌呤、环孢素等,使用过程中严密监测血常规及肝、肾功能,胃肠道反应及有无骨髓抑制等;③糖皮质激素:能迅速缓解关节肿痛症状和全身炎症,GC 治疗 RA 的原则是小剂量、短疗程。使用 GC 必须同时应用 DMARDs。药物联合应用在初始治疗阶段对控制病情有益,当临床条件允许时应尽快递减 GC 用量至停用;④生物制剂靶向治疗:目前治疗 RA 快速发展的方法,疗效显著,其中包括 TNF-α 拮抗剂、IL-1 拮抗剂、IL-6 拮抗剂、CD20 单克隆抗体、细胞毒 T 细胞活化抗原-4(cytotoxic T lymphocyte activation antigen-4,CTLA-4)抗体等,目前使用最普遍的是 TNF-α 拮抗剂、IL-6 拮抗剂。如最初 DMARDs 方案治疗未能达标,或存在有预后不良因素时应考虑加用生物制剂。为增加疗效和减少不良反应,本类生物制剂宜与 MTX 联合应用。其主要的副作用包括注射部位局部的皮疹、感染,尤其是结核感染,有些生物制剂长期使用致淋巴系统肿瘤患病率增加。有关它们的长期疗效、疗程、停药复发和副作用还有待深入研究。

**2. 该患者诊疗依据和经过、采取的治疗措施** 该患者于当地诊断明确后予以甲氨蝶呤、洛索洛芬等药物治疗后,掌指关节逐渐出现畸形,双膝关节肿胀,出现类风湿结节,疼痛程度加重,晨僵时间延长,提示疾病控制欠佳,目前处于疾病活动期,入院后完善相关检查,予以免疫抑制剂(甲氨蝶呤)、非甾体抗炎药(洛索洛芬)、补钙、抗骨质疏松(密固达)、膝关节腔抽液等对症处理,在落实关节康复指导及健康指导后,关节症状稍缓解。

问题 3:入院后对 RA 患者还应该进行哪些评估?

结合病史分析,该患者由于疼痛以及关节炎性改变所造成的关节肿胀,大部分时间在家中休息,锻炼时间减少,活动量减少,病变关节的活动范围减少,而与之相伴的最常见的不良后果就是失用性肌肉萎缩,最终导致关节功能的丧失,双手掌指关节畸形。基于合理的关节评估,疾病活动度评估,制订个性化的关节锻炼处方,有助于 RA 患者进行规律的功能锻炼,以维持关节稳定性,避免运动伤害。

**1. 关节评估及方法** 对患者膝关节、肩关节、肘关节、腕关节、掌指关节、指间关节等共计 28 个关节进行徒手肿胀评估,压痛评估。该评估方法操作规范如下。

(1)健康教育:告知患者评估目的和评估方法,定期评估对疾病评价的意义,取得配合。

(2)物品准备:评估表单、笔、计算器。

(3)操作步骤:患者采取坐位或卧位,检查者用拇指和食指检查关节。①指间关节评估:交替压迫关节左右和上下两侧,判断患者有无疼痛及肿胀症状;②掌指关节评估:用手指支撑患者的手,依次检查各掌指关节边缘两侧;③腕关节评估:检查时伸直腕保持中立位置,用双手检查,双手拇指压在患者手腕的背面,其余手指在患者手腕的掌表面,轻轻活动手腕,进行 10°～20°的背屈和掌屈,同时施加双手拇指按压的压力;④肘关节评估:检查时需用双手进行,肘部弯曲 70°～80°,拇指置于尺侧鹰嘴和外侧上髁之间,将食指置于肘前窝;⑤肩关节评估:使患者放松手臂,略微弯曲,用双手拇指及食指按压肩锁关节四周;⑥膝关节评估:患者取坐位,膝关节弯曲成 90°,用双手食指和拇指轻压髌骨四周,判断关节内外侧有无肿胀:一手抵住膝关节内侧,一手从关节外侧施加压力;同样的方法进行关节内侧面的检查。

**2. RA 患者疾病活动度评估(activity score in 28 joints,DAS28)** DAS28 涵盖了对 RA 患者掌指关节(metacarpophalangeal,MCP)和近端指间关节(proximal interphalangeal,PIP)、拇指指间关节、腕关节、腕、肩和膝等 28 个关节软组织肿胀关节计数和压痛关节计数评估,并配合炎性指标血沉结果(或 C 反应蛋白)来对 RA 患者进行疾病活动度评估。DAS28 是反映疾病严重程度的一个指标,被认为是疾病活动度评估的金标准,它得到了欧洲抗风湿病联盟的大力推荐,是 RA 患者关节锻炼计划实施的影响因素(图 7-2)。

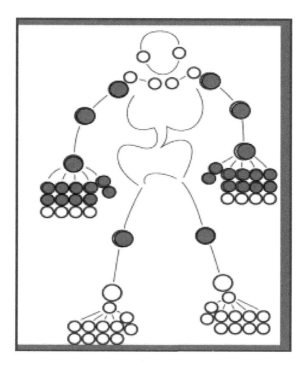

图 7-2　DAS28(disease activity score in 28 joints,DAS28)评估

(1)压痛关节数:_____个。

(2)肿胀关节数:_____个。

(3)红细胞沉降率 ESR:_____mm/第一小时或者 C 反应蛋白:_____mg/L。

(4)VAS 疼痛评分标准(Visual Analogue Scale/Score)。

(5)计算 DAS28 评分。

$$DAS28=0.56\times\sqrt{\rule{1.5cm}{0pt}}(压痛关节数)+0.28\times\sqrt{\rule{1.5cm}{0pt}}(肿胀关节数)+0.70\times Ln(ESR)+$$
$$0.014\times(疼痛评分)=\rule{1.5cm}{0pt}。$$

DAS28 结果解读:

DAS28>5.1 提示疾病高活动度;DAS28=3.2~5.1 提示疾病中度活动度;

DAS28=2.6~3.2 提示疾病低度活动度;DAS28<2.6 提示疾病临床缓解。

通过对该患者关节评估,肿胀关节数 7 个,疼痛关节数 12 个,疼痛评分 6 分,血沉 115 mm/h,计算 DAS28-ESR(disease activity score in 28 joints,DAS28)为 6.63,提示疾病高活动度。

**3. 跌倒/坠床风险评估**　该患者没有跌倒史,有超过一个医学诊断,并且有静脉输液和特殊药物使用史,行走需要拄拐杖,步态不平衡,评分为 70 分,属于跌倒/坠床高危患者。预防跌倒护理措施如下。

(1)责任护士落实交接班,交接班本上注明床号,加强夜间巡视。

(2)床头悬挂预防跌倒标识。将预防跌倒宣教知识文字化,挂于患者床位。

(3)患者卧床休息时,两侧床栏拉起,保护患者,以免坠床。患者起床时,宣教三个 30 s 内容,即睡醒后躺 30 s,起床时在床边坐 30 s,床边站立 30 s,然后在其家属的搀扶下活动。

(4)指导患者穿防滑鞋子,长度适宜的衣裤。

(5)呼叫器,日常用品放于患者可及处。

问题 4:根据该患者疾病活动度,怎样制订有针对性的关节锻炼方案?

RA 患者常因关节疼痛和僵硬等原因减少运动,长期如此易导致关节活动度变小、肌肉无力和萎缩,造成关节功能障碍和生活质量下降。2018 年《中国类风湿关节炎诊疗指南》指出:除规律的药物治疗外,应重视 RA 治疗中的早期康复干预,鼓励患者参加运动锻炼,并根据病情选择合适的运动方式。锻炼的目的为增强体质,保持关节活动和稳定,增强肌肉力量和耐力,预防关节挛缩畸形,提高柔韧度和平衡能力。

**1. 疾病高活动度(DAS28＞5.1)、急性期患者关节锻炼方法**

(1)休息:是急性发作时的基本治疗,依部位大小,可分为全身休息或局部休息;依时间长短,可分为连续性休息或间歇性休息。有研究证实,急性关节炎发作时无论使用何种休息方式均能使炎症有所减轻。

(2)支具使用:患者伴有剧烈疼痛时,可先用支具固定病变关节,患者佩戴支具每 30～60 min,应取下,进行轻微的关节活动,随疼痛改善,尽量缩短支具佩戴时间。针对 RA 所引起的"鹅颈"畸形及"纽扣指"畸形,可使用指环形支具减轻其形变。

(3)病变主要累及大关节时,患者康复治疗以床上治疗为主,在不负重的情况下,被动活动四肢,做关节的屈伸练习。

(4)不同患者的急性期时间不同,一般时间较短者并不主张肌力的训练,时间较长者,由于存在肌肉萎缩的风险,因而需要进行肌力的训练,此期肌力训练以等长收缩为主。这是因为肌肉等长收缩时关节内压并不升高,且对于关节的伤害也会更小。①运动持续时间:训练时肌肉等长收缩时间 10 s,休息 10 s;②重复次数:重复 10 次为 1 组训练,每天可做几组训练。根据患者承受能力选择;③训练频度:每天 1 次,每周训练 3 或 4 次,持续数周。注意事项:急性期患者关节水肿、周围组织处于极度被牵张状态,不宜对局部关节进行牵拉。因训练而致使疼痛加剧应立刻停止活动。

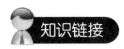

### 等长肌力训练

等长肌力训练是指在肌肉两端(起止点)固定或超负荷的情况下进行肌肉收缩的一种训练方式。肌肉等长收缩时,肌张力明显升高,肌力显著提高,但不产生明显的关节运动。等长训练主要适用于关节不能或不宜运动时(如关节石膏或夹板固定、关节创伤、炎症或关节肿胀等情况)的肌力训练,以延缓和减轻肌肉失用性萎缩。

**2. 疾病中度活动度(3.2＜DAS28≤5.1)、亚急性期关节锻炼方法** 在关节耐受的情况下,加强关节主动运动,增加关节活动度,增强肌力、避免肌肉萎缩。关节体操可有效地预防关节僵硬,改善关节活动能力,恢复关节活动范围。做操前先对受累关节进行轻柔的按摩或热疗,可防止损伤,提高疗效。

(1)温热疗法:一方面使局部血管扩张、改善血液循环、促进炎症消散,另一方面降低痛觉神经的兴奋性以缓解疼痛。此外,热疗还可以改善胶原的延展性,从而增进关节的活动度。常用方式包括:①红外线灯照射:手、足等小部位选择 250 W 功率灯头,大关节处选择 500～1000 W 灯头,每次 20～30 min,1 次/天;②石蜡疗法:对于腕、肘、肩、膝等大关节可采用蜡饼法,对于手足小关节可采用刷蜡法,每次 20～30 min,1 次/天。

(2)关节活动训练:具体方法:①预热及按摩:两手对掌相搓,频率稍快,搓至掌心有热感后,用手掌按摩对侧手的腕、掌指,近端、远端指间关节,每个关节按摩 1～2 min;②手指关节的活动:屈指运动:顺序为远端指间关节、近端指间关节、掌指关节,屈曲时尽量充分,可单指进行,也可一起进行。一只手完成有困难,另一只手可协助完成。伸指运动:顺序为掌指关节、近端指间关节、远端指间关节,与屈指运动相反。压指运动:将一只手掌心向下平放于桌面,另一只手掌根部交叉垂直压于前一只手的手背上,轻轻向下加压,直至桌面上的手指伸直。对指运动:将拇指尖和食指尖相对,然后尽量伸直五指并呈扇形散开,按顺序中指、无名指尖和拇指尖做对指运动;③腕关节的活动:压掌运动:双手掌面相合,手指自然交叉,一只手轻轻用力将另一只手压向背屈,交替进行,每次 10 min。旋转运动:腕关节正反向慢旋转各 5 圈。开门运动:前臂平放于桌面上,手掌心向上,在上臂不动的情况下,翻转前臂使掌心向下,不能完成时,另一只手可协助;④膝关节操分 2 步:平卧位,做膝关节主、被动屈曲训练,每次 5～10 min。坐于床沿,两腿下垂,双足悬床,似"钟摆"来回摆动膝关节,每次 10～15 min。在患者接受康复指导后通过实际操作评价其对知识掌握程度,发现误差及时纠正。

(3)注意事项:关节锻炼后疼痛出现持续 2 h 以上、有过度疲劳感、虚弱加重、关节活动范围减少、关节肿胀增加提示运动过度。为避免运动损伤,应及时调整关节锻炼时间、频率以及强度,以进行关节操后,患者关节疼痛症状无加重为宜,并且在活动中尽力使关节处于最稳定位和功能位。

**3.疾病低活动度(2.6＜DAS28≤3.2或者DAS28＜2.6)** 疾病处于缓解期,最突出的问题是关节囊纤维化导致关节挛缩而引起关节畸形。因此,避免关节挛缩非常重要。根据患者ADL障碍内容,着重训练有障碍的活动,如进食、梳洗、穿衣、取物等。具体措施如下。

(1)妥善规划日常生活及工作内容,避免做无用功。

(2)选择合适的椅子,需在腰背部放置合适的靠垫,尽量坐着工作,站立会消耗更多的体力。

(3)注意关节的疼痛,注意工作与休息的平衡。避免关节长时间维持一个姿势。

(4)避免一次性静力性用力,尽量利用身体近侧部位:如肘、肩关节,保持关节处于最稳定位和功能位。

问题5:对该患者实施系统的慢性病管理,出院后怎样执行延续护理方案?

(1)沟通平台的建立:组建微信群,应用于医患、护患及患患之间的交流。

(2)患者住院期间:指导患者登录RA慢性病管理平台,协助录入患者疾病基本信息,详细讲解平台每一个模块的功能和使用方法,医护人员通过医护端定期发送疾病相关知识和关节锻炼方法小视频。电话互动主要针对年龄较大,不会使用智能手机,家中长期无子女在身边的患者。出院时发放科室健康教育联系卡,注明科室电话,健康教育小组护士姓名电话,指导患者出现任何问题及时进行联系。

(3)患者出院后:护士通过电话主动联系患者,主要内容为:①了解患者的短期行为目标及实现该目标的途径,并督促其按计划执行;②评估患者对目前健康状况的认识,对存在错误认知者及时进行纠正;③评估患者当前的情绪状况,并适时给予相应的情感支持;④评价患者的行为目标和计划完成情况,对已达标者予以鼓励和肯定,帮助未达标者分析原因,并对目标进行修订,作为下一阶段自我管理的重点,让其主动掌握并实施。

## 二、思维拓展

RA患者病程长,需要面对关节疼痛、晨僵、疲乏、肌力减退等给日常生活带来的困难。患者的自我健康管理对其病程进展起着举足轻重的作用,欧洲风湿病防治联合会指出,RA患者的健康宣教应以患者需求为基础,采取多元化的方法,在理论的指导下,由卫生机构专业人员帮助患者进行疾病自我管理,提高生活质量。

COX健康行为互动模式(interaction model of client health behavior,IMCHB)强调患者的主体性,探讨如何激发患者的内在健康责任以促进其健康结局。近年来,该理论在慢性病患者中得到越来越广泛的应用。

以COX健康行为互动模式为指导的疾病管理,通过健康评估,了解患者特征,帮助患者找到关节锻炼行为改变的理由,并且提供有据可依的积极结果使其下定决心,激发行为改变意识的觉醒。同时调查患者家庭成员、社会支持等背景变量,分析评估各变量之间的关系,在建立医患、护患共同协作的模式中,给予患者及家属情感的正性支持,强调家属共同参与,制订个性化的管理方案,详细指导患者关节锻炼方法,不断强化患者关节锻炼行为意识。

COX健康行为互动模式在RA患者疾病管理中的具体应用如下。

**1.健康评估** 患者特征包括患者背景变量和动态变量,是COX健康行为互动模式构成要素之一。入院后3天内由1名主治医生和1名责任护士对患者进行一对一的访谈,时间为30～40 min,通过开放式提问引导患者讲述患病后对家庭生活,经济来源和开支的影响。了解患者对疾病症状管理、康复锻炼等知识的掌握程度。全面评估患者背景因素及动机、情感因素,确定患者特征。

**2.健康管理** 根据动机性访谈内容、各种评估结果,制订疾病健康教育和行为干预计划。在关节锻炼能够有效进行的同时,保障安全,避免运动损伤,减轻疼痛作为重点教育内容,具体如下。

(1)关节保护:以图片的形式展现患者如何利用辅具完成日常生活,如何保护受损小关节,在制作或选择辅助器具时,遵循WHO提出的适用技术"二A"要求,即Accessible(容易取得、就近可得、用得上)、Affordable(价格低廉、用得起),将生活中普通的物品进行简单改造,如将衣服改为粘扣式、头梳柄加长、勺柄和笔加长和(或)加粗。

（2）药物指导：以动漫的形式制作 RA 患者药物指导篇。

（3）疼痛控制：讲解 RA 疾病特点及引起疼痛的原因；讲解预防疼痛的药物干预原则。

（4）关节功能锻炼监测：根据患者情况制订关节锻炼观察表，内容包括锻炼部位、锻炼时间、锻炼次数、疼痛评分、有无不良反应，鼓励患者每天锻炼后如实记录以上内容。

（5）技能培训：在对患者进行专业技能培训计划的制订过程中，疼痛评估方法、关节评估方法及关节功能锻炼方法作为重点宣教内容。向患者展示疼痛评估尺和评估时机。教会患者怎样评估受损关节，怎样计算疾病活动度分值。分别于患者入院后第 2 天、第 3 天、第 4 天，连续 3 天强化培训内容，并要求患者每天对疼痛、受损关节进行评估，并在情况允许时每天进行关节功能锻炼。

**3. 支持系统的建立**　包括建立慢性病管理平台、出院后定期电话随访等方式，充分调动患者的主观能动性和家庭支持的作用，促进患者及其家属在漫长的居家疾病管理过程中，能够共同面对疾病，积极主动协助患者进行疾病的自我管理，最终达到在一定程度上降低关节炎症反应、减轻关节疼痛、改善躯体功能，从而达到缓解疾病的目的。

RA 是一种以慢性、侵袭性关节炎为主要表现的自身免疫性疾病，躯体功能障碍在 RA 患者中普遍存在，致残率高，许多学者在积极探索延缓或改善 RA 患者的躯体功能障碍，提高患者生活质量的方式方法。其中基于自我效能理论的功能锻炼指导被研究证明有积极的效果。有研究表明，提高 RA 患者的自我效能可以对患者自我管理能力的提高产生积极作用。医护人员协助患者设定切实可行的功能锻炼目标，制订行动计划，可以提高 RA 患者进行功能锻炼的依从性，改善患者的功能障碍、关节压痛、自我管理行为以及参与锻炼的行为，对长期的功能锻炼行为产生有益影响。RA 患者出院后仍需要得到有效的指导和护理，医院—社区—家庭延续护理干预模式也被应用于 RA 患者，通过对患者从出院至家庭的护理指导与照护，将护理服务延伸至患者所在社区及家庭，能够使患者得到连续性的护理服务，进而改善 RA 患者的预后，降低患者的再入院率；随着移动互联网技术的飞速发展，智能健康管理已成为卫生保健人员为公众提供各种健康服务的新工具，"互联网＋"护理也使风湿性疾病管理有了新的研究方向。

## 三、案例说明书

【教学目标及用途】

**1. 适用课程**　本案例与"内科护理学"课程中的类风湿关节炎患者护理部分内容相配套，主要是为护理硕士专业学生开发，适合具有一定工作经验的学生和护士学习。

**2. 教学目标**　本案例展示了类风湿关节炎诊断、治疗、护理评估及关节锻炼方法，延续护理方案。

患者为 49 岁女性，因"多关节肿痛 3 年余，加重 1 月余"以"类风湿关节炎"入院。既往有"骨质疏松症"病史。

该患者入院后通过护理评估存在的主要问题是疼痛，关节肿胀导致的躯体移动障碍，潜在并发症为骨质疏松导致的骨折。通过过对该患者关节肿胀数、疼痛关节数、疼痛评分以及血沉值计算 DAS28-ESR（disease activity score in 28 joints，DAS28）为 6.63，提示疾病高活动度。因此运用 COX 健康行为互动模式制订患者护理措施，对患者实施整体护理，指导患者落实关节康复锻炼，正确实施药物治疗，减轻患者疼痛症状。同时加强有关药物、日常保护关节的知识教育，鼓励患者进入慢性病管理平台系统，动态评估随访病情，避免关节进一步受损，提高患者生活质量。

经过本案例学习，希望学生达到以下目标。

（1）了解类风湿关节炎的病因、病理。掌握类风湿关节炎患者的关节症状。

（2）熟悉类风湿关节炎患者药物治疗原则。

（3）掌握类风湿关节炎患者疾病活动度评估方法、关节评估方法。

（4）熟悉 COX 健康行为互动模式相关内容。

（5）掌握类风湿关节炎患者不同疾病活动度关节锻炼方法及注意事项。

（6）根据患者病情，能够正确提出护理诊断，给予全面的疾病护理措施。

【分析思路】

本案例以一名类风湿关节炎的中年女性患者的入院诊疗经过为背景,通过分析病史、临床症状、体征,综合案例所提供的辅助检查结果,做出医疗诊断、鉴别诊断,进行确诊(图 7-3)。

在责任护士对该患者已完成的护理评估及护理记录的基础上,引导学生分析以关节肿痛为主诉,以关节功能障碍而住院确诊为类风湿关节炎患者的护理评估重点内容。

依据护理记录中体现的患者主要诊疗经历,结合案例给出患者疾病特点、关节特点引导学生分析类风湿关节炎确诊原则及临床治疗方案;结合护理计划和护理记录,引导学生关注关节评估和关节锻炼在疾病治疗护理过程中的意义,掌握关节评估具体方法、疾病活动度评估内容,运用 COX 护理理论基础准确发现患者护理问题,并且制订个性化、全面的关节锻炼计划。提升对不同疾病活动度类风湿关节炎患者全面的护理能力。

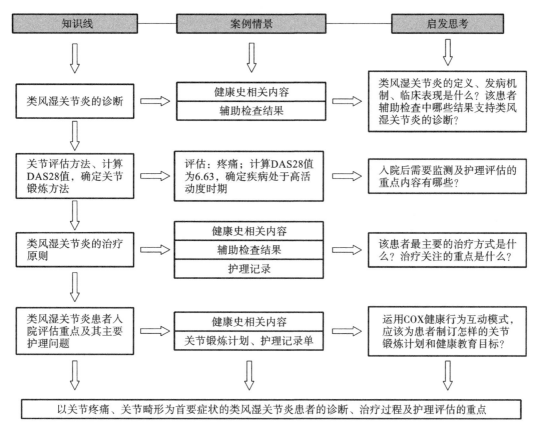

图 7-3　类风湿关节炎护理案例分析及步骤图

【关键要点】

类风湿关节炎是我国致残率最高的慢性病。如果不经过及时正规治疗,约 75% 的患者在 3 年内出现关节畸形,最终导致关节功能丧失。故疾病一经确诊,应及时给予规范药物治疗。

除规律的药物治疗外,同时应重视治疗中的早期康复干预,鼓励患者参加运动锻炼,并根据疾病活动度、关节部位、患者耐受程度等选择合适的运动方式,动态监测患者疾病活动度。

我国类风湿关节炎患者在病程 1~5 年、6~10 年、11~15 年及大于 15 年的致残率分别为 18.6%、43.5%、48.1%、61.3%,随着病程的延长,残疾及功能受限发生率升高。对类风湿关节炎治疗未达标者,建议每 1~3 个月对其疾病活动度监测 1 次;对初始治疗和中、高疾病活动者,建议其监测频率为每月 1 次;对治疗已达标者,建议其监测频率为每 3~6 个月 1 次。因此对患者建立长期的慢性病管理机制,落实延续护理尤为重要。鼓励患者进入慢性病管理平台系统,动态评估随访病情,加强对患者的教育,避免关节进一步受损,提高患者生活质量。

【建议课堂计划】

(1)整个案例课的课堂时间控制在80～90 min。

(2)课前计划:提出启发思考题,请学生在课前完成阅读和初步思考,并鼓励学生查阅相关资料以助于深入分析案例。

(3)课中计划:开场(2～5 min),案例概述(5 min),分析讨论互动环节(45～60 min),归纳总结(10 min),教师对相关问题进行总结和要点详解(15 min)。

(4)在分析讨论环节,逐步提出启发思考题,并根据学生回答在黑板上整理出知识脉络结构。

(5)课后计划:请学生给出相似案例的报告,依据本案例学习的理论进行分析。

【建议学习资源】

[1] 葛均波,徐永健.内科学[M].9版.北京:人民卫生出版社,2019.

[2] 朱毅,米立新.康复治疗师临床工作指南-肌骨疾患康复治疗技术[M].北京:人民卫生出版社,2019.

(张子云)

## 四、参考资料

[1] 栗占国,张奉春,鲍春德.类风湿关节炎[M].北京:人民卫生出版社,2009.

[2] Matcham F,Scott IC,Rayner L,et al. The impact of rheumatoid arthritis on quality-of-life assessed using the SF-36:A systematic review and meta-analysis[J]. Semin Arthritis Rheum,2014,44(2):123-130.

[3] Zangi H A,Ndosi M,Adams J,et al. EULAR recommendations for patient education for people with inflammatory arthritis[J]. Ann Rheum Dis,2015,74(6):954-962.

[4] 周越,单岩,杜理平,等.COX健康行为互动模式在慢性病患者护理中的应用现状[J].护理学杂志,2020,35(4):108-111.

[5] COX CL. An interaction model of client health behavior :theoretical Prescription for nursing[J]. Adv Nurs Sci,1982,5(1):41-56.

[6] 杨婵娟,眭建,朱竹清.COX健康行为互动模式在老年糖尿病足病人护理中的应用[J].护理研究,2018,32(18):2952-2955.

[7] 卓大宏.现代康复功能训练的新概念与新技术[J].中国康复医学杂志.2003,7(18):390.

[8] 吴莉萍,张子云,张利娟,等.基于COX健康行为互动模式的类风湿关节炎患者疾病管理[J].护理学杂志,2021,36(12):76-78.

[9] 中华医学会风湿病学分会.2018中国类风湿关节炎诊疗指南[J].中华风湿病学杂志,2018,57(4):242-251.

[10] 方霖楷,黄彩鸿,谢雅,等.类风湿关节炎患者实践指南[J].中华内科杂志,2020,59(10):772-780.

[11] 周云杉,王秀茹,安媛,等.全国多中心类风湿关节炎患者残疾及功能受限情况的调查[J].中华风湿病学杂志,2013,17(8):526-530.

[12] Slavich G M,Irwin M R. From stress to inflammation and major depressive disorder:A social signal transduction theory of depression[J]. Psychol Bull,2014,140(3):774-815.

[13] Lopresti A L,Maker G L,Hood S D,et al. A review of peripheral biomarkers in major depression: the potential of inflammatory and oxidative stress biomarkers [J]. Prog Neuropsychopharmacol Biol Psychiatry,2014,48:102-111.

[14] 阎小萍,张炬,翁习生.常见风湿病及相关骨科疾病中西医结合诊治[M].北京:人民卫生出版社,2015.

［15］ 张奉春，栗占国.内科学 风湿免疫科分册［M］.北京:人民卫生出版社，2015.

［16］ 国家风湿病数据中心(CRDC).中国类风湿关节炎发展报告 2020［M］.沈阳:辽宁科学技术出版社，2021.

［17］ 蒋明,David Yu,林孝义.中华风湿病学［M］.北京:科技出版社.2004.

［18］ 陈顺乐.系统性红斑狼疮［M］.上海:上海科学技术出版社,2004.

［19］ 葛均波,徐永健.内科学［M］. 9 版.北京:人民卫生出版社,2019.

# 第八章 感染性疾病高级护理实践临床案例

## 第一节 感染性疾病概述

感染性疾病（infectious disease）是人体感染病原体（pathogens）所引起的一类疾病，包括传染病（communicable disease）和非传染性感染病（noncommunicable infectious disease）。病原体是指人体感染后可导致疾病的微生物和寄生虫。传染病是由病毒、支原体、衣原体、立克次体、细菌、真菌、螺旋体等病原微生物，以及原虫、蠕虫、医学昆虫等寄生虫感染人体引起的具有传染性的，在一定的条件下可造成流行的疾病。感染性疾病的临床表现多种多样，隐性感染、显性感染、病原携带状态、潜伏性感染都是其不同的形式。近年来，随着医学科学的进步，一些经典的传染病的发病率已大幅下降，感染性疾病在我国已不再是引起死亡的首要原因，但感染性疾病的流行形势依然十分严峻。尤其是一些本已基本控制的传染病重燃，新发感染性疾病（emerging infectious disease，EID）层出不穷，还有已经存在流行的新感染性疾病尚未被认知，甚至还有生物恐怖相关的传染病对人类的威胁。控制感染性疾病的流行是人类社会共同面临的一个重要课题，感染性疾病的控制与人类的健康及社会的发展息息相关。

### 一、感染性疾病的概念与发病机制

#### (一)感染的概念

感染是病原体与人体相互作用的过程。病原体主要是指病原微生物和寄生虫。其中病原微生物包括病毒、细菌、真菌、衣原体、支原体、立克次体、螺旋体、朊毒体等，寄生虫包括蠕虫和原虫等。

#### (二)感染过程的表现

病原体通过各种途径进入体内，就开始了感染的过程。受如病原体的致病力及人体的免疫功能等多种因素的影响，感染的过程中产生了五种不同的表现。

**1.病原体被清除** 病原体进入体内后首先被机体内的非特异性免疫和特异性免疫的防御功能所清除，人体不产生病理变化，也不引起任何临床表现。

**2.隐性感染（covert infection）** 隐性感染又称为亚临床感染，是指病原体进入人体后，仅引起机体发生特异性免疫应答，不引起或轻微引起组织损伤，无任何临床症状，只有通过免疫学检查才能发现。隐性感染具有非常重要的流行病学的意义，大多数传染病以隐性感染较为常见。隐性感染后大多数人获得不同程度的特异性免疫，病原体被清除。少数人仅表现为病原体携带状态，病原体继续存在于体内，成为无症状携带者。

**3.显性感染（overt infection）** 显性感染又称为临床感染，是指病原体侵入人体后，不但引起机体发生免疫应答，而且通过病原体本身的作用或机体的变态反应，导致组织损伤，引起病理改变和临床表现。在感染结束后，由于病原体致病力和个人机体抗病能力的差异，部分感染者可获得稳固的免疫力，也有部分感染者免疫力不牢固，再受感染而发病。小部分显性感染者可成为病原体携带者。

**4.病原体携带状态（carrier state）** 病原体携带状态是指病原体侵入人体后，在机体内继续生长、繁殖，不出现任何疾病状态，但能携带并排出体外，成为流行病的重要传染源。按病原体的种类不同，病原体携带者可分为带病毒者、带菌者或带虫者等。根据其发生和持续时间的长短,病原体携带者可分为潜伏期携带者、恢复期携带者,急性携带者和慢性携带者。

**5. 潜伏性感染(latent infection)** 潜伏性感染又称为潜在性感染,是指病原体感染人体后,寄生于某个部位,机体免疫功能足以将病原体局限化而不引起显性感染,但又不足以将病原体清除时,病原体便可长期潜伏起来,当机体免疫能力下降时,从而引起显性感染,常见的有水痘、疟疾、结核等。潜伏性感染并不是在每种传染病中都存在,且在此期间,病原体一般不排出体外。

以上五种感染的表现形式并不是一成不变的,可以在一定条件下相互转变。在不同的感染性疾病中各有侧重,一般来说,隐性感染最为常见,病原体携带状态次之,显性感染比重最低,一旦出现,容易识别。

### (三)感染过程中病原体的作用

病原体侵入机体后是否引起疾病,主要由病原体的致病能力和机体的防御能力这两个因素决定,其中病原体的致病能力包括以下几个方面。

**1. 侵袭力(invasiveness)** 侵袭力指病原体侵入机体并在体内扩散的能力。有些病原体可直接侵入人体,如钩端螺旋体、钩虫丝状蚴等;有些需要定居下来,通过依靠黏附作用,进一步进入组织产生病变,如结核分枝杆菌;有些细菌表面成分有抑制吞噬的能力而促进病原体的扩散,如伤寒沙门菌等。

**2. 毒力(virulence)** 毒力由毒素和其他毒力因子组成。毒素包括外毒素与内毒素。外毒素通过与靶细胞的受体结合,进入细胞内而起作用,以白喉杆菌、破伤风杆菌和霍乱弧菌为代表。内毒素则是通过激活单核-巨噬细胞,释放细胞因子而起作用,以伤寒沙门菌、志贺菌为代表。其他毒力因子包括侵袭能力(如痢疾杆菌)、穿透能力(如钩虫丝状蚴)、溶组织能力(如溶组织内阿米巴滋养体)等。

**3. 数量(quantity)** 在同一种感染性疾病中,入侵病原体的数量一般与致病能力成正比。但在不同的感染性疾病中,则能引起疾病发生的最低病原体的数量差别很大,如伤寒需要10万个菌体致病,而痢疾仅10个菌体就能致病。

**4. 变异性(variability)** 病原体可因遗传或环境等因素而发生变异。病原体的变异性对于传染病的流行、预防和治疗具有重要意义。

### (四)感染过程中免疫应答的作用

机体的免疫应答对感染过程的表现和转归起着重要作用,免疫应答可分为有利于机体抵抗病原体入侵与破坏的保护性免疫应答和促进病理生理过程及组织损伤的变态反应两大类。保护性免疫应答又分为非特异性免疫应答与特异性免疫应答两类。变态反应都是特异性免疫应答。

**1. 非特异性免疫应答(nonspecific immunity response)** 非特异性免疫应答又称先天性免疫,是机体对侵入病原体的一种清除机制,通过遗传获得,不牵涉对抗原的识别和二次免疫应答的增强。非特异性免疫应答是机体的第一道防线。它包括天然屏障如皮肤、黏膜及其分泌物、胎盘屏障等;吞噬作用如单核巨噬细胞系统的非特异性吞噬功能;体液因子如补体、溶菌酶和各种细胞因子。

**2. 特异性免疫应答(specific immunity response)** 特异性免疫应答也称为获得性免疫应答,是指抗原特异性识别而针对性产生的免疫应答,包括由B淋巴细胞介导的体液免疫应答和T淋巴细胞介导的细胞免疫应答。

### (五)感染性疾病的发病机制

感染性疾病的发生发展都有一个共同的特征,就是疾病发展的阶段性。发病机制中的阶段性与临床表现的阶段性大多数是吻合的。感染性疾病的流行过程及影响因素如下。

(1)流行过程的基本条件:感染性疾病的流行过程指在人群中发生、发展和转归的过程。构成流行过程的三个基本条件是传染源、传播途径和易感人群,这三个环节必须同时存在,相互联系,切断其中一个环节,流行将会终止。①传染源(source of infection):体内有病原体生存,繁殖并能将病原体排出体外的人和动物。一般包括四个方面,即患者、隐性感染者、病原体携带者及受感染的动物。其中患者是大多数传染病的重要传染源。②传播途径(route of transmission):病原体从传染源排出后再侵入其他易感者所经过途径。各种感染性疾病有各自的传播途径。临床常见的传播途径主要归纳为呼吸道传播(也称空气传播包括飞沫、尘埃传播因子的传播。传播途径主要见于以呼吸道为进入门户的感染病,如百日咳等),消化道传播(包括经水和食物的传播),接触传播(与被污染的水或土壤接触而获得的感染、不洁性接触、被狂犬所咬、接触带状疱疹患者等,经皮肤黏膜感染也是直接接触传播),血液传播(经输血或血制品、一次性医疗器械消毒不严格等导致艾滋病或 HBV 感染等),虫媒传播(节肢动物如蚊、蚤、螨等叮咬吸血传播某些感染性疾病等),医源性传播(在医疗、预防工作中造成某些感染性疾病的传播),垂直传播(有血缘关系的亲代将携带的病原体传播给下一代)。各种感染性疾病都有其病原体排出的途径,有些病原体排出途径比较单一,有些病原体有多种排出途径,则说明该种类型的疾病有多种传播途径。③易感人群(susceptibility of the crowd):对某一感染性疾病缺乏特异免疫力的人称为易感者(susceptibles)。易感者在某一特定人群中的比例决定该人群的易感性。人群对某种传染病易感性的高低明显影响该传染病的发生和传播。易感人群越多,人群易感性就越高。在普遍推行人工主动免疫的情况下,可把某种传染病的易感者水平始终保持很低,从而阻止其流行周期性的发生。

(2)影响流行过程的因素。

①自然因素(natural factors):主要包括地理、气象和生态环境等,对于感染性疾病流行过程的发生和发展都有重要影响。寄生虫病和虫媒传染病受自然因素影响尤为明显。传染病的地区性和季节性与自然因素有密切关系,如血吸虫病好发于长江流域湖沼地区,呼吸道疾病易发于冬春季节,疟疾的夏秋季发病率较高等。某些自然生态环境为传染病在野生动物之间传播创造了条件,人类进入这些区域亦可受感染,称为自然疫源性传染病或人畜共患病。

②社会因素(social factors):包括社会制度、经济、文化水平、生活条件和计划免疫对传染病的流行过程有重要的影响。1949 年以来,卫生防疫工作的全面展开,推行计划免疫使许多传染病得到有效控制,如血吸虫病、霍乱、钩虫病等。

## 二、感染性疾病患者常见症状体征

感染性疾病的基本特征是感染性疾病所特有的征象,感染性疾病的临床特点是其他疾病所不具备的,是诊断感染性疾病以及与其他疾病相鉴别的主要依据。

### (一)基本特征

**1.有病原体** 每种感染性疾病都是由特异性病原体引起的,如肺结核的病原体是结核杆菌,伤寒的病原体是伤寒杆菌,血吸虫病的病原体是血吸虫等。特定病原体的检出在确定传染病的诊断和流行中有着重大意义。

**2.有传染性** 这是传染病与其他感染性疾病的主要区别。传染性意味着病原体能通过某些途径感染他人。传染病患者有传染性的时期为传染期,它在每一种传染病中相对固定,是决定患者隔离期限的重要依据。

**3.有流行病学特征** 传染病的流行过程在自然和社会因素的影响下表现出的各种特征。流行性可分为散发、暴发、流行和大流行;流行性还可分为季节性、地方性和外来性。

**4.有免疫性** 人体经过显性或隐性感染病原体后,都能产生针对该病原体及其产物的特异性免疫应答,称为感染后免疫(post infection immunity)。感染后获得的免疫和疫苗接种一样都属于主动免疫。通过抗体转移而获得的免疫属于被动免疫。感染后免疫力的持续时间在不同传染病中有很大差异。由于免疫状态的差异,临床可出现复发、再燃、再感染和重复感染。

### (二)临床特点

**1.病程发展的阶段性** 感染性疾病的发生,发展和转归,可以分为四个阶段。

(1)潜伏期(incubation period):从病原体侵入人体起,至开始出现临床症状的时期。每种感染性疾病的潜伏期都有一个范围(最短时间至最长时间)并呈常态分布,相当于病原体在体内定位、繁殖和转移,引起组织损伤和功能改变导致临床症状出现之前的过程,时间长短不一。其可作为检疫工作观察,留验接触者的重要依据。

（2）前驱期（prodromal period）：从起病到该病出现明显症状的一段时间。该期的临床表现通常是非特异性的，为很多感染性疾病所共有，如头痛、发热、乏力、肌肉酸痛、食欲下降等，持续1~3天，起病急骤者前驱期很短或无，大多数感染性疾病在本期已有较强的传染性。

（3）症状明显期（period of apparent manifestation）：在此期患者表现出该感染性疾病所特有的症状和体征，如特征性的皮疹、肝脾大和脑膜刺激征、黄疸、器官功能障碍等。本期传染性较强，容易产生并发症。

（4）恢复期（convalescent period）：机体免疫力增强到一定程度，体内病理生理过程基本终止，症状和体征基本消失。但体内可能有残余病原体，病理改变和生化改变尚未完全恢复。一些患者的传染性还可持续一段时间，血清中抗体效价逐渐升高，达到最高水平。

复发与再燃是指某些传染病进入恢复期后，已稳定退热一段时间，由于潜伏于体内的病原体再度繁殖至一定程度，使初发病的症状再度出现，称之为复发。当病情进入恢复期时，体温尚未稳定恢复至正常，又再发热称为再燃。复发和再燃可见于伤寒、疟疾和细菌性痢疾等。

**2. 常见的症状与体征**

（1）发热（fever）：大多数感染性疾病均可引起发热，如疟疾、结核、流行性感冒等。感染性疾病发热的过程可分为三个阶段。①体温上升期（effervescence）：在患者病程中体温上升时期。若体温逐渐上升，患者可出现畏寒，见于伤寒、细菌性痢疾等；若体温急剧上升至39 ℃以上，则常伴寒战，可见于疟疾、登革热等。②极期（fastigium）：体温上升至一定高度，然后持续数天至数周。③体温下降期（defervescence）：升高的体温缓慢或快速下降的时期。有些感染性疾病如结核病、伤寒等需要经数天后才能降至正常水平。有些感染性疾病如疟疾、败血症等则可十分钟内降至正常水平，此时常伴有大量出汗。

热型是感染性疾病的重要特征之一，具有一定的鉴别诊断的意义。

①稽留热（continued fever）：体温升高在39℃以上的高水平，达数天或数周，24 h内体温波动范围不超过1 ℃。稽留热常见于大叶性肺炎、伤寒、斑疹伤寒。

②弛张热（remittent fever）：又称败血症热型，是指体温常在39 ℃以上，波动幅度大，24 h内波动范围超过1 ℃，但最低点体温未达到正常水平。弛张热常见于败血症、伤寒（缓解期）、肾病综合征出血热等。

③间歇热（intermittent fever）：24 h内体温波动于高热与正常体温之间，可见于疟疾和败血症等。

④回归热（relapsing fever）：高热持续数天后自行消退，但数天后又再次出现，如布氏菌病。若病程中反复多次出现发热并持续数月之久，称为波状热。

⑤不规则热（irregular fever）：患者体温曲线无一定规律的热型。常见于流行性感冒、败血症等。

（2）皮疹（eruption）：许多传染病在发热的同时还伴有发疹，称为发疹性传染病。发疹包括皮疹和黏膜疹两大类。皮疹出现的时间、分布、先后顺序、形态等都对疾病的诊断和鉴别诊断起重要作用。常见的皮疹形态分为四大类：①斑丘疹（maculopapule）：是指斑疹、丘疹同时存在，常见于麻疹、登革热、风疹、伤寒、猩红热等疾病。②出血疹：亦表现为瘀点和瘀斑，压之不可褪色，常见于肾病综合征出血热、登革热、流行性脑脊髓膜炎等。③疱疹（vesicle）：多见于水痘单纯疱疹等病毒性传染病，若疱疹液呈脓性则称为脓疱疹。④荨麻疹（urticaria）：结节状突出于皮肤表面的皮疹，多于病毒性肝炎、血清病等。

（3）中毒症状：病原体侵入机体局部引起炎症反应，当病原体数量增多毒力强，机体免疫力降低时，病原体入血繁殖，释放毒素从而引起毒血反应。

（4）单核-吞噬细胞系统反应：在致病微生物代谢产物的作用下，单核-吞噬细胞系统可出现充血、增生等反应，表现为肝脾大。急性感染时，因充血和炎症细胞浸润引起的肝、脾大常为轻度或中度肿大，质地较软；慢性感染者的肝大常为中度，脾大可为中度到重度，质地偏硬。

**3. 临床类型**

（1）分类：感染性疾病可以从多种角度进行分类，如按病原体可分为细菌感染性疾病、病毒感染性疾病、支原体感染性疾病、衣原体感染性疾病等；按传播途径可分为呼吸道感染性疾病、消化道感染性疾病、血液感染性疾病、虫媒感染性疾病、动物源性感染性疾病、性传播感染性疾病等；按病变部位可分为局部感染性疾病、全身感染性疾病、神经系统感染性疾病等；按流行特点可分为流行性感染性疾病、季节性感染性疾病、自然疫源性感染性疾病、人畜共患感染性疾病等；按传染病防治法分为甲类传染病、乙类传染病、丙类传染病。

（2）分型：根据临床症状可分为无症状（隐性、亚临床性）感染性疾病与有症状（显性感染）感染性疾病；按病程可分为急性感染性疾病、亚急性感染性疾病、慢性感染性疾病；根据病情轻重可分为轻型感染性疾病、典型感染性疾病、重型感染性疾病；发病急骤而病情严重者为暴发型感染性疾病。

**4. 常见实验室及其他检查**

（1）一般实验室检查：包括血、尿、大便常规检查和血液生化检查，对早期诊断很有帮助。在血常规检查中，以白细胞计数和分类的用途最广。细菌感染时，白细胞计数增多，化脓性细菌感染，如流行性脑脊髓膜炎、败血症和猩红热等。革兰阴性杆菌感染时，白细胞总数往往升高不明显，甚至减少，如伤寒及副伤寒、布氏菌病等。病毒、原虫感染时，白细胞计数常减少，如流行性感冒、登革热和病毒性肝炎、疟疾、黑热病等，但肾综合征出血热、流行性乙型脑炎患者，白细胞总数往往增加。蠕虫感染患者的嗜酸性粒细胞通常增多，如钩虫感染、血吸虫感染和并殖吸虫感染等。嗜酸性粒细胞减少则常见于伤寒、流行性脑脊髓膜炎等患者。在尿常规检查中，尿中见红细胞、白细胞、蛋白、管型等，有助于钩体病和肾病综合征出血热的诊断。大便常规检查，粪便中见红细胞、白细胞、虫卵等，有助于细菌性痢疾、感染性腹泻、蠕虫感染等消化道传染病的诊断。血液生化检查有助于病毒性肝炎、肾病综合征出血热等的诊断。

（2）病原学检查：包括直接检查病原体、分离培养病原体、检测特异性抗原、检测特异性核酸。许多感染性疾病可通过肉眼或显微镜检出病原体明确诊断，如从血液或骨髓涂片中检出疟原虫、微丝蚴及回归热螺旋体等；从粪便涂片中检出各种寄生虫卵及阿米巴原虫等。通过人工培养基分离培养检出病原体，如细菌螺旋体和真菌等；病毒、立克次体可通过动物接种或组织培养分离。标本采集应注意无菌操作，尽量于病程的早期阶段及抗病原体药物应用之前进行，尽可能采集病变部位明显的材料。在病原体直接分离培养不成功的情况下，病原体特异性抗原检测可提供病原体存在的直接证据。常用于检测血清或液体中特异性抗原的免疫学检查方法：酶联免疫吸附试验、酶免疫测定、荧光抗体技术、放射免疫测定和流式细胞检测等。通过分子杂交方法或聚合酶链反应可检出特异性病原体核酸，如检测肝炎病毒的 DNA 和 RNA。病原学诊断对于感染性疾病的精准诊疗的价值至关重要。随着宏基因组学测序技术的普及推广，第二代测序技术以其无偏倚、广覆盖、高通量、快速精准等优势，逐渐应用于临床感染性疾病的病原体检测。尤其对于临床可疑、疑难复杂血流、中枢神经系统、呼吸道及局灶性感染，或免疫抑制患者继发感染具有重要的临床价值。

（3）特异性抗体检测：又称为血清学检查，传染病发病初期特异性抗体在血清中一般尚未出现或效价很低，在恢复期或后期抗体效价则显著升高，因此通常在急性期及恢复期采双份血清检测其抗体，抗体由阴性转为阳性或者抗体效价升高 4 倍以上时有重要意义。特异性 IgM 抗体的检出有助于诊断现症或近期感染。凝集反应用于检测伤寒、副伤寒抗体（肥达反应），补体结合反应常用于检测病毒感染，中和反应常用于流行病学调查，免疫荧光检查具有快速诊断的作用。

（4）其他检查：内镜检查中结肠镜检查可用于慢性细菌性痢疾、血吸虫病、阿米巴痢疾等的诊断；纤维支气管镜常用于诊断艾滋病并发肺孢子虫病和支气管淋巴结核病。影像学检查包括 X 线、B 超、CT 和 MRI，用于诊断肺结核、病毒性肝炎、肝硬化、脑脓肿等。活组织检查有助于肝炎组织病理诊断及皮肌型囊尾蚴病诊断，有明确诊断的意义。

## 三、感染性疾病的诊疗技术与转归

感染性疾病诊疗的目标是消除病原体、阻止疾病的传播及流行。治疗原则是坚持综合治疗，即坚持治疗、护理与预防并重，病原治疗与一般治疗、支持对症治疗并重。必须考虑机体、病原体、药物之间的相互关系及其实际等因素，设计综合性个体化的治疗方案。

### （一）一般治疗

**1. 消毒隔离** 消毒是通过物理、化学和生物学的方法，消除或杀灭体外环境中病原微生物的方法。应根据病原体和感染途径的不同,制订相应的消毒隔离措施,如呼吸道隔离(麻疹等)、消化道隔离(甲型肝炎等)、虫媒隔离(疟疾等)。

**2. 基础护理** 良好的基础护理,特别是对于危重症的患者,是防止并发症、降低病死率、提高治疗效果的必不可少的条件。

**3. 饮食与营养** 保证患者的热量供给、补充营养素,增强机体抵抗力。根据病情需要可给予流质饮食、半流质饮食、普食等。有些疾病需要特殊饮食,如伤寒患者需无渣、高热量、高维生素易消化流质或半流质饮食。结核患者需高蛋白质、高维生素饮食。重症患者根据情况可选择肠内营养或肠外营养。

### (二)病原治疗

病原治疗也称为特异性治疗,具有清除病原体、根除或控制传染源的目的,常用的药物有抗菌药物、化学治疗药物和血清免疫制剂等,均必须掌握其适应证、禁忌证,防治不良反应。

**1. 抗菌药物** 抗菌药物是指具有杀菌或抗菌活性的各种抗生素及化学合成抗菌药,主要供全身使用,也可用于局部。抗菌药物的使用原则:尽早确立病原学诊断;熟悉药物的抗菌活性、药代动力学和不良反应;结合患者生理、病理、免疫状态等。

**2. 抗病毒药物** 对病毒感染的治疗至今未获得突破性进展,缺乏专属性强的药物,现有的抗病毒药物只是病毒抑制剂,不能直接清除病毒。但随着病毒分子生物学和病毒宿主细胞相互作用的深入研究,抗病毒药物将有新的发展。按病毒类型可分为:①广谱抗病毒药物,如利巴韦林等;②抗 RNA 病毒药物,如奥司他韦、金刚烷胺等;③抗 DNA 病毒药物,如阿昔洛韦等;④抗肝炎病毒药物,如干扰素类和核苷(酸)类似物等;⑤抗人类免疫缺陷病毒药物,如叠氮胸苷(AZT)等。

**3. 抗真菌药物** 由于抗生素、激素、免疫抑制剂的使用,肿瘤患者的放化疗,艾滋病患者的增加及人口老龄化等原因导致机体免疫力下降,真菌感染也随之增多。目前常用的抗真菌的药物:①第一代、第二代咪唑类药物咪康唑和酮康唑,三唑类药物伏立康唑等,可高选择性地抑制真菌细胞色素 P450,使真菌细胞损失正常的甾醇;②棘白菌素类,如卡泊芬净、米卡芬净等,通过抑制 β-(1,3)-D 葡聚糖合成酶,使细胞溶解;③多烯类抗生素,如两性霉素 B,能与麦角固醇形成复合物分裂真菌原生质膜,可使胞质内容物泄露;④烯丙胺类化合物,如特比萘芬,可逆抑制角鲨烯环氧合酶,阻碍新的固醇合成并降低膜上麦角固醇的浓度;⑤嘧啶类化合物,如氟胞嘧啶,为时间依赖性抗真菌药物。

**4. 其他药物** 抗原虫及蠕虫的药物主要包括甲硝唑、氯喹、吡喹酮、阿苯达唑等。血清免疫制剂主要包括各种抗毒素,如破伤风抗毒素、抗狂犬病血清等。恢复期患者的血清可用于治疗严重病毒感染,如甲型 H1N1 流感等。

### (三)对症治疗

对症治疗的目的在于降低消耗、减轻损伤、减少痛苦、调节各系统功能及保护重要脏器。如高热时采取物理降温、戴冰帽保护脑实质,抽搐时镇静,颅内压升高时脱水,心力衰竭时强心治疗,严重毒血症时用糖皮质激素等,使患者度过危险期,为进一步治疗赢得时间,促进康复。

### (四)支持治疗

支持治疗的目的在于维持机体内环境的稳定,提高机体的抗感染能力。支持治疗包括基础支持治疗、营养支持治疗、器官功能支持治疗等。

**1. 基础支持治疗** 基础支持治疗是根据感染性疾病的不同阶段,采取合理饮食,酌情补充营养,维持水、电解质平衡,输注新鲜血浆、凝血因子等,以增强体质和免疫功能。

**2. 营养支持治疗** 营养支持治疗首选肠内营养,有利于门静脉循环,肠动力和肠道激素分泌,并可保护肠道屏障。肠内营养耐受较差者可用肠外营养补充其不足。

**3. 器官支持治疗** 器官支持治疗有利于提供暂时的功能替代以维持正常的生理活动,可酌情采用血液净化技术、人工肝支持系统和呼吸支持系统。

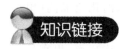

支持治疗常用的技术包括以下几种。

(1)血液净化技术:本技术不但可清除小分子的毒素,还可清除部分中大分子的炎症介质,在全身炎症反应综合征(SIRS)/脓毒症(sepsis)和多器官功能障碍综合征(MODS)治疗中起到免疫调节的作用,高血容量血液滤过(HVHF)更加拓宽了血液滤过的应用范围,不仅仅是单纯的肾脏替代,已具有多器官支持的作用。

(2)人工肝支持技术:目前治疗肝衰竭不可或缺的重要手段之一,其原理是借助机械、化学或生物反应装置,暂时辅助或部分代替严重病变的肝脏功能,清除体内各种有害物质,为肝细胞再生、自体肝功能恢复或肝移植争取时间。

(3)呼吸支持技术:针对各种原因导致的呼吸功能不全或衰竭而采取的一系列治疗手段,主要包括氧疗、人工气道的建立与管理、机械通气技术、气道净化技术、气溶胶吸入技术等。

### (五)其他治疗

某些感染性疾病,如病毒性脑炎、脊髓灰质炎等可引起后遗症,可采取针灸理疗、高压氧治疗等康复治疗,以促进机体康复,还有免疫治疗、心理治疗、中医中药治疗等。这在感染性疾病的不同阶段,都具有特别重要的作用。

根据 WHO 和美国 CDC 的统计,目前传染病的发病率在全球所有疾病中依然占第一位,在全球每年约 5000 万人的死亡病因中依然占第二位,在美国占第三位。传染病还导致人健康的损害和工作能力的损失,占全球调查过的无能力生活者的 30%。然而随着诊疗手段的日益进步,感染性疾病的预后也在不断得到改善。

### 四、感染性疾病的预防

做好感染性疾病的预防工作是感染性疾病工作者的一项重要任务,针对感染性疾病流行过程的三个环节采取综合性预防措施。

### (一)管理传染源

**1.对患者的管理** 尽量做到五早:早发现、早诊断、早报告、早隔离、早治疗。大多数传染病在发病早期传染性最强,因此发现越早,就越能迅速采取有效措施消除疫源地。同时,对患者的及时诊断,可以使患者得到早期隔离、早期治疗,有效地防止疫情进一步扩大。根据《传染病防治法》规定,传染病分为甲、乙、丙三类。甲类传染病(2 种):鼠疫、霍乱;乙类传染病(28 种):新型冠状病毒感染(2020 年纳入)、传染性非典型肺炎、艾滋病、病毒性肝炎、脊髓灰质炎、人感染高致病性禽流感、麻疹、流行性出血热、狂犬病、流行性乙型脑炎、登革热、炭疽、细菌性和阿米巴性痢疾、肺结核、伤寒和副伤寒、流行性脑脊髓膜炎、百日咳、白喉、新生儿破伤风、猩红热、布氏菌病、淋病、梅毒、钩体病、血吸虫病、疟疾等。丙类传染病(11 种):流行性感冒,流行性腮腺炎,风疹,急性出血性结膜炎,麻风病,流行性和地方性斑疹伤寒,黑热病,包虫病,丝虫病,除霍乱、细菌性和阿米巴性痢疾、伤寒和副伤寒以外的感染性腹泻病,手足口病(2008 年纳入)。一旦发现传染病必须按照有关规定尽早报告。早诊断、早治疗,尽早隔离传染病患者是防止疫情扩大的有效方法,隔离期限应根据各种传染病的最长潜伏期实施;对传染病患者进行早期治疗不仅可减少传染源、防止传染病进一步传播、扩散,还可以防止患者转变为病原体携带者。

**2.对接触者的管理** 接触者是指曾接触传染源而有可能受到感染的人。传染病接触者接受检疫,检验期限从最后接触之日算起相当于该病的最长潜伏期。检疫内容主要包括留验、医学观察、应急预防接种和药物预防等。

**3.对病原体携带者的管理** 做到早期发现,做好登记加强管理,指导卫生习惯,并随访观察。

**4.对动物传染源的管理** 有经济价值且对人类危害不大的动物传染源,应采取隔离治疗;对无经济价值且对人类危害较大的动物传染源,应彻底消灭。

### (二)切断传播途径

对于消化道传染病,应着重加强饮食卫生,个人卫生和粪便管理,保护水源,消灭苍蝇、蟑螂、老鼠等。对于呼吸道传染病,应着重进行空气消毒,提倡外出时戴口罩,流行期间少到公共场所。对于虫媒传染病,应大力开展爱国运动,采用药物措施进行防虫、驱虫、杀虫。加强血源和血制品的管理,防止医源性传播。

### (三)提高人群免疫力

保护易感人群的措施包括特异性和非特异性两个方面。非特异性保护易感人群的措施包括加强营养、锻炼身体和提高生活水平等。特异性保护易感人群的措施是指采取有重点计划的预防接种,提高人群免疫水平。

## 五、感染性疾病学现状与发展

在人类发展的历史中,感染性疾病始终是各种疾病中发病率和死亡率最高的一类疾病,它在威胁着人类健康和生命的同时,对人类文明的演进也产生着重要影响。自 20 世纪以来,由于抗菌药物的广泛应用以及疫苗的研发和接种,饮食和饮用水卫生的显著改善,现代医学技术的迅猛发展,使全球感染性疾病负担大幅度下降。但是即便如此,感染性疾病仍然是全球,尤其是发展中国家发病和死亡的重要原因之一。随着时间的推移,全球生态环境的变化,人口的迅速增长与流动,人们的不良生活方式,滥捕乱杀野生动物等,除传统感染性疾病造成的较重疾病负担外,新发的感染性疾病成为全球重要的公共卫生威胁,同感染性疾病的斗争仍然是 21 世纪人类的重要任务之一。

新发感染性疾病的定义实际上包含了两类疾病:新发生的感染性疾病(emerging infectious disease, EID)和再发的感染性疾病(re-emerging infectious diseases,REID)。两者合称为新发和再发感染性疾病(emerging and reemerging infectious disease,ERID)。2003 年 WHO 提出,新发感染性疾病是指由新种或新型病原微生物引起的感染性疾病,以及近年来导致地区性或国际性公共卫生问题的感染性疾病,包括:①新出现的病原体所致的感染性疾病,如人类免疫缺陷病毒/获得性免疫缺陷综合征(human immunodeficiency virus/acquired immune deficiency syndrome,HIV/AIDS)、新型冠状病毒感染(corona virus disease 2019,COVID-19)、严重急性呼吸道综合征(severe acute respiratory syndrome,SARS)等;②新诊断为与病原体感染有关的已知疾病,如幽门螺杆菌感染相关疾病和宫颈癌等;③再发感染性疾病,即已经得到良好控制,发病率已经降到极低水平,但又重新流行,再度威胁到人类健康的感染性疾病,如结核病、性传播疾病、疟疾、狂犬病、登革热等;④新出现的耐药病原体所致疾病,随着青霉素的使用,细菌耐药问题愈演愈烈,如耐甲氧西林金黄色葡萄球菌。全球新发感染性疾病总体呈上升趋势,主要源自野生动物(72%),其中 75% 为人畜共患病,近年来出现的 SARS、人禽流感、甲型 H1N1 流感等重要新发感染性疾病均为人畜共患病。

新发感染的流行病危及人类生命健康、社会经济发展和稳定。1918 年流感的大流行,当时全世界 17 亿人口中,有近 1/3 感染,5000 万到 1 亿人丧生;2014—2016 年西非埃博拉病毒,有超过 28600 人感染,11325 人死亡,病死率达 39.60%,病毒扩散至多个国家;2016 年联合国艾滋病规划署、世界卫生组织发布的全球艾滋病疫情报告显示,全世界 HIV 感染者的数量为 3670 万,新增 HIV 感染人数 180 万,与艾滋病相关死亡人数为 100 万。

全球化的进程不断推进,人类自身已成为传播疾病的重要媒介,无论是传统感染性疾病,还是新发感染性疾病的防控,均面临着人口流动、城市化和环境变化等带来的新挑战。面对多重威胁和多种挑战,预防和控制感染性疾病需要全社会多部门共同参与,统筹发展。传统感染性疾病的应对应强调防控措施的落实,如提高疫苗接种率、推动疫苗纳入免疫规划项目等。新发感染性疾病的应对策略则应该因病而异,要多方面考虑到易感人群、病原体、媒介和疫源地的特点,完善监督体系,加强环境卫生、基础建设、污水处理、垃圾等的管理;加强专业队伍建设,建立和完善感染性疾病防治队伍,培养专业人才,制订预案,做好应对准备和应急演练,加强新发感染性疾病的研究;加强国际合作,拓展研究领域,积极争取国际学术界和投资者的支持和合作。

人类社会的进步,人与人的距离越来越短,发展的全球化也预示着新发感染性疾病的全球化,发现和掌握新发感染性疾病的发展规律,在全球范围内取得共同合作,才能彻底、有效地控制其发展。

(黄华 汪平)

# 第二节　重型肝炎患者的护理实践

## 一、导入案例

第 一 幕

刘先生,男,37岁,农民,乙肝病史20余年,一直未进行系统的监测及诊治。10天前淋雨后出现腹胀,伴恶心、胸闷、厌油、乏力,无呕吐,无畏寒、发热,无心慌、胸痛,口服药物治疗,具体不详,症状稍好转。3天前再发加重,就诊于当地医院,给予对症支持治疗,症状仍无好转,1天前出现双手颤抖,吐词不清,当地医院查肝功能:谷丙转氨酶 953.0 U/L,谷草转氨酶 683.3 U/L,总胆红素 494.5 μmol/L,血氨 77 μmol/L。家人看情况越来越严重,遂带患者到我院急诊科就诊。到院时,患者全身皮肤巩膜黄染,意识模糊,反应较迟钝。急诊抽血查凝血功能、肝肾功能,血氨等指标提示:凝血酶原活动度 30.0%,凝血酶时间 20.4 s,谷丙转氨酶 695 U/L,谷草转氨酶 438 U/L,总胆红素 556.8 μmol/L,血氨 128 μmol/L。

急诊科医生结合患者临床表现及实验室检查,将患者诊断为"慢性重型肝炎,肝性脑病",收入我院。

【护理评估】

**1.健康史**

| | |
|---|---|
| 主诉 | 问:您好,我是您的责任护士,今天由我负责您的治疗和护理,为了了解您的情况,我需要问您几个问题,希望您如实回答,以便后续治疗。您这次主要是为什么来医院?<br>患者意识模糊,不能准确回答,由患者爱人答:10天前,他在工作时淋了一场大雨,然后就出现了肚子胀的情况,还感觉恶心,想吐,过后就完全没有食欲,闻到油腻的食物就反胃。在我们当地医院打了几天针,好一点,但是近3天,这些症状又严重了,而且我感觉他整个人都变黄了,就赶紧过来看病了。<br>问:他皮肤黄有多长时间了,小便颜色怎么样?<br>答:估计也就一周左右。尿的颜色很深,特别是早上第一泡尿,就像隔夜的茶叶水。<br>问:您爱人的腹胀是一直有的吗?还是跟进食、体位有关系?<br>答:主要是有点隐隐的胀痛,一直有,进食后更明显一些。<br>问:如果说0分是完全不疼,10分是完全不能忍受的疼,您觉得他的疼痛是几分?<br>答:大概3分。<br>问:还有没有其他不舒服?<br>答:今天早上起床,突然感觉他的双手不自主地颤抖,而且好像舌头变大了,说话都有点说不利索了。<br>问:您现在在哪里知道吧?(患者点头)。我们做个简单地算术题,93-7等于几?<br>患者答:(一脸茫然)……不断摇头。 |
| 现病史 | 问:您去了医院,医生怎么说?<br>答:医生之前说是得了严重的肝病,让我们赶紧住院治疗。 |
| 日常生活形态 | 问:平时工作还好吗,晚上睡觉怎么样?<br>答:最近两年疫情期间,工作时有时无,有就很忙,要熬夜。晚上睡眠不大好,有时候要吃点安定。 |

续表

| 既往史 | 问:您爱人平时身体怎么样,有没有什么慢性病?<br>答:平时还可以,就是他很小的时候开始就有重型肝炎(乙肝),都20多年了,没什么不舒服的,也没去管它。<br>问:他有做过什么手术吗?<br>答:没有。 |
|---|---|
| 家族史 | 问:家里人以前有没有得过这个病?<br>答:没有听说过。 |
| 心理状况 | 问:他平时脾气怎么样?<br>答:还好。 |
| 社会状况 | 问:您爱人平时工作强度大吗? 饮食、生活规律吗?<br>答:有一些,毕竟现在上有老,下有小。收入也不稳定,吃饭最近不大好,生活不太规律。<br>问:您爱人生病可以报销吗?<br>答:可以报一部分。 |

**2. 体格检查** T 36.7 ℃ ,P 85 次/分,R 20 次/分,BP 129/81 mmHg。

患者慢性肝病面容,意识模糊,鼻导管给氧,全身皮肤巩膜黄染,双侧瞳孔等大等圆,$D=3$ mm,瞳孔对光反射灵敏,双肺呼吸音清,未闻及明显干湿性啰音;心音可,心律齐,听诊各瓣膜区未闻及明显病理性杂音,腹平软,全腹无压痛及反跳痛,肝脾肋下未及。双肾区无叩击痛,双下肢无水肿。生理反射存在,病理反射未引出。

**3. 辅助检查** 血清学检查:凝血酶原活动度30.0%,凝血酶时间20.4 s,谷丙转氨酶695 U/L,谷草转氨酶438 U/L,总胆红素556.8 $\mu$mol/L,血氨128 $\mu$mol/L。

**4. 医疗诊断及治疗原则**

(1)初步诊断:慢性重型肝炎,肝性脑病。

(2)治疗原则:护肝降酶、补液、护胃、降血氨等对症支持治疗。

【主要护理诊断】

意识障碍 与肝性脑病有关。

依据:患者意识模糊,定向力、计数力下降。

【护理目标】

意识障碍期间患者未发生跌倒、坠床、自伤、拔管等意外。

【护理计划与措施】

(1)满足患者在肝性脑病期间的生活护理,严格卧床休息,24 h留陪,必要时给予替代约束。

(2)遵医嘱使用有效的降颅内压药及降血氨药,密切观察患者的神志,监测血压、心率等生命体征。

(3)低流量持续给氧,1~2 L/min持续监测血氧饱和度,保持环境安静舒适,空气洁净,温、湿度适宜。

(4)心电监护,并做好记录,发生变化时及时通知医生处理。

【护理评价】

患者意识障碍期间未发生护理不良事件。

【思维启发】

(1)慢性重型肝炎的诊断是如何给出的?

(2)肝性脑病临床如何判断,治疗护理方面有哪些要点?

【问题解析】

问题 1:慢性重型肝炎的诊断是如何给出的?

通过病史的采集,可以明确该患者既往有乙型肝炎病史 20 余年,发病以来有全身症状乏力不适,严重的消化道症状(食欲减退、厌油、腹胀、恶心、呕吐),黄疸(全身皮肤巩膜黄染,尿如浓茶色),且上述症状进行性加重,肝功能明显异常(总胆红素 556.8 μmol/L＞171 μmol/L,凝血酶原活动度(PTA)＜40%)且已经出现了意识模糊、反应迟钝等肝性脑病变现,因此该患者的诊断符合病毒性肝炎(乙型,慢性重型)。

那么重型定义分型,诊断标准是怎样的?

**1.认识重型肝炎**　重型肝炎(severe hepatitis,SH)是多种因素引起的严重肝脏损害,导致其合成、解毒、排泄和生物转化等功能发生严重障碍或失代偿,进而导致肝衰竭,出现以凝血功能障碍、黄疸、肝性脑病、腹水等为主要表现的一组临床综合征。在我国主要的发病原因是乙型肝炎病毒感染,其临床病理大多有大块或亚大块肝细胞坏死,病情变化快,并发症多,病死率极高。目前治疗上仍以综合治疗为主,针对不同病因和发病机制采取相应的治疗策略。对感染、肝性脑病、上消化道出血、肝肾综合征、电解质紊乱等并发症的有效防治,有利于提高重型肝炎的治疗效果及改善患者的预后。

**2.重型肝炎的诊断标准**

(1)急性重型肝炎。急性起病,2 周内出现Ⅱ度及以上肝性脑病(按Ⅳ度分类法划分)并有以下表现者:①极度乏力,有明显纳差、腹胀、恶心、呕吐等严重消化道症状;②短期内黄疸进行性加深;③出血倾向明显,PTA≤40%,且排除其他原因;④肝脏进行性缩小。

(2)亚急性重型肝炎。起病较急,2～24 周出现以下表现者:①极度乏力,有明显的消化道症状;②黄疸迅速加深,血清总胆红素大于正常值上限 10 倍,或每天上升水平不小于 17.1 μmol/L;③伴或不伴有肝性脑病;④出血倾向明显,PTA≤40%,且排除其他原因者。

(3)慢性重型肝炎。临床表现同亚急性重型肝炎,但在慢性肝病基础上发生,如慢性肝炎或肝硬化病史;慢性 HBV 携带史,有肝掌、蜘蛛痣等慢性肝病体征,影像学检查提示脾大,生化检测 A/G 倒置;肝穿刺检查支持慢性肝炎。

问题 2:肝性脑病临床如何判断,治疗护理方面有哪些要点?

本案例中的刘先生入院 1 天前出现了双手颤抖,吐词不清的情况,且入院时患者意识模糊,反应迟钝,定向力、计数力下降,因此医生判断患者已经出现了肝性脑病。

**1.肝性脑病的概念及分级**　肝性脑病(hepatic encephalopathy,HE)是由严重肝病或门-体分流引起的,以代谢紊乱为基础,中枢神经系统功能失调综合征,临床表现轻者可仅有轻微的智力减退,严重者出现意识障碍,行为失常和昏迷。轻微型肝性脑病常无明显的临床症状,只有通过神经心理测验才能发现。肝性脑病的分级及临床要点见表 8-1。

**2.肝性脑病的表现**　肝性脑病的严重程度不一样,其表现也不同。轻微的肝性脑病不易被察觉,即使医生也需要通过专业的神经心理测试才能发现。其临床表现也比较复杂。

表 8-1　肝性脑病的分级及临床要点(West-Haven HE 分级标准)

| 分级 | | 临床要点 |
| --- | --- | --- |
| 无损害 | — | 无脑病和肝性脑病病史 |
| 轻微型 | 隐匿性 | 没有能觉察的人格或行为改变 |
| 1 级 | 隐匿性 | 无扑翼样震颤 |
| | | 轻度认知障碍 |
| | | 欣快或抑郁 |
| | | 注意时间缩短 |
| | | 加法计算能力降低 |
| | | 可引出扑翼样震颤 |

续表

| 分级 | | 临床要点 |
| --- | --- | --- |
| 2级 | 显性 | 倦怠或淡漠 |
| | | 轻度定向异常(时间和空间定向) |
| | | 轻微人格改变 |
| | | 行为错乱,语言不清 |
| | | 减法计算能力异常 |
| | | 容易引出扑翼样震颤 |
| 3级 | 显性 | 嗜睡到半昏迷,但是对语言刺激有反应 |
| | | 意识模糊 |
| | | 明显的定向障碍 |
| | | 扑翼样震颤可能无法引出 |
| 4级 | 显性 | 昏迷(对语言和强刺激无反应) |

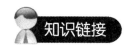

**轻微性或隐匿性肝性脑病如何进行心理测试?**

肝病患者可以通过一些试验来测试是否存在轻微的肝性脑病,包括数字连接试验、签名试验、连线试验、连点试验和数字符号试验等。

方法一:数字连接试验(number connection test,NCT)

可将印在纸上的 25 个阿拉伯数字按照从小到大的顺序尽快地连接起来,计算所用的时间。

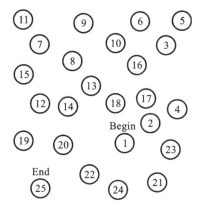

异常值(正常人均值＋2 倍标准差):年龄＜35 岁,用时＞34.3 s;35～44 岁,用时＞45.7 s;45～54 岁,用时＞52.8 s;55～64 岁,用时＞61.9 s。

方法二:数字符号试验(digit-symbol test,DST)

说明:DST 是由数字 1～9 以及每个数字相对应的符号所组成的,受试者按照这种对应关系,尽快在表格中分别填写数字相应符号,每填对 1 格计 1 分,计算 90 s 内的总得分。异常值(均值－2 倍的标准差):年龄＜35 岁,得分＜40.5 分;35～44 岁,得分＜35.0 分;45～54 岁,得分＜28.5 分,55～64 岁,得分＜26.0分。

**3. 肝性脑病的临床特点及护理要点**

肝性脑病一般表现为性格、行为、智能改变和意识障碍,具体分为以下几种情况。

(1)起病可急可缓:急性肝性脑病起病急骤,前驱期极为短暂,可迅速进入昏迷,多在黄疸出现后发生

| 1 | 2 | 3 | 4 | 5 | 6 | 7 | 8 | 9 |
|---|---|---|---|---|---|---|---|---|
| ∨ | ⊃ | ⊥ | ∧ | ✕ | ⌐ | ⊤ | ⊏ | ⌐ |

| 2 | 1 | 3 | 1 | 4 | 2 | 1 | 3 | 5 | 3 | 2 | 1 | 4 | 2 | 1 | 3 | 1 | 2 | 4 | 1 |
|---|---|---|---|---|---|---|---|---|---|---|---|---|---|---|---|---|---|---|---|
| ⊃ | ∨ | ⊥ | ∨ | ∧ | | | | | | | | | | | | | | | |

| 1 | 2 | 3 | 4 | 5 | 6 | 7 | 8 | 9 |
|---|---|---|---|---|---|---|---|---|
| ∨ | ⊃ | ⊥ | ∧ | ✕ | ⌐ | ⊤ | ⊏ | ⌐ |

| 2 | 1 | 3 | 1 | 2 | 1 | 3 | 1 | 4 | 2 | 4 | 2 | 5 | 1 | 4 | 3 | 5 | 2 | 6 | 2 |
|---|---|---|---|---|---|---|---|---|---|---|---|---|---|---|---|---|---|---|---|
| | | | | | | | | | | | | | | | | | | | |

| 1 | 6 | 5 | 2 | 4 | 7 | 3 | 5 | 1 | 7 | 6 | 3 | 8 | 5 | 3 | 6 | 4 | 2 | 1 | 8 |
|---|---|---|---|---|---|---|---|---|---|---|---|---|---|---|---|---|---|---|---|
| | | | | | | | | | | | | | | | | | | | |

| 9 | 2 | 7 | 6 | 3 | 5 | 8 | 3 | 6 | 5 | 4 | 9 | 7 | 1 | 8 | 5 | 3 | 6 | 8 | 2 |
|---|---|---|---|---|---|---|---|---|---|---|---|---|---|---|---|---|---|---|---|
| | | | | | | | | | | | | | | | | | | | |

| 7 | 1 | 9 | 3 | 8 | 2 | 5 | 7 | 4 | 1 | 6 | 7 | 4 | 5 | 8 | 2 | 9 | 6 | 4 | 3 |
|---|---|---|---|---|---|---|---|---|---|---|---|---|---|---|---|---|---|---|---|
| | | | | | | | | | | | | | | | | | | | |

昏迷,也有在黄疸出现前出现意识障碍而被误诊为精神病者。慢性肝性脑病起病隐匿或渐起,起初常不易发现,易误诊和漏诊。

(2)性格改变:本病最早出现的症状,主要是原属外向型性格者表现为抑郁,而原属内向型性格者表现为欣快多语。

(3)行为改变:最初可能仅限于一些"不拘小节"的行为,如乱写乱画,乱洒水,乱吐痰,乱扔纸屑、烟头、乱摸乱寻,随地便溺,房间内的桌椅随意乱拖乱放等毫无意义的动作。

(4)睡眠习惯改变:常表现为睡眠倒错,也有人称为近迫性昏迷。此现象有人发现与患者血清褪黑激素分泌时相紊乱有关,提示患者中枢神经系统的兴奋与抑制处于紊乱状态,常预示肝性脑病即将来临。

(5)肝臭的出现:由于肝衰竭,机体内含硫氨基酸代谢中间产物(如甲硫醇、乙硫醇及二甲硫化物等)经肺呼出或经皮肤散发出的一种特征性气味。此气味有学者称为烂苹果味、大蒜味、鱼腥味等。

(6)扑翼样震颤:肝性脑病最具特征性的神经系统体征,具有早期诊断意义。但并非所有患者均可出现扑翼样震颤。方法:嘱患者伸出前臂,展开五指,或腕部过度伸展并固定不动时,患者掌-指及腕关节可出现快速的屈曲及伸展运动,每秒钟常可出现 1～2 次,也有达每秒钟 5～9 次者,且常伴有手指的侧位动作。此时患者可同时伴有整个上肢、舌、下腭、颌部的细微震颤及步态的共济失调。或发于单侧,也可出现于双侧。这种震颤不具有特征性,也可见于心力衰竭、肾衰竭、肺衰竭等患者。震颤常于患者睡眠及昏迷后消失,苏醒后仍可出现。

(7)视力障碍并不常见:可出现视力障碍、失明,可随肝性脑病的加深而加重,也可随肝性脑病的恢复而复明。

(8)智能障碍:表现为对时间、空间概念不清,人物概念模糊,吐字不清,颠三倒四,书写困难,计算、计数能力下降,数字连接错误,也是早期鉴别肝性脑病简单、可靠的方法。

(9)意识障碍:继智能障碍后即出现比较明显的意识障碍,由嗜睡、昏睡逐渐进入昏迷状态,各种反应、反射均消失。也有由躁狂状态逐渐进入昏迷者。而肝脑变性型肝性脑病主要临床表现为:智力减退、构音困难、记忆下降、思维迟钝、共济失调、震颤强直、痉挛性截瘫(肝性脊髓病)等。但无明显意识障碍。

**4.肝性脑病的主要诱因** 主要诱因有上消化道出血,感染,水、电解质紊乱,大量排放腹水,高蛋白质饮食,药物,便秘,大手术等。因此在治疗护理方面,对于慢性重型肝炎、肝硬化的患者特别需要注意的是寻找和去除病因;减少肠道有害物质如氨等的产生和吸收;适当的营养支持及维持水、电解质平衡。对于有感染的患者,应遵医嘱尽早开始经验性抗生素治疗。对于有消化道出血的患者,应使用药物、内镜或血管介入等方法止血,并清除胃肠道的积血。对于过度利尿引发的肝性脑病应暂停使用利尿剂,并适当补充液体及白蛋白,纠正电解质紊乱。镇静药、催眠药、镇痛药有诱发肝性脑病的风险,当有肝功能严重减退时应尽量避免使用。营养支持的方案应个性化,避免高蛋白质饮食,但也不是长时间过度限制蛋白质,否则会造成肌肉群减少,更易出现肝性脑病。

# 第 二 幕

患者入院后经抗感染、护肝、降黄、纠正酸中毒、醒脑、降血氨、通便、补充血浆等治疗 7 天后,仍精神欠佳,嗜睡,计数力、定向力均减低,对答尚可,伴恶心、呕吐,无腹痛,腹泻及其他不适。腹肌紧张,有压痛,无反跳痛,移动性浊音阴性。扑翼样震颤阳性。辅助检查结果为血氨:144 $\mu$mol/L,肝功能:谷丙转氨酶 112 U/L,谷草转氨酶 91 U/L,总胆红素 507.8 $\mu$mol/L,凝血酶原活动度 38.0%,凝血酶时间 19.2 s。

患者经综合治疗后,其主要指标无明显改善,病情进一步发展。医生决定立即行人工肝支持治疗。

患者及其家属非常紧张,以为人工肝就是肝移植,经医生与患者及其家属讲解人工肝的大致治疗经过及可能的风险,签署人工肝治疗知情同意书后,责任护士按照人工肝术护理常规对刘先生进行术前指导,并发放了人工肝治疗宣教手册。

【护理评估】

**1.治疗经过** 患者入院后经抗感染、护肝、降黄、纠正酸中毒、醒脑、降血氨、通便、补充血浆等治疗 7 天。

**2.体格检查** 精神欠佳,嗜睡,计数力、定向力均减低,对答尚可,伴恶心、呕吐,无腹痛,腹泻及其他不适。腹肌紧张,有压痛,无反跳痛,移动性浊音阴性。扑翼样震颤阳性。

**3.辅助检查** 血氨:144 $\mu$mol/L,肝功能:谷丙转氨酶 112 U/L,谷草转氨酶 91 U/L,总胆红素 507.8 $\mu$mol/L,凝血酶原活动度 38.0%,凝血酶时间 19.2 s。

**4.治疗计划** 继续护肝降酶、补液、护胃、降血氨等对症支持治疗,并积极申请人工肝治疗。

【主要护理诊断或者问题】

焦虑:与担心疾病预后有关。

依据:患者及其家属非常紧张,认为人工肝就是肝移植。

【护理目标】

患者能正确认识人工肝的治疗方法,焦虑情况减轻,并能积极配合完成人工肝治疗。

【护理计划与措施】

(1)与患者及其家属交流,安抚其情绪。用其能听懂的方式解释人工肝治疗的大致经过及作用,发放宣教资料。

(2)人工肝治疗,护士术前床边评估患者外周静脉及动脉血管的充盈情况,生命体征及配合程度,个性化选择治疗的通路。

(3)请其他进行过人工肝治疗的病友进行同伴教育,告知患者其过程中的感受。

(4)关注患者的睡眠情况,必要时给予促进睡眠的药物,保证充足的睡眠。

【护理评价】

人工肝治疗前,患者及其家属能正确认识人工肝的治疗方法,并能积极配合。

【思维启发】

如何完善人工肝治疗围术期的护理?

【问题解析】

要做好"人工肝治疗"围术期的护理,首先必须了解人工肝治疗的全过程,及在治疗过程中有可能存在的不良反应,做好应对。

**1. 人工肝治疗简介**

(1)人工肝支持系统(artificial liver support system,ALSS):借助体外的机械、理化或生物反应装置,清除因肝衰竭产生或增加的各种有害物质,补充需肝合成或代谢的蛋白质等必需物质,改善患者水、电解质、酸碱平衡等内环境,暂时辅助或替代肝相应的主要功能,直至自体肝细胞再生,肝功能能得以恢复,从而提高患者的生存率;而对肝细胞再生不良的晚期肝病患者,人工肝则能改善症状,成为肝移植的"桥梁";因此,人工肝是重型肝炎最重要的治疗手段。

(2)人工肝的分型:人工肝可以分成3种不同的类型,即非生物型、生物型及混合型人工肝。目前,非生物型人工肝已成为临床上非常有效、实用的治疗手段,而生物型人工肝和混合型人工肝尚处于临床研究阶段。

①非生物型人工肝:在肝衰竭治疗中,能清除有害物质,补充有益物质,暂时替代肝脏主要功能的各类血液净化。非生物型人工肝包括血浆置换、血浆灌流、胆红素吸附、血液滤过、血液透析,以及根据不同病情进行不同组合治疗的李氏非生物型人工肝(Li's non-bioartificial liver,Li-NBAL)、分子吸附再循环系统(molecular absorbents recirculating system,MARS)和普罗米修斯系统(prometheus system)等。

②生物型人工肝:以人工培养的肝细胞为基础所构建的体外生物反应装置,它由细胞源和生物反应器两大部分组成。目前在研究的细胞源有动物肝细胞、肿瘤源性肝细胞系、人源性永生化干细胞株,肝干细胞等。生物反应器有中空纤维生物反应器、漏斗型生物反应器和三维支架型生物反应器等。

③混合型人工肝:将非生物人工肝和生物人工肝装置结合的系统,它通过非生物人工肝有效清除毒素,使生物人工肝的肝细胞能发挥更大的作用,两者的有机结合达到最大程度替代肝功能的效果。

**知识链接**

非生物型人工肝目前已成为临床上治疗重型肝炎的非常有效、实用的治疗手段。而血浆置换又是非生物型人工肝中最主要的治疗方式。

血浆置换是通过血浆分离器,将血浆从血液中分离后将其丢弃,同时补充等量的新鲜冰冻血浆和(或)白蛋白溶液,以去除患者体内的有害免疫物质或其他有毒物质的血液净化方法。血浆置换联合血液灌流是分离后的血浆不予舍弃,而是流经含多种吸附剂的灌流装置,再返流回体内,减少了血浆中有用或必需成分的丢失,而且更好地清除了中小分子毒素及促炎因子,是相对比较理想的非生物型人工肝治疗模式,也是国内常用的人工肝治疗方法之一。

(3)人工肝治疗的大致步骤:第一步,预冲管路,使无菌生理盐水充满整个血浆置换管路及吸附柱中的各种中空纤维。第二步,建立患者的动脉出路及静脉回路。第三步,将患者血液引出,经人工肝治疗仪分离血浆,滤过各种有害物质,并同时回输新鲜血浆。第四步,治疗结束,拔除临时穿刺针,局部充分按压止血或进行透析管的封管。

**2. 人工肝治疗围术期的护理**

(1)治疗前护理。

①向患者及其家属解释人工肝治疗的目的、方法和意义,大致的步骤,消除患者紧张的心理,取得患者配合。

②评估患者外周静脉充盈情况,评估患者有无肝性脑病、意识不清等无法配合治疗的情况,必要时需做好中心静脉置管准备。

③行桡动脉穿刺者需做 Allen 试验,判断能否行桡动脉穿刺及插管。

④指导患者床上平移,避免拖、拉、拽。

⑤准备便盆和尿壶,向患者及其家属解释其意义。训练患者平卧位大小便,避免尿潴留。

⑥对患者的心理状态进行评估,针对不同情况给予关心安慰和解释开导,同时可采取放松训练和音乐疗法。

(2)人工肝治疗中护理。

①妥善安置患者,给予心电监测,认真选择患者血管,应选择弹性好,充盈的肘正中静脉、大隐静脉、桡动脉、足背动脉等。

②做好各种抢救的准备工作,防止术中可能出现的不良反应,如低血糖、过敏反应、大出血等。

③严格执行无菌操作,进行人工肝治疗过程中,谢绝其他人员的参观,以免交叉感染。

④人工肝治疗过程中主动关心患者,注意患者的主诉与需求,提供生活护理,注意保暖。

⑤严密观察患者的病情及生命体征的变化,发现异常,立即通知医生给予相应的处理,关注人工肝治疗仪各项压力指标的动态变化,出现异常及时处理。

⑥遵医嘱完善各项检查,及时送检标本。

(3)人工肝治疗后护理。

①外周动静脉临时穿刺针拔除后,动脉端使用压迫器压迫止血 1h,静脉端压迫 30min 左右,且密切关注穿刺点有无渗血、渗液的情况。

②术后留置导管的患者,提倡卧床休息,保持穿刺侧下肢伸直,避免置管侧下肢剧烈活动或 90°弯曲,以免导管打折或滑脱,如厕时推荐使用坐便器。可进行下肢主被动功能锻炼及踝泵运动,预防下肢深静脉血栓形成。

③股静脉置管处敷料视情况每天或隔天换药一次,如有渗血、渗液及潮湿破损等情况需及时换药处理。常规导管维护时,将导管双腔端依次连接无菌注射器,抽取导管内封管液及血凝块,待无血凝块后,视患者凝血功能情况进行脉冲冲管,正压封管。如抽液过程不顺利,禁止暴力冲管,防止血凝块进入血管内引起栓塞。

④人工肝治疗后应卧床休息,给予高糖、高维生素、低脂肪、易消化的少渣软食,适当限制蛋白质的摄入,少量多餐,避免肝性脑病的发生。

⑤严密观察患者的病情及生命体征的变化,密切关注有无畏寒发热、皮肤瘙痒、胸闷气促等血浆过敏的情况,预防低血压、低血钙、出血、感染等并发症的发生。

⑥人工肝治疗费用昂贵,必要时需要重复治疗多次,且术后患者的临床生化指标会出现"反弹"的情况,因此,要做好患者及其家属的心理护理。

# 第 三 幕

刘先生于入院后的第 8 天、第 12 天、第 16 天分别进行了三次人工肝血浆置换联合血液灌流(PE＋PP)治疗。经过上述治疗,患者的精神状态明显好转,乏力症状有所改善。腹胀情况减轻、腹部膨隆、腹软,无压痛,反跳痛。但食欲仍较差,每天仅进食少量稀饭,入院半月以来,体重减轻 5kg 以上。

住院第 17 天复查结果提示,肝功能:总胆红素 167.1 $\mu$mol/L,直接胆红素 139.7 $\mu$mol/L,谷丙转氨酶 57 U/L,谷草转氨酶 78 U/L。凝血功能:凝血酶原活动度 43.0%,凝血酶时间 21.1 s。血氨:44 $\mu$mol/L。电解质:正常。血常规:白细胞计数 6.64×10$^9$/L,血红蛋白浓度 97.0 g/L,血小板计数 94.0×10$^9$/L,中性粒细胞百分比 52.6%。

患者胆红素仍较高,后续准备转回当地医院继续治疗,但由于患者尚处于恢复期,病情还不稳定,如何做好疾病管理,使其在住院期间不发生重肝的并发症,能顺利转院? 责任护士准备对刘先生进行 H2H 重型肝炎的自我管理教育。

【护理评估】

(1)患者食欲仍较差,每天仅吃少量稀饭,入院半月以来,体重减轻 5 kg 以上。

(2)患者不了解自我管理的相关知识。

【主要护理诊断】

(1)营养失调,低于机体需要量:与食欲差,进食过少有关。

(2)知识缺乏:不了解慢性重型肝炎患者自我管理的相关知识。

【护理目标】

(1)患者体重停止减轻,能逐步增长。

(2)患者了解自我管理相关知识,不发生重型肝炎相关并发症。

【护理计划与措施】

(1)指导患者进清淡、易消化、富含维生素的流质或半流质饮食,避免摄入高糖、高热量、产气的食物(如豆制品),禁烟酒。

(2)患者在适量活动的情况下,能量摄入以 147 kJ/(kg·d)为宜,蛋白质以 1.5～2.0 g/(kg·d)为宜,以优质植物蛋白为主,如鸡肉、瘦猪肉、牛奶、鱼等;糖类以 300～400 g/d 为宜,保证足够热量;多选用植物油;多食水果、蔬菜等富含维生素的食物。

(3)避免辛辣刺激、坚硬、粗糙、油炸、黏度高及豆类等不易消化的食物,减少对消化道黏膜的刺激和氨的来源,消除或减轻机体中毒症状。

(4)进食不能满足生理需要时,可遵医嘱静脉补充葡萄糖和维生素等。

(5)营养状况监测:经常评估患者的饮食和营养状况,包括每天的食品和进食量、体重和实验室检查等有关指标的变化。

(6)H2H 慢性重型肝炎患者自我管理模式教育。

【护理评价】

(1)住院期间患者体重不再下降,营养相关生化指标如白蛋白值有所上升。

(2)患者及其家属知晓疾病自我管理的相关知识,住院期间无并发症发生。

【思维启发】

如何进行重型肝炎患者的自我管理教育?

【问题解析】

**1. "H2H"自我管理教育** "H2H"即 hospital to home,从医院到家庭。是一种医疗延续的模式,可提供以患者为中心、多方合作的院外健康教育服务,是医疗由医院医疗向"医院—家庭—社会"医疗模式的转变。美国一项调查显示,19%～23%的成年患者出院后可能会再次发生不良事件,导致不良事件的主要原因包括医院与社区医疗机构医生之间不衔接、治疗药物变化、患者自我管理能力及出院指导的复杂性。制订和实施有效的、从医院到家庭过渡的医疗管理措施,能保障患者的进一步康复。

**2. 慢性重型肝炎患者的"H2H"自我管理教育**

(1)制订慢性重型肝炎患者健康管理流程图(图 8-1)。在管理流程中充分发挥多团队合作的优势。护士对入组的慢性重型肝炎患者 3 天内进行焦虑程度、睡眠状况、营养筛查及服药依从性的评估,采用焦虑自评量表(SAS),匹兹堡睡眠质量指数量表(PSQI),营养风险筛查表(NRS2002),Morisky 用药依从性量表(Morisky Medication Adherence Scale,MMAS)等信度效度都经过检测的成熟量表。住院过程中每两周评估一次,出院时再次复评。每次评估结果均记录在 App 评估表中,并主动汇报管床医生,当发现患者存在焦虑或抑郁表现,睡眠状态差,营养不良或服药依从性差时,及时告知医生,并协同病房有心理咨询师资质的资深护士及营养师,根据患者情况,制订个性化的护理措施。团队成员间的沟通引入了现状-背景-评估-建议(situation-background-assessment-recommendation,SBAR)沟通模式,设计标准化的沟通模板,实现患者评估信息的同质化和准确性。

(2)提高患者抗病毒药物的服药依从性:重型肝炎患者的治疗主要包括抗病毒治疗、免疫调节治疗、抗感染治疗、抗氧化治疗、抗纤维化治疗和对症治疗,其中抗病毒治疗是关键。患者治疗的核心在于持续的抗病毒治疗。患者的年龄、性别、既往史、用药史、依从性、婚育史、家庭经济条件及生活状况等均影响着最佳抗病毒方案的选择和制订。我科严格遵循最新的国际指南,个性化地为每一位慢性肝炎患者选择最佳的治疗方案。进行抗病毒治疗之前进行知情同意书的告知,协助进行 App 的注册,参与平台主动服药提醒服务,提高服药依从性。

(3)人文关怀——慢性重型肝炎患者关爱计划:慢性重型肝炎与其他慢性病相比,疾病所带来的生理

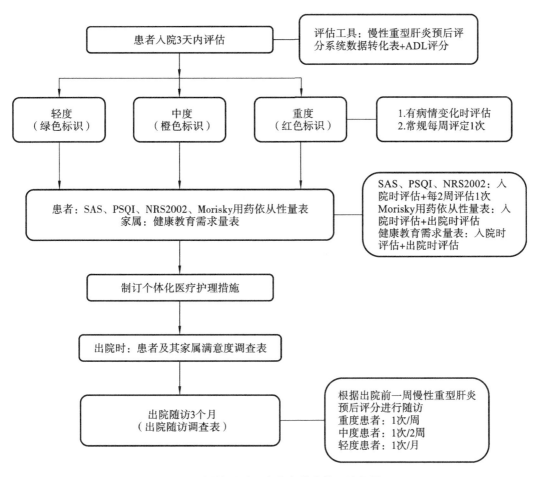

图 8-1　慢性重型肝炎患者健康管理流程图

感受对患者而言相差无几,但是在心理、社会方面的感受差异明显。慢性重型肝炎患者的心理状态包括 6 个主题:①焦虑和忧郁心理;②孤独寂寞感;③对疾病和治疗的不确定感;④无奈,勉强接受;⑤自卑,极度敏感;⑥患者角色习惯化。因此,对慢性重型肝炎患者更需要给予关怀。实施"四位一体"的关爱计划,尊重:CICARE 沟通模式的应用。CICARE 即 C(contact),接触;I(introduce),介绍;C(communicate),沟通;A(ask),询问;R(respond),回答;E(exit),离开。应用程序化的沟通模式,使患者在住院的各个时刻都感觉自己是被尊重的,减轻其焦虑忧郁的情绪。关怀:重要时间节点的关心。患者在首次入院时、特殊检查时、特殊治疗如人工肝治疗,出院时给予特别的关心让患者感觉特别温暖。关注:改善患者睡眠及情绪。乙肝患者睡眠障碍的发生率非常高,特别是住院患者,因此,关注患者的睡眠状况,降低睡眠时间病房的光照和噪声,使用物理促眠的仪器如白噪音促眠仪,提供眼罩,耳塞等改善患者的睡眠状况。感动:住院期间的生日礼。入院时留取患者的身份证信息,为住院期间过生日的患者送上医护人员的生日祝福,让患者感动和惊喜。

(4)患者教育——提升慢性重型肝炎患者的自我管理能力。①集中授课指导:利用多媒体课件集中授课。邀请有丰富经验的医生向患者讲解与临床密切相关的慢性重型肝炎自我管理内容,如慢性重型肝炎的病情发展及治疗手段等基本知识管理、药物管理、病情监测管理及预防管理;由临床主管护师讲解如何进行家庭管理、饮食管理、活动行为及情绪调节等;并邀请疾病管理较好的患者分享疾病管理的经验感受。1 次/周,每次 30～60 min,2 周内完成;②个体床旁指导:根据患者需要随时进行。对患者正确的观点和经验给予表扬和鼓励,对其错误的观点给予纠正,并介绍病情类似的疾病管理较好患者的行为经验,增强自信心。此环节持续时间 10～15 min;③发放慢性重型肝炎自我管理手册:手册是在参考大量文献资料的基础上,结合临床经验自行编制而成,并邀请主任医生、主管护师对手册内容进行鉴定。包括饮食、疾病认知、用药与病情监测、情绪及生活行为 5 个方面的自我管理,内容简单、语言通俗易懂,用于出院后进一步指导和规范其自我管理行为;④慢性病管理工作坊:开展饮食、消毒隔离、疾病认知、病情监测等专项工作坊,使患者及其家属参与其中,使用案例教育,知识抢答等形式,增强患者的掌握度;⑤同伴教育:定期开展患者联谊会,鼓励患者间的沟通和交流,传递知识和经验。

(5)营养管理——多团队合作的营养支持:患者入院后,由责任护士在护理管理平台使用 NRS2002 进行营养状况的评估。当评分≥4 分时,即为营养不良,及时告知管床医生,根据患者的实际情况选择胃肠内营养或胃肠外营养。当可以实施胃肠内营养时,征求患者对于营养补充的知情同意,并联系临床营养科的医生,根据患者的实验室检查结果和目前的营养状态进行营养餐的制订。营养食堂负责严格按照营养师的处方进行营养配餐。责任护士督促营养餐的落实,并反馈患者进食情况,口味,及时改进营养配餐。每周重复进行营养评估,并监测体重,握力,了解营养治疗的成效。

(6)出院准备——让患者顺利回归家庭:当患者病情好转准备出院时,进行出院计划护理服务。由责任护士评估患者对饮食、药物、消毒隔离、病情监测、随访时间等的掌握程度,针对患者现存的护理问题发放个性化的出院指导单,并对相关居家护理问题进行详尽的指导。使用出院准备服务核查单检查各项工作的落实情况,并告知科室的联系方式,让患者放心地回归社区或家庭。

(7)延伸护理——持续的专业化照护路径:对于出院患者,利用随访平台 3 天内完成出院电话随访。了解患者由医院回归社区或家庭后是否适应,治疗护理方面有无疑问,并给予相应的指导。利用随访平台及时发布疾病健康知识,并随时解答患者的疑问。并可通过问卷星在线答题的方式检查患者疾病相关知识的掌握情况及自我管理能力的状况。出院一周后,由调查员提前 1 天短信提醒,每月进行 1 次电话随访,每次每人电话随访持续时间约 15 min,旨在了解患者的生化指标、营养状况、自我管理现状,提供专业性的支持,向患者传授慢性重型肝炎患者自我管理知识和技能,鼓励患者按照培训内容进行自我健康管理。

## 第 四 幕

患者治疗 25 天后,一般情况良好,医生开具出院医嘱。

(1)回当地医院继续治疗。

(2)低盐低脂饮食。

(3)遵医嘱规律用药。①抗病毒治疗:替诺福韦片 25 mg,每日 1 次,每次 1 片,睡前服用;②护肝降黄治疗:双环醇(百赛诺)25 mg 每片,每日 3 次,每次 1 片,熊去氧胆酸胶囊(优思弗)250 mg,每日 3 次,每次 1 片。

(4)定期监测血常规,肝肾功能电解质,HBV-DNA 定量,肝脏彩超等。

护士根据医生的出院医嘱向刘先生介绍口服药的用法,叮嘱刘先生一定注意抗病毒药物定时服用,勿漏服,生活有规律,饮食低盐低脂要清淡,定期复查肝功能,肝脏彩超等。

【护理评估】

(1)患者是否了解出院带药的用法。

(2)患者及其家属是否了解出院后自我疾病监测的内容。

【主要护理诊断】

知识缺乏:与患者对疾病不了解,缺乏获得疾病知识的途径有关。

【护理目标】

出院时患者能说出疾病的主要症状、自己获得的治疗方案及出院后注意事项。

【护理计划与措施】

(1)实施出院准备计划,向患者发放疾病健康管理手册。

(2)出院注意事项列出清单,向患者及其家属逐条讲解,保证患者理解各项注意事项。

(3)健康宣教,向患者解释疾病产生的原因与治疗的方式方法与意义。

【护理评价】

出院时患者能说出疾病的主要症状、自己的治疗方案及出院后注意事项。

【思维启发】

如何对慢性重型肝炎患者进行延续护理?

【问题解析】

延续护理作为整体护理的一部分,可以为出院患者提供长期的健康指导,确保院内护理的连续性。由于慢性重型肝炎患者病程长、治疗难度大等特点,患者需要长期甚至终身服药,患者不仅需要住院期间的康复护理,更需要延续护理对院外(社区、家庭)的康复进行监督与指导,确保自我健康管理全程、连续进行,有助于患者健康生活方式的养成。延续护理可以提高慢性重型肝炎患者的治疗依从性及自我管理水平,减少再入院等不良事件的发生,是院外长期康复不可或缺的重要组成部分。

慢性重型肝炎患者出院宣教具体事宜如下。

(1)慢性重型肝炎患者必须戒酒,绝不可酗酒,防止因乙醇的摄入而加重肝损伤,诱发重型肝炎。

(2)慢性重型肝炎患者须预防其他肝炎病毒感染,重叠感染或同时感染可能引发重型肝炎。

(3)慢性重型肝炎患者(尤其是 HBV 感染)应用核苷(酸)类似物抗病毒治疗的过程中,一定不要擅自停药,因停药后 HBV 会大量复制,引起肝细胞大量损伤,诱发重型肝炎。一定注意提高患者认识,在医生指导下用药或停药才能保证安全。此外,乙型肝炎病毒变异株的感染所引发的重型肝炎也应引起重视。

(4)慢性重型肝炎患者应避免使用损肝药物,防止发生药物诱发的慢性重型肝炎。

(5)慢性重型肝炎患者应注意劳逸结合,特别是肝炎肝硬化的患者不得过度疲劳,或从事重体力活动,或经常熬夜,这些都将成为重型肝炎的诱发因素。

(6)女性慢性重型肝炎患者在妊娠期,除基础产检(如血、尿常规、肝功能,肾功能及胎儿 B 超等)外,须密切监测如 HBV-DNA 定量、HCV-RNA 定量、凝血功能、上腹部 B 超等相关指标,早期发现,早期治疗,改善妊娠期女性的相关预后。

## 二、思维拓展

重型肝炎的救治是临床工作中的难点之一,也是科学研究的热点与前沿。干细胞因其自我更新和多向分化潜能,已成为肝脏再生领域最具有治疗潜力的热点种子细胞。已有研究表明,自体外周血干细胞回输治疗可显著改善肝硬化患者肝功能,且不增加肝癌的发生率。人工肝是重型肝炎最重要的治疗手段,目前的研究正聚焦在将非生物型人工肝和生物活性成分合理结合,构建出高效而完善的混合型人工肝,可进一步提高重型肝炎/肝衰竭的治疗效果。

重症监护和营养支持是重型肝炎治疗的基础。重型肝炎患者病情凶险,常并发感染、肝性脑病、血管张力不足导致的低血压、心功能不全、急性呼吸窘迫综合征,全身炎症反应综合征(systemic inflammatory response syndrome ,SIRS)等。需加强监护,尽早识别各种并发症并及时处理;不断评估病情,预测预后,不失时机地进行人工肝支持疗法和肝移植术。

营养支持治疗对于重型肝炎患者而言也是必不可少的。重型肝炎患者由于摄入减少,营养物质消化吸收不良、肝脏或肝外代谢异常等原因,普遍存在代谢紊乱和营养不良,导致营养状况恶化,这已经成为影响患者短期和长期生存率和生命质量的一个非常明确的危险因素。越来越多的研究表明,肝病相关的营养不良也属于其并发症,营养不良在肝硬化患者中的发生率高达 $23\% \sim 61\%$,多以蛋白质能量营养不良常见,终末期肝病患者营养不良的发生率更高。因此,对于重型肝炎肝衰竭患者进行有针对性的,合理的营养支持受到了高度的重视。然而,具体到临床实践中,设计合理的,严格意义上的随机对照营养支持的研究仍然很少,如何在改善患者营养状况的同时避免发生高蛋白饮食引起的肝性脑病的风险,仍需要进行大量的研究来论证。

慢性重型肝炎患者病程长,且普遍存在情绪,睡眠的问题,家庭照顾者负担,自我管理能力不足,都需要临床护理研究者倾注更多的心血去关注,去解决。"H2H"从医院到家庭的延续护理模式,已应用于慢性重型肝炎的延伸护理中,可提供以患者为中心、多方合作的院外健康教育服务,提升慢性乙型重型肝炎患者的自护能力,改善营养不良的发生率,此外,多元化的护理模式,舒缓治疗,评估和控制症状,了解患者对疾病和预后的认识,征求和讨论治疗目标,患者和家属参与治疗方式的决策等目前已成为终末期肝病领域国内外研究的重点。

## 三、案例说明书

【教学目标及用途】

**1.适用课程** 本案例与"内科护理学"课程中的"传染病患者的护理"部分内容相配套,主要是为护理硕士专业学生开发,适合具有一定工作经验的学生和护士学习。

**2.教学目标** 本案例展示了慢性重型肝炎的危险因素以及诊断、治疗及护理评估。

经过本案例学习,希望学生达到以下目标。

(1)掌握重型肝炎的概念、诊断与临床表现。

(2)了解肝性脑病的临床分级,隐匿性肝性脑病的简单心理测量的方法。

(3)熟悉人工肝治疗的原理。

(4)掌握重型肝炎患者人工肝治疗术前准备。

(5)掌握重型肝炎患者人工肝治疗术后护理。

(6)掌握慢性重型肝炎患者"H2H"自我管理教育的基本内容。

(7)了解慢性重型肝炎患者的延续护理内容。

【分析思路】

本案例以一名中年慢性重型肝炎合并肝性脑病的男性,行内科综合治疗+人工肝支持治疗后顺利出院的整个经过为背景,启发学生思考,引导学生掌握重型肝炎的诊断、治疗、肝性脑病的临床判断,人工肝术前准备及术后护理、重型肝炎患者的"H2H"自我管理教育及慢性病患者的延续护理,通过对案例进行生动的描述,引导学生以参与者的身份去探究问题、分析问题、解决问题,进而实现学生与教师的双向互动,更有助于护理研究生适应今后的临床工作,能准确剖析并发现临床中的研究热点,创造性地开展工作。慢性重型肝炎护理案例分析及步骤如图 8-2 所示。

【关键要点】

重型肝炎的形成是肝细胞以不同速度发生大量坏死及凋亡而陷入肝衰竭的过程。肝衰竭能否逆转,决定因素是尚存活肝细胞数量的多寡。因此,必须在尚有相当数量肝细胞存活的疾病早期或较早期抓紧监护和治疗。早期诊断,积极有效地支持治疗,避免和纠正造成肝功能进展、恶化的危险因素,是肝衰竭防治的基础,也是保护和延缓慢性肝脏疾病进展的关键。案例中,患者肝功能进行性的下降,且出现肝性脑病,积极进行以支持和对症治疗的综合性治疗,促进肝细胞再生,预防和治疗各种并发症,并配合人工肝支持系统,最终获得较好的临床结局。

对慢性重型肝炎患者开展长期随访和管理,进行"H2H"自我管理教育,首先要提高患者及其家属对疾病的认识,提高依从性,规律服用抗病毒药物,并定期复查,避免各种导致疾病进展的危险的生活方式和不良的饮食习惯,延缓慢性肝衰竭的发生。

【建议课堂计划】

整个案例的课堂时间控制在 80～90 min。

课前计划:提出启发思考题,请学生在课前完成阅读和初步思考,并鼓励学生查阅相关资料以助于深入分析案例。

课中计划:开场及案例概述(2～5 min),场景展示及分析讨论环节(45～60 min),归纳总结(10 min),教师对相关问题进行总结和要点详解(15 min)。

在分析讨论环节,逐步提出启发思考题,并根据学生回答在黑板上整理出知识脉络结构。

课后计划:请学生给出相似案例的报告,依据本案例学习的理论进行分析。

【建议学习资源】

[1] 李兰娟,李刚.感染病学[M].北京:人民卫生出版社,2014.

[2] 杨东亮,唐红.感染性疾病[M].北京:人民卫生出版社,2016.

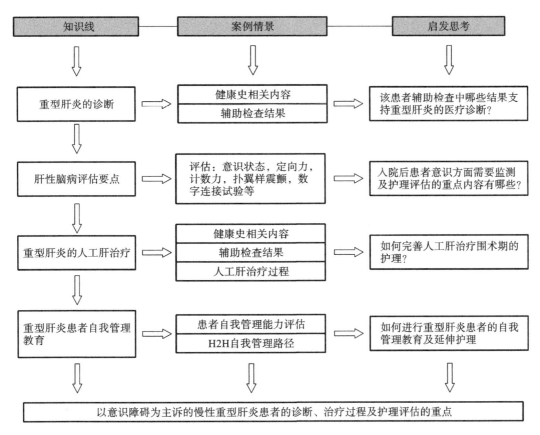

图 8-2 慢性重型肝炎护理案例分析及步骤示意图

（黄　华）

## 四、参考文献

[1] 徐小元,丁惠国,李文刚,等.肝硬化肝性脑病诊疗指南[J].中华肝脏病杂志,2018,34(10):721-736.

[2] 中华医学会感染病学分会肝衰竭与人工肝学组,中华医学会肝病学分会重型肝病与人工肝学组.肝衰竭诊治指南(2018年版)[J].临床肝胆病杂志,2019,35(1):38-44.

[3] 中华医学会肝病学分会,中华医学会消化病学分会.终末期肝病临床营养指南[J].临床肝胆病杂志,2019,35(6):1222-1230.

[4] 陈韬,宁琴.终末期肝病合并感染诊治专家共识(2021年版)[J].临床肝胆病杂志,2022,38(2):304-310.

[5] 皮伟珍,莫丹,李好,等.经皮股静脉人工肝临时血管通路管理的专家共识[J].循证护理,2022,8(5):614-619.

[6] 马红琳,杨婧,金秋,等.终末期肝病营养支持的研究现状[J].临床肝胆病杂志,2022,38(1):215-219.

[7] 黄华,李正莲,魏艳芳,等.H2H管理模式在慢性乙型重型肝炎患者照护中的应用[J].护理学杂志,2018,33(22):22:29-32.

[8] 宁琴.乙型肝炎重症化基础与临床[M].武汉:华中科技大学出版社,2022.

# 第九章 神经系统疾病高级护理实践临床案例

## 第一节 神经系统疾病概述

### 一、神经系统的结构功能与疾病的关系

#### (一)周围神经系统

**1.脑神经** 脑神经为与脑相连的周围神经,共有 12 对,采用罗马数字命名。他们的排列顺序是以出入脑的部位前后次序而定的,其中第Ⅰ、Ⅱ对脑神经进入大脑,属于大脑和间脑的组成部分,其余 10 对脑神经均与脑干相互联系。脑神经核在脑干内的分布:运动核的位置比较靠近正中线,感觉核在其外侧,但第Ⅸ对脑神经核的一部分是从颈段脊髓的第 1~5 节前角发出的。脑神经有运动纤维和感觉纤维,主要支配头面部。其中第Ⅲ、Ⅳ、Ⅵ、Ⅺ、Ⅻ对脑神经为运动神经;第Ⅰ、Ⅱ、Ⅷ对脑神经为感觉神经;第Ⅴ、Ⅶ、Ⅸ、Ⅹ对为混合神经。所有脑神经运动核仅有第Ⅺ和第Ⅶ对脑神经核的下部为对侧大脑半球支配,其他均接受双侧大脑半球支配。

(1)嗅神经(Ⅰ):分布在鼻黏膜上,穿过筛板与硬脑膜终止于嗅球。嗅神经的主要功能为传导嗅觉。一侧或双侧嗅觉丧失,多因局部病变引起,嗅沟病变亦可引起嗅觉丧失,因双侧有较多的联络纤维,故一侧中枢病变不出现嗅觉丧失,但可有嗅幻觉发作。

(2)视神经(Ⅱ):视觉感受器为视网膜的圆柱细胞和圆锥细胞,视神经发源于视网膜的神经节细胞层。发自视网膜鼻侧一半的纤维,经视交叉后与对侧眼球视网膜颞侧一半的纤维结合,形成视束,终止于外侧膝状体。在外侧膝状体交换神经元后发出纤维经内囊后肢后部形成视辐射,终止于枕叶矩状裂两侧楔回和舌回的视觉中枢皮质(纹状区)。黄斑的纤维投射到纹状区的后部,视网膜周围部的纤维投射至纹状区的前部。光反射的路径不经过外侧膝状体,视束经上丘臂而入中脑上丘,与动眼神经核发生联系。视神经的主要功能为传导视觉。视觉通路的不同部位受损可出现不同的视觉障碍。

(3)动眼神经(Ⅲ):发自中脑上丘平面的动眼神经核,经眶上裂进入眶内,分布于上睑提肌、上直肌、下直肌、内直肌、下斜肌、瞳孔括约肌和睫状肌。动眼神经的主要功能为上提眼睑,使眼球向上、下、内运动,收缩瞳孔括约肌。动眼神经损伤可致眼外斜视、上睑下垂、瞳孔对光反射消失及瞳孔散大等。

(4)滑车神经(Ⅳ):由中脑下丘平面的滑车神经核发出,经眶上裂进入眶内,分布于上斜肌。滑车神经的主要功能是调节眼球运动。滑车神经损伤时,眼不向外下斜视。

(5)三叉神经(Ⅴ):三叉神经的痛觉纤维、触觉纤维、温度觉纤维发源于三叉神经半月节。半月节内的单极神经细胞的周围支伴随三叉神经的眼支、上颌支、下颌支分布于头皮前部和面部皮肤以及眼、鼻和口腔内黏膜(包括角膜及舌);中枢支进入脑桥后,触觉纤维终止于感觉主核,痛觉、温度觉纤维随三叉神经脊束下降,终止于三叉神经脊束核,分别由感觉主核及脊束核的二级神经元发出纤维交叉至对侧或随三叉丘系上升,和脊髓丘脑束共同止于丘脑外侧核群中的腹后内侧核。从丘核发出的纤维经内囊后肢最后终止于大脑皮质中央后回感觉中枢的下 1/3 部;从脑桥的三叉神经运动核发出的纤维穿出脑桥,由卵圆孔出颅腔,融合于下颌支内,支配咀嚼肌、鼓膜张肌等;运动核接受双侧皮质延髓束支配。三叉神经的主要功能是

支配颜面部感觉和咀嚼运动。三叉神经损伤可出现头面部皮肤、口鼻腔黏膜、牙及牙龈等部位的感觉障碍，角膜反射消失；咀嚼肌瘫痪、萎缩致张口时下颌偏向患侧。

（6）展神经（Ⅵ）：由脑桥中部背面中线两侧的展神经核发出，其纤维由脑桥腹侧与延髓交界处穿出，经眶上裂进入眶内，分布至外直肌。展神经的主要功能是支配眼球运动。展神经损伤可引起外直肌瘫痪，产生眼内斜视。

（7）面神经（Ⅶ）：混合性神经，其主要成分是运动纤维，主管面部的表情运动；次要成分是中间神经，含有内脏运动纤维、特殊内脏感觉纤维和躯体感觉纤维，主管味觉和腺体（泪腺和唾液腺）的分泌，以及内耳、外耳道等处的皮肤感觉。面神经损伤根据不同部位分为中枢性面神经和周围性面神经，下运动神经元损伤导致周围性面神经麻痹，临床表现为同侧面肌瘫痪，上运动神经元损伤导致中枢性面神经麻痹，仅表现为病灶对侧下面部表情肌瘫痪。

（8）位听神经（Ⅷ）：分为蜗神经与前庭神经。蜗神经起自内耳螺旋神经节的双极细胞，周围支终止于科尔蒂（Corti）器，中枢支进入内听道，组成蜗神经，终止于绳状体背侧及腹侧的蜗神经前后核。其核发出纤维在脑桥同侧及对侧上行（外侧丘系），止于四叠体的下丘与内侧膝状体。再发出纤维经内囊、豆状核下部形成听辐射，止于颞横回的皮质听觉中枢。蜗神经的主要功能为传导听觉，蜗神经损伤时主要表现为听力障碍和耳鸣。

前庭神经起自内耳前庭神经节的双极细胞。周围支至三个半规管的壶腹、椭圆囊和球囊；中枢支组成前庭神经，与蜗神经共同经内耳孔进入颅腔，终止于脑桥及延髓内的各前庭核。小部分纤维经小脑下脚直接入小脑，终止于绒球及小结叶。由前庭神经外侧核发出纤维组成前庭脊髓束，终止于同侧脊髓前角细胞，调节身体平衡运动。由其他前庭神经核发出的纤维参与内侧纵束，使内耳迷路和第Ⅲ、Ⅳ、Ⅵ对脑神经与上颈髓前角建立联系，反射性调节眼球位置与颈肌活动。前庭神经的功能为反射性调节机体的平衡与机体对各种加速度的反应，前庭神经损害可表现为眩晕、眼球震颤及平衡障碍。

（9）舌咽神经（Ⅸ）：混合神经，其感觉纤维发源于岩上神经节及岩（下）神经节。周围支分布于舌后1/3的味蕾，传导味觉；分布至咽部等接受黏膜感觉；分布至颈动脉窦和颈动脉球等部位，与血压、呼吸和脉搏有关。中枢支均止于延髓的孤束核。舌咽神经的运动纤维起自疑核，分布于茎突咽肌，其功能是提高咽穹窿。舌咽神经的副交感纤维起自下涎核，经鼓室神经、岩浅小神经，终止于耳神经节，节后纤维支配腮腺的分泌。舌咽神经的主要功能是主管味觉、唾液的分泌、吞咽及呕吐反射。舌咽神经损伤可出现腮腺分泌障碍；咽后与舌后1/3感觉障碍，咽反射消失；舌后1/3味觉丧失。

（10）迷走神经（Ⅹ）：迷走神经是行程最长、分布范围最广的脑神经，其躯体感觉纤维起源于上神经节内，周围支分布于外耳道、耳廓凹面的皮肤及硬脑膜，中枢支止于三叉神经脊束核；内脏感觉纤维起源于下神经节，分布至颈、胸和腹部的脏器，中枢支止于孤束核。迷走神经的特殊内脏运动纤维起自疑核，分布于软腭、咽及喉部肌肉；副交感纤维起自迷走神经背运动核，分布至胸腹腔脏器，支配平滑肌、心肌和腺体的活动。迷走神经的主要功能是主管咽部的感觉和运动，调节内脏活动以及与呕吐的反射活动有关。迷走神经损伤可表现为发音困难、声音嘶哑、呛咳、吞咽障碍、心动过速及内脏活动障碍等。

舌咽、迷走神经彼此相邻，有共同的起始核，常同时受损，表现为声音嘶哑、吞咽困难，饮水呛咳及咽反射消失，称延髓性麻痹或真性球麻痹，临床习惯称为球麻痹。一侧损伤时患者患侧咽部感觉缺失，咽反射消失，见于吉兰-巴雷综合征等。舌咽、迷走神经的运动核受双侧皮质脑干束支配，当一侧损害时不出现球麻痹症状，当双侧皮质延髓束损害时才出现构音障碍和吞咽困难，而咽反射存在，称假性球麻痹，常见于两侧大脑半球的血管病变。

（11）副神经（Ⅺ）：副神经为运动神经，分为延髓支和脊髓支。其脊髓支起于颈髓第1～5节前柱的外侧群细胞，经枕骨大孔入颅内，与发自疑核的延髓支结合，穿过颈静脉孔离开颅腔。脊髓支分布于胸锁乳突肌及斜方肌上部，并支配其肌肉的运动；延髓支返回至迷走神经，构成喉返神经，支配声带运动。副神经的主要功能是支配头部转动和举肩运动。副神经损伤可表现为胸锁乳突肌瘫痪（头无力转向对侧）和斜方肌瘫痪（肩下垂、抬肩无力）。

(12)舌下神经(Ⅻ):舌下神经起自延髓背侧部近中线的舌下神经核,其神经纤维从延髓椎体外侧的前外侧沟穿出,经舌下神经管到颅外,支配舌肌运动。舌下神经核是唯一完整地仅接受对侧皮质延髓束支配的脑神经运动核。舌下神经的主要功能是支配舌肌运动,其损伤可出现舌肌瘫痪、萎缩,伸舌时舌尖偏向患侧。

**2. 脊神经**　脊神经是与脊髓相连的周围神经,共有 31 对,其中颈神经 8 对,胸神经 12 对,腰神经 5 对,骶神经 5 对,尾神经 1 对。每对脊神经由后根(感觉根)和前根(运动根)所组成。临床根据不同部位的感觉障碍水平,判断脊髓病变的平面,这对定位诊断具有重要意义。如乳头线为胸 4,剑突为胸 6,肋弓下缘为胸 8,脐孔为胸 10,腹股沟为腰 1。

脊神经前根支配相应的肌肉,其中颈 4 至胸 1 前根结合成为臂丛,主要支配上臂、前臂和手部肌肉;腰 2 至骶 2 组成腰骶丛,主要功能为支配下肢肌肉。

脊神经病变的临床表现是受损神经支配范围内的感觉、运动、反射和自主神经功能障碍,其部位和范围随受损神经的分布而异,但又具有共同的特性。

**(二)中枢神经系统**

由脑和脊髓所组成。脑又分为大脑、间脑、脑干和小脑。

**1. 大脑**　由大脑半球、基底核和侧脑室组成。大脑表面为大脑皮质所覆盖,皮质表面有脑沟和脑回,大脑半球分为额叶、颞叶、顶叶、枕叶、岛叶和边缘系统。

大脑半球的功能双侧不对称,如言语中枢大多在左侧半球,而习惯左利手者则位于右侧。近代神经生理学家认为左侧大脑半球在语言、逻辑、思维、分析能力及计算能力等方面起决定作用;右侧大脑半球主要在音乐、美术、空间和形状的识别、综合能力、短暂的视觉记忆等方面起决定作用。但大脑的整体功能非常重要,大脑皮质各部分是在整体功能的基础上各有其独特的生理作用。

(1)额叶:位于中央沟前方,外侧沟之上。额叶受损时主要引起随意运动、言语和精神活动方面的障碍。额叶前部以精神症状为主,表现为记忆力和注意力减退、反应迟钝、情感淡漠和强迫、摸索等精神行为障碍。思维和综合能力下降,表现为人格改变和痴呆。额中回后部与两侧眼球协同运动有关,受损时引起两眼向病灶侧同向斜视,刺激性病变时则向病灶对侧斜视。中央前回为运动中枢,刺激性病灶产生对侧上、下肢或面部抽搐,破坏性病灶多表现为单瘫或对侧中枢性偏瘫。一侧额叶底部占位性病变(如肿瘤)引起同侧嗅觉丧失和原发性视神经萎缩,对侧视乳头水肿(称 Foster-Kennedy 综合征)。左侧(优势半球)大脑半球外侧沟上方和额下回后部交界区为语言代表区(称 Broca 区),损害时出现运动性失语。

(2)顶叶:位于中央沟之后,顶枕线以前和外侧沟延长线之上方。中央后回是皮质感觉中枢,主管对侧躯体感觉。破坏性病变产生精细感觉障碍,如实体觉、两点辨别觉和皮肤定位觉丧失,而一般感觉不受影响,如触觉、痛觉、温度觉仍存在;刺激性病灶可出现对侧肢体局限性的感觉性癫痫发作,为针刺感、电击样感觉异常,亦可表现为局部抽搐发作。优势半球角回的损害可出现古茨曼(Gerstmann)综合征,表现为计算不能、手指识别不能、左右认识不能和书写不能四种症状;任一侧顶叶受损时都可出现触觉忽略,表现为每侧分别检查触觉时,患者可认知,若两侧同时给予触觉刺激时,病灶对侧无感觉。

(3)颞叶:位于大脑外侧沟下方,顶枕线前方。颞叶的内侧面与精神、行为、内脏功能有关,刺激或破坏性病灶可出现精神与行为异常。颞叶的前部病变影响内侧面的嗅觉中枢(钩回)时出现特殊的症状,称钩回发作,为一种颞叶癫痫,患者有幻嗅或幻味,做舔舌、咀嚼动作。颞中回后部颞横回处为听觉代表区,破坏性病灶产生感觉性失语,听不懂别人讲话而不伴肢体瘫痪。双侧颞叶损害时引起严重的记忆障碍。

(4)枕叶:位于顶枕沟和枕前切迹连线的后方。枕叶内侧面有一较深的沟,称为矩状沟。围绕矩状沟的皮质为视觉中枢,故枕叶损害主要出现视觉障碍。视辐射损害的范围大小决定视野缺损的类型。一侧视觉中枢损害产生偏盲,但不影响黄斑区视觉(黄斑回避),对光反射存在。

(5)岛叶:又称脑岛,呈三角形岛状,位于外侧沟深面,被额、顶、颞叶所掩盖。岛叶的功能与内脏感觉和运动有关。

(6)边缘系统:位于大脑半球内侧面接近脑干和胼胝体的较古老皮质以及一些皮质下结构,包括边缘叶、杏仁核、丘脑前核、乳头体核以及丘脑下部等,它与网状结构、大脑皮质有着广泛联系,参与高级神经、精神和内脏活动。损害时出现情绪变化、记忆丧失、意识障碍、幻觉、行为异常和智能改变。

综上所述,大脑半球各脑叶的功能如下:额叶与躯体运动、语言及高级思维活动有关;颞叶与听觉、语言和记忆有关;顶叶与躯体感觉、味觉、语言等有关;枕叶与视觉信息的整合有关;岛叶与内脏感觉有关;边缘系统与情绪、行为和内脏活动有关。

(7)内囊:宽厚的白质层,位于尾状核、豆状核及丘脑之间,其外侧为豆状核,内侧为丘脑,前内侧为尾状核。内囊聚集了大量的上下行传导束,特别是锥体束在此高度集中,如完全损害,病灶对侧可出现偏瘫、偏身感觉障碍及偏盲,称为"三偏综合征",见于脑出血及脑梗死。

(8)基底神经节:又称基底节,位于大脑白质深部,主要由尾状核、豆状核、屏状核、杏仁核组成,红核、黑质及丘脑底部也参与基底节系统的组成。基底节是锥体外系统的中继站,它与大脑皮质及小脑协同调节随意运动、肌张力和姿势反射,也参与复杂行为的调节。

**2. 间脑** 间脑位于大脑半球与中脑之间,是脑干与大脑半球的连接站。间脑可分为丘脑和下丘脑。除嗅觉以外的感觉纤维上升至大脑的三级神经元所在地,均由丘脑投射至大脑半球相应部位。破坏性病灶出现对侧偏身各种感觉消失或减退,刺激性病灶引起偏身疼痛,称为丘脑性疼痛。下丘脑位于间脑腹侧、丘脑下沟的下方,与垂体相接。下丘脑对体重、体温、代谢、饮食、内分泌、生殖、睡眠和觉醒的生理调节起重要作用,同时也与人的行为和情绪有关。下丘脑损伤的表现有以下几种。

(1)中枢性尿崩症:表现为多饮、烦渴、多尿、尿比密低、尿渗透压低。

(2)体温调节障碍:表现为中枢性高热和不能忍受温暖的环境、体温过低等。

(3)摄食异常:表现为食欲亢进、过度肥胖或厌食、拒食、消瘦等。

(4)睡眠-觉醒障碍:表现为失眠、过度睡眠,甚至嗜睡或昏迷。

(5)生殖与性功能障碍:出现性早熟、性功能障碍等,可伴行为异常。

(6)自主神经功能障碍:出现血压不稳、心率改变、多汗、腺体分泌障碍与胃肠功能失调,严重者产生应激性溃疡,临床表现为上消化道出血。

(7)间脑癫痫:表现为发作性自主神经功能紊乱,如血压波动、心率加快、面部潮红、多汗、呼吸频率改变、瞳孔散大等。

**3. 小脑** 位于颅后窝,由小脑半球和小脑蚓部组成。其功能为调节肌张力、维持身体平衡、控制姿势步态和协调随意运动。小脑病变可引起共济失调、平衡障碍和构音障碍,见于肿瘤、脑血管疾病、遗传性疾病等。

**4. 脑干** 由中脑、脑桥和延髓组成。中脑向上与间脑相接,延髓下端与脊髓相连,脑桥介于中间,由脑桥臂与背侧的小脑半球相连接。第Ⅲ至第Ⅻ对脑神经核均位于脑干内。脑干是生命中枢,脑干网状结构能保持正常睡眠与觉醒。脑干病变大多涉及某些脑神经和传导束,多见于血管病、肿瘤和多发性硬化等。

脑干病变的特点如下。

(1)交叉性瘫痪:病变同侧脑神经的周围性麻痹、对侧肢体中枢性瘫痪和偏身感觉障碍,是由一侧运动、感觉神经核或传出、传入神经纤维受到损害所致。

(2)意识障碍:昏迷不醒,由脑干网状结构上行激动系统受损或者是网状结构至丘脑与皮质之间的环路受损所致。

(3)去大脑强直:在中脑上丘与下丘之间横断脑干,使动物出现肌紧张的角弓反张状态。横断脑干后,网状结构易化区占优势,而网状结构抑制区处于弱势,致肌紧张。

(4)定位体征:如两侧瞳孔极度缩小,两眼球同侧偏斜提示脑桥损伤;循环呼吸功能严重障碍提示延髓损伤。

(5)脊髓:中枢神经的低级部分,为四肢和躯干的初级反射中枢,呈椭圆形条索状,位于椎管内。其上端于枕骨大孔水平与脑干相连接,下端以圆锥终止于腰1椎体下缘,并以终丝固定在骶管盲端。由脊髓共发出31对脊神经,主要分布到四肢和躯干。脊髓和脑的各级中枢之间存在广泛的联系,脊髓的正常活动总是在大脑的控制下进行的。脊髓受损的症状和体征与脊髓受损的部位与程度有关。脊髓的主要功能为:①传导功能:传导从周围到脑的神经冲动,一方面把大脑皮质的运动兴奋性经过脊髓、脊神经到达效应器官,另一方面把肌肉、关节和皮肤的痛觉、温度觉、触觉等感觉经脊神经、脊髓、脑干到达大脑半球。②反射功能:当脊髓失去大脑控制后,仍能自主完成较为简单的骨骼肌反射和躯体内脏反射活动,如牵张反射、屈曲反射、浅反射以及膀胱、直肠反射等。

## 二、神经系统疾病患者常见症状体征

### (一)头痛

头痛(headache)为临床常见的症状,通常指局限于头颅上半部,包括眉弓、耳廓上缘和枕外隆凸连线以上部位的疼痛。各种原因刺激颅内外的疼痛敏感结构都可引起头痛。颅内的血管、神经和脑膜以及颅外的骨膜、血管、头皮、颈肌、韧带等均属头痛的敏感结构。这些敏感结构受挤压、牵拉、移位,感染,血管扩张与痉挛、肌肉紧张性收缩等影响均可引起头痛。头痛的主要分类如下。

**1.偏头痛** 偏头痛是临床常见的原发性头痛,主要由颅内外血管收缩与扩张功能障碍引起,其特征为发作性、偏侧、中重度、搏动样,一般持续 4～72 h,可伴恶心、呕吐,声、光刺激或日常活动均可加重头痛,安静休息,睡眠后或服用止痛药物后头痛可缓解,但常反复发作,患者多有偏头痛家族史。

**2.高颅压性头痛** 颅内肿瘤、血肿、脓肿、囊肿等占位性病变可使颅内压力增高,刺激、挤压颅内血管、神经及脑膜等疼痛敏感结构而出现头痛。头痛常为持续性的整个头部胀痛,阵发性加剧,伴有喷射状呕吐及视力障碍。

**3.颅外局部因素所致头痛** 此种头痛可以是急性发作,也可为慢性持续性头痛。常见的局部因素如下。

(1)眼源性头痛:由青光眼、虹膜炎、视神经炎、眶内肿瘤、屈光不正等眼部疾病引起的头痛。常位于眼眶周围及前额,一旦眼部疾病治愈,头痛也将会得到缓解。

(2)耳源性头痛:急性中耳炎、外耳道的疖肿、乳突炎等耳源性疾病都会引起头痛。多表现为单侧颞部持续性或搏动性头痛,常伴有乳突的压痛。

(3)鼻源性头痛:由鼻窦炎症引起前额头痛,多伴有发热、鼻腔脓性分泌物等。

**4.紧张性头痛** 紧张性头痛亦称神经性或精神性头痛,无固定部位,多表现为持续闷痛、胀痛,常伴有心悸、失眠、多梦、多虑、紧张等症状,约占头痛患者的 40%,是临床常见的慢性头痛。

### (二)意识障碍

意识是指机体对自身和周围环境的刺激所做出应答反应的能力。意识的内容为高级神经活动,包括定向力、感知力、注意力、记忆力、思维、情感和行为等。意识障碍(disorders of consciousness)是指人对外界环境刺激缺乏反应的一种精神状态。任何病因引起的大脑皮质、皮质下结构、脑干网状上行激活系统等部位的损害或功能抑制,均可导致意识障碍。意识障碍可表现为觉醒度下降和意识内容变化,临床常通过患者的言语反应、对针刺的痛觉反应、瞳孔对光反射、吞咽反应、角膜反射等来判断意识障碍的程度。

**1.以觉醒度改变为主的意识障碍**

(1)嗜睡:意识障碍的早期表现,患者表现为睡眠时间过度延长,但能被唤醒,醒后可勉强配合检查及回答简单问题,停止刺激后患者又继续入睡。

(2)昏睡:较嗜睡重的意识障碍,患者处于沉睡状态,正常的外界刺激不能唤醒,需大声呼唤或较强烈的刺激才能使其觉醒,可做含糊、简单而不完全的答话,停止刺激后很快入睡。

(3)浅昏迷:意识完全丧失,可有较少的无意识自发动作。对周围事物及声、光刺激全无反应,对强烈的疼痛刺激可有回避动作及痛苦表情,但不能觉醒。吞咽反射、咳嗽反射、角膜反射及瞳孔对光反射存在,生命体征无明显改变。

(4)中昏迷:对外界正常刺激均无反应,自发动作少。对强刺激的防御反射、角膜反射及瞳孔对光反射减弱,大小便潴留或失禁,生命体征发生变化。

(5)深昏迷:对外界任何刺激均无反应,全身肌肉松弛,无任何自主运动,眼球固定,瞳孔散大,各种反射消失,大小便多失禁。生命体征明显变化,如呼吸不规则、血压下降等。

**2. 以意识内容改变为主的意识障碍**

(1)意识模糊:表现为情感反应淡漠,定向力障碍,活动减少,语言缺乏连贯性,对外界刺激可有反应,但低于正常水平。

(2)谵妄:一种急性的脑高级功能障碍,患者对周围环境的认识及反应能力均有所下降,表现为认知、注意力、定向与记忆功能受损,思维推理迟钝,语言功能障碍、错觉、幻觉,睡眠觉醒周期紊乱等,可表现为紧张、恐惧和兴奋不安,甚至可有冲动和攻击行为。引起谵妄的常见神经系统疾病有脑炎、脑血管疾病、脑外伤及代谢性脑病等。高热、中毒、酸碱平衡紊乱、营养缺乏等也可导致。

**3. 特殊类型的意识障碍**

(1)去皮质综合征:双侧大脑皮质广泛损害而导致的皮质功能丧失。患者对外界刺激无反应,无自发性言语及有目的动作,能无意识地睁眼闭眼或吞咽动作,瞳孔对光反射和角膜反射以及睡眠觉醒周期存在。见于缺氧性脑病、脑炎、中毒和严重颅脑外伤。去皮质强直时呈上肢屈曲,下肢伸直姿势,去大脑强直则为四肢均伸直。常见于缺氧性脑病、脑炎、中毒和严重颅脑外伤。

(2)无动性缄默症:又称为睁眼昏迷,由脑干上部和丘脑的网状激活系统损害所致,而大脑半球及其传导通路无损害。患者可以注视检查者和周围的人,貌似觉醒,但缄默不语,不能活动。四肢肌张力低,腱反射消失,肌肉松弛,大小便失禁,无病理征。对任何刺激无意识反应,睡眠觉醒周期存在,见于脑干梗死。

(3)植物状态:大脑半球严重受损而脑干功能相对保留的一种状态。患者对自身和外界的认知功能完全丧失,呼之不应,有自发或反射性睁眼,存在吮吸、咀嚼和吞咽等原始反射,有睡眠觉醒周期,大小便失禁。颅脑外伤后植物状态 12 个月以上,其他原因持续 3 个月以上称持续植物状态。

## (三)言语障碍

言语障碍(language disorders)可分为失语症和构音障碍。失语症是由脑损害所致的语言交流能力障碍,构音障碍则是因为神经肌肉的器质性病变,造成发音器官的肌无力及运动不协调所致。

**1. 失语症** 失语症是指在意识清楚,发音和构音没有障碍的情况下,大脑皮质与语言功能有关的区域受损导致的语言交流能力障碍,是优势大脑半球损害的重要症状之一。根据对患者自发语言、听语理解、口语复述、匹配命名、阅读及书写能力的观察和检查,失语症可分为以下几种类型。

(1)Broca 失语:以往称运动性失语或表达性失语,口语表达障碍为其突出的临床特点,由优势半球额下回后部(Broca 区)受损所致。患者不能说话,或者只能讲一两个简单的字且不流畅,常用错词,自己也知道,对别人的语言能理解,对书写的词语、句子也能理解,但读出来有困难,也不能流利地诵诗、唱歌;多伴有右上肢的轻瘫。

(2)Wernicke 失语:以往称为感觉性失语或听觉性失语。口语理解严重障碍为其突出特点,由优势半球颞上回后部(Wernicke 区)病变引起。患者发音清晰,语言流畅,但内容不正常,如将"帽子"说成"袜子";无听力障碍,却不能理解别人和自己所说的话。在用词方面有错误,严重时说出的话,别人完全听不懂。多同时存在视野缺损。

(3)传导性失语:复述不成比例受损为其最大特点。病变位于优势半球缘上回皮质或深部白质内的弓状纤维。患者口语清晰,能自发讲出语意完整、语法结构正常的句子,且听力理解正常;但不能复述出在自发谈话时较易说出的词、句子或以错语复述,多为语音错语,如将"铅笔"说成"先北",自发谈话常因找词困难并有较多的语音错语出现犹豫、中断。命名及朗读中出现明显的语音错语,伴不同程度的书写障碍。

(4)命名性失语:又称为遗忘性失语,由优势半球颞中回及颞下回后部病变所致。患者不能说出物件的名称及人名,但可以说出该物件的用途及如何使用,当别人提示物件的名称时,患者能辨别是否正确。

(5)完全性失语:又称为混合性失语,其特点为所有语言功能均有明显障碍,多见于优势侧大脑半球较大范围病变,如大脑中动脉分布区的大片病灶。口语表达障碍明显,多表现为刻板性语言(只能发出无意义的"吗""吧""嗒"等声音);听、理解、复述、命名、阅读和书写均严重障碍,预后差,常伴有偏瘫、偏身感觉障碍。

（6）失写：书写不能，由优势半球额中回后部病变引起。患者无手部肌肉瘫痪，但不能书写或者写出的句子常有遗漏错误，却仍保存抄写能力。单纯的失写较少见，多伴有运动性或感觉性失语。

（7）失读：由优势半球顶叶角回病变引起。患者尽管无失明，但由于对视觉性符号丧失认识能力，故不识文字、词句、图画。失读和失写常同时存在，因此患者不能阅读，不能自发书写，也不能抄写。

**2. 构音障碍**　构音障碍为发音含糊不清而用词正确，与发音清楚用词不正确的失语不同，这是一种纯言语障碍，表现为发声困难，发音不清，声音、音调及语速异常。构音障碍由以下病变引起：下运动神经元病变，如面瘫可产生唇音障碍；迷走神经和舌下神经的周围性或核性麻痹时发音不清楚、无力，带有鼻音；上运动神经元疾病，如急性脑卒中所致的一侧皮质脑干束病变只能引起暂时的构音障碍；脑性瘫痪、两侧大脑半球病变，如脑卒中、多发性硬化、各种原因所致的假性球麻痹等引起双侧皮质脑干束损害时均产生构音不清；肌肉本身病变，如肌营养不良中的面肌麻痹影响发音；重症肌无力侵犯咽喉部肌肉时可引起构音障碍；由肌张力增高所致的锥体外系疾病和小脑病变也可出现构音障碍。

### （四）感觉障碍

感觉是指各种形式的刺激作用于人体各种感觉器后在人脑中的直接反应，感觉障碍（sense disorders）指机体对各种形式刺激（如痛、温度、触、压、位置、振动等）无感知、感知减退或异常的一组综合征。解剖学上将感觉分为内脏感觉（由自主神经支配）、特殊感觉（包括视听、嗅和味觉，由脑神经支配）和一般感觉。一般感觉由浅感觉（痛、温度及触觉）、深感觉（运动觉、位置觉和振动觉）和复合感觉（实体觉、图形觉及两点辨别觉等）所组成。

**1. 感觉障碍的临床表现**　临床上将感觉障碍分为抑制性症状和刺激性症状两大类。

（1）抑制性症状：感觉传导通路受到破坏或功能受到抑制时，出现感觉缺失或感觉减退。在同一部位各种感觉都缺失，为完全性感觉缺失。若在同一部位仅有某种感觉障碍，而其他感觉保存者，称分离性感觉障碍。

（2）刺激性症状：感觉传导通路受刺激或兴奋性增高时出现刺激性症状。常见的刺激性症状有以下几种表现。

①感觉过敏：轻微刺激引起强烈的感觉，如用针轻刺皮肤引起强烈的疼痛感受，此由检查时的刺激与传导通路上的兴奋性病灶产生的刺激总和所引起。

②感觉过度：多发生在感觉障碍的基础上，感觉的刺激阈值增大，反应剧烈，时间延长。当刺激达到阈值时，经一定的潜伏期，可产生一种强烈的、定位不明确的不适感，患者不能正确指出刺激的部位，刺激的性质与强度，且可有刺激点向四周扩散之感，持续一段时间后才消失。

③感觉异常：没有外界任何刺激而出现的感觉，常见的感觉异常有麻木感、痒感、发重感、针刺感、蚁行感、电击感、紧束感、冷热感、肿胀感等。感觉异常出现的范围也有定位的价值。

④感觉倒错：热觉刺激引起冷觉感，非疼痛刺激而出现疼痛感觉。

⑤疼痛：疼痛为临床上非常常见的症状，可分为以下几种：a. 局部疼痛：病变部位的局限性疼痛。b. 放射性疼痛：神经干、神经根或中枢神经受病变刺激时，疼痛不仅发生于刺激局部，而且可扩展到受累感觉神经的支配区，如周围神经损害、脊髓后根受肿瘤或椎间盘脱出压迫引起的痛性麻木。c. 扩散性疼痛：由一个神经分支疼痛扩散到另一个神经分支而产生的疼痛。例如当三叉神经某一支受到刺激时，疼痛会扩散到其他分支。手指远端的挫伤，疼痛扩散到整个上肢，甚至扩散到枕颈部。d. 灼性神经痛：一种烧灼样剧烈疼痛，迫使患者用冷水浸湿患肢，多见于正中神经和坐骨神经受损后。e. 牵涉性疼痛：也可看作一种扩散性疼痛，内脏有疾病时，在与罹病内脏相当的脊髓段所支配的体表部分出现感觉过敏区、有压痛点或疼痛。这是由于内脏和皮肤的传入纤维都是汇聚到脊髓后角神经元，当内脏有病变时，内脏的疼痛性冲动便扩散到相应节段的体表。临床上多见于心绞痛时引起的左胸及左上肢内侧疼痛；肝胆病变引起的右肩痛；肾脏疾病引起的腰痛；小肠病变引起的脐周痛；五官疾病引起的头痛等。

**2. 感觉障碍的定位诊断**　不同部位的损害产生不同类型的感觉障碍，典型的感觉障碍的类型具有特殊的定位诊断价值。

(1)末梢型感觉障碍：表现为袜子形或手套形痛觉、温度觉、触觉减退，见于多发性周围神经病。

(2)节段型感觉障碍：脊髓某些节段的神经根病变可产生受累节段的感觉缺失；脊髓空洞症导致的节段性痛觉缺失、触觉存在，称为分离性感觉障碍。

(3)传导束型感觉障碍：感觉传导束损害时出现受损以下部位的感觉障碍。其性质可为感觉缺失(内囊病变的偏身感觉缺失或减退，脊髓横贯性损害的截瘫型或四肢瘫型)，感觉分离(脊髓半切综合征)。

(4)交叉型感觉障碍：脑干病变为交叉型感觉障碍，如延髓外侧或脑桥病变时，常出现病变同侧的面部和对侧肢体的感觉缺失或减退。

(5)皮质型感觉障碍：中央后回及旁中央小叶附近为大脑皮质的感觉中枢，支配躯体感觉与大脑皮质部位的关系类似倒置的人体形状，自上而下依次为足、小腿、大腿、躯干、手臂、面、口。病变损害某一部分，常产生对侧上肢或下肢分布的感觉障碍，称为单肢感觉缺失。皮质型感觉障碍的特点为精细感觉障碍(形体觉、两点辨别觉、定位觉、图形觉)。

### (五)运动障碍

运动障碍指运动系统的任何部位受损所导致的骨骼肌活动异常，可分为瘫痪、不随意运动及共济失调等。

**1. 瘫痪** 瘫痪是指肌力下降或丧失而导致的运动障碍，系运动神经元损伤所引起。按病变部位和瘫痪的性质，瘫痪可分为上运动神经元性瘫痪和下运动神经元性瘫痪；按瘫痪的程度，瘫痪分为完全性瘫痪(肌力完全丧失)和不完全性瘫痪(肌力减弱)；按瘫痪的形式，瘫痪可分为偏瘫、交叉性瘫、四肢瘫、截瘫、单瘫等。

(1)上运动神经元性瘫痪和下运动神经元性瘫痪：运动系统由两级运动神经元所组成。第一级运动神经元位于大脑皮质中央前回，第二级运动神经元位于脑干脑神经核和脊髓前角。第一级和第二级运动神经元的联系纤维被称为锥体束(包括皮质延髓束和皮质脊髓束)。凡是二级运动神经元以上部位的传导束或一级运动神经元病变所引起的瘫痪称为上运动神经元性瘫痪，又称痉挛性瘫痪、硬瘫或中枢性瘫痪；第二级运动神经元和该神经元发出的神经纤维病变所引起的瘫痪称为下运动神经元性瘫痪，又称弛缓性瘫痪、软瘫或周围性瘫痪。

(2)按瘫痪的形式可分为以下几种。

①单瘫：不能进行单个肢体的运动或运动无力，多为一个上肢或一个下肢。病变部位在大脑半球、脊髓前角细胞、周围神经或肌肉等。

②偏瘫：一侧面部和肢体瘫痪，常伴有瘫痪侧肌张力增高、腱反射亢进和病理征阳性等体征，多见于一侧大脑半球病变，如内囊出血、大脑半球肿瘤、脑梗死等。

③交叉性瘫痪：病变侧脑神经麻痹和对侧肢体瘫痪。中脑病变时表现为病灶侧动眼神经麻痹，对侧肢体瘫痪；脑桥病变时表现为病灶侧展神经、面神经麻痹和对侧肢体瘫痪；延脑病变时表现为病灶侧舌下神经麻痹和对侧肢体瘫痪，常见于脑干肿瘤、炎症和血管性病变。

④截瘫：双下肢瘫痪称截瘫，多见于脊髓胸腰段的炎症、外伤、肿瘤等引起的脊髓横贯性损害。

⑤四肢瘫痪：四肢不能运动或肌力减退。见于高颈段脊髓病变(如外伤、肿瘤、炎症等)和周围神经病变(如吉兰-巴雷综合征)。

**2. 不随意运动** 不随意运动是指患者在意识清醒的情况下，出现不受主观控制的无目的的异常运动。临床上可分为震颤、舞蹈样运动、扭转痉挛、偏身投掷等。所有不随意运动的症状随睡眠而消失。

(1)震颤：主动肌与拮抗肌交替收缩引起的人体某一部位有节律的震荡运动。震颤临床上分为静止性震颤和动作性震颤。前者在安静时症状明显，运动时减轻，多伴有肌张力增高，见于帕金森病；后者在安静时症状轻微，动作时症状加重，如功能性震颤、小脑病变所致震颤等；老年人可出现摇头、手抖等症状，若无肌张力增高和动作缓慢等多为老年性震颤。

(2)舞蹈样运动：面、舌、肢体、躯干等骨骼肌的不自主运动，多由尾状核和壳核的病变引起。表现为弄眉、挤眼、吐舌、噘嘴、肢体舞动与扭曲、步行时跌撞等无规律的躯干扭曲等症状，多伴肌张力降低。见于风湿性舞蹈病和遗传性舞蹈病等。

（3）手足徐动：肌张力忽高忽低的肢体、手指缓慢交替进行的屈曲动作，如腕过屈时手指过伸，前臂倾向旋前，缓慢交替为手指屈曲。拇指多屈至其他手指之上，特别是手指为逐个相继地屈曲，故亦称为指划动作。多见于脑炎、播散性脑脊髓炎、核黄疸和肝豆状核变性等。

（4）扭转痉挛：变形性肌张力障碍，其特点同手足徐动症，但系围绕躯干或肢体长轴的缓慢旋转性不自主运动；痉挛性斜颈为单纯头颈部的扭转。本病可为原发性的遗传病，亦可见于肝豆状核变性和某些药物中毒。

（5）偏身投掷：一侧肢体猛烈的投掷样不自主动作，肢体近端重，故运动幅度大，力量强，系丘脑底核损害所致，纹状体至丘脑底核传导路径的病变也可发生，如脑梗死或小量出血。

**3. 共济失调**　共济失调指由本体感觉、前庭迷路、小脑系统损害所引起的机体维持平衡和协调不良所产生的临床综合征。根据病变部位可分为以下三种类型。

（1）小脑性共济失调：由小脑病变引起，小脑蚓部病变出现躯干性共济失调，小脑半球病变表现为肢体性共济失调。多伴有眼球震颤，肌张力低下，言语不清等小脑症状，但闭目或黑暗环境中不加重共济失调的症状。

（2）大脑性共济失调：由大脑半球额叶病变引起，经脑桥、小脑通路的影响而产生共济失调的症状。临床表现与小脑性共济失调十分类似，但症状较轻；顶叶、颞叶病变亦可产生共济失调，其症状更轻，其区别除共济失调外，主要为分别伴有额叶、顶叶和颞叶损害的其他临床症状。

（3）脊髓性共济失调：脊髓后索病变可引起共济失调，主要临床特点为双下肢位置觉、压觉、振动觉等消失，以致走路时呈"醉汉"步态，闭目和在黑暗中站立不稳。

## 三、神经系统疾病的诊疗技术与转归

### （一）神经系统疾病常见的诊疗技术

**1. 腰椎穿刺和脑脊液检查**　脑脊液为无色透明的液体，充满在各脑室、蛛网膜下腔和脊髓中央管内，对脑和脊髓具有保护支持和营养作用。脑脊液生理、生化等特性的改变，对中枢神经系统感染、蛛网膜下腔出血、脑膜癌和脱髓鞘等疾病的诊断、鉴别诊断、疗效和预后判断具有重要的价值。

**2. 神经系统影像学检查**

（1）头颅平片和脊柱 X 线平片：由于 X 线检查价格便宜，对头颅骨、脊椎疾病的诊断价值较大，因此目前仍可为神经系统的检查手段之一。

（2）数字减影血管造影：将传统的血管造影与电子计算机相合而派生的一项影像技术，具有重要的实用价值，尤其在脑血管疾病的诊断和治疗方面。其原理是热 X 线投照人体所得到的光学图像，经影像增强视频扫描及数模转换，最终经数字化处理后，骨骼、脑组织等影像被减影除去，而充盈造影剂的血管图像保留，产生实时动态的血管图像。

①全脑血管造影术：经肱动脉或股动脉插管，在颈总动脉和椎动脉注入含碘造影剂（泛影葡胺等），然后在动脉期、毛细血管期和静脉期分别摄片，即可显示颅内动脉、毛细血管和静脉的形态、分布和位置。

②脊髓血管造影术：一种放射诊断技术，将造影剂注射于主动脉或供应脊髓的各根动脉内，使脊髓动脉显示出来。用于诊断脊髓的血管性及压迫性病变，常用的造影方法有选择性脊髓动脉造影与脊髓静脉造影两种。

（3）计算机断层扫描：以电子计算机数字成像技术与 X 线断层扫描技术相结合的一项医学影像技术。CT 的基本原理是利用各种组织对 X 线的不同吸收系数，通过计算机处理获得断层图像，其密度分辨率优于传统 X 线图像，可大大提高病变诊断的准确性，对中枢神经系统疾病有重要的诊断价值。

（4）磁共振成像（MRI）：20 世纪 80 年代初用于临床的一种生物磁学核自旋成像技术。与 CT 相比，

MRI 能显示人体任意断面的解剖结构,对软组织的分辨率高,无骨性伪影,可清晰地显示脊髓、脑干、颅后窝等处的病变。而且 MRI 没有电离辐射,对人体无放射性损害。但 MRI 检查时间较长,并且体内有磁性金属置入物的患者不能接受 MRI 检查。

(5)脑电图:脑生物电活动检查技术,通过测定自发的有节律的生物电活动以了解脑功能状态,是癫痫诊断和分类最客观的手段。

(6)肌电图和神经传导速度:神经系统的重要辅助检查,两者通常联合应用,其适应证是脊髓前角细胞及以下病变,主要用于周围神经病、神经肌肉接头和肌肉病变的诊断。

(7)颈动脉超声检查:广泛应用于临床的一项无创性检测手段,可客观检测和评价颈部动脉的结构、功能状态或血流动力学的改变。对头颈部血管病变,特别是缺血性脑血管疾病的诊断具有重要的意义。

(8)经颅多普勒超声检查:利用颅骨薄弱部位作为检测声窗,应用多普勒频移效应研究脑底动脉主干血流动力学的一种无创检测技术。该检查可诊断颅内、颅外动脉狭窄或闭塞。

### (二)神经系统疾病的结局与预后

不同类型的脑血管疾病预后不同,但一般仅少数患者可痊愈,多数患者会出现不同程度的肢体运动障碍、认知障碍和言语障碍等,部分或严重影响生活质量,且复发的可能性较高,要注意做好二级预防。

## 四、神经系统疾病发展的现状与未来

脑血管疾病是严重危害国人健康的重要疾病之一,据 2020 年心脑血管防治报道,中国现有脑卒中患者 1300 万,每 5 位死亡者中至少有 1 人死于脑卒中,在中国,脑血管疾病已成为继恶性肿瘤和心脏病之后,第三种致死率高的疾病。

我国从二十世纪八九十年代起逐步开展脑血管疾病防治工作,进入 21 世纪原国家卫生部专门成立了工作委员会,即现在的国家卫生健康委员会脑卒中防治工程委员会,组织各级卫生行政管理部门、医疗机构、急救单位、疾病预防控制机构和基层卫生医疗单位等开展"防治管康"一体化脑卒中防治体系建设。经过多年努力,防治工作取得了一定进展,脑卒中死亡率呈现下降趋势。

《中国脑卒中防治报告 2018》显示,我国的脑血管疾病防治工作初显成效,但脑卒中仍然是我国成人致死、致残的首位原因,并且随着社会老龄化和城市化进程的加速,居民不健康生活方式的流行,心脑血管疾病危险因素普遍暴露,且我国公民的防控意识、健康生活方式和风险因素的控制仍不理想,我国脑卒中疾病有爆发式增长的态势,并呈现出低收入群体快速增长、性别和地域差异明显以及年轻化趋势。不过目前的医院和医护人员大多关注疾病救治,忽视随访管理。以至于我国脑卒中防治仍面临巨大挑战。

国家卫生健康委员会脑卒中防治工程委员会从主要致病因素出发,引领全国开展"30 岁以上人群知血压"行动和"溶栓、取栓等脑卒中救治适宜技术普及"行动,发挥政府主导的优势。

2019 年国家卫生健康委员会脑卒中防治工程委员会倡议省级卫生健康行政部门在世界脑卒中日启动"脑卒中防治行动",部署本区域下一年度脑卒中防治工作。完善脑卒中中心建设体系,推动脑卒中专病分级诊疗;加强脑卒中中心内涵建设,提升脑卒中诊疗水平。推进医院急诊脑卒中绿色通道建设,完善技术规范和操作流程,开展"脑卒中急救地图"建设,加强院前急救与医疗机构急诊的衔接,打造区域"脑卒中黄金 1 h 救治圈"。推动脑卒中健康管理师工作规范化开展,提高我国疾病健康管理能力建设,引导群众不断提高健康素养和自我健康管理能力。开展"规范指导临床 3 年行动计划",加大全国基地医院和脑卒中中心医务人员脑卒中适宜技术培训力度,有效推动脑卒中防治关键适宜技术普及。围绕脑卒中防治关键技术和关键环节,以临床应用为导向,以学科融合为基础,借助"脑卒中高危人群筛查和干预项目"强大的数据资源汇集优势,解决临床重大需求和实际问题,推动我国脑卒中相关学科和技术发展,提高脑卒中防治和综合干预水平。面对当前我国依然严峻的脑卒中防控形势,面对新形势、新任务、新要求,要实现《"健康中国 2030"规划纲要》既定目标,仍需我们众志成城,以项目为抓手,以结果为导向,不断进取,开拓创新,持续深入推进脑卒中防治工作更高质量、更高水平、更加全面的发展,为"健康中国"战略的顺利实施不断努力奋斗。

(黄海珊)

# 第二节　脑卒中患者的护理实践

## 一、导入案例

第　一　幕

　　鲁先生,59 岁,农民,高中学历。患者长期吸烟,偶尔饮酒,有糖尿病病史数年,自行注射胰岛素,血糖控制一般。患者早上八点晨起后出现言语不清,口角歪斜,肢体无力,尚可自行行走;不伴头晕、饮水呛咳、抽搐、意识障碍等。家属立即拨打"120",送入我院急诊。经验丰富的神经科急诊医生黄医生接诊后,经过快速判断,分析鲁先生的症状是由"脑血管疾病"引起的,于是立刻安排鲁先生行急诊头部 CT,结果显示左侧基底节区腔隙性梗死灶可能。急诊李护士给患者实施心电监护,测手指血糖 12.9 mmol/L,急查血常规、凝血四项、D-二聚体定量、生化全套,结果无明显异常。黄医生向家属交代病情,提出患者需要立刻进行静脉溶栓治疗。

　　【护理评估】

　　**1. 健康史**　患者因"肢体无力、言语不清 11 h 余"入院。起病以来,患者精神饮食一般,睡眠一般,二便正常,体力下降,体重无明显变化。有糖尿病病史数年,注射胰岛素,控制一般。长期吸烟、饮酒史。否认外伤、手术史。否认药物、食物过敏史。

　　**2. 体格检查**　T 37 ℃,P 81 次/分,R 15 次/分,BP 139/72 mmHg,患者神清语利,双侧瞳孔等大等圆,对光反射灵敏,眼球活动可,无明显眼震,双侧鼻唇沟对称,伸舌居中,颈软,右侧肢体肌力 5 级,左侧肢体肌力 4 级,四肢肌张力可,腱反射对称减低,双下肢病理征阳性。

　　**3. 辅助检查**　CT 示左侧基底节区腔隙性梗死灶可能,双侧筛窦少许炎症。

　　**4. 医疗诊断**　初步诊断:双侧大脑半球缺血性脑梗死。

　　【主要护理诊断/问题】

　　有脑组织灌注无效的危险:与脑血管疾病引起的脑组织缺血缺氧有关。

　　【护理目标】

　　患者不出现意识障碍,或意识障碍发生时能及时发现,给予对症处理。

　　【护理计划与措施】

　　(1)给予心电监护,1~2 L/min 低流量持续给氧,做好记录。

　　(2)密切观察患者神志、瞳孔、生命体征的变化及肢体活动情况,发生变化时及时通知医生处理。

　　(3)嘱患者卧床休息,保持环境安静舒适、空气洁净、温、湿度适宜。

　　【护理评价】

　　在急诊期间,患者意识清楚,未发生意识障碍。

　　【思维启发】

　　对于缺血型脑卒中患者的院前急救主要包括哪些内容?

　　【问题解析】

　　急性缺血性脑卒中(acute ischemic stroke,AIS)是由脑血管栓塞或狭窄引起的脑供血不足,导致脑组织缺血缺氧,从而出现相应神经系统症状和体征的疾病。急性缺血性脑卒中最有效的药物治疗是超早期内(<4.5 h)给予重组组织型纤溶酶原激活剂(recombinant tissue plasminogen activator,rt-PA)静脉溶

栓,可明显改善 AIS 预后。研究显示,24%～54% AIS 患者没有在症状出现 1 h 内就诊,仅 38%～65%者应由急救医疗系统(emergency medical service,EMS)到达医院,EMS 对脑卒中的正确诊断率为 30%～83%。因此,提高脑卒中识别准确性、加快脑卒中急救速度尤为重要。

院前急救和识别主要包括以下几个方面。

**1.出诊途中的护理** 在接到患者的呼救电话后,医院急诊中心需要第一时间(5 min 内)派出救护车,在前往急救现场的途中,护士要尽快与患者家属取得联系,并及时地了解患者的发病时间、既往病史、肢体活动情况、意识状态以及用药情况等,依据家属提供的信息,护士及时地对患者的病情做出初步判断,同时需要告知家属避免随意搬动患者,而要使其处于静卧状态,同时教会家属一些基础的急救措施,并指导其将患者的口腔内异物清除干净。

**2.到达现场后** 医护人员需要对患者的血压、心率、脉搏、呼吸等进行全面监测,并要对其瞳孔变化、神志状态等进行全面评估(表 9-1～表 9-4),识别早期脑卒中患者。

**3.初步识别后的院前护理** 安全转运及风险评估、处理。

(1)院前急救护理:患者取平卧位,然后将其裤带、衣领迅速松解,并要确保其头部偏向一侧,要及时清理干净其口腔内的分泌物,若患者存在舌后坠现象,需要及时放置口咽通气导管;若患者存在抽搐症状,要及时地将开口器置于其口腔内。对患者的呼吸、脉搏和股动脉搏动等情况进行全面观察,若患者存在呼吸或心搏骤停,需要及时地进行 CPR 或条件允许时进行人工气道的建立,然后及时地连接呼吸机。

(2)建立静脉通路:护士要及时地建立 2 条有效的静脉通路,以便对患者行输液、输血等治疗。

(3)对症处理:若患者的颅内压明显升高,需要使用 20% 甘露醇 250 mL 快速静脉滴注;若患者的血压大于 220/120 mmHg,需要及时地遵医嘱给予降压药物;若患者存在糖尿病合并症,要及时地给予胰岛素药物;对体温升高的患者应积极寻找和处理发热原因。

(4)转运中常见的风险:颅内压增高,呼吸、心搏骤停,呼吸道堵塞、患者烦躁、沟通不到位、家属不理解、救护车条件不足、医护人员应变能力不足以及其他非人为的外界因素的原因。转运前患者病情评估,评估患者转运适应证。转运中应该做到:①记录脑卒中发生的时间、进展、先驱因素;②做出立即转运的决定;③通知脑卒中单元急诊室的接诊小组。

(5)转运途中的护理。

①采用格拉斯哥(Glasgow)昏迷评定量表(表 9-5)评估并观察病情,监护生命体征,重点对患者的神志、瞳孔、血压、脉搏、呼吸、血氧饱和度、体温、血糖、小便量进行观察。

②要注意防止呕吐物误吸、适时吸痰、保持呼吸道通畅。

③病情发生变化时应行应急处理,转运途中应提前预计患者所有可能出现的病情变化类型而做出相应准备。

④做好转运解释工作,加强医患沟通,提出预见性问题。

⑤通过视频、图片或文字向患者及其家属进行健康宣教,介绍脑卒中的分类与治疗方案,治疗方案的流程以及注意事项,并指导患者家属填写相应的资料。

⑥途中监护与生命支持:救护人员充分利用车上现有设备、药品维持生命与监护,转运到达前通知医院做好相应准备。

⑦正确执行医嘱、严密监控病情变化。转运发生意外时应遵循以下应急流程:立即停靠、判断病情、立即抢救、就近抢救、充分沟通、及时通知、主动配合。

(6)转运交接:急救护士与接班护士详细交接患者病情、治疗方案、途中情况,并记录。同时再次评估患者的神志、瞳孔、血压、脉搏、呼吸、血氧饱和度、体温、血糖、小便量,以掌握患者的病情变化度,保证转运质量。

(7)加强救护车的设备建设,保证转运的硬件设施:院前急救中争分夺秒是黄金原则,要求随车护士熟悉并掌握急救车的器械配置的使用,如担架、心电监护、除颤仪、氧气容器、气管插管箱、吸引器、包扎止血用品等,并且经常清点及时补充。

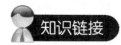 知识链接

①完善公众教育,促进公众对急性脑卒中的识别和早期就诊;推荐应用急救车减少院前延误。加强静脉溶栓健康教育,促进脑血管疾病急救意识提高(Ⅰ级推荐,B级证据)。

②推荐对急救系统人员进行脑卒中识别和鉴别教育考核,建立优先转诊到能进行rt-PA静脉溶栓脑卒中中心的机制,预先通知脑卒中中心绿色通道。培训急救人员并规范化使用院前脑卒中筛选量表(FAST/LAPSS/CPSS),缩短院前延误(Ⅰ级推荐,B级证据)。

③支持移动脑卒中单元、远程脑卒中的政策讨论、流程建设和探索应用(Ⅰ级推荐,B级证据)。

④优化院内流程,缩短院内延误。推荐在质量改进项目中对关键指标(如DNT时间)进行持续质量改进(Ⅰ级推荐,B级证据)。

表 9-1　洛杉矶院前脑卒中筛查量表(LAPSS)

| 筛查内容 | | | |
|---|---|---|---|
| 1.年龄大于45岁 | □是 | □不详 | □否 |
| 2.无癫痫发作或癫痫病史 | □是 | □不详 | □否 |
| 3.症状持续时间小于24 h | □是 | □不详 | □否 |
| 4.发病前患者无卧床或依赖轮椅 | □是 | □不详 | □否 |
| 5.血糖在60~400 mg/dL(3.3~22.2 mmol/L之间) | □是 | □不详 | □否 |
| 6.根据以下三项查体检查,患者有明显单侧力弱 | □是 | □不详 | □否 |
| | 正常 | 右侧 | 左侧 |
| 面部表情(微笑或示齿) | □ | □面部下垂 | □面部下垂 |
| 握力 | □ | □力弱 | □力弱 |
| | | □不能抓握 | □不能抓握 |
| 臂力 | □ | □摇摆 | □摇摆 |
| | | □快速坠落 | □快速坠落 |

项目1~6全部为是(或不详),则符合LAPSS筛检标准,如果符合LAPSS脑卒中筛检标准,立即电话通知接诊医院,否则继续选择适当的治疗协议

注:即便未符合LAPSS标准者仍有可能是脑卒中患者。

表 9-2　辛辛那提院前脑卒中评分量表(CPSS)

| 检查项目 | 正常 | 异常 |
|---|---|---|
| 面瘫(令患者示齿或者微笑) | 双侧面部运动对称 | 双侧面部运动不对称 |
| 上肢无力(令患者闭眼,双上肢举起10S) | 双侧运动一致或双侧都不动 | 一侧不动或者一侧肢体下坠 |
| 言语异常(让患者说"老狗学不了新把戏",国内有学者建议应用"吃葡萄不吐葡萄皮") | 言语正确清楚 | 发音含糊,用词错误或者不能言语 |

注:三项中任一项异常,脑卒中的可能性为72%。

表 9-3　面、臂、言语、时间评分量表(FAST)

| 检查项目 | 口令 | 观察内容 |
|---|---|---|
| 面部 Face | 让患者微笑 | 观察患者一侧口角有无下垂 |
| 上肢 Arm | 让患者上抬双上肢成90°角 | 观察患者有无一侧上肢下垂或某侧上肢下垂的快 |

| 检查项目 | 口令 | 观察内容 |
|---|---|---|
| 语言 Speech | 让患者说一个简单的句子 | 观察患者有无新的语言障碍,是否结巴、言语含糊、找词困难或命名不能 |
| 时间 Time | 有两重含义,第一重是如果上述三项检查有任何一项不能完成,而且是在短时间内出现,须考虑脑卒中的可能;第二重是应该尽早就诊,抓紧时间,时间就是大脑 | |

表 9-4 美国国立卫生研究院脑卒中量表(NIHSS)

| 项目 | 评分标准 | 得分 |
|---|---|---|
| 1a. 意识水平:<br>即使不能全面评价(如气管插管、语言障碍、气道创伤及绷带包扎等),检查者也必须选择 1 个反应。只有患者对有害刺激无反应时(不是反射)才能记录 3 分 | 0 清醒,反应灵敏<br>1 嗜睡,轻微刺激能唤醒,可回答问题,执行指令<br>2 昏睡或反应迟钝,需反复刺激、强烈或疼痛刺激才有非刻板的反应<br>3 昏迷,仅有反射性活动或自发性反应或完全无反应、软瘫、无反射 | |
| 1b. 意识水平提问:<br>月份、年龄。仅对初次回答评分。失语和昏迷者不能理解问题记 2 分,因气管插管、气管创伤、严重构音障碍、语言障碍或其他任何原因不能完成者(非失语所致)记 1 分。可书面回答 | 0 两项均正确<br>1 一项正确<br>2 两项均不正确 | |
| 1c. 意识水平指令:<br>睁闭眼;非瘫痪侧握拳松开。仅对最初反应评分,有明确努力但未完成的也给分。若对指令无反应,用动作示意,然后记录评分。对创伤、截肢或其他生理缺陷者,应予适当的指令 | 0 两项均正确<br>1 一项正确<br>2 两项均不正确 | |
| 2. 凝视:<br>测试水平眼球运动。对随意或反射性眼球运动记分。若眼球偏斜能被随意或反射性活动纠正,记 1 分。若为孤立的周围性眼肌麻痹记 1 分。对失语者,凝视是可以测试的。对眼球创伤、绷带包扎、盲人或有其他视力、视野障碍者,由检查者选择一种反射性运动来测试,确定眼球的联系,然后从一侧向另一侧运动,偶尔能发现部分性凝视麻痹 | 0 正常<br>1 部分凝视麻痹(单眼或双眼凝视异常,但无强迫凝视或完全凝视麻痹)<br>2 强迫凝视或完全凝视麻痹(不能被头眼反射克服) | |
| 3. 视野:<br>侧面的手指,记录正常,若单眼盲或眼球摘除,检查另一只眼。明确的非对称盲(包括象限盲),记 1 分。若全盲(任何原因)记 3 分。若濒临死亡记 1 分,结果用于回答问题 11 | 0 无视野缺损<br>1 部分偏盲<br>2 完全偏盲<br>3 双侧偏盲(包括皮质盲) | |

续表

| 项目 | 评分标准 | 得分 |
|---|---|---|
| 4. 面瘫:言语指令或动作示意:要求患者示齿或扬眉和闭眼。对反应差不能理解的患者,根据伤害性刺激时表情的对称性评分。有面部创伤/绷带、经口气管插管、胶带或其他物理屏障影响面部检查时,应尽可能移开。 | 0 正常<br>1 轻微(微笑时鼻唇沟变平、不对称)<br>2 部分(下面部完全或几乎完全瘫痪)<br>3 完全(单或双侧瘫痪,上下面部缺乏运动) | |
| 5、6. 上、肢运动:<br>置肢体于合适的位置:坐位时上肢平举90°,仰卧时上抬45°,掌心向下,下肢卧位抬高30°,若上肢在10 s内,下肢在5 s内下落,记1~4分。对失语者用语言或动作鼓励,不用有害刺激。依次检查每个肢体,从非瘫痪侧上肢开始 | 上肢:<br>0 无下落,置肢体于90°(或45°)坚持10 s<br>1 能抬起但不能坚持10 s,下落时不撞击床或其他支持物<br>2 试图抵抗重力,但不能维持坐位90°或仰位45°<br>3 不能抵抗重力,肢体快速下落<br>4 无运动<br>9 截肢或关节融合,解释:<br>5a左上肢;5b右上肢<br>下肢:<br>0 无下落—于要求位置坚持5 s<br>1 5 s未下落,不撞击床<br>2 5 s内下落到床上,可部分抵抗重力<br>3 立即下落到床上,不能抵抗重力<br>4 无运动<br>9 截肢或关节融合,解释:<br>6a左下肢;6b右下肢 | |
| 7. 肢体共济失调:<br>目的是发现一侧小脑病变。检查时睁眼,若有视力障碍,应确保检查在无视野缺损中进行。进行双侧指鼻试验、跟膝径试验,共济失调与无力明显不呈比例时记分。若患者不能理解或肢体瘫痪不记分。盲人用伸展的上肢摸鼻。若为截肢或关节融合记9分,并解释 | 0 共济失调<br>1 一个肢体有<br>2 两个肢体有,共济失调在:<br>右上肢1=有,2=无<br>9 截肢或关节融合,解释:<br>左上肢1=有,2=无<br>9 截肢或关节融合,解释:<br>右上肢1=有,2=无<br>9 截肢或关节融合,解释:<br>左下肢1=有,2=无<br>9 截肢或关节融合,解释:<br>右下肢1=有,2=无 | |
| 8. 感觉:<br>检查对针刺的感觉和表情,或意识障碍及失语者对有害刺激的躲避。只对与脑卒中有关的感觉缺失评分。偏身感觉丧失者需要精确检查,应测试身体多处确定有无偏身感觉缺失。严重或完全的感觉缺失记2分。昏睡或失语者记1或0分。脑卒中双侧感觉缺失记2分。无反应或四肢瘫痪者记2分。昏迷患者记2分 | 0 正常<br>1 轻-中度感觉障碍(患者感觉针刺 不尖锐或迟钝,或针刺感缺失但有触觉)<br>2 重度-完全感觉缺失(面、上肢、下肢无触觉) | |

续表

| 项目 | 评分标准 | 得分 |
|---|---|---|
| 9. 语言：<br>命名、阅读测试。若视觉缺损干扰测试，可让患者识别放在手上的物品，重复和发音。气管插管者手写回答。昏迷者记3分。给恍惚或不合作者选择一个记分，但3分仅给不能说话且不能执行任何指令者 | 0 正常<br>1 轻-中度失语：流利程度和理解能力部分下降，但表达无明显受限<br>2 严重失语，交流是通过患者破碎的语言表达，听着须推理、询问、猜测，交流困难<br>3 不能说话或者完全失语，无言语或听力理解能力 | |
| 10. 构音障碍：<br>读或重复表上的单词，若有严重的失语，评估自发语言时发音的清晰度。若因气管插管或其他物理障碍不能讲话，记9分。同时注明原因。不要告诉患者为什么做测试 | 0 正常<br>1 轻-中度，至少有些发音不清，虽有困难但能被理解<br>2 言语不清，不能被理解，但无失语或与失语不成比例，或失音<br>9 气管插管或其他物理障碍，解释： | |
| 11. 忽视：<br>若患者严重视觉缺失影响双侧视觉的同时检查，皮肤刺激正常，记为正常，若失语，但确实表现为对双侧的注意，记分正常，视空间忽视或疾病失认也可认为是异常的证据 | 0 正常<br>1 视、触、听、空间觉或个人的忽视；或对一种感觉的双侧同时刺激忽视<br>2 严重的偏侧忽视或一种以上的偏侧忽视；不认识自己的手；只能对一侧空间定位 | |
| 总分 | | |

表 9-5 Glasgow 昏迷评定量表

| 检查项目 | 临床表现 | 评分 |
|---|---|---|
| A 睁眼反应 | 自动睁眼 | 4 |
| | 呼之睁眼 | 3 |
| | 疼痛引起睁眼 | 2 |
| | 不睁眼 | 1 |
| B 言语反应 | 定向正常 | 5 |
| | 应答错误 | 4 |
| | 言语错乱 | 3 |
| | 言语难辨 | 2 |
| | 不语 | 1 |
| C 运动反应 | 能按指令发出动作 | 6 |
| | 对刺激能定位 | 5 |
| | 对刺激能躲避 | 4 |
| | 刺激肢体屈曲反应 | 3 |
| | 刺激躯体过伸反应 | 2 |
| | 无动作 | 1 |

注：①该量表用于评估最近脑卒中病史患者神经功能缺损程度，总分等于15项参数得分总和，评分越低，患者状态越好，该表灵敏度低；②基线评估可以评估脑卒中严重程度，治疗后可以定期评估治疗效果。基线评估大于16分的患者很有可能死亡，而小于6分的患者很有可能恢复良好；每增加1分，预后良好的可能性降低17%；③用于缺血性脑卒中溶栓的治疗评定，常用溶栓的评分时间点：溶栓前、溶栓后2小时、溶栓后24小时、溶栓后7天、溶栓后90天。溶栓24小时后NIHSS全部评分下降4分或以上，认为溶栓有效。④评分分级：分数越高，神经受损约严重，分级如下：0~1分：正常或近乎正常；1~4分：轻度脑卒中；5~15分：中度脑卒中；15~20分：中-重度脑卒中；21~42分：重度脑卒中。

# 第 二 幕

鲁先生及其家属并不清楚什么是静脉溶栓,黄医生立即对他们进行简单的解释:大脑好比一块庄稼地,脑血管就好比灌溉庄稼的水管,现在水管因为某些原因被堵住了,庄稼地得不到及时的灌溉就会干涸,地里的庄稼就会枯萎,溶栓治疗就是用药物让堵住的水管得到疏通。这个形象的比喻很快就让鲁先生及其家属明白了什么是静脉溶栓以及及时治疗的重要性,并在知情同意书上面签了字。

另一边,急诊李护士已经备好注射泵以及静脉溶栓所需要的药物(注射用阿替普酶)及用品,急诊王护士给患者置入两个留置针。因为鲁先生诉腹胀,小便解不出,王护士又为患者留置了导尿管,后患者诉腹胀明显缓解。经测量,鲁先生体重为 78 kg,所需溶栓药物剂量为 70 mg,李护士溶解了一支 20 mg 的阿替普酶和一支 50 mg 的阿替普酶,用 10 mL 空针先抽取 7 mL 药液于 1 min 内静脉推注,剩余 63 mL 药液以 63 mL/h 速度注射泵静脉泵入。

黄医生联系了神经内科重症监护室,向监护室值班医生交代了患者的基本情况及开始溶栓的时间,准备将患者收至神经内科 ICU 进行下一步的观察和治疗。

【护理评估】

(1)评估患者肌力:右侧肢体肌力 5 级,左侧肢体肌力 4 级。

(2)ADL 评分为 15 分。

【主要护理诊断】

躯体活动障碍:与脑梗死导致的神经功能缺损有关。

【护理目标】

患者肌力恢复正常。

【护理计划与措施】

(1)评估患者躯体活动障碍的程度。

(2)告知患者早期康复的重要性,指导和鼓励患者最大限度地完成自理活动。

(3)提供正确有效的肢体锻炼方式,如 Bobath 握手、桥式运动、踝泵运动等,由被动关节运动逐渐过渡到主动运动。

(4)保持床单位干净整洁,协助患者勤翻身,避免压疮的发生。

(5)防止便秘,鼓励患者多饮水,多吃纤维食物,必要时使用缓泻剂。

【护理评价】

(1)溶栓结束后,患者右侧肢体肌力 5 级,左侧肢体肌力 5 级。

(2)出院时患者 ADL 评分为 60 分。

【思维启发】

(1)静脉溶栓的定义、适应证、禁忌证及相对禁忌证有哪些?

(2)缺血性脑卒中静脉溶栓过程中有哪些注意事项?

(3)脑卒中患者早期肢体康复训练护理内容有哪些?

【问题解析】

问题1:静脉溶栓的定义、适应证、禁忌证及相对禁忌证有哪些?

**1. 静脉溶栓**(intravenous thrombolysis,IVT)　静脉输注纤维蛋白溶酶原激活剂,以激活血栓中的纤维蛋白溶酶原,使其转变为纤维蛋白溶酶而溶解血栓的一种治疗方法。

静脉溶栓是目前最主要的恢复急性缺血性脑卒中患者脑血流的措施之一,溶栓成功后能有效减轻患者的神经功能损伤程度、降低致残率。所使用的药物包括重组组织型纤溶酶原激活剂(rt-PA)、尿激酶和替奈普酶。rt-PA 和尿激酶是我国目前使用的主要溶栓药,目前公认的静脉溶栓时间窗为发病 4.5 h 内或 6 h 内。

**2. 静脉溶栓的适应证、禁忌证及相对禁忌证**　见表 9-6~表 9-8。

**表 9-6 3 h 内 rt-PA 静脉溶栓的适应证、禁忌证及相对禁忌证**

| | |
|---|---|
| 适应证 | 有缺血性脑卒中导致的神经功能缺损症状<br>症状出现＜3 h<br>年龄≥18 岁<br>患者或其家属签署知情同意书 |
| 禁忌证 | 近 3 个月有重大头颅外伤史或脑卒中史<br>可疑蛛网膜下腔出血<br>近 1 周内有在不易压迫止血部位的动脉穿刺<br>既往有颅内出血<br>颅内肿瘤，动静脉畸形，动脉瘤<br>近期有颅内或椎管内手术<br>血压升高：收缩压≥180 mmHg，或舒张压≥100 mmHg<br>活动性内出血<br>急性出血倾向，包括血小板计数低于 $100×10^9$/L 或其他情况<br>48 h 内接受过肝素治疗（APTT 超出正常范围上限）<br>已口服抗凝药者 INR＞1.7 或 PT＞15 s<br>目前正在使用凝血酶抑制剂或 Xa 因子抑制剂，各种敏感的实验室检查异常（如 APTT，INR，血小板计数，ECT，TT 或恰当的 Xa 因子活性测定等）<br>血糖＜2.7 mmol/L<br>CT 提示多脑叶梗死（低密度影＞1/3 大脑半球） |
| 相对禁忌证 | 下列情况需谨慎考虑和权衡溶栓的风险与获益（即虽然存在一项或多项相对禁忌证，但并非绝对不能溶栓）：<br>轻型脑卒中或症状快速改善的脑卒中<br>妊娠<br>癫痫发作后出现的神经功能损害症状<br>近 2 周内有大型外科手术或严重外伤<br>近 3 周内有胃肠或泌尿系统出血<br>近 3 个月内有心肌梗死史 |

**表 9-7 3～4.5 h rt-PA 静脉溶栓的适应证、禁忌证和相对禁忌证**

| | |
|---|---|
| 适应证 | 缺血性脑卒中导致的神经功能缺损<br>症状持续 3～4.5 h<br>年龄≥18 岁<br>患者或其家属签署知情同意书 |
| 禁忌证 | 同 3 h |
| 相对禁忌证 | 年龄＞80 岁<br>轻型脑卒中或症状快速改善的脑卒中<br>严重脑卒中（NIHSS 评分＞25 分）<br>妊娠<br>癫痫发作后出现的神经功能损害症状<br>有糖尿病和缺血性脑卒中病史<br>近 2 周内有大型外科手术或严重外伤<br>近 3 周内有胃肠或泌尿系统出血<br>近 3 个月内有心肌梗死史<br>口服抗凝药（不考虑 INR 水平） |

表 9-8  6 h 内尿激酶静脉溶栓的适应证及禁忌证

| | |
|---|---|
| 适应证 | 有缺血性脑卒中导致的神经功能缺损症状<br>症状出现<6 h<br>年龄 18～80 岁<br>意识清楚或嗜睡<br>脑 CT 无明显早期脑梗死低密度改变<br>患者或其家属签署知情同意书 |
| 禁忌证 | 同 3 h |

问题 2：缺血性脑卒中静脉溶栓过程中有哪些注意事项？

**1. 溶栓前的护理**

（1）进行神经系统评估，密切观察生命体征、意识、瞳孔、肢体肌力等变化，在一侧肢体建立好动态血压监测。

（2）尽快备齐抢救用物，如吸引装置、吸氧设备、溶栓用物箱。

（3）在最短时间内做好血液标本采集，如血常规、凝血、肝肾功能。

（4）立即建立两条静脉通路，准备好溶栓药物。

（5）向患者及其家属解释溶栓治疗目的和可能发生的并发症：如出血等，缓解患者及其家属的心理压力，使其积极配合治疗。

（6）尽快完善头颅 CT（或 MRI-DWI）、头颅 CTA 检查，血常规、凝血功能、血生化等检查，完善病史、NIHSS 评分（或 mRS 评分、ASPECTS 评分）。

（7）血压管理：建议在再灌注之前将收缩压保持在 150～180 mmHg，收缩压≥150 mmHg 可能有助于在大动脉仍闭塞的期间保持足够的侧支血流。一些专家建议在再灌注之前不要使用降压药物，除非未接受静脉溶栓治疗的患者的收缩压超过 200 mmHg，或者对于那些可能进行静脉溶栓治疗的患者的收缩压超过 185 mmHg

**2. 静脉溶栓给药**

（1）应遵医嘱测末梢血糖、采集静脉血标本并快速送检，建立静脉通路，并连接多功能心电监护。

（2）应遵医嘱给药，输注 rt-PA 时，1 min 内推注总量的 10%，其余剂量在 60 min 内静脉输注完毕；输注尿激酶时，持续静脉输注 30 min 完毕。

（3）如出现严重头痛、血压骤升、恶心、呕吐，或意识水平、言语、肌力等神经功能恶化表现，应立即询问医生是否停用溶栓药物，并做好再次行 CT 检查的准备。

**3. 急性缺血性卒中急诊流程总结**  如图 9-1 所示。

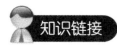

阿替普酶（重组人组织型纤维蛋白溶酶原激活剂，rt-PA）是一种糖蛋白，可直接激活纤溶酶原转化为纤溶酶。当静脉给予阿替普酶时，此药在循环系统中表现出相对非活性状态。一旦与纤维蛋白结合即被激活，诱导纤溶酶原转化为纤溶酶，导致纤维蛋白降解，血块溶解。

用法：遵医嘱按 0.9 mg/kg（最大剂量 90 mg）先 1 min 内静脉推注 10%，单独一路静脉通路；剩余剂量微量泵静推，60 min 推完，推注完毕后生理盐水冲管。

适应证：①急性心肌梗死；②血流不稳定的急性大面积肺栓塞；③急性缺血性脑卒中：必须预先经过恰当的影像学检查（如头颅 CT 扫描或者其他对出血敏感的影像学诊断方法）排除颅内出血之后，在急性缺血性脑卒中症状发生后的 4.5 h 内尽快进行治疗。治疗效果具有时间依赖性，越早治疗，获益的可能越大。

禁忌证：①已知对活性物质阿替普酶过敏的患者；②有高危出血倾向者。

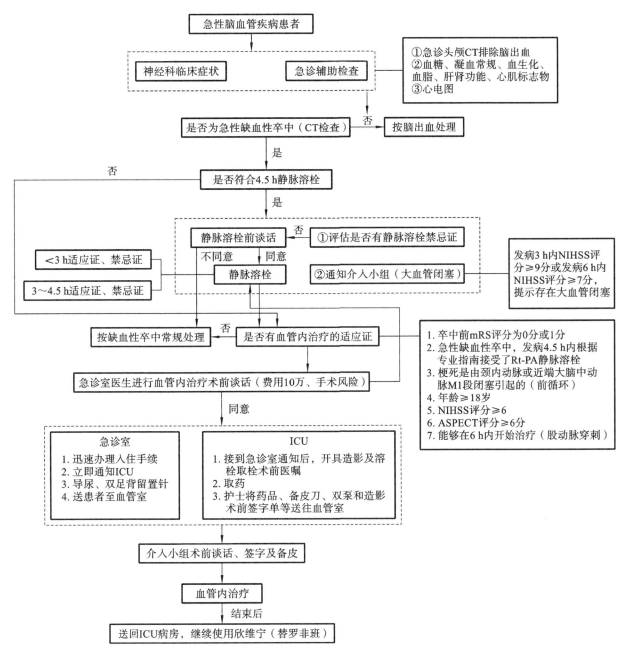

图 9-1 急性缺血性脑卒中急诊流程图

不良反应:①出血:治疗急性缺血性脑梗死患者时颅内出血是主要的不良反应(如脑出血、脑血肿、出血性脑卒中、脑卒中的出血性转变、颅内出血、蛛网膜下腔出血)可达 15%,但不会引起整体死亡率和致残率的增加。其次比较常见的出血包括咽部出血;胃肠道出血(如胃出血、胃溃疡出血、直肠出血、呕血、黑便、口部出血、牙龈出血);瘀斑;泌尿生殖器出血(如血尿、泌尿道的出血);②免疫系统异常:罕见,最主要的症状是过敏(如过敏反应包括皮疹、荨麻疹、支气管痉挛、血管源性水肿、低血压休克或与其他过敏反应有关的症状);③神经系统异常:非常罕见,主要是与神经系统相关的事件(如癫痫发作、惊厥、失语、言语异常、谵妄、急性脑室综合征、激越、意识模糊、抑郁、精神病),通常与同时发生的缺血性或出血性脑血管疾病相关;④血管异常:罕见,表现为血栓栓塞,可导致相关脏器发生相应后果。

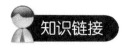

(1)对缺血性脑卒中发病3 h内(Ⅰ级推荐,A级证据)和3～4.5 h(Ⅰ级推荐,B级证据)的患者,应按照适应证、禁忌证和相对禁忌证严格筛选患者,尽快静脉给予rt-PA溶栓治疗。使用方法:rt-PA 0.9 mg/kg(最大剂量为90 mg)静脉滴注,其中10%在最初1 min内静脉推注,其余持续滴注1 h,用药期间及用药24 h内应严密监护患者(Ⅰ级推荐,A级证据)。

(2)发病6 h内,可根据适应证和禁忌证标准严格选择患者给予尿激酶静脉溶栓。使用方法:尿激酶100万～150万IU,溶于生理盐水100～200 mL,持续静脉滴注30 min,用药期间应严密监护患者(Ⅱ级推荐,B级证据)。

(3)对发病时间未明或超过静脉溶栓时间窗的急性缺血性脑卒中患者,如果符合血管内取栓治疗适应证,应尽快启动血管内取栓治疗;如果不能实施血管内取栓治疗,可结合多模影像学评估是否进行静脉溶栓治疗(Ⅱ级推荐,B级证据)。

(4)静脉溶栓治疗是实现血管再通的重要方法(Ⅰ级推荐,A级证据),静脉溶栓应尽快进行,尽可能减少时间延误,在DNT 60 min的时间内,尽可能缩短时间。

问题3:脑卒中患者早期肢体康复训练护理内容有哪些?

脑卒中康复是经循证医学证实的对降低致残率最有效的方法,是脑卒中组织化管理中不可或缺的关键环节。现代康复理论和实践证明,脑卒中后进行有效的康复能够加速康复的进程,减轻功能上的残疾,节约社会资源。目前公认待患者生命体征平稳、症状体征不再进展后,康复越早介入对患者功能预后越好,一般来说:脑梗死后2～3天,脑出血2周左右,偏瘫后3～6个月为最佳有效康复时机。脑卒中早期康复的根本目的是预防并发症,最大限度地减轻障碍和改善功能,提高日常生活能力,其最终目的是使患者回归家庭,回归社会。规范的康复流程和康复治疗方案对降低急性脑血管疾病的致残率,提高患者的生存质量具有十分重要的意义。

**1. 急性期的肢体康复训练护理**

(1)应用标准有效的量表给予相关的康复评定,制订个体化治疗方案,实施康复治疗。评价和预期结果都应告知患者及其家庭成员/照顾者,获取家庭支持。

(2)严密监测患者生命体征直至平稳,在48 h后对患者进行早期康复功能锻炼,应用肌力的六级记录法(表9-9)评定患者肌力。患者肢体肌力在0～2级,主要是帮助其保持良好的功能位,并协助其进行各关节屈、伸、内收、外展、内旋、外旋、足内外翻等被动活动,坚持从近端到远端、从大关节到小关节、循序渐进的原则。

表 9-9　肌力的六级记录法

| | |
| --- | --- |
| 0级 | 完全瘫痪,肌肉无收缩 |
| 1级 | 肌肉可收缩,但不能产生动作 |
| 2级 | 肢体能在床面上移动,但不能抵抗自身重力,即不能抬起 |
| 3级 | 肢体能抵抗重力离开床面,但不能抵抗阻力 |
| 4级 | 肢体能做抗阻力动作,但不完全 |
| 5级 | 正常肌力 |

(3)脑卒中卧床期患者应尽早在护士或者康复师的帮助下渐进性地进行体位转移训练,并注意安全性问题。

(4)脑卒中轻到中度患者发病24 h后可以进行床边康复、早期离床期的康复训练,早期采取短时间、多次活动的方式是安全可行的,以循序渐进的方式进行,必要时在监护条件下进行。

(5)脑卒中急性期应重视瘫痪肢体的肌力训练,针对相应的肌肉进行渐进式抗阻训练,等速肌力训练可以改善脑卒中瘫痪肢体的功能。

**2.恢复期的肢体康复训练护理**

(1)恢复期患者病情稳定,意识清楚,其功能也在逐渐恢复,主动康复训练的顺序和强度应遵循瘫痪恢复的规律,先从躯干、肩胛带和骨盆开始,肢体近端至远端的顺序进行。

(2)脑卒中偏瘫患者早期应积极进行站立训练及步行训练(包括抗重力肌训练、患侧下肢负重支撑训练、患侧下肢迈步训练及站立重心转移训练等),以尽早获得基本的步行能力。应用综合步态分析系统对偏瘫步态进行客观分析,制订精细化的步行康复训练方案,是提高步行康复质量的有效方法。

(3)后遗症期的肢体康复训练护理推荐加强日常生活能力治疗,强制性运动治疗有助于改善日常生活能力。

# 第 三 幕

患者送至神经内科 ICU 病房后,管床护士王护士立即给予患者心电监护监测,给予 3 L/min 氧气吸入,血压监测频率 2 h 内 15 min/次;随后 6 h 内 30 min/次;此后 60 min/次,直至 24 h,并完善记录。测量生命体征 T 36.5℃ P 79 次/分 R 20 次/分 BP 146/77 mmHg。值班医生张医生对患者进行体格检查:神清、构音障碍、双侧瞳孔等大等圆,对光反射灵敏,眼球活动尚可,无明显眼震,双侧鼻唇沟对称,伸舌居中,颈软,右侧肢体肌力 5 级,左侧肢体肌力 5-级,四肢肌张力可,腱反射对称减低,双下肢病理征阳性。评估 GCS 评分、NIHSS 评分,最初 1 h 内 15 min/次;随后 6 h 内 30 min/次;此后 60 min/次,直至24 h。

【护理评估】

静脉溶栓后并发症主要有以下三个:①出血,是静脉溶栓后最常见也是最危险的并发症,可表现为脑出血、消化道出血、泌尿系统出血等症状;②过敏反应;③再灌注损伤。

【主要护理诊断/问题】

有出血的危险:与静脉溶栓时使用溶栓药物有关。

【护理目标】

住院期间患者生命体征平稳,未发生出血、血管再闭塞等并发症。

【护理计划与措施】

(1)密切观察患者神志、瞳孔及生命体征变化。当患者在溶栓 24 h 内出现头痛、呕吐或进行性意识障碍,瞳孔不等大,对光反射迟钝或消失,原有症状加重或出现新的肢体瘫痪,提示有脑出血的可能,立即报告医生,及时采取相应救治措施。

(2)严密观察患者皮肤黏膜、牙龈、鼻腔、消化道、泌尿道有无出血倾向,监测凝血功能。

(3)防止损伤及出血:24 h 内绝对卧床,避免有创操作,如肌内注射、留置胃管、尿管、PICC 等。

(4)患者烦躁时酌情使用保护性约束,避免受伤。

【护理评价】

住院期间无出血、血管再闭塞等严重并发症发生。

【思维启发】

溶栓后的护理观察要点有哪些?

【问题解析】

**1.溶栓后病情观察与监测**

(1)评估并记录患者神志、瞳孔变化,有无恶心、呕吐及肌力变化。

(2)应关注血压变化,并做好记录。监测频次如下:静脉溶栓开始至结束后 2 h:每 15 min 测量一次;静脉溶栓结束后 3～8 h:每 30 min 测量一次;静脉溶栓结束后 9～24 h:每 60 min 测量一次。

（3）如收缩压≥180 mmHg 或舒张压 BP≥100 mmHg 应增加血压监测次数，并遵医嘱给予降压药物。

（4）溶栓 24 h 内酌情进行留置胃管、导尿管等侵入性操作。

（5）观察患者皮下、牙龈、泌尿道、消化道有无出血情况，并记录（表 9-10）。

（6）如果患者有神经系统变化、出血倾向、过敏、呼吸困难等病情变化应及时报告医生。

（7）发现口鼻出血，应立即用棉球按压出血部位进行有效止血，待出血完全停止后，给予口腔护理。

（8）若发现皮下出血，每班护士监测瘀斑的面积，用笔标记范围。进行心电监护或测量血压时，袖带绑于未抽血侧的上肢，防止血压袖带造成穿刺部位淤血。

（9）如果患者呕吐咖啡色胃内容物，考虑可能出现消化道出血，应通知医生，必要时给予胃肠减压，观察胃液颜色和胃残留量。

（10）溶栓 24 h 后行抗血小板治疗，并密切关注有无出血。

（11）溶栓 24 h 后病情允许，可行早期康复训练。

表 9-10　静脉溶栓后常见出血部位及表现

| 出血部位 | 表现 |
| --- | --- |
| 口鼻腔 | 牙龈、舌体、鼻黏膜渗血或出血 |
| 皮肤 | 瘀点、瘀斑、皮下血肿。穿刺处渗血、血肿 |
| 呼吸道 | 咯血、痰中带血 |
| 消化道 | 呕吐咖啡色胃内容物、呕血、黑便 |

**2. 动脉取栓术**

尽管 rt-PA 静脉溶栓是 AIS 有效的治疗手段，但对于大动脉闭塞引起的 AIS，静脉 rt-PA 溶栓后血管开通率为 17%～38%，效应中等。而血管开通和良好预后明显相关，开通越早，预后越好。美国和中国介入治疗指南推荐对于前循环大血管闭塞引起的 AIS 应给予桥接治疗，即静脉溶栓后行动脉取栓。动脉取栓是通过股动脉穿刺进行导管插入，导管被引至颈内动脉，并超出颅内大动脉闭塞的部位，然后将取栓支架穿过导管插入以到达血凝块，取栓支架展开并抓住血凝块，该血凝块被拉出移除。手术目标是实现再灌注，根据改良脑缺血治疗（TICT）量表评估再灌注情况，实现 2b 级或 3 级的血液灌注。

（1）取栓术后护理。

①术后严密观察患者生命体征，包括心率、心律、血压、血氧饱和度、肝肾功能、电解质及神志变化。

②患肢护理：术后取平卧位，将患肢平放或稍低位，以利于动脉血流及灌注，患肢制动 24 h，密切观察患肢的血运，重点是皮肤温度、颜色、肢体的疼痛及足背动脉搏动情况，防止再次栓塞。注意患肢保暖，保持室温 26～28 ℃，避免寒冷刺激，术后 3 天内避免患肢过度屈曲，绝对禁烟，以防血管痉挛，引起血流不畅。

③用药护理：术后应用抗生素预防感染，使用肝素和华法林等抗凝药物治疗，防止血栓再次形成。抗凝治疗的主要不良反应是出血，用药期间严密观察切口有无出血或血肿，全身皮肤有无出血点，口腔黏膜有无瘀斑，尿及大便颜色的变化。

④缺血再灌注损伤的观察及护理：观察患肢有无疼痛、压痛、浅静脉怒张等，如肿胀明显，说明有缺血后再灌注综合征存在，应及时切开肢体骨筋膜，以减轻组织水肿对血管的压迫，避免肢体再次缺血坏死。

⑤饮食指导：患者术后卧床时间较长，应保持大小便通畅，进食易消化和高蛋白质的食物，以减轻心脏负担。同时要限制绿色蔬菜及新鲜水果，以防过多的维生素 K 进入机体影响抗凝效果。

⑥心理护理：护士应多关心体贴患者，进行心理疏导，给予患者安慰和鼓励。

（2）取栓术后颅内压管理。

①大面积脑梗死患者应密切监测患者临床症状、体征改变（如意识和瞳孔变化），目前不推荐常规给予颅内压监测。应及时筛查处理引起颅内压升高的因素，如发热、头颈部过度扭曲、情绪激动、癫痫、呼吸不

通畅、咳嗽、便秘等。颅内压升高患者可采用抬高头位(抬高床头大于 30°)的方式改善静脉回流,降低颅内压。

②甘露醇和高渗盐水可降低颅内压,减少脑疝发生风险,可根据患者具体情况选择药物种类和给药方案,也可用甘油果糖、呋塞米、白蛋白。使用甘露醇应监测肾功能,急性肾功能不全时慎用甘露醇。不推荐在研究目的之外常规使用糖皮质激素,进行个体化使用激素利弊的研究是合理的。

③对于不适合去骨瓣减压术的大面积脑梗死患者,可以探索性研究低温治疗的效果与风险。

④对积极药物治疗后效果仍持续恶化的患者,应请神经外科会诊评估去骨瓣减压手术治疗指征。

⑤注意穿刺点是否存在出血、血肿的情况。

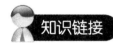

(1)发病 6 h 内,符合以下标准,强烈推荐机械取栓治疗:①脑卒中前 mRS 评分为 0~1 分;②缺血性脑卒中由颈内动脉或大脑中动脉 M1 段闭塞引起;③年龄≥18 岁;④NIHSS 评分≥6 分;⑤ASPECT 评分≥6 分(Ⅰ级推荐,A 级证据)。

(2)发病 6 h 内的大脑中动脉供血区的 AIS,当不适合静脉溶栓或静脉溶栓无效且无法实施机械取栓时,严格筛选患者后实施动脉溶栓是合理的(Ⅱa 级推荐,B 级证据)。

(3)有血管内治疗指征的患者应尽快实施治疗。当符合静脉 rt-PA 溶栓标准时,应首先进行静脉溶栓治疗,同时桥接机械取栓治疗(Ⅰ级推荐,A 级证据)。

(4)静脉溶栓禁忌的患者,建议将机械取栓作为符合条件的大血管闭塞的治疗方案(Ⅱa 级推荐,A 级证据)。

(5)推荐首选支架取栓装置进行机械取栓(Ⅰ级推荐,A 级证据),也可酌情使用当地医疗机构批准的其他取栓或抽吸装置(Ⅱa 级推荐,B 级证据)。

(6)大脑中动脉 M2 或 M3 段闭塞的患者,可以考虑在发病 6 h 内(股动脉穿刺)进行机械取栓治疗(Ⅱb 级推荐,B 级证据)。

(7)大脑前动脉、椎动脉、基底动脉、大脑后动脉闭塞患者,可以考虑在发病 6 h 内(股动脉穿刺)进行机械取栓治疗(Ⅱb 级推荐,C 级证据)。

(8)脑卒中前 mRS 评分为>1 分,ASPECT 评分<6 分或 NIHSS 评分<6 分的颈内动脉或大脑中动脉 M1 段闭塞的患者,可以考虑在发病 6 h 内(至股动脉穿刺时间)进行可回收支架机械取栓,需要进一步 RCT 数据证实(Ⅱb 级推荐,B 级证据)。

## 第 四 幕

患者情况良好,医生开具出院医嘱。

(1)回当地医院继续治疗。

(2)低盐低脂饮食。

(3)遵医嘱规律用药。

①抗血小板治疗:阿司匹林肠溶片 100 mg 每片,每日一次,每次一片;硫酸氯吡格雷(波立维)75 mg 每片,每日一次,每次一片。

②调脂治疗:阿托伐他汀钙片(立普妥)40 mg 每片,每晚一次,每次一片,睡前服用。

③控制血糖治疗:恩格列净片 100 mg 每片,每日一次,每次一片,早餐前服用。磷酸西格列汀片 0.1 g 每片,每日一次,每次一片,可与或不与食物同服。

(4)定期监测心率、血压、血糖、心电图,定期检查血常规、肝肾功能电解质、凝血功能等。吴护士根据医生的出院医嘱向鲁先生介绍口服药的用法,叮嘱鲁先生疾病重在预防,要改变不良生活习惯,戒烟戒酒,健康饮食,应低盐、低脂、低胆固醇。恢复期仍要重视功能锻炼,语言、肢体、吞咽功能及生活自理能力训练,达到最理想的效果。注意休息,不能过度劳累,不要做重体力活。要学会自我监测病情,如发现有言语不清、原瘫痪肢体无力加重、头晕、呕吐等应立即就医。

【护理评估】

护士评估患者及其家属相关知识缺乏。

【主要护理诊断或者问题】

知识缺乏：与患者对疾病不了解，缺乏获得疾病知识途径有关。

【护理目标】

出院时患者能说出疾病的主要症状、本人的治疗方案及出院后注意事项。

【护理计划与措施】

(1)给患者提供疾病知识宣传手册。

(2)出院注意事项列出清单给患者带回并逐条讲解，保证患者理解各项注意事项。

(3)健康宣教，向患者解释疾病产生的原因与治疗的方式方法与意义。

【护理评价】

出院时患者能说出疾病的主要症状、本人的治疗方案及出院后的注意事项。

【思维启发】

脑卒中"三级预防"的内容有哪些？

【问题解析】

脑卒中又称"中风""脑血管意外"，是一种急性脑血管疾病，是由脑部血管突然破裂或因血管阻塞导致血液不能流入大脑而引起脑组织损伤的一组疾病，包括缺血性脑卒中和出血性脑卒中。缺血性脑卒中的发病率高于出血性脑卒中，占脑卒中总数的 60%～70%。发病年龄多在 40 岁以上，男性较女性多，严重者可引起死亡，其中出血性脑卒中的死亡率较高。调查显示，脑卒中已成为我国第一位死亡原因，也是中国成年人致残的首要原因。脑卒中具有发病率高、死亡率高和致残率高的特点，且脑卒中一直缺乏有效的治疗手段，因此预防脑卒中的发生是最好的措施，把防治脑血管疾病的知识利用各种途径传授给大家，使人人都了解和掌握脑血管疾病的病因、危险因素以及发病后的危害，改变不良的生活方式，去除可能的危险因素，才能真正防治脑卒中。

2008 年原卫生部成立"脑卒中筛查与防治工程委员会办公室"进行专项管理，指出加强脑卒中三级预防可进一步提高居民对脑卒中的防治水平和能力，建立有利于脑卒中防治的社会和物质环境，减少脑卒中发病、患病、致残和死亡人数，提高居民的生活质量和生命质量。

**1.一级预防（病因预防）** ①坚持体育活动：生命在于运动，运动能够扩张血管，使血流加速，并能降低血液黏稠度和血小板的聚集性，减少血栓形成。运动可以促进脂质代谢，提高血液中高密度脂蛋白胆固醇的含量，从而预防动脉硬化。经常运动的人罹患脑卒中的概率明显减少；②控制饮食：以低盐（每天 5 g 以内）、低脂肪和低热量饮食为主。蔬菜、水果、豆类、鱼、粗制大米或面粉构成的食品中，富含不饱和脂肪酸、胡萝卜素和维生素 E，可降低脑卒中的风险；③戒烟限酒：有研究显示，吸烟者的脑卒中风险为不吸烟者的2 倍。每天饮酒的乙醇含量超过 60 g 时发生脑卒中的危险明显增加。乙醇可通过升高血压、导致血液高凝状态、心律失常、降低脑血液流量等引发脑卒中；④保持良好生活方式，定期进行健康体检：对工作的压力及心理的紧张进行自我调整，努力做到心理平衡、生活规律。定期进行健康体检，经常监测血压、血脂、血糖及体重等，及早发现危险因素，及早采取防治措施。经常向专家咨询，征求他们的具体指导。

**2.二级预防** ①注意脑卒中预兆：有些患者脑卒中发生前数小时或数天常出现一些症状，如肢体麻木、刺痛、一过性黑矇、头痛、头晕、语言不清、口角流涎等，一旦发现应及时就医，可有效地预防脑卒中的发生；②高血压、糖尿病与脑卒中：有资料表明舒张压降低 5～6 mmHg 可以减少脑卒中发生率 42%，经系统抗高血压治疗后，所有脑卒中患者减少了 38%，重度脑卒中患者减少 34%。糖尿病患者及发生脑卒中的危险性比血糖正常的同龄人高 1 倍，积极防治高血压、糖尿病，在医生的指导下长期坚持服用降压药、降糖药，不要随意停药，医护人员应电话随访与家庭随访相结合；③心脏病与脑卒中：器质性心脏病，容易形成赘生物，或形成血栓，这些赘生物或血栓脱落，阻塞脑血管，发生脑栓塞。而心律失常，可引起脑供血不足，导致脑卒中；④高血脂、高胆固醇与脑卒中：有研究显示，胆固醇和低密度脂蛋白浓度的升高是脑卒中常见危险因素之一。研究表明使用降低胆固醇的药物可以使心肌梗死后脑卒中的风险率降低 30%；⑤炎症与脑卒中：有研究表明，炎症很可能与脑卒中的发病有关，最常见的如梅毒引发的脑血管炎，带状疱疹感染等引发的血管炎。此外，与细菌感染相关的肺炎、幽门螺旋杆菌及牙周炎等均与脑卒中的发病有关。据流行病学观察，脑血管疾病的病死率与呼吸系统感染的流行呈正相关；⑥其他因素：有研究发现，颈动脉狭窄或闭塞的患者，当出现血流动力学损害迹象时，其脑卒中的风险明显增高。随着对脑卒中危险因素研究的不断深入，高同型半胱氨酸血症成为脑卒中的一个独立危险因素。体力活动是影响脑卒中单独的危险因素，缺乏体力活动可造成心肺功能的适应性下降。

**3. 三级预防** 要有"时间就是大脑"的观念，尤其早期康复介入可显著降低病死率及致残率，使患者最大限度地从身心残障中恢复，重返社会。来自循证医学的证据表明，脑卒中单元治疗是脑卒中患者的最佳选择。

(1)急性期康复护理：①急性期的康复护理十分重要，如不采取早期正确的康复护理，患者将丧失康复的机会。急性期患者病情变化快，对护理技术要求高，既要求对生命体征的护理，也要求较多预防性和对症性康复护理；②重视心理疏导：脑卒中后抑郁(PSD)为常见的心理障碍，脑卒中患者由于偏瘫、失语、生活不能自理常表现为抑郁、悲哀、自卑等心理状态，性格变得暴躁。护士应加强心理干预、心理辅导，给患者更多的关爱、温暖和支持，提升患者积极配合治疗的依从性，控制焦虑抑郁情绪，改善患者的生活质量。重视家庭与社会的支持，一起面对疾病，战胜疾病，从而减少孤独感，树立战胜疾病的信心；③预防性和对症性康复护理：脑卒中患者，在病情基本稳定时，应进行被动肢体功能锻炼。一般来说，发病 3 d 即可进行被动功能训练。尽早的功能锻炼，可使足部畸形减少；运动时，肘关节屈曲挛缩减少；肩关节活动范围受限减少；多数患者今后依靠手杖即可步行。自主性锻炼与提高生活质量关系紧密，因此应鼓励患者做患肢主动运动。在护士指导下进行主动的肢体功能锻炼就是患者自己依靠患侧肢体自身的力量进行锻炼的一种方法，多适用于患侧肌力在 3 级以上的患者。不能下床的患者，要在床上进行上下肢功能锻炼。尤其是上肢的肩关节外展、前屈、上举运动，肘关节的屈伸运动，腕关节的背屈运动和指关节的伸展运动，特别是拇指关节的功能锻炼；下肢重点做髋关节的内收、内旋运动，屈髋，膝关节屈伸运动，踝关节背屈运动等。每次重复 20～30 次，每天 2 次，运动量以第 2 天不出现疲倦为宜；④肢体康复护理体位：脑卒中急性期如伴有意识障碍，护士可进行正确康复体位的摆放，并适量的做关节活动。目前主要采用的体位有患侧卧位、健侧卧位、半坐卧位、坐位。

(2)恢复期康复训练。①运动疗法(PT)：在无痛范围内进行患肢的主动和被动运动训练相结合的方法，以达到缓解肌痉挛、保持关节功能为目的。从远端小关节开始，进行患肢各关节部位的揉、牵伸、挤压运动每次 30～60 min，每天重复 2～3 次，在治疗的同时应注意患肢的良肢位和感觉障碍的护理。床上良肢位的摆放，防止肢体痉挛，避免上肢屈曲、下肢外展、外旋、足下垂以及足内翻等情况发生。四肢关节的被动活动，应每天活动关节 2 次，每次活动关节 10～20 次，动作轻柔，避免用力过大损害关节面，运动幅度逐渐加大。②作业疗法(OT)：为恢复患者功能，有目的、有针对性地从日常生活活动、职业劳动、认知活动中选择一些作业，对患者进行训练，以缓解症状和改善功能的一种治疗方法。在作业疗法概念中，这些活动被分为自理、工作及闲暇活动三大类。它和运动疗法的理论原则是相同的，不同之处在于它将肢体需要的运动设计成一项作业活动，这不仅提高了患者的兴趣，还提高了患者的生活能力；③语言疗法(ST)：由于大脑具有可逆性，因此它可以逐渐适应，恢复一些丧失的功能，为了使患者运用口语、文字、手势、图示等任意一种方式来理解和表达思想，提高与人沟通和交流的能力，可采用指物训练、言语表达训练、数数训练、识字图卡训练、用手势或表情进行训练等；④日常生活活动能力(ADL)训练：脑卒中患者中大多数伴有不同程度的认知功能障碍，严重影响患者的运动功能恢复及日常生活活动能力的提高。被动运动疗法，以达到放松痉挛肌肉、牵伸挛缩肌腱和韧带恢复，维持关节活动度，改善肢体循环为目的。主动运动疗法，指导患者进行手的技巧性、四肢的协调训练，运用正确的姿势反复训练握笔，穿脱衣裤，协助患者逐步学会洗脸、刷牙、如厕等。对于合并认知障碍的脑卒中患者，同时给予认知康复训练和常规康复训练，有利于其认知功能、运动功能和日常生活活动能力的改善；⑤训练站立和步行站立：协助患者双足置于地面，两腿分开与肩同宽，双手相应交叉，尽量向前伸直、低头、弯腰、收腹、重心渐移向双下肢，协助人员双手拉患者肩关节协助患者站立。若患者患肢力量较弱不能踩实地面时,协助人员可以双膝抵住患者患肢膝关节,双足夹住患者的双足,患者将手置于协助人员腰部,以利于轻松站起。开始行走前,下肢肌力必须达到 4 级,注意站姿,步幅均匀,频率适中,伸髋屈膝,先抬一足跟部,重心转移,让另一足跟着地,然后重心再转移到后足,开始下一个步态周期;⑥物理康复治疗:对脑卒中患者的康复治疗应采取以神经肌肉促进技术为主结合物理治疗的综合康复方法,才能获得满意效果,对多数脑卒中患者来说,物理疗法是康复过程的基础,理疗师通过运动训练及对脑卒中患者的肢体进行物理推拿、理疗及针灸等方法,以恢复患者的肢体活动及平衡和协调功能,促使其早日康复;⑦用药指导:关键是稳定斑块和抗栓治疗。一些药物对血管有很强的刺激性,要给患者做好用药指导,耐心讲解药物的用法、用量、作用原理、不良反应、副反应、用药禁忌等,以减轻患者的心理压力。

## 二、思维拓展

急性缺血性脑卒中(acute ischemic stroke,AIS),是由脑血管栓塞或狭窄引起的脑供血不足,导致脑组织缺血缺氧,从而出现相应神经系统症状和体征的疾病。AIS 具有高死亡率、高发病率、高致残率、高复发率的特点,严重影响人民的健康,给社会和家庭带来了沉重的经济负担。AIS 超早期(<4.5 h)重组组织型纤溶酶原激活剂(rt-PA)静脉溶栓是目前最主要的治疗手段,被国内外脑血管疾病诊治指南一致推荐。缺血性脑卒中急性期以血管再通为核心的各种治疗措施,主要是挽救"缺血半暗带(ischemic penumbra)",即梗死灶周围因缺血性损伤而发生功能异常、但尚未死亡的神经细胞,使其恢复正常并促进神经功能恢复。

随着脑卒中中心的建设,急性缺血性脑卒中静脉溶栓治疗患者数量逐年增加明显。尽管如此,在急性缺血性脑卒中静脉溶栓治疗方面,我们仍存在很多问题。美国心脏病学会/脑卒中委员会(American Heart Association/American Stroke Association,AHA/ASA)指南推荐,应将 DNT 时间控制在 60 min 以内。然而,由于公众对脑卒中的认识程度较差,院前、院内各种原因导致时间延误,只有少数患者能在此时间窗内接受静脉溶栓治疗,大多数患者因发病时间过长或在就诊途中错过了溶栓窗口期,以致其预后不佳,甚至留下严重的后遗症,因此,建立完善的急救救治体系、合理安排医疗资源、提高脑卒中急救救治效率以及有效缩短院前急救时间是目前我国脑卒中治疗亟待解决的问题。

护理被认为是脑卒中多学科团队中必不可少的角色,开展脑卒中护理相关研究,提高脑卒中患者的生活质量成为国内外护理研究的热点。脑卒中后康复 Mauk 模型(Mauk Model of Poststroke Recovery)是以患者的心理发展为导向,阐述脑卒中患者经历的整个康复阶段,从而使护理人员针对不同阶段患者的心理特点,提供有效的护理实践。Mauk 模型将脑卒中后患者的康复过程分为 6 个阶段:agonizing(痛苦阶段)、fantasizing(幻想阶段)、realizing(意识阶段)、blending(混合阶段)、framing(构架阶段)、owning(拥有阶段)。值得注意的是,患者有可能处于由一个阶段特征主导的多个阶段并存的状态,护士需要满足患者所处主导阶段的核心健康需求,从而取得最佳的护理效果。

十二届全国人大四次会议的政府工作报告中提出健康中国建设的"健康促进"三大策略为"倡导、赋权、协调",其中"赋权"是指重视针对个人的能力建设。赋权理论是指通过赋权积极开发和利用知识、技能和自信,同时获得自我意识、自我效能、自我控制、自我发展与自我满足,最终管理疾病和促进健康。在疾病康复过程中,应用赋权理论激发并调动患者潜能,对提高其自我效能感、日常生活活动能力、社会角色实现、疾病照顾准确度及危险因素管理能力具有重要的现实意义。

目前赋权理论护理模型有很多,有 Muller 等提出的中青年脑卒中赋权支持(Youth Empowerment and Support Services,YESS)计划模型,主要是针对中青年脑卒中患者脑卒中后的社区融合和角色实现问题;有 Toell 等提出的 STROKE-CARD care 模型,适用于中、重度缺血性脑卒中患者,通过提高其对指南的依从性,从而降低脑血管事件的复发率和脑卒中后并发症的发生率,提高生活质量和改善功能状态;有脑卒中教练(Stroke Coach)模型,它是一种以患者为中心的远程健康自我管理模式,其目的是控制脑卒中危险因素,改善脑卒中后的生活方式和行为;还有 Omelchenko 等实施的社区赋权服务(Empowered to Serve,ETS)模型,适用于普通社区居民,目的是利用美国心脏协会和美国脑卒中协会(AHA/ASA)的"赋权服务"循证课程教育公众识别脑卒中症状,提高公众的脑卒中意识和行动准备。由此可见,国外脑卒中患者赋权理论护理模型应用已相对成熟,如何探索和建立适合我国国情的脑卒中患者赋权理论护理模式还有待进一步的研究。

### 三、案例说明书

**【教学目标及用途】**

本案例以一名中老年急性缺血性脑卒中的男性患者,急诊行静脉溶栓后顺利出院的整个经过为背景,启发学生思考,引导学生掌握脑卒中的快速识别方法、静脉溶栓的过程及观察要点、脑卒中的早期康复,通过对案例进行生动的描述,能引导学生以参与者的身份去探究问题、分析问题、解决问题,进而实现学生与教师的双向互动,更有助于护理研究生适应今后的临床工作。

经过本案例学习,希望学生达到以下目标。

(1)掌握急性缺血性脑卒中的概念、病因、诊断与临床表现。

(2)熟悉静脉溶栓的适应证、禁忌证。

(3)掌握静脉溶栓的流程。

(4)掌握静脉溶栓后的观察及护理。

(5)掌握脑卒中患者的健康宣教内容。

**【分析思路】**

本案例以一名中老年突发缺血性脑卒中的男性患者的入院诊疗经过为背景,通过分析病史、临床症状、体征,综合案例所提供的辅助检查结果,做出医疗诊断,进行识别、确诊、治疗及早期康复。

在责任护士对该患者已完成的护理评估及护理记录的基础上,引导学生分析以肢体无力为主诉,而确诊为脑梗死患者的护理评估重点内容。依据护理记录中体现的患者入院当日的主要诊疗经历,结合案例引导学生分析缺血性脑卒中的诊治原则及其背后的循证依据;结合护理计划和护理记录,引导学生分析其是否全面,使其掌握缺血性脑卒中患者行静脉溶栓前后的护理评估重点,提升准确发现护理诊断/问题并制定个体化、全面的护理措施的能力,具体思路如图9-2所示。

**【关键要点】**

急性缺血性脑卒中(acute ischemic stroke,AIS)约占全部脑卒中的80%。AIS治疗的关键在于尽早开通闭塞血管、恢复血流以挽救缺血半暗带组织。由于AIS治疗时间窗有限,及时评估病情和快速诊断至关重要,医院应建立脑卒中诊治绿色通道,尽可能优先处理和收治急性缺血性脑卒中患者。脑卒中单元(stroke unit)是一种组织化管理住院脑卒中患者的医疗模式。以专业化的脑卒中医生、护士和康复人员为主,进行多学科协作,为急性缺血性脑卒中患者提供系统综合的规范化管理,包括药物治疗、肢体康复、语言训练、心理康复、健康教育等。脑卒中单元可明显降低脑卒中患者的死亡率和致残率。

急性脑卒中的诊疗是一项系统工程,需要多部门、多环节的协调配合,最终实现对脑卒中的有效救治。急救转运系统与脑卒中救治医疗机构之间建立有效的联动机制,可避免院前延误,实现快速、有效转运患者。医疗机构建立多学科协助的脑卒中诊治团队,根据规范制订急性脑卒中诊治预案,包括缺血性脑卒中的超早期诊治措施,建立脑卒中诊治绿色通道,可以有效提高急性缺血性脑卒中的救治效率。建立脑卒中分级救治系统的认证和考核系统,有助于各医疗机构建立急性脑卒中诊治质量改进体系,有助于医务人员规范地开展诊治技术,如静脉溶栓、血管内取栓、围手术期管理、并发症防治等,及时发现救治过程的不足,并及时整改。

**【建议课堂计划】**

整个案例课的课堂时间控制在80~90 min。

课前计划:提出启发思考题,请学生在课前完成阅读和初步思考,并鼓励学生查阅相关资料以助于深入分析案例。

课中计划:开场及案例概述(2~5 min),场景展示及分析讨论环节(45~60 min),归纳总结(10 min),教师对相关问题进行总结和要点详解(15 min)。

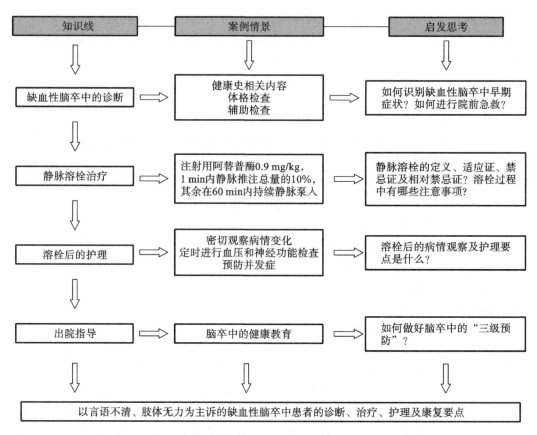

图 9-2　缺血性脑卒中静脉溶栓护理案例分析及步骤示意图

在分析讨论环节,逐步提出启发思考题,并根据学生回答在黑板上整理出知识脉络结构。

课后计划:请学生给出相似案例的报告,依据本案例学习的理论进行分析。

【建议学习资源】

贾建平,陈生弟.神经病学[M].8 版.北京:人民卫生出版社,2018.

(黄　姝)

# 第三节　帕金森病患者的护理实践

## 一、导入案例

患者,男,59 岁,因"右上肢无力伴抖动 4 年余,加重伴四肢无力 1 月余"入院。患者 1 月前自觉症状呈进行性加重,伴四肢无力、麻木及酸胀感,伴行动迟缓,伴夜间入睡困难,有翻身困难、转身困难,稍言语不清,偶有头晕、头痛,情绪激动时伴四肢抖动,无站立后头晕、嗅觉减退。为求进一步诊治,2021 年 5 月 17 日,至我院门诊就诊,门诊以"帕金森病"收入院。起病以来,患者精神稍差,饮食可,睡眠欠佳,大便如常,小便有尿不尽感,体重无明显变化,体力下降。体格检查:T 36.5 ℃;P 90 次/分;R 20 次/分;BP 122/87 mmHg;神志清楚,查体合作,全身皮肤黏膜无黄染,浅表淋巴结未触及明显肿大,双肺呼吸音清,律齐,双侧瞳孔等大等圆,直径约等于 3 mm,对光反射存在,双眼活动自如,伸舌居中,鼻唇沟对称,颈项强直,克氏征弱阳性,布氏征(一),右侧肢体肌力 5 级,四肢肌张力增高,右侧较重,四肢腱反射可,双侧巴氏征弱阳性,蹒跚步态,感觉检查(一),共济试验(一)。头部核磁共振示:右侧黑质"燕尾征"模糊。予以多巴胺受体激动剂、改善循环、护脑、帮助睡眠治疗,于 2021 年 5 月 25 日出院。

【护理评估】

**1. 健康史**

| | |
|---|---|
| 主诉 | 问:您好,请问一下,您叫什么名字? 我是您的责任护士,今天您的治疗和护理都由我负责,为了了解您的情况,我需要问您几个问题,希望您如实回答,以便后续治疗。您这次主要是为什么来医院?<br>答:右上肢没有力气,抖动4年多了,这一个月更严重了并且四肢都没有力气。这几个地方还很疼。(手指向身体示意:右上肢、右小腿、腰部)。<br>问:是什么样的痛呢,胀痛还是酸痛?<br>答:主要是酸痛和胀痛。<br>问:如果说0分是完全不疼,10分是完全不能忍受的疼,您觉得您的疼痛是几分?(拿出面部表情疼痛评分表)<br>答:大概有8分,很疼。<br>问:您大概疼了多长时间呢?<br>答:每次吃完医生开的帕金森病的药就会缓解一会儿,但是过段时间又开始疼了。 |
| 现病史 | 问:您去了医院,医生怎么说?<br>答:之前在当地医院看过,说是"帕金森病",开了一些药,但是现在病情又加重了。 |
| 日常生活形态 | 问:您现在吃饭、休息怎么样?<br>答:听别人说这个病很难治疗,我很担心! 每天晚上很晚才能睡着,早上很早就醒了。哎……(患者情绪低落) |
| 既往史 | 问:您平时身体怎么样,有没有什么慢性病?<br>答:没有慢性病。 |
| 家族史 | 问:您家里人有没有得过这个病?<br>答:没有。 |
| 心理状况 | 问:生病之后,您心态有什么变化?<br>答:感觉现在好多事情都做不了,不想说话,很害怕这个病。 |
| 社会状况 | 问:您的文化程度是什么?<br>答:小学毕业后,就不上了,现在开了一个杂货店。<br>问:平时都是谁在照顾您?<br>答:和老伴生活在一起,两个孩子放假了也会回来。 |

**2. 体格检查** T 36.5 ℃ ,P 90 次/分,R 20 次/分,BP 122/87 mmHg。意识清楚,双侧瞳孔等大等圆,直径约等于3 mm,对光反射灵敏;表情有些呆板;有翻身困难、转身困难;偶有头晕、头痛,情绪激动时伴四肢抖动;咀嚼和吞咽缓慢,进食固体食物时较明显;稍言语不清,能回答问题,但语音断续、语调低、语速慢;不能扣纽扣和系鞋带,写字越写越小;颈项强直,克氏征弱阳性,布氏征(一),右侧肢体肌力5级,四肢肌张力增高,右侧较重,四肢腱反射可,双侧巴氏征弱阳性;蹒跚步态;感觉检查(一);共济试验(一)。

**3. 辅助检查** 2020 年 12 月 13 日,头部 MR 示:右侧黑质"燕尾征"模糊,建议结合临床;头颈部 CTA 示:右侧部分胚胎型大脑后动脉。

5 月 2 日,颅脑十颈椎 CT 示:C3/4、C4/5、C5/6 椎间盘突出;脑萎缩。

5 月 18 日,十二通道常规心电图十心电事件记录:①窦性心律;②心电图正常范围;彩超-心脏十心功能十室壁运动分析:心脏形态结构及瓣膜活动未见明显异常。

5 月 19 日,头部磁共振平扫示:轻度脑萎缩;彩超-颅脑:双侧中脑黑质异常回声增强区;头部磁共振单脏器磁敏感加权成像:双侧黑质"燕尾征"模糊。

**4. 医疗诊断及治疗原则**

(1)初步诊断:帕金森病。

(2)治疗原则:综合治疗;以达到有效改善症状,提高生活质量为目标;坚持"剂量滴定""以最小剂量达到满意效果";遵循一般原则,也强调个体化特点。

【主要护理诊断/问题】

(1)疼痛:与肌张力增高,四肢肌肉僵硬导致的骨骼肌性疼痛有关。依据:疼痛评估表8分。

(2)躯体活动障碍:与黑质病变、锥体外系功能障碍所致震颤、肌强直、体位不稳、随意运动异常有关。依据:帕金森综合评分量表(UPDRS-Ⅱ),16分,有运动功能障碍;肌力测定,四肢肌力正常,双上肢肌张力增高,左侧高于右侧,左上肢腱反射稍活跃,其余肢体腱反射减弱;Webster评定表,19分,中度障碍;日常生活能力评估(ADL),60分,中度依赖。

(3)睡眠形态紊乱:与夜尿增多、疾病和药物因素有关。依据:睡眠评估(PSQI)得分为11分,睡眠形态紊乱。

(4)焦虑、抑郁:与震颤、面肌强直等身体形象改变和言语障碍、生活依赖他人有关。依据:抑郁评估(Beck),16分,轻中度。

【护理目标】

(1)患者出院前掌握缓解疼痛的方法,住院期间疼痛较之前缓解。

(2)患者出院前掌握肢体功能锻炼的方法。

(3)患者及其家属掌握改善睡眠状态的方法

(4)患者了解缓解紧张情绪的方法,患者的紧张、焦虑情绪得到缓解,患者知晓自我修饰的方法。

【护理计划与措施】

(1)发现疼痛尽早治疗,采用联合、多模式治疗;制订个体化治疗方案。针对肌肉骨骼性和神经性疼痛的运动训练应包括关节活动度训练及姿势调整;TENS(经皮神经电刺激)和手法治疗可用于缓解PD疼痛;周围神经脱敏技术;运动想象和镜像疗法;认知行为疗法。

(2)鼓励患者主动运动,坚持长期治疗。

(3)分散注意力:可播放一些舒缓、放松的音乐或进行轻柔有节律的按摩。

(4)松弛训练:肌肉僵硬是直接影响帕金森病患者运动功能的主要原因,通过松弛训练,可以使全身肌肉松弛,减轻肌肉僵硬,改善患者的运动能力。

(5)睡眠卫生教育:①睡前避免饮酒、喝咖啡等兴奋剂;②创造良好的睡眠环境,保持安静,调节好卧室的光线、温度和湿度;③参加中等强度的有氧运动,增加脑的血供;④调节不良心理,缓解压力,保持心情平静。

(6)刺激控制疗法:患者只在有睡意时才上床,如果15～20 min无法入睡,则起床离开卧室,进行轻松的活动,直到产生睡意才回卧室睡觉;有必要时重复以上活动;同时患者也必须避免白天过多打盹,保证每天在同一时间起床。

(7)睡眠限制疗法:睡眠效率(睡眠时间/在床上的时间)低于80%时,应减少15～20 min卧床时间,睡眠效率超过90%时,允许增加15～20 min卧床时间,通过周期性调整卧床时间直至达到适当的睡眠时间。

(8)放松疗法:肌肉放松训练、冥想放松、自我暗示法。

(9)穴位按摩:按摩安眠穴、神门穴、内关穴、三阴交穴位。

(10)药物治疗:遵医嘱给予镇静催眠药,并评价其效果。

(11)心理护理:建立良好的护患关系,仔细观察患者的心理反应;情绪干预,鼓励患者表达并注意倾听他们的心理感受,与患者讨论身体健康状况改变所造成的影响,及时给予正确的信息和引导,使其能够接受和适应自己目前的状态并能设法改善,鼓励患者尽量维持过去的兴趣和爱好,多与人交往,不要孤立自己;指导患者家属多体贴、鼓励患者。

(12)自我修饰指导:指导患者进行如鼓腮、伸舌、噘嘴、龇牙、吹吸等面肌功能训练,可以改善面部表情和吞咽困难,协助发音;督促进食后及时清洁口腔,随身携带纸巾擦尽口角溢出的分泌物,注意保持个人卫生和着装整洁等,以尽量维护自我形象。

【护理评价】

(1)患者知晓缓解疼痛的方法。

(2)患者家属知晓功能锻炼的方法。

(3)患者知晓改善睡眠状态的方法。

(4)患者知晓改善情绪的方法。

【思维启发】

(1)患者诊断为帕金森病,体格检查、辅助检查、临床表现中哪些结果支持该诊断?

(2)帕金森病如何治疗?

(3)入院后进行护理评估的主要内容有哪些?

(4)帕金森病患者护理要点有哪些?

【问题解析】

问题1:患者诊断为帕金森病,临床表现、体格检查、辅助检查中哪些结果支持该诊断?

**1. 支持该诊断的临床表现和检查** 患者1月前自觉症状呈进行性加重,伴四肢无力、麻木及酸胀感,伴行动迟缓,伴夜间入睡困难,偶有头晕、头痛,情绪激动时伴四肢抖动、嗅觉减退。体格检查:表情呆板;有翻身困难、转身困难;稍言语不清;偶有头晕、头痛;情绪激动时伴四肢抖动;咀嚼和吞咽缓慢,吃固体食物时明显;能回答问题,但语音断续、语调低、语速慢;不能扣纽扣和系鞋带,写字越写越小;颈项强直,克氏征弱阳性。辅助检查:头部 MR 示右侧黑质"燕尾征"模糊。

**2. 帕金森病定义、发病机制、辅助检查、临床表现**

(1)定义:帕金森病是常见于中老年人的、以中脑黑质多巴胺能神经元进行性退变为主的、多系统受累的缓慢进展的神经系统变性疾病。

(2)病因和发病机制:目前病因仍未有公论,但普遍认为,帕金森病并非单一因素致病,可能多种因素共同参与。遗传因素使患病易感性增强,在环境因素及年龄老化的共同作用下通过上述各种机制引起黑质多巴胺能神经元变性,导致发病。此外,帕金森病患者的脑部主要病理改变是黑质——纹状体多巴胺通路变性。黑质位于中脑,因富含黑色素颗粒而得名,黑质是制造并储存神经递质多巴胺的场所,多巴胺为纹状体的抑制性神经递质,而另一种神经递质乙酰胆碱则是纹状体的兴奋性神经递质。当脑中的黑质细胞大量坏变而消失时,多巴胺的制造减少,脑内多巴胺水平降低,而乙酰胆碱水平仍保持原有"正常"水平,此时多巴胺系统和乙酰胆碱系统之间原有平衡被破坏,多巴胺释放过多或过少都会打破多巴胺与其他神经递质的平衡,影响运动的连续和流畅。一旦脑中多巴胺水平低于正常的20%时,乙酰胆碱的作用相对亢进,肢体僵硬、震颤等帕金森病症状随之出现。

(3)辅助检查。

①影像学检查:头颅 CT、MRI 检查无特征性改变,有时可显示脑部不同程度的脑萎缩表现。

②磁共振波谱分析(MRS):MRS 测定脑内代谢物的浓度,可以了解脑组织的代谢及神经元的功能改变,了解基底节区是否存在多巴胺神经元破坏和缺失。在临床研究中有学者认为,帕金森病患者脑黑质、纹状体及丘脑 NAA/Cr,Cho/Cr 等值较正常人明显降低,对临床诊断具有一定的意义。

③实验室检查:采用高效液相色谱(HPLC)可检测到脑脊液和尿中高香草酸(HVA)含量降低。

④神经电生理检查:应用视觉诱发电位(VEP)可以发现本病视网膜突触上的多巴胺受体障碍。

⑤基因检测:DNA 印迹技术、PCR、DNA 序列分析等,在少数家族性帕金森病患者可能会发现基因突变。

⑥功能显像检测:采用 PET 或 SPECT 与特定的放射性核素检测,可发现帕金森病患者脑内多巴胺转运体(DAT)功能显著降低,且疾病早期即可发现,$D_2$ 型 D 受体($D_2$R)活性在疾病早期超敏、后期低敏,以及多巴胺(DA)递质合成减少。对帕金森病的早期诊断、鉴别诊断及病情进展监测均有一定的价值。

(4)临床表现:帕金森病多发于50岁及以上人群,临床表现以静止性震颤、肌强直、运动迟缓和姿势步态异常为特征;起病常隐匿,缓慢发展,逐渐加剧。疾病晚期,由于全身僵硬而致卧床不起,最后常死于肺部感染、骨折等各种并发症。

①运动症状。

a.静止性震颤:常为首发症状,多从一侧上肢远端开始,呈现有规律的拇指对掌和手指屈曲的不自主震颤,类似"搓丸"样动作。静止时明显震颤,随意动作时减轻或停止,紧张时加剧,入睡后消失;随病程进展,震颤可逐步涉及下颌、唇、面和四肢。少数患者,尤其是发病年龄在70岁以上者,可不出现震颤。部分患者可出现姿势性震颤。

b.肌强直:被动活动关节时阻力增大,且呈一致性,类似弯曲软铅管的感觉,故称"铅管样肌强直";在有静止性震颤的患者中可感到在均匀的阻力中出现断续停顿,称为"齿轮样肌强直"。四肢、躯干、颈部肌强直可使患者出现特殊的屈曲体姿,表现为头部前倾,躯干俯屈,肘关节屈曲,腕关节伸直,前臂内收,腕及膝关节略为弯曲。

c.运动迟缓:随意运动减少,包括始动困难和运动迟缓,并因肌张力增高,姿势反射障碍而表现出一系列特征性运动症状,如起床、翻身、步行、方向变换等运动迟缓;面部表情肌活动减少,双眼凝视,瞬目减少,呈现"面具脸";手指做精细动作如扣纽扣、系鞋带等困难;书写时字越写越小,呈现"写字过小征"。

d.姿势步态异常:站立时呈屈曲体姿,步态障碍甚为突出。疾病早期表现走路时下肢拖曳,随病情进展呈小步态,步伐逐渐变小变慢,启动困难,行走时上肢的前后摆动减少或完全消失;转弯时平衡障碍特别明显,此时因躯干僵硬而采取连续小步,使躯干和头部一起转弯。晚期患者自坐位、卧位起立困难,迈步后即以极小的步伐向前冲去,越走越快,不能及时停步或转弯,称为慌张步态,此与姿势平衡障碍导致的重心不稳有关,在下坡时更为突出。

②非运动症状:在疾病进展过程中,除了运动症状逐渐加重,许多非运动症状也随之出现,主要表现在感觉障碍、精神障碍和自主神经功能障碍。最常见的非运动症状有便秘、睡眠障碍、情绪障碍、疼痛、直立性低血压等。

a.便秘:表现为排便费力、排便频率减少、排便不尽感及肛门阻塞感。超过70%的帕金森病患者会出现便秘,且往往在疾病的运动症状之前出现,便秘患者发生帕金森病的风险是非便秘人群的2.7～4.0倍。此外,便秘也会影响治疗帕金森病药物的疗效。

b.睡眠障碍:表现为失眠、白天过度嗜睡、快速动眼期睡眠行为障碍及不宁腿综合征。约60%的帕金森病患者存在睡眠障碍,白天过度嗜睡的人群发生帕金森病的风险是无该症状人群的3.3倍。

c.情绪障碍:40%的帕金森病患者在疾病进展过程中会出现情绪障碍,主要表现为焦虑、抑郁。其中焦虑主要表现为广泛性焦虑、惊恐障碍和社交空间,而抑郁则表现为情绪低落、呆滞,抑郁可能是帕金森病早期的前驱症状或危险因素。

d.疼痛:帕金森病患者中,60%～80%会出现疼痛,疼痛部位和性质都缺乏特征性,主要表现为下肢痛、背痛、上肢痛、肩痛。女性、高龄、病程长、病情重、伴有运动症状、抑郁是帕金森病疼痛的高危因素,其中抑郁可能是导致疼痛的主要因素。帕金森病患者疼痛体验深刻,表现为部位多、程度重、持续时间长、性质多变,严重影响生活质量。

e.直立性低血压:帕金森病患者常见的非运动症状,表现为当帕金森病患者发生体位改变时,可出现黑矇、头晕、眼花、乏力、直立性晕厥等直立不耐受症状,造成跌倒、骨折等不良事件。另外,直立性低血压会诱发冠状动脉疾病、心力衰竭、心律失常及脑卒中等心脑血管疾病,增加死亡风险,所以预防跌倒是帕金森病患者必须掌握的一门生活技能。

问题2:帕金森病治疗要点

**1.治疗原则** 帕金森病的治疗应采取综合治疗,药物、手术、运动、心理疏导和护理,药物治疗是首选。目前的治疗手段,不管是药物还是手术,都只能改善症状,不能阻止病情的发展,更无法治愈,因此治疗不仅立足当前,而且需要长期管理,以达到长期获益的目的。在用药治疗的过程中应把握以下几个原则,以达到有效改善症状,提高工作能力和生活质量为目标:提倡早诊断、早治疗,不仅可以更好地改善症状,而且可能达到延缓疾病的效果;坚持"剂量滴定",以避免产生药物急性副作用,尽可能以小剂量达到满意的临床效果。治疗应遵循一般原则,也应强调个体化特点,不同患者的用药选择不仅要考虑疾病特点,而且要考虑患者的年龄、就业情况、经济承受能力等因素。尽量避免或减少药物的副作用和并发症。

**2.脑深部电刺激术(deep brain stimulation,DBS)** DBS是一种新型微创手术方法,在锁骨皮下埋置带电池的刺激顺序脉冲调节器，通过电线连接颅内靶点电极。有效脉冲因人而异（135～180 Hz）。刺激靶点区分别在丘脑底核、丘脑腹中间核或苍白球，以丘脑底核为多选 DBS。适用于复方左旋多巴制剂仍然有效但出现疗效减退或药物造成的运动障碍患者，尤其适用于帕金森病出现异动症及原发性震颤的患者。DBS 治疗帕金森病疗效确切、副作用小。但其仍属手术治疗，可造成颅内感染、神经系统损伤及电极错位、移位、断裂等并发症，极易引发机体不同程度的应激反应，导致患者负性情绪加重。

**3. 关注"开关现象"和（或）"剂末现象"** 在疾病治疗过程中，可能会出现"开关现象"和（或）"剂末现象"。"开关现象"指症状在突然缓解（"开期"）与加重（"关期"）两种状态之间波动。一般"关期"表现为严重的帕金森病症状，持续数秒或数分钟后突然转为"开期"。"开关现象"是长期运用左旋多巴类药物后出现的药效波动，多见于病情严重者，不可预料，处理比较困难，适当加用多巴胺受体激动药，可以防止或减少发生。"剂末现象"又称疗效减退，指每次服药后药物的有效作用时间逐渐缩短，表现为症状随血药浓度发生规律性波动，与服药剂量不足致血药浓度降低有关；适当增加服药次数或增加每次服药剂量、改用缓释剂可以预防。当患者出现"开关现象"和（或）"剂末现象"，应及时就医，寻求专科医生处理。

问题 3：入院后进行护理评估的主要内容有哪些？

这一部分的学习目标在于引导学生逐步探讨对该患者进行护理评估的方法、意义和必要性。此处尤其注意指导学生使用帕金森病特有的评估量表，探索相应的护理要点。同时，进一步探讨临床护理管理中对于不良事件的风险控制。

**1. 健康史**

（1）既往史和用药情况：①询问患者既往身体情况，了解患者既往是否有脑炎、中毒、脑血管疾病、颅脑外伤和药物所致的继发性帕金森病及神经变性病所致的症状性帕金森病病史；②询问患者是否服药，药物名称，了解是否接受过系统的药物治疗，是否坚持用药，有无自行调整药物剂量或增减用药次数，有无不良反应。

（2）生活方式和饮食习惯：①患者的职业与工作环境，是否有毒物接触史；②饮食习惯，是否有烟酒和槟榔嗜好等；③有无家族史；④评估患者睡眠状况、情绪状况。

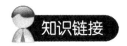 **知识链接**

**匹兹堡睡眠质量指数量表（PSQI）**

（1）近 1 个月，晚上上床睡觉时间通常是＿＿＿＿＿＿点钟。

（2）近 1 个月，从上床到入睡通常需要＿＿＿＿＿＿分钟。

（3）近 1 个月，通常早上＿＿＿＿＿＿点起床。

（4）近 1 个月，每夜通常实际睡眠时间＿＿＿＿＿＿小时。

对下列问题请选择一个最适合您的答案。

（5）近一个月，您有没有因下列情况影响睡眠而烦恼

①入睡困难（30 min 内不能入睡）a. 无 b. ＜1 次/周 c. 1～2 次/周 d. ≥3 次/周

②夜间易醒或早醒 a. 无 b. ＜1 次/周 c. 1～2 次/周 d. ≥3 次/周

③夜间去厕所 a. 无 b. ＜1 次/周 c. 1～2 次/周 d. ≥3 次/周

④呼吸不畅 a. 无 b. ＜1 次/周 c. 1～2 次/周 d. ≥3 次/周

⑤咳嗽或鼾声高 a. 无 b. ＜1 次/周 c. 1～2 次/周 d. ≥3 次/周

⑥感觉冷 a. 无 b. ＜1 次/周 c. 1～2 次/周 d. ≥3 次/周

⑦感觉热 a. 无 b. ＜1 次/周 c. 1～2 次/周 d. ≥3 次/周

⑧做噩梦 a. 无 b. ＜1 次/周 c. 1～2 次/周 d. ≥3 次/周

⑨疼痛不适 a. 无 b. ＜1 次/周 c. 1～2 次/周 d. ≥3 次/周

⑩其他影响睡眠的事情 a. 无 b. ＜1 次/周 c. 1～2 次/周 d. ≥3 次/周

如果有，请说明：

（6）近 1 个月，总的来说，您认为自己的睡眠质量 a. 很好 b. 较好 c. 较差 d. 很差

（7）近1个月，您用催眠药物的情况 a. 无 b. <1次/周 c. 1～2次/周 d. ≥3次/周

（8）近1个月，您感到困倦吗？ a. 无 b. <1次/周 c. 1～2次/周 d. ≥3次/周

（9）近1个月，您感到做事的精力不足吗 a. 没有 b. 偶尔有 c. 有时有 d. 经常有

说明：PSQI总分，得分越高，表示睡眠质量越差。

### 2. 身体状况

（1）询问起病情况：①了解起病时间与起病形式，询问患者从哪侧开始起病，发展速度如何；②了解首发症状。震颤常为帕金森病首发症状，注意观察患者有无明显的肢体颤动、精细动作不能完成等。

（2）观察神志、瞳孔及生命体征。

①询问患者病情，观察神志状况，有无明显的意识障碍、智力障碍（可采用简易精神状态检查，MMSE）（表9-11）。

表9-11 简易精神状态检查（Mini-Mental State Examination，MMSE）

| 序号 | 检查内容 | 评分 |
|---|---|---|
| 1 | 今年是公元哪一年？ | 1 0 |
| | 现在是什么季节？ | 1 0 |
| | 现在是几月份？ | 1 0 |
| | 今天是几号？ | 1 0 |
| | 今天是星期儿？ | 1 0 |
| 2 | 咱们现在是在哪个城市？ | 1 0 |
| | 咱们现在是在哪个区？ | 1 0 |
| | 咱们现在是在什么街（胡同）？ | 1 0 |
| | 咱们现在是在哪个医院？ | 1 0 |
| | 这里是第几层楼？ | 1 0 |
| 3 | 我告诉您三种东西，在我说完后，请您重复一遍这三种东西是什么。请记住它们，过一会儿我还要问您。树、钟、汽车（各1分，共3分） | 3 2 1 0 |
| 4 | 100−7=？连续5次，或倒背"瑞雪兆丰年"（各1分，共5分） | 5 4 3 2 1 0 |
| 5 | 现在请您说出刚才我让您记住的那三种东西（各1分，共3分） | 3 2 1 0 |
| 6 | （出示手表）这个东西叫什么？ | 1 0 |
| | （出示铅笔）这个东西叫什么？ | 1 0 |
| 7 | 请您跟我说："四十四只石狮子"或"春雨贵如油" | 1 0 |
| 8 | 我给您一张纸，请按我说的去做，现在开始："用右手拿着这张纸，用两只手将它对折起来，放在您在左腿上"（每项1分共3分） | 3 2 1 0 |
| 9 | 出示写有"闭上您的眼睛"的卡片。请您念一念这句话，并且按照上面的意思去做 | 1 0 |
| 10 | 请您给我写一个完整的句子（句子要有主语、谓语，且有意义） | 1 0 |
| 11 | （出示图案）请您照这个样子把它画下来 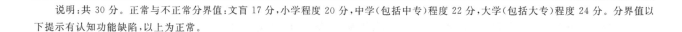 | 1 0 |

说明：共30分。正常与不正常分界值：文盲17分，小学程度20分，中学（包括中专）程度22分，大学（包括大专）程度24分。分界值以下提示有认知功能缺陷，以上为正常。

②观察瞳孔大小和对光反射是否正常。帕金森病患者面部表情肌活动减少,常有双眼凝视现象,瞬目减少,但不影响瞳孔大小和对光反射。

③监测患者体温、脉搏、呼吸及三位血压,询问患者有无呼吸异常、心悸、不适感等,观察生命体征。帕金森病起病早期体温、脉搏、呼吸多正常,因交感神经功能调节障碍可导致直立性低血压;疾病后期,因呼吸肌无力、患者被迫长期卧床和全身功能减退,导致患者体温、脉搏、呼吸、血压均不能维持正常水平,表现为体温升高或不升,呼吸浅快,脉搏增快,血压波动幅度增大。

**3. 评估有无神经功能受损**

(1)评估日常生活能力,检查肌力、肌张力变化,了解其障碍的类型、范围、持续时间,了解有无肌强直及其类型及受累肌群情况。

(2)评估患者活动时有无疼痛感。部分患者可有肌张力增高所致的关节血供受限而出现关节疼痛现象,导致患者活动进一步受限。

(3)评估患者姿势、平衡及全身协调情况。

(4)评估患者运动功能状况(表 9-12、表 9-13)。

表 9-12　Berg 平衡量表

| 评价指标 | 指令 | 评分标准 | 得分 |
|---|---|---|---|
| 1.由坐到站 | 请试着不用手支撑站起来(用有扶手的椅子) | 能不用手支撑站起并站稳 | 4 |
| | | 能独自用手支撑站起并站稳 | 3 |
| | | 能在尝试几次之后用手支撑站起来并站稳 | 2 |
| | | 需要轻微帮助下才可站起或站稳 | 1 |
| | | 需要中度或大量的帮助才能站起 | 0 |
| 2.独立站立 | 请尽量站稳 | 能安全地站 2 min | 4 |
| | | 需在监护下才能站 2 min | 3 |
| | | 不需要支撑能站 30 s | 2 |
| | | 尝试几次后才能在不需要支撑能站 30 s | 1 |
| | | 无法在没有帮助下站 30 s | 0 |
| 3.独立坐 | 请将双手抱于胸前(坐在椅子上,双足平放在地面或小凳子上,背部离开椅背) | 能安稳且安全地坐 2 min | 4 |
| | | 在监督下能坐 2 min | 3 |
| | | 能坐 30 s | 2 |
| | | 能坐 10 s | 1 |
| | | 无法在没有支撑下坐 10 s | 0 |
| 4.由站到坐 | 请坐下 | 用手稍微帮忙即可安全坐下 | 4 |
| | | 需要用手帮忙来控制坐下 | 3 |
| | | 需要用双腿后侧抵住椅子来控制坐下 | 2 |
| | | 能独立坐到椅子上但不能控制身体的下降 | 1 |
| | | 需要帮助才能坐下 | 0 |
| 5.床-椅转移 | 请坐到有扶手的椅子上来,再坐回床上;然后再坐到无扶手的椅子上,再坐回床上。 | 用手稍微帮忙即可安全转移 | 4 |
| | | 必须用手帮忙才能安全转移 | 3 |
| | | 需要言语提示或监护才能完成转移 | 2 |
| | | 需要一个人帮助才能完成转移 | 1 |

续表

| 评价指标 | 指令 | 评分标准 | 得分 |
|---|---|---|---|
| | | 需要两个人帮忙或监护才能完成转移 | 0 |
| 6.闭眼站立 | 请闭上眼睛并尽量站稳 | 能安全站立 10 s | 4 |
| | | 能在监护下站立 10 s | 3 |
| | | 能站立 3 s | 2 |
| | | 不能站 3 s 但睁眼后可以保持平衡 | 1 |
| | | 闭眼站立需要帮助以避免摔倒 | 0 |
| 7.双足并拢站立 | 请双脚并拢站立,不要扶任何东西,尽量站稳 | 能独立、安全地双足并拢站立 1 min | 4 |
| | | 需在监护下才能双足并拢独立站 1 min | 3 |
| | | 能双足并拢独立站立但不能站 30 s | 2 |
| | | 需要帮助才能将双脚并拢但并拢后能站 15 s | 1 |
| | | 需要帮助才能将双脚并拢,但并拢后不能站 15 s | 0 |
| 8.站立位上肢前伸 | 将手臂抬高 90°,伸直手指并尽力向前伸,请注意双脚不要移动 | 能安心地前伸 25 cm 的距离 | 4 |
| | | 能前伸 12 cm 的距离 | 3 |
| | | 能前伸 5 cm 的距离 | 2 |
| | | 能前伸但需要监护 | 1 |
| | | 尝试前伸即失去平衡或需要外部帮助才能前伸 | 0 |
| 9.站立位从地上拾物 | 请把你脚前面的拖鞋捡起来 | 能安全而轻易地捡起拖鞋 | 4 |
| | | 需要在监护下捡起拖鞋 | 3 |
| | | 不能捡起但能够到达距离拖鞋 2~5 cm 的位置并且独立保持平衡 | 2 |
| | | 不能捡起并且当试图尝试时需要监护 | 1 |
| | | 不能尝试或需要帮助以避免失去平衡或跌倒 | 0 |
| 10.转身向后看 | 双脚不要动,先向左侧转身向后看,然后,再向右侧转身向后看 | 能从两侧向后看且重心转移良好 | 4 |
| | | 只能从一侧向后看,另一侧重心转移较差 | 3 |
| | | 只能向侧方转身但能够保持平衡 | 2 |
| | | 当转身时需要监护 | 1 |
| | | 需要帮助以避免失去平衡或跌倒 | 0 |
| 11.转身 1 圈 | 请转身 1 圈,暂停,然后从另一个方向转身 1 圈 | 能从两个方向用≤4 s 的时间安全地转 1 圈 | 4 |
| | | 只能在一个方向用≤4 s 的时间安全地转 1 圈 | 3 |

续表

| 评价指标 | 指令 | 评分标准 | 得分 |
|---|---|---|---|
| | | 能安全地转 1 圈但用时超过 4 s | 2 |
| | | 转身时需要密切监护或言语提示 | 1 |
| | | 转身时需要帮助 | 0 |
| 12. 双足交替踏台阶 | 请将左、右脚交替放到台阶/凳子上,直到每只脚都踏过 4 次台阶或凳子 | 能独立而安全地站立并 20 s 内完成 8 个动作 | 4 |
| | | 能独立站立但完成 8 个动作的时间超过 20 s | 3 |
| | | 在监护下不需要帮助能完成 4 个动作 | 2 |
| | | 需要较小帮助能完成 2 个或 2 个以上的动作 | 1 |
| | | 需要帮助以避免跌倒或不能尝试此项活动 | 0 |
| 13. 双足前后站立 | (示范给受试者)将一只脚放在另一只脚的正前方并尽量站稳 | 能够独立将一只脚放在另一只脚的正前方且保持 30 s | 4 |
| | | 能够独立将一只脚放在另一只脚的前方且保持 30 s | 3 |
| | | 能够独立将一只脚向前迈一小步,且能够保持 30 s | 2 |
| | | 需要帮助才能向前迈步但能保持 15 s | 1 |
| | | 当迈步或站立时失去平衡 | 0 |
| 14. 单腿站立 | 请单腿站立尽可能长的时间 | 能够独立抬起一条腿,且保持 10 s 以上 | 4 |
| | | 能够独立抬起一条腿且保持 5～10 s | 3 |
| | | 能够独立抬起一条腿且保持 3～5 s | 2 |
| | | 经过努力能够抬起一条腿,保持时间不足 3 s 但能够保持独立站立 | 1 |
| | | 不能够尝试此项活动或需要帮助以避免跌倒 | 0 |

说明:0～20 分,须用轮椅,高危摔倒风险;21～40 分,辅助下步行,中度摔倒风险;41～56 分,完全独立,低危摔倒风险。

表 9-13　帕金森病运动功能评估(Webster 评定表)

| 内容 | 评分标准 | | | |
|---|---|---|---|---|
| | 0 | 1 | 2 | 3 |
| 上肢运动障碍 | 无 | 做精细活动有困难 | 各种活动明显困难 | 动作严重减慢,不能书写及做精细动作 |
| 肌强直 | 无 | 颈部肌肉出现,肢体不明显 | 颈部肌肉中度强直,药物可以缓解 | 颈部、肢体肌肉中度强直,药物不能缓解 |
| 姿势 | 正常 | 头部前倾达 12 cm | 头部前倾超过 15 cm | 头部前倾、肢体显著屈曲 |
| 上肢伴随动作 | 正常 | 一侧动作减少 | 一侧不摆动 | 双侧不摆动 |
| 步态 | 良好 | 步距轻度减少,但转弯不费力 | 步距小,转弯费力 | 步距极小,转弯缓慢 |

续表

| 内容 | 评分标准 | | | |
|---|---|---|---|---|
| | 0 | 1 | 2 | 3 |
| 震颤 | 无 | 幅度小于 2.5 cm | 明显,幅度达 9.8 cm,可以控制 | 幅度大于 9.8 cm,影响生活质量 |
| 起坐障碍 | 无 | 轻度困难 | 中度困难,但不需要帮助 | 需要帮助 |
| 言语 | 清晰 | 轻度嘶哑 | 中度嘶哑伴口吃 | 显著嘶哑无力 |
| 面部表情 | 正常 | 轻度刻板 | 中度刻板,伴有流涎 | 面具脸 |
| 生活能力自理 | 完全自理 | 一般事务能处理,能坚持工作 | 动作缓慢,某些活动需要照顾 | 基本丧失生活自理能力,需要照顾 |

说明:1~10 分为轻度障碍;11~20 分为中度障碍;21~30 分为中度障碍。

(5)询问患者日常进食情况;评估患者营养状况,可采用 MNA-SF 量表等(表 9-14)。

**表 9-14　MNA-SF 量表**

A　过去 3 个月内有没有因为食欲不振、消化问题、咀嚼或吞咽困难而减少食量?

0——食量严重减少

1——食量中度减少

2——食量没有改变

B　过去 3 个月内体重下降情况

0——体重下降大于 3 kg

1——不知道

2——体重下降 1~3 kg

3——体重没有下降

C　活动能力

0——需长期卧床或坐轮椅

1——可以下床或离开轮椅,但不能外出

2——可以外出

D　过去 3 个月内有没有受到心理创伤或患上急性疾病?

0——有

2——没有

E　精神心理问题

0——严重痴呆或抑郁

1——轻度痴呆

2——没有精神心理问题

F 身体质量指数(BMI)

0——BMI<19

1——BMI 19～<21

2——BMI 21～<23

3——BMI≥23

说明:12～14 分表示正常营养状况;8～11 分表示有营养不良的危险;0～7 分表示营养不良。

（6）了解患者有无自主神经症状,观察患者面部有无皮脂腺分泌亢进所致"脂颜";询问患者有无汗腺分泌亢进致多汗、流涎;询问患者大小便情况;询问患者坐下、卧位站起后有无头晕不适现象,评估患者坐、卧、站三个体位的血压情况。

**4.心理-社会状况** 帕金森病患者早期动作迟钝笨拙、表情淡漠、语言断续,评估患者是否因此产生自卑、抑郁心理,回避人际交往,可采用社会支持评定量表(SSRS)进行评估(表 9-15)。

表 9-15 社会支持评定量表(SSRS)

| 评估内容 | 评分 |
| --- | --- |
| 1.您有多少关系密切的,可以得到支持和帮助的朋友?(只选一项) | |
| 一个也没有 | 1 |
| 1～2 个 | 2 |
| 3～5 个 | 3 |
| 6 个或 6 个以上 | 4 |
| 2.近一年来您:(只选一项) | |
| 远离家人,且独居一室 | 1 |
| 住处经常变动,多数时间和陌生人住在一起 | 2 |
| 和同学、同事或朋友住在一起 | 3 |
| 和家人住在一起 | 4 |
| 3.您和邻居:(只选一项) | |
| 相互之间从不关心,只是点头之交 | 1 |
| 遇到困难可能稍微关心 | 2 |
| 有些邻居很关心您 | 3 |
| 大多数邻居都很关心您 | 4 |
| 4.您和同事:(只选一项) | |
| 相互之间从不关心,只是点头之交 | 1 |
| 遇到困难可能稍微关心 | 2 |
| 有些同事很关心您 | 3 |
| 大多数同事都很关心您 | 4 |
| 5.从家庭成员得到的支持和照顾 | |
| A. 夫妻(恋人) | |
| B. 父母 | |
| C. 儿女 | 每项从无/极少/一般/全力支持分别计 1～4 分 |
| D. 兄弟姐妹 | |
| E. 其他成员(如嫂子) | |

| 评估内容 | 评分 |
| --- | --- |
| 6.过去,在您遇到急难情况时,曾经得到的经济支持和解决实际问题的帮助的来源有: | |
| 下列来源(可选多项): | |
| A.配偶 | |
| B.其他家人 | |
| C.亲戚 | 有几个来源 |
| D.同事 | 就计几分 |
| E.工作单位 | |
| F.党团工会等官方或半官方组织 | |
| G.宗教、社会团体等官方或非官方组织 | |
| H.其他(请列出) | |
| 7.过去,在您遇到急难情况时,曾经得到的安慰和关心的来源有: | |
| 下列来源(可选多项): | |
| A.配偶 | |
| B.其他家人 | |
| C.亲戚 | 有几个来源 |
| D.同事 | 就计几分 |
| E.工作单位 | |
| F.党团工会等官方或半官方组织 | |
| G.宗教、社会团体等官方或非官方组织 | |
| H.其他(请列出) | |
| 8.您遇到烦恼时的倾诉方式:(只选一项) | |
| 从不向任何人诉说 | 1 |
| 只向关系极为密切的1~2个人诉说 | 2 |
| 如果朋友主动询问您会说出来 | 3 |
| 主动诉说自己的烦恼,以获得支持和理解 | 4 |
| 9.您遇到烦恼时的求助方式:(只选一项) | |
| 只靠自己,不接受别人帮助 | 1 |
| 很少请求别人帮助 | 2 |
| 有时请求别人帮助 | 3 |
| 有困难时经常向家人、朋友、组织求援 | 4 |
| 10.对于团体(如党组织、宗教组织、工会、学生会等)组织活动,您:(只选一项) | |
| 从不参加 | 1 |
| 偶尔参加 | 2 |
| 经常参加 | 3 |
| 主动参加并积极活动 | 4 |

说明:总分即十个条目计分之和,总分小于20分,为获得社会支持较少;20~30分具有一般社会支持度;30~40分为具有满意的社会支持度。

根据上述评估方法,入院1天内,我们对该患者进行了相应的护理评估,结果如表9-16所示。

表 9-16 护理评估

| 项目 | 结果 | 问题 | 项目 | 结果 | 问题 |
|---|---|---|---|---|---|
| 帕金森病综合评分量表（UPDRS-Ⅲ） | 16 | 运动功能障碍 | 跌倒危险评估（Morse） | 55 | 跌倒高风险 |
| Webster 评定表 | 19 | 中度障碍 | 营养状况评估（MNA） | 5 | 有营养不良的风险 |
| 简易智能精神状态评定（MMSE） | 22 | 无认知功能缺损 | 日常生活能力评估（ADL） | 60 | 中度依赖 |
| 匹兹堡睡眠质量指数量表（PSQI） | 11 | 睡眠形态紊乱 | Berg 平衡量表 | 39 | 平衡功能损伤（中度） |
| 社会支持评定量表（SSRS） | 19 | 获得社会支持较少 | 疼痛评估 | 8 | 重度疼痛 |
| 肌力 | 四肢肌力正常，双上肢肌张力增高，左侧高于右侧，左上肢腱反射稍活跃，其余肢体腱反射减弱 | | | | |

问题 4：帕金森病患者护理要点有哪些？

该部分训练学生临床判断与决策能力，强化临床护理思维和团队配合，同时引入思政教育理念，引导学生关爱老人。

**1. 一般护理**

（1）舒适护理：保持衣物干净，无污物、汗渍。出汗多或流涎时及时清理并更换衣服被服；对于出汗多、皮脂腺分泌亢进的患者，要指导其穿柔软、宽松的棉布衣服。

（2）安全护理：加强防坠床和防跌倒的宣教。

（3）饮食护理。①进食种类：予以高热量、高维生素、高纤维素、低盐、低脂肪、低胆固醇、适量优质蛋白质的清淡易消化食物，避免刺激性食物，并戒烟、酒、槟榔等，主食以五谷类为主，多选粗粮，多食新鲜蔬菜、水果，多喝水。②防止误吸/窒息：进食或饮水时，应注意抬高床头，保持坐位或半坐位；注意力集中，并给予患者充足的时间和安静的进食环境，不催促、打扰患者进食；对于流涎过多的患者可使用吸管吸食流质；对于咀嚼和吞咽功能障碍者应选用稀粥、面片、蒸蛋等精细制作的小块食物或黏稠不易反流的食物，并指导患者少量分次吞咽，避免吃坚硬的食物；对于进食困难、饮水呛咳的患者要及时留置胃管给予鼻饲，防止经口进食引起误吸、窒息或吸入性肺炎。

（4）便秘护理：①饮食和生活方式的调整：补充足够的水分，摄入富含纤维食物，体育锻炼是治疗帕金森病慢性便秘的简单而有效的策略。②保持规律的肠道状态：照顾者要定期协助患者如厕，结肠活动在晨起和餐后时最为活跃。在照顾者协同下记录肠道日记，可便于医护人员识别影响便秘的因素并评估一段时间内的排便趋势。肠道日记包括频率、如厕时间、失禁发作、尿急或粪便嵌塞、排便时的动作、治疗和泻药的使用情况。③药物治疗：选用通便药时应考虑疗效、安全性、药物依赖性，治疗帕金森病便秘的药物有溶剂性、渗透性和刺激性通便药等。④改善负性情绪。⑤中药能有效缓解慢性便秘的症状，但其疗效的评估尚需更多循证医学证据，针灸、按摩推拿可促进胃肠蠕动。

**2. 症状护理**

（1）疾病早期：起病初期患者主要表现为震颤，应指导患者维持和增加业余爱好，鼓励患者积极参加社交活动，坚持适当运动锻炼，如养花、下棋、散步、太极拳、体操等，注意保持身体和各关节的活动强度与最大活动范围。

（2）疾病中期：对于已出现的某些功能障碍或难以执行的动作要有计划、有目的地锻炼，让患者明白知难而退或简单的家人包办会加速其功能衰退。如在起步困难和步行时突然僵住不能动，要学会放松，尽量跨大步伐。向前走时脚要抬高、双臂要摆动、目视前方不要目视地面，转弯时不要碎步移动，否则会失去平衡。护士或家人在协助患者行走时，不要强行拉着患者走，当患者感到脚站在地上不能动时，告诉患者可先向后退一步再往前走。如感到从椅子上起立或坐下有困难，应每天做完一般运动后，反复练习起坐动作。

（3）疾病晚期：患者出现显著的运动障碍，要帮助患者活动关节，按摩四肢肌肉，注意动作轻柔，以免造成患者疼痛或骨折。

**3. 心理护理** 针对患者及其家属的不同心理反应,予以心理疏导和心理支持,鼓励患者及其家属正确面对帕金森病的病情变化与形象改变。讲解相关的知识,缓解其心理障碍,多与他人交往,融入社会。对猜疑心重的患者,对患者用药、治疗应向患者详细解释、说明,以取得其配合。与患者及其家属共同探讨合理的用药和护理措施,以争取最佳疗效;对精神症状明显者,应做好安全防护工作,并取得家属的合作,关心患者,鼓励其树立信心,积极配合治疗。

## 二、思维拓展

帕金森病目前尚无根治方法,各种药物治疗虽能使患者的症状在一定时间内获得不同程度的好转,但皆不能阻止本病的进展。而在疾病进展过程中,患者会出现复杂多样的症状,包括运动症状和非运动症状,呈进行性加重,严重影响患者的生活质量。如何帮助患者在以药物治疗的基础上,改进护理技术,提高生活质量是护士应思考的问题。现阶段人工智能及移动技术已经应用于慢性病管理的诸多方面,而对于帕金森病患者,可从以下几方面进行探索。

(1)远程医疗,就诊更方便,从而增加医患间的互动频率,有助于医生、护士全面评估病情并指导治疗、护理。

(2)可穿戴设备,一方面能够对症状进行客观评估与监测,有助于病情的准确评估和个体化方案的制订;另一方面可作为辅助治疗手段改善患者的生活质量,如防抖勺辅助进食,视/听觉提示改善冻结步态等。

(3)智能手机应用,有利于患者信息的收集,病情评估以及患者教育。

(4)虚拟现实技术,可用于康复训练。

以上技术已经应用于帕金森病患者管理中,但也存在一些问题。例如,可穿戴设备采集的数据的有效性,移动应用对于老年人使用可能过于复杂,虚拟现实技术康复训练需要特定场地等。因此,今后护士可以探索信息化技术在帕金森病患者中的应用效果,帮助患者更好地生活。

## 三、案例说明书

【教学目标及用途】

**1. 适用课程** 本案例与"内科护理学"课程中的帕金森病患者护理部分内容相配套,主要是为护理硕士专业学生开发,适合具有一定工作经验的学生和护士学习。

**2. 教学目标** 本案例展示了帕金森病的病因、发病机制、临床表现、辅助检查、治疗以及护理评估、诊断、计划、实施及评价。

帕金森病目前的治疗手段,无论药物或手术,只能改善症状,不能阻止病情的发展,更无法治愈。因此,治疗不仅立足当前,而且需长期管理,以达到长期获益。该患者存在因肌张力增高所致关节血供受阻而出现关节疼痛现象,且为重度疼痛,是首要解决的主要护理问题。进行康复锻炼在一定程度上可以缓解患者肌张力状况,促进患者肢体功能的恢复,而大部分帕金森病患者的康复锻炼依从性较低,因此对帕金森病患者的康复锻炼管理控制尤为重要。

经过本案例学习,希望学生达到以下目标。

(1)了解帕金森病的病因、发病机制;掌握帕金森病临床表现、辅助检查。

(2)了解帕金森病与其他疾病进行鉴别的要点。

(3)掌握帕金森病的治疗原则。

(4)掌握治疗过程中护理的重点内容,能够运用护理程序实施责任制整体护理。

(5)帮助学生树立救死扶伤,有责任和担当,关心、爱护老年人的价值观。

【分析思路】

本案例以一名帕金森病男性患者的入院诊疗经过为背景,通过分析病史、临床症状、体征,综合案例所提供的辅助检查结果,做出医疗诊断,然后依据护理程序进行引导学习。案例详细分析及步骤如图9-3所示。

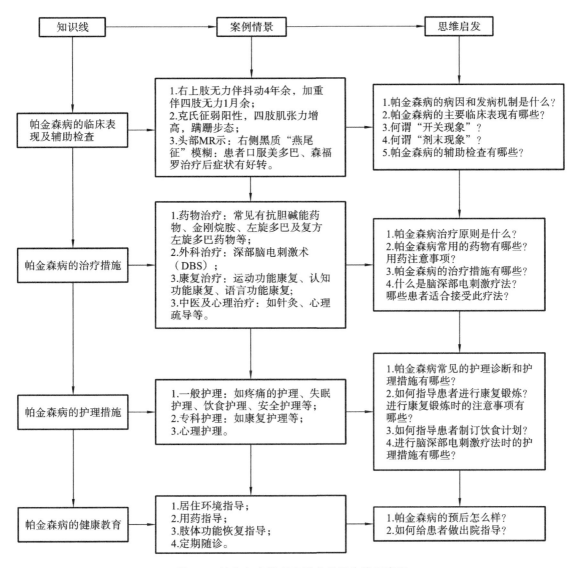

**图 9-3 帕金森病护理案例分析及步骤示意图**

【关键要点】

帕金森病是第二大常见的神经退行性疾病,常发生于中老年人群。统计显示,自 1990 到 2016 年,全球帕金森病的患病率增长了 1 倍,以后数年仍将保持这种高速增长的趋势。在我国,随着人口老龄化的加剧和人均寿命的延长,帕金森病发病率逐年升高。预计至 2030 年,中国将大约有 500 万的帕金森病患者,约占全世界帕金森病患者的一半,给患者家庭和社会都带来沉重的负担。面对如此严峻的形势和庞大的患病人群,对帕金森病患者进行准确的治疗和精准的护理尤为重要。

目前,对于帕金森病的治疗原则:综合治疗、多学科治疗模式、全程管理。而科学的护理往往能对有效控制病情和改善症状起到一定的辅助治疗作用;同时更能够有效地防止误吸或跌倒等可能意外事件的发生。应针对运动症状和非运动症状进行综合护理,包括药物护理、饮食护理、心理护理及康复训练。向患者普及药物的用法和注意事项等从而有利于规范药物使用,避免药物不良反应的发生;定制针对性饮食方案改善患者营养状况和便秘等症状;及时评估患者的心理状态,予以积极引导,调节患者的负性情绪,提高患者生活质量,与家属配合,督促患者进行康复训练,以维持患者良好的运动功能,提高患者的自理能力。

【建议课堂计划】

整个案例课的课堂时间控制在 80~90 min。

课前计划:提出启发思考题,请学生在课前进行初步思考,并鼓励学生查阅相关资料以助于深入分析案例,通过微课堂在线收集学生对思考题的解答情况。

课中计划:创设情境,设疑激趣(2~5 min),案例分析(5~10 min),讨论互动环节(45~55 min),教师对相关问题进行分析和要点详解(10 min),总结归纳,思政升华(10 min)。

课后计划:请学生查阅资料,了解帕金森病在不同地区的认知情况,以及帕金森病对患者心理健康方面的影响,并对改善现状提出建议。

【建议学习资源】

[1] 贾建平,苏川著.神经病学[M].8 版.北京:人民卫生出版社,2018.

[2] 吕传真,周良辅.实用神经病学[M].上海:上海科学技术出版社,2018.

(廖宗峰)

## 四、参考文献

[1] 中华医学会神经病学分会.中国缺血性脑卒中和短暂性脑缺血发作二级预防指南 2014[J].中华神经科杂志,2015,48(4):258-273.

[2] 中华医学会神经病学分会.中国脑血管病一级预防指南 2019[J].中华神经科杂志,2019,52(9):684-709.

[3] 中华医学会神经病学分会.中国脑卒中早期康复治疗指南[J].中华神经科杂志,2017,50(6):405-412.

[4] 中国医学会神经病学分会,中华医学会神经病学分会脑血管病学组.中国急性缺血性脑卒中诊治指南 2018[J].中华神经科杂志,2018,51(9):666-682.

[5] 中华医学会急诊医学分会卒中学组,中国卒中学会急救医学分会.急性脑梗死溶栓治疗急诊绿色通道构建专家共识[J].中华急诊医学杂志,2017,26(9):995-998.

[6] 柯阳,吴钢,谢冬梅.质量控制管理在急性缺血性脑卒中溶栓绿色通道建设中的应用[J].护理实践与研究,2020,17(11):59-61.

[7] 李霞,陈怡雷,熊文婷,等.优化的急诊专项流程对缺血性脑卒中患者静脉溶栓时间的影响[J].齐鲁护理杂志,2021,27(19):71-73.

[8] 张焕新.急性缺血性脑卒中静脉溶栓时间窗中应用信息化时间追踪管理效果评价[J].护理实践与研究,2021,18(4):484-487.

[9] 孟宪梅,汤先萍,李玉霞,等.卒中后康复 Mauk 模型介绍及作用分析[J].护理学杂志,2016,31(17):97-98,106.

[10] 叶俏慧,黄丽华.脑卒中赋权理论护理模型的新进展[J].护理与康复,2021,20(5):20-24.

[11] 何月月,刘思雨,尹安春,等.帕金森病患者姑息照护的研究进展[J].中华护理杂志,2020,55(5):786-790.

[12] 武婷,余红梅.帕金森病照顾者负担的影响因素研究[J].护理研究,2019,33(11):1930-1933.

[13] 中华医学会神经病学分会帕金森病及运动障碍学组,中国医师协会神经内科医师分会帕金森病及运动障碍专业.中国帕金森病的诊断标准(2016 版)[J].中华神经科杂志,2016,49(4):268-271.

[14] Yoon I J,Grenville H,Trish V,et al. Group singing improves quality of life for people with Parkinson's:an international study[J]. Aging & mental health,2020,24(2):1-7.

[15] 张艳艳,赵洁,常红.不同运动症状帕金森病病人体位性低血压的护理进展[J]. 护理研究,2021,35(5):878-882.

[16] 何凌霄,易小江,陈德智,等.帕金森病专科护士在英国的发展现状[J].护理研究,2020,34(4):666-668.

[17] 曾奇,刘智斌,王渊,等.帕金森病便秘研究进展[J].辽宁中医药大学学报,2020,22(8):40-44.

[18] 陈丽娟,余震.帕金森病流涎症的研究进展[J].中国临床神经科学,2020,28(2):224-228.

［19］ 王苏雷,张臻年,陆艳,等.帕金森病患者发生便秘的影响因素［J］.广西医学,2019,41(10)：1214-1218.

［20］ 何香花,张为,庞国防,等.帕金森病便秘的研究进展［J］.中国老年保健医学,2018,16(6)：95-98.

［21］ 中华医学会神经病学分会神经康复学组,中国微循环学会神经变性病专业委员会康复学组,中国康复医学会帕金森病与运动障碍康复专业委员会.帕金森病康复中国专家共识［J］.中国康复理论与实践,2018,24(7)：745-752.

［22］ 中华医学会神经病学分会帕金森病及运动障碍学组,中国医师协会神经内科医师分会帕金森病及运动障碍学组.中国帕金森病治疗指南(第四版)［J］.中华神经科杂志,2020,53(12)：973-986.

［23］ 陈咪娜,陈雪萍.帕金森病人吞咽障碍康复护理现状［J］.护理研究,2019,33(8)：1357-1360.

［24］ 王瑞,吕蓉,梁涛.可穿戴设备在疾病管理中的应用进展［J］.中华护理杂志,2018,53(1)：114-116.

［25］ 李淑华,陈海波.帕金森病非运动症状研究进展及临床意义［J］.中华神经科杂志,2017,50(1)：71-74.

［26］ 麻红梅,蒋银芬.帕金森病患者体位性低血压的护理研究进展［J］.中华护理杂志,2017,52(11)：1371-1374.

［27］ 张莉,罗振中,刘晶,等.帕金森病异动症研究进展［J］.中华医学杂志,2016,96(41)：3350-3352.

［28］ 陈方政,刘军.帕金森病的诊断［J］.中华神经科杂志,2021,54(9)：957-962.

［29］ 宋鲁平,王强.帕金森病康复中国专家共识［J］.中国康复理论与实践,2018,24(7)：745-752.

［30］ 贾建平,陈生弟.神经病学［M］.7版.北京：人民卫生出版社,2013.

［31］ 吕传真,周良辅.实用神经病学［M］.上海：上海科学技术出版社,2018.

［32］ 吴丽珍,陈运完,邢芳坛,等.认知行为疗法在帕金森病病人脑深部电刺激术应激障碍干预中的应用［J］.护理研究,2022,36(7)：1240-1243.

# 附　表

### 表1　Braden压疮危险因素量化评分表

| 结果 | 感觉 | | | | 潮湿 | | | | 活动情况 | | | | 行动能力 | | | | 营养 | | | | 摩擦力和剪切力 | | |
|---|---|---|---|---|---|---|---|---|---|---|---|---|---|---|---|---|---|---|---|---|---|---|---|
| | 完全丧失 | 严重丧失 | 轻度丧失 | 未受损害 | 持久潮湿 | 十分潮湿 | 偶尔潮湿 | 很少潮湿 | 卧床不起 | 局限于椅 | 扶助行走 | 活动自如 | 完全不能 | 严重限制 | 轻度限制 | 不受限制 | 严重不良 | 不良 | 中等 | 良好 | 有 | 有潜在危险 | 无 |
| 分数 | | | | | | | | | | | | | | | | | | | | | | | |

说明:评分在15~18分提示轻度危险;评分在13~14分提示中度危险;评分在10~12分提示高度危险;评分在9分以下提示极度危险。

### 表2　Barthel指数(BI)评定量表(P23呼吸)

| 序号 | 项目 | 完全独立 | 需部分帮助 | 需极大帮助 | 完全依赖 |
|---|---|---|---|---|---|
| 1 | 进食 | 10 | 5 | 0 | — |
| 2 | 洗澡 | 5 | 0 | — | — |
| 3 | 修饰 | 5 | 0 | — | — |
| 4 | 穿衣 | 10 | 5 | 0 | — |
| 5 | 控制大便 | 10 | 5 | 0 | — |
| 6 | 控制小便 | 10 | 5 | 0 | — |
| 7 | 如厕 | 10 | 5 | 0 | — |
| 8 | 床椅转移 | 15 | 10 | 5 | 0 |
| 9 | 平地行走 | 15 | 10 | 5 | 0 |
| 10 | 上下楼梯 | 10 | 5 | 0 | — |

Barthel指数总分:_____分

注:根据患者的实际情况,在每个项目对应的得分上划"√"。

### 表3　自理能力分级

| 自理能力等级 | Barthel指数总分等级划分标准 | 需要照护程度 |
|---|---|---|
| 重度依赖 | 总分≤40分 | 全部需要他人照护 |
| 中度依赖 | 总分41~60分 | 大部分需他人照护 |
| 轻度依赖 | 总分61~99分 | 少部分需要他人照护 |
| 无需依赖 | 总分100分 | 无需他人照护 |

《2013年ICU成人病人疼痛、躁动和谵妄的处理的临床实践指南》指出Richmond躁动镇静评分(Richmond Agitation-Sedation Scale,RASS)是评估成年ICU患者镇静质量和深度的最为有效和可靠的工具之一。

### 表 4　ICU 镇静程度评估表

| RASS | | | | | | | | | | 总分 |
|---|---|---|---|---|---|---|---|---|---|---|
| 有攻击性 4 | 非常躁动 3 | 躁动焦虑 2 | 不安焦虑 1 | 清醒平静 0 | 昏昏欲睡 −1 | 轻度镇静 −2 | 中度镇静 −3 | 重度镇静 −4 | 不可叫醒 −5 | |
| | | | | | | | | | | 0 |

注:得分 0 至 2 分为较理想的镇静状态,同时应结合患者病情和医生医嘱综合考量。

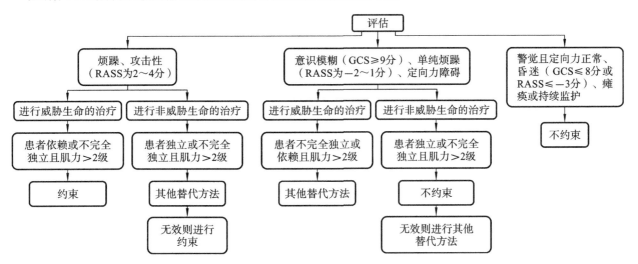

### 图 1　约束评估流程图

注:约束评估时机是指当患者首次入 ICU、手术后、检查回 ICU、意识改变、使用或停用镇静药物后、置管或拔管后、病情变化时均应进行约束评估,无特殊情况 2 h 进行 1 次约束评估。当患者使用镇静药物时,使用 RASS 对患者进行镇静评分。持续镇静治疗者开始给药时 30 min 重新进行 1 次约束评估,当患者镇静达到理想镇静状态时,改为 2 h 进行 1 次约束评估。

### 表 5　Morse 跌倒评估量表

| 项目 | 评定标准 | 评分 |
|---|---|---|
| 跌倒史 | 近三个月内无跌倒史 | 0 |
| | 近三个月内有跌倒史 | 25 |
| 超过 1 个医学诊断 | 没有 | 0 |
| | 有 | 15 |
| 行走辅助 | 不需要/完全卧床/有专人扶持 | 0 |
| | 拐杖/手杖/助行器 | 15 |
| | 依扶家具行走 | 30 |
| 静脉输液/置管/使用特殊药物 | 没有 | 0 |
| | 有 | 20 |
| 步态 | 正常/卧床休息/轮椅代步 | 0 |
| | 虚弱乏力 | 10 |
| | 平衡失调/不平衡 | 20 |
| 认知状态 | 了解自己能力,量力而行 | 0 |
| | 高估自己能力/忘记自己受限制/意识障碍/躁动不安/沟通障碍/睡眠障碍 | 15 |
| 总分 | | |

注:* 0~24 分,跌倒低危人群;25~44 分,跌倒中危人群;≥45 分跌倒高危人群。

①营养筛查,常使用的营养风险筛查工具是 NRS2002,内容包括初步筛查表和最终筛查表两部分。

②营养评估:包括客观和主观两个部分。客观部分:包括静态和动态两类测定指标。静态指标指人体测量指标,包括身高、体重 BMI、机体组成、三头肌皮褶厚度、上臂肌围及其他用于评估慢性营养不良的指标;动态测定指标包括氮平衡和半衰期较短的内脏蛋白如前白蛋白等主观部分:推荐以患者主观整体评估表 PG-SGA 作为主观评定工具。

**表 6　营养风险筛查(NRS2002):初步筛查表**

| | | |
|---|---|---|
| 1.BMI 是否小于 18.5 | 是 | 否 |
| 2.在最近的三个月内患者体重是否下降? | 是 | 否 |
| 3.在最近的一个星期内患者饮食量是否减少? | 是 | 否 |
| 4.患者是否病情严重? | 是 | 否 |

以上 4 个项目,如果所有问题回答否,每周复查一次。任一结果为"是",那么进入 NRS2002 最终筛查 NRS2002。

**表 7　NRS2002 营养风险筛查:最终筛查表**

1.疾病营养需要程度评分

0 分:正常营养需要量:对营养需要没有过多影响。

1 分:营养需要量轻度提高:慢性病因并发症而住院,虚弱但不需卧床;蛋白质需要量略增加,可通过膳食调整或者口服补充纠正,如髋骨骨折、慢性病急性并发症、COPD、血液透析、糖尿病、一般恶性肿瘤等。

2 分:营养需要量中度增加:需要卧床,蛋白质需要量相应增加,多数可通过人工营养恢复,如腹部大手术、脑卒中、重度肺炎、血液恶性肿瘤等。

3 分:营养需要量明显增加:蛋白质需要量增加且不能被人工营养支持弥补,但是通过人工营养可使蛋白质分解和氮丢失明显减少,如颅脑损伤、骨髓移植、APACHEⅡ 大于 10 分的 ICU 患者等。

2.营养受损评分

| 0 分 | 近 1～3 月体重无变化 | 近 1 周摄食量无变化 | 正常营养状态,BMI≥18.5 |
|---|---|---|---|
| 1 分 | 3 个月内体重下降>5% | 或近一周食物摄入量比正常需要量减少 25～50% | |
| 2 分 | 2 个月内体重下降>5% | 或近一周食物摄入量比正常需要量减少 50～75% | |
| 3 分 | 1 个月内体重下降>5% 或 3 个月内体重下降 15% | 或近一周食物摄入量比正常需要量减少 75～100% | 或 BMI<18.5 伴一般情况差 |

3.年龄是否>70 岁

(0 分)<70 岁;(1 分)≥70 岁

NRS 总评分:　分(1\2\3 条的总分)

注:NRS2002 总评分≥3 分,提示有营养风险,需要进一步行综合营养评估。总评分<3 分,提示无营养风险,每周复查。以后复查的结果如果≥3 分,即进入营养支持程序。

**表 8　PG-SGA 评估量表**

PG-SGA 设计中的 Box 1～4 由患者来完成,其中 Box 1 和 Box 3 的积分为每项得分的累加,Box 2 和 Box 4 的积分基于患者核查所得的最高分。

续表

1.体重(见工作表1)

我现在的体重是_____kg

我的身高是_____m

1个月前我的体重是_____kg

6个月前我的体重是_____kg

最近2周内我的体重:

□ 下降(1) □ 无改变(0) □ 增加(0)

2.膳食摄入(饭量)

与我的正常饮食相比,上个月的饭量:

□ 无改变(0)

□ 大于平常(0)

□ 小于平常(1)

我现在进食:

□ 普食但少于正常饭量(1)

□ 固体食物很少(2)

□ 流食(3)

□ 仅为营养添加剂(4)

□ 各种食物都很少(5)

□ 仅依赖管饲或静脉营养(6)

Box 2 评分:

3.症状

最近2周我存在以下问题影响我的饭量:

□ 没有饮食问题(0)

□ 无食欲,不想吃饭(3)

□ 恶心(1)         □ 呕吐(3)

□ 便秘(1)         □ 腹泻(3)

□ 口腔疼痛(2)     □ 口腔干燥(1)

□ 味觉异常或无(1)□ 食物气味干扰(1)

□ 吞咽障碍(2)     □ 早饱(1)

□ 疼痛;部位?(3)

□ 其他＊＊(1)

＊＊例如:情绪低落,金钱或牙齿问题

Box 3 评分:

4.活动和功能

上个月我的总体活动情况是:

□ 正常,无限制(0)

□ 与平常相比稍差,但尚能正常活动(1)

□ 多数事情不能胜任,但卧床或坐着的时间不超过12小时心(2)

□ 活动很少,一天多数时间卧床或坐着(3)

□ 卧床不起,很少下床(3)

Box 4 评分:

Box 1~4 的合计评分(A):

疾病及其与营养需要的关系(见工作表2)

所有相关诊断(详细说明):

原发疾病分期:Ⅰ Ⅱ Ⅲ Ⅳ 其他

年龄                          评分(B):

6. 代谢需要量(见工作表3)      评分(C):

7. 体格检查(见工作表4)        评分(D):

总体评量(见工作表2)

A级　营养良好

B级　中度或可疑营养不良

C级　严重营养不良

PG-SGA 总评分

评分 A＋B＋C＋D

注:0~1分:此时无需干预,常规定期进行营养状况评分。

2~3分:有营养师、护士或临床医生对患者及家属的教育指导,并针对症状和实验室检查进行恰当的药物干预。

4~8分:需要营养干预及针对症状的治疗手段。

≥9分:迫切需要改善症状的治疗措施和恰当的营养支持。

表 9　PG-SGA　定性评价与定量评价的关系

| 等级 | 定性评价 | 定量评价 |
|---|---|---|
| PG-SGA A | 营养良好 | 0~1 分 |
| PG-SGA B | 可疑或中度营养不良 | 2~8 分 |
| PG-SGA C | 重度营养不良 | ≥9 分 |

表 10　疼痛评定量表

1.请在下图中选出您疼痛的部位,并在相应的数字上打"√"(可多选)

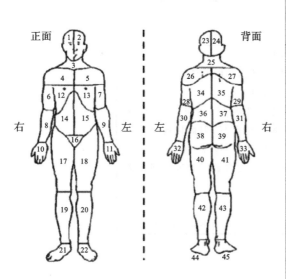

| □1 右前面部 | □2 左前面部 | □3 前颈部 | □4 右前肩部 | □5 左前肩部 | □6 右上臂前侧 | □7 左上臂前侧 |
|---|---|---|---|---|---|---|
| □8 右前臂前侧 | □9 左前臂前侧 | □10 右手掌 | □11 左手掌 | □12 右前胸 | □13 左前胸 | □14 左腹部 |
| □15 右腹部 | □16 会阴部 | □17 右大腿前侧 | □18 左大腿前侧 | □19 右小腿前侧 | □20 左小腿前侧 | □21 右足 |
| □22 左足 | □23 左后颅部 | □24 右后颅部 | □25 后颈部 | □26 左后肩部 | □27 右后肩部 | □28 左上臂后侧 |
| □29 右上臂后侧 | □30 左前臂后侧 | □31 右前臂后侧 | □32 左手背 | □33 右手背 | □34 左后背 | □35 右后背 |
| □36 左侧腰部 | □37 右侧腰部 | □38 左臀部 | □39 右臀部 | □40 左大腿后侧 | □41 右大腿后侧 | □42 左小腿后侧 |
| □43 右小腿后侧 | □44 左足踝 | □45 右足踝 | | | | |

2.请选出能够形容您疼痛感觉的词语(可多选)

□酸痛;□刺痛;□跳痛;□钝痛;□绞痛;□胀痛;□坠痛;□钻顶样痛;□爆裂样痛;□撕裂样痛;□牵拉样痛;□压榨样痛;
□放射样痛;□电击样痛;□烧灼样痛;□麻木样痛;□刀割样痛;□束带样痛;□轻触痛;□其他＿＿＿＿＿＿＿＿。

3.请选择下面的一个数字,以表示您疼痛的程度

您目前的疼痛程度:0—1—2—3—4—5—6—7—8—9—10

　　　(不痛)　　　　　　　　　　　　　　(最剧烈)

表 11  Padua 评估量表

| 项目 | 评定标准 | 评分 |
|---|---|---|
| 1 分 | 年龄≥70 岁 | |
| | 心力衰竭和(或)呼吸衰竭 | |
| | 急性心肌梗死或缺血性脑卒中 | |
| | 急性感染和(或)风湿性疾病 | |
| | BMI≥30 | |
| | 正在进行激素治疗 | |
| 2 分 | 近期(≤1 个月)创伤或外科手术 | |
| 3 分 | 恶性肿瘤活动期,有局部或远端转移和(或)6 个月内接受过化疗或放疗 | |
| | VTE 病史(浅静脉血栓除外) | |
| | 制动,卧床至少 3 天 | |
| | 已有血栓形成倾向,抗凝血酶缺陷症和(或)蛋白 C、S 缺乏,Leiden V 因子、凝血酶原 G20210A 突变,抗磷脂抗体综合征 | |
| | 总分 | |

注:评分<4 分提示低度危险;评分≥4 分提示高度危险。

表 12  贫血的严重程度划分标准

| 贫血的严重程度 | 血红蛋白浓度 | 临床表现 |
|---|---|---|
| 轻度 | >90 g/L | 症状轻微 |
| 中度 | 60~90 g/L | 活动后感心悸气促 |
| 重度 | 30~59 g/L | 静息状态下仍感心悸气促 |
| 极重度 | <30 g/L | 常并发贫血性心脏病 |